환자의 행동 변화 이끌기

이 책은 의학 연구와 행동 변화 이론을 바탕으로, 환자의 건강한 변화를 이끌어 내는 실전적인 상담 전략과 도구를 안내한다. 각 분야에서 깊이 있는 전문성을 갖춘 의사와 박사를 비롯하여, 특히 행동건강학 박사와 건강 코치 등 행동 변화 전문가들이 집필에 참여해, 다양한 관점과 배경 및 교육적 경험을 나눈다. 이를 통해 독자가 기존 상담 방식을 발전시키고 행동 변화와 코칭 전략을 보다 적극적으로 적용할 수 있도록 돕는다.

특징

- 이 책은 잘 정립된 이론과 실제 사례, 최신 연구와 전략을 통합한 유기적인 지침을 제공한다. 또한 행동 변화 상담의 입문자부터 숙련된 전문가까지, 만성질환 환자나 질병 예방을 원하는 이들을 상담하는 모든 의료인을 위해 다채로운 관점을 담았다.
- 이 책의 도구들은 헬스케어 전문가가 환자의 공감과 동기를 효과적으로 이끌어 내고, 그들에게 힘을 실어 주는 조력자가 되도록 돕는다.
- 성공적인 사례 연구를 소개하고, 개인 상담 시 활용할 수 있는 언어 표현의 예시를 제공한다.
- 지속 가능한 변화를 이끄는 효과적인 방법이자, 의료계의 새로

운 흐름으로 주목받는 '그룹 진료'의 최신 동향과 사례를 소개
한다.

- 독자 자신의 행동 변화 여정을 심화시키는 것은 물론, 환자, 동
료, 학생, 가족 등 다른 이들의 건강과 웰빙을 향상시키는 데 도
움이 될 구체적인 전략을 공유한다.
- 생활습관의학의 개념과 원칙을 기반으로 구성되어 있다.
- 각 장의 끝에 실린 요약과 핵심 정리(Key Points)는 독자가 내
용을 쉽게 복습하고 자신의 것으로 소화하도록 돕는다.

이 책은 생활습관의학 시리즈 중 하나로, 사람들이 건강한 생활습관
을 채택하고 지속하도록 돕고자 하는 모든 헬스케어 전문가를 위해
쓰였다. 이 책의 내용은 생활습관의학의 여섯 가지 기둥, 즉 규칙적
인 신체활동, 균형 잡힌 식습관, 충분한 수면, 긍정적인 사회적 관계,
스트레스 관리, 유해 물질 회피를 기반으로 한다. 행동 변화에 관한
탄탄한 정보를 담고 있어 보건의료계 제공자와 의대생은 물론, 부모
와 교사, 그리고 당뇨병, 심장병, 고혈압, 비만과 같은 만성질환을 가
진 환자들을 돌보는 모든 이에게 유용한 자료가 될 것이다. 나아가
질병 예방을 원하는 이들에게도 실질적인 지침을 제공한다.

생활습관의학의 행동 변화 가이드

환자의 건강한 행동 변화를 이끄는 13가지 실전 전략

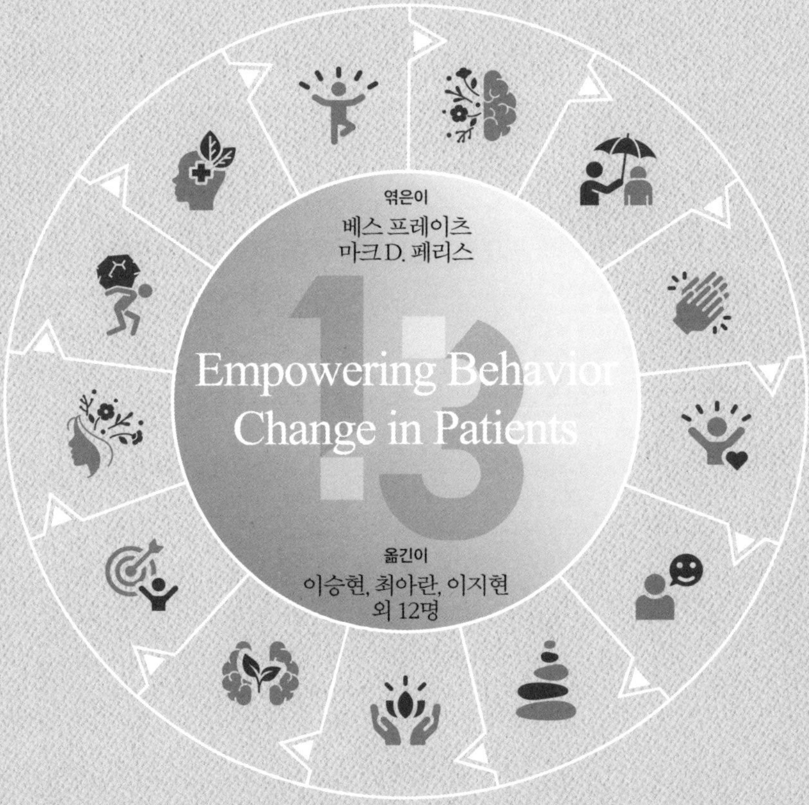

엮은이
베스 프레이츠
마크 D. 페리스

13

Empowering Behavior
Change in Patients

옮긴이
이승현, 최아란, 이지현
외 12명

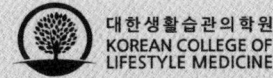

대한생활습관의학원
KOREAN COLLEGE OF
LIFESTYLE MEDICINE

목차

제1장

행동 변화 개론   039
베스 프레이츠 MD, DipABLM, FACLM, 트레이시 맥카고 PhD

제2장

변화의 단계   089
제임스 O. 프로차스카 PhD, 재니스 M. 프로차스카 PhD

제3장

자신감 구축   125
마크 D. 페리스 PhD, 에릭 그나기 PhD, 트레이시 맥카고 PhD,
메건 맥클렌던 PhD, 케이틀린 머피 MPH

제4장

동기면담   175
피터 피필드 Ed.D LCMHC, 조지 스즈키 MD

제5장

자율성의 힘   221
제시카 A. 매튜스 DBH, NBC-HWC, DipACLM, FACLM,
소피아 챈들러 MS, NBC-HWC, 레이첼 프라이 MS, BSN, RN,
마이클 R. 맨텔 PhD

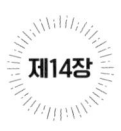
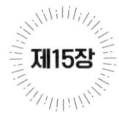

서문

　우리는 이 책을 처음 구상하는 단계에서 이런 이야기를 나누었다. 사람들이 건강한 생활습관을 시작하고, 채택하고, 유지하도록 돕는 헬스케어 제공자들이 그들의 책장에서 바로 꺼내어 실무에 곧장 적용할 수 있는 책이 되었으면 좋겠다고 말이다. 딱딱한 매뉴얼이 아니라, 오랫동안 곁에 두고 믿고 쓸 수 있는 익숙한 도구처럼 실용적인 자료가 되기를 바랐다.

　물론 행동 변화는 복잡하기 때문에 지침이 필요하지만, 그 지침은 독단적 지시가 아니라 동료이자 멘토, 길잡이처럼 제시되어야 했다. 각 장은 지식뿐만 아니라 실천 경험도 풍부하며, 열정뿐만 아니라 진심 어린 공감 능력까지 갖춘 근거기반 전문가가 집필해야 했다. 이 책은 우리가 환자들의 입장을 이해하는 동시에, 환자들도 우리의 진심을 느낄 수 있도록 도와줄 것이다. 우리는 이 책이 우리 스스로에게 필요하다고 느꼈던 바로 그 책이 되기를 바랐고, 앞으로의 실무 과정에서 계속 꺼내 보게 될 책이 되기를 바랐다. 이제 이 책이 당신에게도 그런 책이 되기를 기대한다.

시리즈 서문

"강물은 아름답게 흐르고, 새들은 노래하네. 하지만 당신과 나는 훨씬 더 복잡한 존재라네."

브루스 스프링스틴(Bruce Springsteen),

〈빅 머디(The Big Muddy)〉

"당신이 무엇을 아는지는 중요하지 않다. 당신이 얼마나 진심으로 관심을 가지는지를 먼저 보여야 한다."

닉 세이번(Nick Saban),

앨라배마 풋볼팀 감독(내셔널 챔피언십 6회 우승)

이렇게 시의적절하고 권위 있는, 잘 만들어진 귀중한 책의 서문을 쓰게 되어 매우 기쁘게 생각한다.

행동 변화는 생활습관의학, 나아가 모든 의학의 핵심이자 기초를 이룬다. 나는 1999년 학계에 생활습관의학이라는 분야를 처음 소개한 공동 저술서인 《생활습관의학(Lifestyle Medicine)》 초판본을 집필할 때부터 이 사실을 깨닫고 있었다.[1] 실제로 나는 이 《생활습관의학》 교재의 네 가지 판본 모두에서 행동의학 관련 내용을 깊이 있게 다루었으며, 현재 이 책은 325명 이상의 집필자가 참여한 방대한 책으로 성장하였다. 행동의

학은 이 교재의 네 판본 모두에서 핵심적인 부분을 차지하고 있다. [2-4]

이 과정에서 나는 베스 프레이츠 박사와 마크 페리스 박사를 알게 되었다. 프레이츠 박사는 《생활습관의학》교재 3판과 4판의 행동의학 세션을 훌륭하게 편집해 주었으며, 페리스 박사는 각 판에서 중요한 챕터를 집필해 주었다. 두 사람은 행동 변화와 생활습관의학 양쪽 분야 모두에서 인정받는 헬스케어 전문가들이다. 행동 변화가 얼마나 중요한지 이해하는 여정에서 이보다 더 좋은 안내자를 찾기는 어려울 것이다.

프레이츠 박사와 페리스 박사는 행동의학의 거의 모든 영역을 아우르는 전문가들로 구성된 올스타급 기고자들을 모아 이 책《생활습관의학의 행동 변화 가이드: 환자의 건강한 행동 변화를 이끄는 13가지 실전 전략》을 완성하였다. 이 전문가들은 행동 변화의 거의 모든 측면에 걸쳐 근거기반의 동기를 부여하는 책을 엮어 냈으며, 이러한 근거들을 빠르게 성장하고 있는 생활습관의학 분야와 매끄럽게 연결하였다. 이 책은 그야말로 걸작이다!

이 책에는 코칭, 변화의 단계, 자신감 구축, 동기면담, 건강결정이론, 자율성의 힘 등 행동 교정의 핵심 주제이자 사람들이 삶을 긍정적으로 변화시키는 데 필요한 다양한 영역에 관한 챕터들이 포함되어 있다.

이 책은 영광스럽게도 내가 시리즈 편집자로 참여하고 있는 '생활습관의학 시리즈'의 단일 주제 책들 가운데 가장 최신 간행물이다. 이 책은 먼저 출간된 비만 예방, 심혈관의학, 여성건강, 간호, 당뇨병, 정신건강, 대사증후군 예방 등 다양한 단일 주제의 책들과 시리즈를 이룬다. 향후 2년 내에 가정의학, 정신건강의학 및 건강 형평성, 노인의학, 의학 교육에 관한 책들이 추가로 출간될 예정이다. '생활습관의학 시리즈'의 모든 책은 이러한 다양한 분야가 생활습관의학과 어떻게 상호작용하는지를 중심 개념으로 삼고 있다.

이 모든 책에서 나는 편집자들에게 각 분야에서 가장 유능하고 인정받는 전문가들을 선정하여 근거에 기반하고, 실용적이며, 동기를 부여하는 콘텐츠를 담아내 달라고 요청했다. 프레이츠 박사와 페리스 박사를 비롯한 공동 집필진은 이 임무를 훌륭하게 수행해 주었다!

이 책에는 다양한 챕터가 있지만, 이를 관통하는 핵심 주제는 효과적인 행동 변화를 이끌어 내기 위해서는 의사와 기타 헬스케어 제공자가 "조언을 제공하는 전문가" 역할을 내려놓고, "코치" 모델을 통하여 그 권한과 관점을 환자(이 책에서는 "내담자"라고 칭하기도 함)와 나누어야 한다는 점이다. 결국 이 "내담자"야말로 자신의 삶에 대한 진정한 전문가이기 때문이다.

물론 이는 의사이든 기타 헬스케어 제공자이든, 우리 각자가 선택한 분야에서 수년간의 엄격한 훈련과 실무를 통해 쌓아 온 소중한 전문성을 부정하자는 뜻이 아니다. 이 책에서 강조하는 핵심 메시지는, 상담 테이블 너머에 있는 이들과 마음을 맞대고 서로에 대한 존중과 신뢰를 바탕으로 진정성 있는 대화를 시작하자는 '관점의 전환'이다. 우리가 상담하는 개인이 자신이 처한 현실과 어려움 속에서 자기 삶의 방식으로 '생활습관 변화'의 의미를 발견해야만 진정한 변화가 일어날 수 있다는 사실을 받아들이는 것이다.

이러한 관점의 전환은 의사와 기타 헬스케어 제공자에게 용기와 헌신을 요구한다. 열린 자세로 대화를 받아들이고, 우리가 그동안 열심히 쌓아 온 의학적 전문성의 외피를 잠시 내려놓아야 할 수도 있다. 여전히 근거기반의 접근을 유지하면서도, 보다 근본적인 새로운 접근 방식을 채택하여 환자의 목표 달성을 도와주어야 한다. 이는 어쩌면 그간 우리의 경력을 통해 자연스럽게 익숙해진 기존의 관점들을 극복하는 과정일지도 모른다. 전설적인 심리학자 에이브러햄 매슬로우 박사가 말한 "만약 당신이 가진 것이 망치뿐이라면, 모든 것이 못처럼 보일 것이다."라는 진리를 떠올려야 한다.[5]

나는 매슬로우 박사의 이 말을 심장 전문의로서 처음 경력을 쌓아 가던 시절에 깊이 체감하였다. 미국 최고 의료기관에서 수련을 마치고, 이제 막 진료를 시작했을 무렵이었다. 나는 심장학이라는 어려운 분야를 마스터하려고 열심히 노력했고, 나 자신을 "망치"로 여기며 힘들게 습득한 전문 지식을 환자들에게 전달하려고 했다. 하지만 안타깝게도 지금 돌이켜 보면 그때 나는 환자들을 "못"처럼 대하고 있었다. 심혈관질환 치료에 대해 내가 알고 있는 모든 중요한 정보를 환자들에게 말해 주면, 그들이 나의 조언을 그대로 따를 것이라고 생각했던 것이다.

때로는 그런 접근이 통할 때도 있었지만, 한 특정 사례에서는 전혀 그렇지 않았고, 나는 그 경험을 통해 이후 나의 경력 전반에 걸쳐 실천하려고 노력해 온 심오한 교훈을 얻게 되었다. 심혈관 클리닉에서 이 사례의 환자를 만났을 때였는데, 나는 안정형 협심증을 앓고 있는 그에게 약 조정이 필요한 추가 증상이 있는지 확인하기 위해 늘 하던 대로 정형화된 질문들을 쏟아냈다. 그리고 새로운 처방전을 작성하기 위해 그에게서 시선을 돌렸을 때, 그가 갑자기 울먹이며 말했다. "선생님, 제 아내가 저를 떠났어요." 그제야 나는 속사포처럼 질문들을 쏟아내느라 그가 병원에 온 진짜 이유를 보지 못했다는 것을 깨달았고, 내 자신이 부끄러웠다. 이때 나는 "전문가의 자세"와 더 개방적인 "코치의 자세"가 어떻게 다른지 처음 실감하였다. 그 이후로 나는 더 나은 의사가 되고자 노력해 왔다. 비록 아직 완벽하지는 않지만, 이 경험 덕분에 좀 더 공감할 줄 아는 의사가 되는 데 큰 도움이 되었다고 생각한다.

이 책의 모든 챕터에는 다양한 측면의 최신 근거기반 지식이 가득 차 있는 동시에, 실용적인 전략과 동기를 부여하는 사례도 풍부하게 담겨 있다. 무엇보다도 각 챕터의 저자들은 단순히 전문 지식만 전달하는 것이 아니라, 깊은 연민과 인간적인 통찰을 바탕으로 논의를 풀어 간다.

이 책을 관통하는 핵심 주제는 "전문가적 접근 방식"과 "코칭적 접근 방식"의 차이를 이해하는 것이다. 의료 교육 전반에 널리 퍼져 있는 전문가적 접근 방식은 내담자(환자)에게 사실에 기반한 조언을 제공하고, 내담자가 이를 자연스럽게 받아들이고 권장 사항을 그대로 따를 것이라고 기대하는 방식이다. 그러나 이 방식은 결과적으로 우리가 처방하는 약물의 절반 이상을 환자가 제대로 복용하지 않거나, 아예 복용하지 않는 현실로 이어지고 말았다. 반면, "코칭적 접근 방식"은 의사가 내담자의 현재 상태를 파악하고 의미 있는 변화를 가져올 수 있는 방법을 함께 모색하는 대화의 장을 제공한다.

프레이츠 박사는 이 역할을 효과적으로 수행하기 위해 필요한 개인적 자질을 강조하고자 "코치(COACH)"라는 연상기호를 고안한 바 있다. 이는 각각 호기심(Curious), 열린 마음(Open Minded), 감사(Appreciative), 연민(Compassionate), 정직함(Honest)을 의미한다.

청소년 시절 스포츠에 참여해 본 경험이 있거나 운동선수인 자녀를 둔 부모라면, 훌륭한 코치가 얼마나 강력하고 영감을 주는 존재인지 잘 알고 있을 것이다. 안타깝게도 의료계에서는 우리의 훈련이 이렇게 중요한 "코칭"의 사고방식과 모델에서 점점 멀어지게 한 것 같다. 우리는 이러한 사고방식에서 멀어지면서 우리 자신은 물론이고, 무엇보다도 환자들에게 부정적인 영향을 끼쳤다. 수많은 연구들은 연민을 가지고 환자에게 진심으로 다가가고 공감하는 의사일수록 환자들이 그의 의료 조언을 잘 따르고, 처방대로 약을 복용할 가능성도 높아진다는 사실을 보여 주고 있다.

행동 변화는 대부분의 환자들이 건강을 개선하기 위해 반드시 거쳐야 하는 과정이다. 하지만 삶은 복잡하고 도전적이며, 오래된 습관은 쉽게 바뀌지 않는다. 새로운 습관을 들이는 것 역시 어렵고, 때로는 불안감을 유발할 수도 있다. 나는 젊은 의료인들에게, 규칙적인 운동, 영양 섭취 개선, 체중 감량과 같은 주제로 환자를 상담할 때, 먼저 자신의 삶 속에서 '해야 한다는 것을 잘 알고 있지만 잘 실천하지 못하고 있는 영역'이 무엇인지 떠올려 보라고 권유한다. 그리고 내 삶에서의 예시를 하나 들곤 한다. 바로 치실 사용이다. 나는 어릴 때부터 훌륭한 치과 치료를 받아 왔지만, 오랜 기간 동안 양치 습관에 치실 사용을 추가하는 것이 쉽지 않았다. 치실 사용의 중요성을 알고 있었음에도 말이다. 그러던 어느 날, 새로 만난 치과 의사가 스케일링을 해 주면서 이렇게 말했다. "치아는 평생 써야 하는 거예요. 지금처럼 잘 관리하면서 치실 사용 습관만 더하면 잇몸 출혈도 멈출 거예요." 내가 이미 잘 실천해 오던 건강한 습관들처럼, 이 습관 역시 나 자신의 이익을 위한 행동이라고 설득하는 그 말이 내 마음 깊이 와닿았다. 치과 진료실을 나설 때 나는 마침내 이 간단한 습관을 나의 습관으로 받아들일 수 있었다. 그 치과 의사도 매우 기뻐했고, 나의 치아 건강도 눈에 띄게 좋아졌다! 나의 치과 의사는 행동의학에 대한 정식 훈련을 받은 적이 없었음에도, 이 책에 설명된 핵심 원칙을 그대로 보여 주었다. 그녀는 나의 "내적 동기"를 자극했고, "장애물을 극복"하고 "나의 강점에 집중"할 수 있도록 도와주었다.

이 책에서 특히 인상 깊었던 점은 환자의 이익을 위해 이러한 행동 변화 접근법을 채택하는 헬스케어 전문가들 역시 이익을 얻을 것이라는 사실이 반복적으로 강조된다는 점이다. 이러한 사고방식은 우리가 처음 의료계에 입문한 이유, 즉 환자의 삶을 진정으로 더 건강하게 만들고자 했던 초심을 다시 떠올리게 한다. 또한 이렇게 중요하고 인간적인 방식으로 환자를 돕는 데서 오는 만족감은 우리 자신의 건강을 증진시키고 의료인의 번아웃과 같은 중요한 문제들을 감소시키는 강력한 방법이 되기도 한다.

임상의가 "전문가" 전략이 아닌 "코치" 전략을 채택해야 하는 또 다른 이유가 있다. 우리는 우리가 교육하고 훈련시키는 학생, 레지던트, 펠로우의 행동에 지대한 영향을 미칠 수 있는 위치에 있기 때문이다. 안타깝게도 대부분의 의학 교육은 수련 중인 이들을 존중하기보다는 위축시키고, 이들이 처음 이 길로 들어섰을 때보다 자존감이 낮아지게 만드는 방식으로 진행되고 있다. 이는 매우 심각한 문제이며, 궁극적으로 이들이 훗날 교육하는 위치가 되었을 때, 자신의 감독하에 수련 중인 후배 의사들을 대하는 방식에도 부정적인 영향을 미친다. 우리가 "망치"로 훈련받았다고 해서 학생들을 "못"으로 바라보지 않도록 주의해야 한다. 의대에 진학한 대부분의 학생들은 학부 시절 우수한 성적을 거둔 인재들이며, 지적 능력과 열정을 인정받아 온 이들이다. 그들에게서 그 자존감을 빼앗을 이유는 전혀 없다. 오히려 그것은 파괴적이며, 낙담과 자기의심, 궁극적으로는 번아웃으로 이어질 수도 있다.

이 책 전체를 관통하는 '행동 변화와 코칭 모델의 힘'을 잘 보여 주는 나의 개인적인 경험 하나를 전하며 서문을 마무리하고자 한다. 오래전, 의과대학 3~4학년 시절에 여러 가지 일이 겹치면서 의사가 되겠다는 나의 다짐 자체가 근본적으로 흔들렸던 적이 있었다. 그 당시 나는 수련 과정에서 여러 번 낙담하였고, 정말 이 길을 가야 하는지 확신이 서지 않았다. 나는 조언을 구하고자, 관상동맥 집중치료실에서 두 번의 로테이션을 하는 동안 나의 멘토였던 한 선배 의사를 찾아갔다. 나는 그에게 의대를 그만두겠다고, 이 길은 내 적성에 맞지 않는 것 같다고 말했다. 그러자 그는 침착한 태도로 작업 중이던 논문을 덮고는 곧장 자리에서 일어나 "너, 지금 나랑 같이 나가서 술 한잔 하자."라고 말했다. 물론 내가 낮에 나가서 술을 마시라고 이 이야기를 하는 것이 아니다. 내가 존경하던 그 선배 의사가 보여 준 행동은 내게 강한 울림을 주었다. 그 선배가 그날 오후에 예정되어 있던 어떤 일보다도 나의 인생과 미래를 더 중요하게 여겨 주었다는 진심이 느껴졌기 때문이다.

우리는 바에 도착해 맥주를 주문하였고, 그는 내가 먼저 말문을 열도록 기다려 주었다. 그는 나에게 의대에 남으라고 설득하려 하지도 않았고, 그만두기로 한 나의 결정에 대해 어떤 판단도 내리지 않았다. 대신, 내 이야기를 진심으로 귀 기울여 들어 주었고, 이따금씩 하버드 의대에서 자신이 겪었던 불편하고 답답했던 경험을 조심스럽게 공유해 주었다. 그가 보여 준 배려와 공감의 태도는 내게 깊은 영향을 주었고, 결국 내가 의학의 길을 계속 걸어가게 만들어 준 결정적인 순간이 되었다.

이 선배 의사가 한 행동은 그에게는 아주 자연스러운 일이었다. 그는 진심 어린 관심을 보여 주었고, 나의 "개인적인 자율성"을 표현할 수 있게 해 주었으며, 결국 "자기결정"을 통해 내가 스스로 결론을 내릴 수 있도록 지지해 주었다. 이 모든 요소는 그에게는 자연스러운 것이었지만, 이 책에서 방대한 연구 결과를 바탕으로 자세하게 설명되고 있는 행동 변화 이론의 핵심 원칙들이다.

의사로서 우리는 환자뿐만 아니라, 우리의 감독하에 수련 중인 수련의들에게도 멘토라는 사실을 잊지 말아야 한다. 내가 의사 경력을 시작했을 때, 나의 첫 번째 과장님은 내게 이렇게 말했다. "모든 훌륭한 임상의는 좋은 멘토를 만나는 것으로 시작하며, 이후에는 그 자신이 좋은 멘토가 되어 그 은혜를 다른 사람에게 되돌려줄 의무가 있다."

이것이 바로 이 멋진 책에서 반복적으로 강조되는 메시지이다. 우리는 모두 우리가 돌보는 사람들의 삶을 변화시키고자 의학의 길에 들어섰고, 그 과정에서 오는 보람과 의미를 통해 성장한다. 이 책은 바로 이 본질을 되돌아보게 하여, 환자에게 진심으로 다가가서 그들이 삶에서 의미

있는 변화를 만들어 가도록 돕게 한다. 이보다 더 시의적절하고 중요한
일은 없다고 생각한다.

　나는 우리가 환자를 볼 수 있는 제한된 시간, 의료 기록의 부담 등 여
러 가지 현실적인 어려움을 겪고 있다는 사실을 잘 알고 있다. 그러나 이
러한 현실 속에서도 사람들의 삶을 더 나은 방향으로 이끄는 중요한 소
명을 잊지 말아야 한다. 이것이 바로 행동 변화와 생활습관의학의 본질
이다.

　나는 모든 의사와 기타 헬스케어 제공자들이 이 책을 읽고, 그 안에
담긴 소중한 통찰을 경험하기를 바란다. 행동 변화는 우리 모두가 집중
해야 할 부분이며, 이 중요한 여정을 안내해 줄 아름다운 지도가 여기에
있다!

제임스 M. 리페(James M. Rippe) MD

리페생활습관연구소 설립자 겸 디렉터

매사추세츠 의과대학 의학과 교수

참고문헌

1. Rippe JM: *Lifestyle Medicine*, London: Blackwell Science, Inc., 1999.

2. Rippe JM: *Lifestyle Medicine* (2nd ed), Boca Raton: CRC Press, 2013.

3. Rippe JM. *Lifestyle Medicine* (3rd edition). Boca Raton: CRC Press, 2019.

4. Rippe JM. *Lifestyle Medicine* (4th edition). Boca Raton: CRC Press, 2023.

5. Maslow, AH. *Toward a Psychology of Being*. Princeton, NJ: Van Nostrand, 1962.

만성질환 시대의 새로운 패러다임, 행동 변화를 위한 임상 가이드

잘못된 생활습관으로 인한 만성질환 증가는 이제 개인의 건강 문제를 넘어 사회 전체의 지속 가능성을 위협하는 시대적 과제가 되었다. 특히 고령화 사회로의 빠른 진입은 가속 노화와 삶의 질 저하 문제를 더욱 심화시키며, 질병의 근본 원인을 다루는 새로운 패러다임의 필요성을 절실하게 만든다. 이에 따라 생활습관을 교정하여 질병을 예방 및 치료하고, 심지어 역전시키며, 동시에 건강과 웰니스 및 삶의 질을 증진하는 '생활습관의학'은 이제 거스를 수 없는 세계적 흐름이 되었다.

그러나 임상 현장의 현실은 어떠한가? 우리는 과학적 근거를 통해 환자에게 최선의 길을 제시하지만, '지식'과 '실천' 사이의 거대한 간극 앞에서 번번이 좌절을 경험한다. 대부분의 만성질환과 건강 문제를 다루는 과정 및 결과는 결국 '환자의 행동 변화'에 달려 있음을 알기에, 우리 의료인에게는 변화를 이끌어 낼 정교하고 효과적인 역량이 그 어느 때보다 절실히 요구된다.

이 책, 《생활습관의학의 행동 변화 가이드: 환자의 건강한 행동 변화를 이끄는 13가지 실전 전략》은 바로 그 시대적 요구에 응답하기 위해 세상에 나왔다. 이는 한국에 처음 소개되는, 행동과학, 코칭과학 및 심리학을 아우르는 최신 근거를 생활습관의학은 물론 기존 의료 현장에 통합하여, 만성질환자를 효과적으로 도울 수 있는 최초의 실용 지침서이다.

망치를 내려놓고 마음을 여는 열쇠: '전문가'에서 '코치'로

전설적인 심리학자 에이브러햄 매슬로우는 "만약 당신이 가진 것이 망치뿐이라면, 모든 것이 못처럼 보일 것이다."라고 통찰했다. 돌이켜 보면, 과학적 지식과 전문가적 권위라는 '망치'를 든 우리는 환자의 복잡한 삶과 내면의 저항을 그저 내리쳐야 할 '못'으로 여겨 오지 않았는가. 이 책은 '무엇이 문제인가?(What's wrong with you?)'를 묻는 전통적인 '전문가(EXPERT) 접근법'의 한계를 명확히 지적하고, '당신 안의 강점은 무엇인가?(What's strong in you?)'를 발견하는 '코치(COACH) 접근법'으로의 패러다임 전환을 강력하게 촉구한다.

환자는 단순히 우리의 지시를 기다리는 수동적인 존재가 아니라, 자기 삶의 진정한 전문가이다. 진정한 변화는 바로 이 사실을 인정하고 환자와의 진정한 파트너십을 구축하는 데서 시작된다. 1장에서 소개되는 이러한 접근법은 이 책 전체를 관통하는 핵심 철학이며, 그 구체적이고 사려 깊은 방법들을 우리 손에 쥐어 준다.

환자의 변화를 이끄는 임상의의 새로운 로드맵과 도구상자

그렇다면 어떻게 환자 스스로 변화의 주체가 되도록 힘을 실어 줄 수 있을까? 이 책은 막연한 구호 대신, 수십 년간 축적된 행동과학 연구를 바탕으로 2장부터 14장까지, 임상 현장에서 바로 적용할 수 있는 13가지 핵심 전략을 '도구상자'처럼 명쾌하게 제시한다.

이 로드맵은 환자를 만나는 순간부터 시작된다. 먼저 환자의 관심사를 길잡이 삼아 대화를 열고, 변화의 단계에 맞춰 접근하며, 자율성을 존중하는 태도로 신뢰의 기반을 다진다. 그 위에서 동기면담과 긍정 탐구 기법을 활용하여 환자 내면의 동기를 이끌어 내고, 과거의 성공 경험을 상기시켜 자신감을 키워 준다.

이제 변화의 동력이 갖춰졌다면, 환자와 함께 구체적인 목표를 설계하고, 예상되는 장애물을 극복할 계획을 세운다. 이 과정에서 환자 고유의 강점을 발견하고 활용하게 하며, 책임을 설정하여 실행력을 높인다. 나아가 이 모든 과정을 협력을 위한 5단계 사이클로 통합하고, 그룹 중재를 통해 강력한 사회적 연결의 힘을 활용하는 단계까지, 이 책은 환자 행동 변화의 전 과정을 유기적이고 체계적으로 안내한다. 15장에서 이 모든 전략을 다시 한번 요약해 주듯, 이 13가지 실전 전략들은 흩어진 구슬이 아닌, 하나의 보배로 꿰어져 임상 현장에서 강력한 시너지를 발휘할 것이다.

지식의 서재를 넘어, 실천의 현장으로

이 책은 무엇보다 매일의 임상 현장에서 한계와 소진을 느끼는 동료 의료인들을 위한 필독서이다. 환자를 변화시키지 못한다는 부담감에서 벗어나, 진정한 파트너십 속에서 임상의로서 새로운 의미와 보람을 찾도록 돕는 훌륭한 나침반이 될 것이다. 우리의 간절한 소망은 이 책이 단지 책장에 꽂아 두는 지식의 서재를 넘어, 진료실 책상 위에서, 그리고 환자와의 상담 가운데서 늘 함께하며 펼쳐 보는 신뢰할 수 있는 임상 가이드로 자리매김하는 것이다. 국제 생활습관의학 보드 전문 자격증을 소유한 15명의 번역팀은, 이러한 소망을 담아 이 귀한 지혜를 동료 의료인과 행동 변화를 원하는 모든 독자분께 선물하는 마음으로 한 문장 한 문장 정성을 다했다.

진정한 변화는 외부의 지시가 아닌, 내면의 힘이 발현될 때 시작된다. 부디 이 책이 그 잠재된 힘을 이끌어 내는 과학적이고 예술적인 동반자가 되어, "알지만 할 수 없었던" 수많은 이들의 좌절을 "알기 때문에 해낼 수 있는" 환희의 순간으로 안내하기를 진심으로 기원한다.

2025년 10월, 생명의 아름다움이 깊어 가는 가을에,
역자 일동
환자의 생명력이 깨어나고 삶이 풍요로워지는 여정에 등불이 되기를!

편집자

베스 프레이츠(MD, DipABLM, FACLM)

베스 프레이츠는 숙련된 신체의학 및 재활의학 전문의(Physiatrist)이자 건강 및 웰니스 코치이다. 경력의 대부분을 생활습관의학과 건강 및 웰니스 코칭에 바쳤다. 교육은 그녀의 열정이며, 하버드 의과대학의 조교수로서 다수의 교육 공로를 인정받았고, 하버드 익스텐션 스쿨(Harvard Extension School)에서 10년 동안 생활습관의학 입문 과목을 가르쳤다. 프레이츠 박사는 미국생활습관의학회(American College of Lifestyle Medicine)의 펠로우이자, 미국 생활습관의학 보드 전문의이다. 2022년 11월부터 2024년 11월까지 미국생활습관의학회 회장직을 맡았다.

프레이츠 박사는 동료인 존 보네트(Jon Bonnet) 박사, 리치 조셉(Rich Joseph) 박사, 짐 피터슨(Jim Perterson) 박사와 함께《생활습관의학 핸드북: 건강한 습관의 힘 소개(The Lifestyle Medicine Handbook: An Introduction to the Power of Healthy Habits)》책을 공동 출간했다. 또한《청소년을 위한 생활습관의학 핸드북(The Teen Lifestyle Medicine Handbook)》과《웰니스로 가는 길 워크북: 건강한 몸, 평화로운 마음, 즐거운 영혼으로 번성하기(PAVING the Path to Wellness Workbook: A Guide to Thriving with a Healthy Body, Peaceful Mind, and Joyful Heart)》책도 공동 집필했다.

리페 박사의《생활습관의학》교재 3판과 4판에서 프레이츠 박사는 행동의학 섹션과 중독 섹션의 편집을 맡았다. 그녀는 생활습관의학에 강한 열정을 가지고 있으며, 사람들이 건강한 습관을 갖도록 코칭하고 있다.

마크 페리스(PhD)

마크 페리스 박사는 행동의학 분야의 부교수로, 사람들이 건강한 행동을 시작하고 유지하는 이유와 방법, 그리고 만성질환 예방을 위한 건강한 생활습관의 이론적, 종교적, 자기조절적 측면에 대해 연구하고 있다. 미국생활습관의학회 이사회에서 활동한 바 있다.

기고자

프레이저 버렐(Fraser Birrell)
영국생활습관의학회(영국 해딩턴), 노섬브리아대학교(영국 런던), 서던크로스대학교(호주 뉴사우스웨일즈주 리스모어), 노섬브리아 헬스케어 NHS 재단 신탁(영국 뉴캐슬어폰타인), 근골격계 노화 통합 연구를 위한 MRC-대관절염 센터(CIMA, 영국 뉴캐슬어폰타인 뉴캐슬대학교)

소피아 챈들러(Sofia Chandler)
포인트 로마 나사렛대학교(캘리포니아 샌디에이고)

모니크 클래스(Monique Class)
예일 간호대학(코네티컷주 오렌지)

에이미 커맨더(Amy Comander)
하버드 의과대학 매사추세츠 종합 암센터(매사추세츠주 보스턴)

마리 데이시(Marie Dacey)
매사추세츠 약학보건과학대학(매사추세츠주 보스턴)

마크 D. 페리스(Mark D. Faries)
텍사스 A&M 의과대학 산하 텍사스 A&M 농업생명 익스텐션(텍사스주 칼리지스테이션)

피터 피필드(Peter Fifield)
웬트워스-더글러스 병원(뉴햄프셔주 도버)

베스 프레이츠(Beth Frates)
스폴딩 재활병원 재활의학과, 하버드 의과대학 외과학과, 매사추세츠 종합병원(매사추세츠주 보스턴)

레이첼 프라이(Rachel Frye)
포인트 로마 나사렛대학교(캘리포니아 샌디에이고)

에릭 그나기(Erik Gnagy)
텍사스대학교 오스틴캠퍼스(텍사스주 오스틴)

리라 헬러(Lyra Heller)
기능의학 코칭 아카데미(일리노이주 시카고)

마커스 W. 킬패트릭(Marcus W. Kilpatrick)
사우스플로리다대학교(플로리다주 탬파)

한나 리(Hannah Lee)
매사추세츠 종합병원(매사추세츠주 보스턴)

마이클 R. 맨텔(Michael R. Mantell)

제시카 A. 매튜스(Jessica A. Matthews)
포인트 로마 나사렛대학교(캘리포니아 샌디에이고)

사이먼 매튜스(Simon Matthews)
애번데일대학교(호주 뉴사우스웨일즈주 쿠란봉)

트레이시 맥카고(Tracie McCargo)
에모리대학교 의과대학(조지아주 애틀랜타)

메건 맥클렌던(Megan McClendon)
텍사스 A&M 농업생명 익스텐션(텍사스주 칼리지스테이션)

케이틀린 머피(Katelyn Murphy)
텍사스 A&M 농업생명 익스텐션(텍사스주 칼리지스테이션)

제임스 O. 프로차스카(James O. Prochaska)
(1942년 8월 6일~2023년 7월 9일)
로드아일랜드대학교(로드아일랜드주 킹스턴)

재니스 M. 프로차스카(Janice M. Prochaska)
프로체인지 행동 솔루션 컨설턴트

산드라 샤인바움(Sandra Scheinbaum)
기능의학 코칭 아카데미(일리노이주 시카고)

미켈라 G. 스미스(Miquela G. Smith)
텍사스 A&M 농업생명 익스텐션(텍사스주 칼리지스테이션 러벅)

조지 스즈키(Joji Suzuki)
브리검 여성병원 중독 정신건강의학과(매사추세츠주 보스턴)

책 소개

1. 목적

헬스케어 전문가는 환자와 내담자, 학생들이 건강한 생활습관을 시작하고 유지하도록 도와주어야 하는 막중한 과제에 직면해 있다. 이는 생활습관 처방, 코칭, 상담 또는 다양한 형태의 환자-임상의 관계를 통해 이루어질 수 있다. 건강한 식습관을 실천하거나, 금연을 하거나, 잠자리에 들기 전 치실을 사용하는 것처럼, 작은 행동 변화조차도 결코 쉬운 일이 아니다. 행동 변화를 시도하는 많은 사람이 흡연, 과도한 음주, 수면 부족, 패스트푸드 섭취, 단 음식과 가공식품 섭취, 하루의 대부분을 앉아서 보내는 생활, 신체활동 부족, 친구나 가족과의 단절 등 극복하기 힘든 생활습관으로 고군분투하고 있다. 이러한 생활습관은 신체적, 정신적 건강에 악영향을 미치며, 올바른 생활습관 처방이 얼마나 중요한지를 일깨워 준다.

일반적인 접근 방식은 무엇을 해야 하는지를 교육하고, 그에 대한 지침과 권장 사항을 제시하는 것이다. 이러한 접근 방식은 '행동은 자기모니터링(self-monitoring), 즉 건강한 생활의 이점을 인식하는 것에서 시작된다'는 이해를 바탕으로 한다. 건강한 생활습관을 위한 지침을 알면 행동 변화의 토대를 마련하는 데 도움이 되며, 그 지침을 현재 자신의 습관과 비교해 보는 과정은 변화의 계기가 될 수 있다. 그러나 무엇을 해야 하는지를 아는 것, 즉 신체 건강에 좋은 것이 무엇인지를 이해하는 것은 변화 과정의 한 걸음에 불과하다.

변화에 대한 전인적인 접근 방식은 단순히 정보를 아는 것을 훨씬 넘어선다. 지침이나 권장 사항과 자신을 비교했을 때 나타나는 사람들의 반응은 단순하지 않다. 어떤 사람은 새로운 정보를 통해 동기를 얻고 행동을 바꾸지만, 어떤 사람은 오히려 정보에 압도되어 아무것도 하지 못하기도 한다. 변화는 쉽지 않으며, 생활습관 변화에 대한 상담은 다른 사람의 성공을 진심으로 바라는 헬스케어 전문가에게도 좌절감을 줄 수 있다.

왜 어떤 사람은 성공하고, 어떤 사람은 그렇지 못할까?

사람들이 건강한 생활습관을 채택하도록 돕기 위해 의료 전문가는 어떤 역할을 할 수 있을까?

아마 당신도 이러한 고민을 해 본 적이 있을 것이다. 누군가가 새롭고 건강한 생활습관을 받아들이고 지속할 수 있도록 어떻게 도울 수 있을지 말이다. 이 책은 그 질문에 대한 답을 찾도록 안내하기 위해 쓰였다. 아마 당신도 이미 알고 있겠지만, 단지 정보를 전달하거나 생활습관을 처방하는 것만으로는 충분하지 않다. 건강한 생활습관 변화는 '무엇인가(The What)'를 넘어, 변화의 불씨를 지피는 동기, 즉 변화의 이면에 있는 의미와 가치(The Why)는 물론, 복잡한 일상 속에서 필요한 생각과 행동(The How)까지 입체적으로 탐구하고 안내하기 때문이다. 이를 위해, 이 책은 사람들이 건강한 생활습관과 실천을 채택하고 유지하도록 돕는 데 필요한 핵심 이론과 기법, 전략 및 팁을 통해 독자 여러분이 찾고 있던 명쾌한 해답을 제시한다. 이 책은 연구 자료를 기반으로 하면서도 의료 전문가들이 실제 현장에서 활용할 수 있도록 실용적인 참고 도구를 제공한다.

2. 대상 독자

이 책은 사람들의 변화를 돕기 위해 헬스케어 및 웰니스 분야에서 활동하는 모든 임상의를 위해 쓰였다. 생활습관의학 전문가와 건강 및 웰니스 코치를 비롯하여, 의사, 간호사, 전문간호사, 의사보조사는 물론, 각종 치료사(물리, 작업, 언어, 레크리에이션, 음악, 미술), 사회복지사, 영양사, 수면·중독·정신건강·피트니스 전문가, 치과의사, 치위생사에 이르기까지, 환자의 건강 회복을 돕는 모든 전문가를 위한 책이다.

이 책은 교육계에 종사하는 이들에게도 매우 유용하다. 학생, 수련의, 펠로우 등 미래의 의료인들은 이 책의 체계적인 구성과 실용적인 활용 방식에서 큰 도움을 얻을 것이다. 이 책은 전통적인 학술 교과서라기보다 실용적인 안내서에 가까워, 근거기반 헬스케어 전문가를 양성하는 데 필요한 행동 변화 전략을 보다 쉽게 익히도록 돕는다. 또한 미래의 헬스케어 리더를 가르치는 의과대학 및 보건전문학교의 학부·대학원 교수들을 위해 깊이 있는 콘텐츠와 실제 적용 사례를 제공한다. 나아가 이 책의 원칙은 중고등학교 교사에게도 유용하게 쓰일 수 있다. 이 책을 중심으로 강의안과 수업 내용을 구성할 수 있으며, 강의나 사례 연구, 임상 실습과 함께 활용하면 실제 현장에서의 적용 역량이 강화되어 행동 변화를 필요로 하는 이들에게 더 직접적인 영향을 미칠 수 있다. 심지어 간병인,

부모, 조부모 또한 이 책의 이론과 전략을 자신과 가족의 삶에 적용함으로써 변화를 이끌어 낼 수 있다.

편의상, 책 전반에 걸쳐 다양한 용어가 혼용된다. 변화를 촉진하는 사람을 지칭할 때는 '의료 제공자', '개업의', '임상의', '헬스케어 전문가', '의사' 등의 용어가 번갈아 쓰인다. 의사, 건강 코치, 간호사, 영양사, 치료사, 개인 트레이너, 부모 등 다양한 역할명을 일일이 구분하여 사용할 수는 없지만, 이 책의 개념은 이 모든 역할에 동일하게 적용될 수 있다.

변화를 시도하는 사람 역시 다양하게 지칭된다. 예를 들어, 건강 코치는 '내담자', 임상의는 '환자', 교사는 '학생'이라 부른다. 이 책의 주요 독자가 사람들을 돌보는 헬스케어 전문가들이기에, 주로 '환자'와 '내담자'라는 용어가 사용된다. 물론 우리는 헬스케어 전문가 역시 환자이거나 내담자가 될 수 있음을 잘 알고 있다.

3. 접근 방식

각 챕터의 주제와 집필진은 모든 임상의가 행동 변화를 돕기 위해 갖추어야 할 이론과 전략을 소개하도록 구성되었다. 연구기반의 탄탄한 토대를 유지하면서도, 지식과 이해를 돕기 위해 내용을 단순화하고, 실무에 쉽게 적용할 수 있도록 정리하고자 했다. 임상의가 진료 중 특정 환자의 문제에 직접적으로 도움을 주어야 할 때, 이 책을 책장에서 꺼내 해당 챕터를 바로 펼쳐 참고할 수 있는 실용적인 도구가 되기를 바랐다.

물론 이는 쉬운 일이 아니었다. 행동 변화는 모든 연령과 삶의 단계에 있는 사람들을 위한 것이기 때문이다. 많은 사람이 건강하지 못한 습관에 젖어 있고, 일반적인 생활습관 권장 사항도 따르기 어려운 자신만의 고유한 문제와 우려를 가지고 있다. 그러나 이 책의 집필진은 이러한 복잡성을 잘 알고 있다. 이들은 지식만 가진 것이 아니라, 실제 경험까지 갖춘 전문가들이다. 또한 열정뿐만 아니라, 연민도 가지고 있으며, 건강하지 못한 생활습관으로 어려움을 겪고 있는 사람을 먼저 이해하는 것이 변화를 촉진하는 중요한 첫걸음이라는 사실을 깊이 인식하고 있다. 상대에 대해 더 많이 알수록 더 효과적으로 도울 수 있다. 사람들은 저마다 자기 삶의 전문가이기 때문이다. 자신이 필요로 하는 것, 중요하게 여기는 가치, 원하는 것, 두려워하는 것에 대해 가장 잘 알고 있다. 또한 과거에 어떤 방식이 효과가 있었는지, 무엇이 실패했는지, 어떤 장애물이 있는지, 어떤 해결책을 사용할 수 있는지도 가장 잘 알고 있는 존재이다.

이 책은 미국, 영국, 호주를 포함하여 세계 각국의 행동 변화 분야 리더들이 집필하였다. 저자들은 수년에서 수십 년에 이르는 교육, 연구, 임상 실무 경험을 보유하고 있으며, 자신의 지식과 전문성, 통찰을 공유하는 데 모든 노력을 기울였다. 이 책을 기획하고, 준비하고, 집필하고, 편집하고, 최종적으로 완성해 내는 데 쏟은 노력은 모두 독자 여러분을 위한 것이었다. 이 책에서 집필진의 에너지와 열정, 진심을 고스란히 느낄 수 있기를 바란다.

4. 구성

이 책은 행동 변화를 하나의 '여정'으로 바라본다. 도달해야 할 종착지가 아니라, 계속 이어지는 과정으로 보는 것이다. 이 여정에는 이정표는 있지만 실제 결승선은 없다. 인간은 "끊임없이 변화하고 성장하는 존재"이며, 삶의 만족도를 높이기 위한 웰빙과 변화는 언제든지, 그리고 계속해서 실천할 수 있는 일이다. 때로는 질병을 관리하거나 역전시키기 위해 강도 높은 생활습관 변화가 필요할 수도 있다. 생활습관의학과 행동 변화는 용량-반응(dose-response) 관계가 있다. 어떤 사람은 책을 읽거나 영화를 보는 것과 같은 낮은 강도의 개입만으로도 큰 변화를 만들어 낸다. 또 어떤 사람에게는 변화에 이르기 위해 생활습관의학 프로그램에 참여하는 것과 같은 고강도 개입이 필요하기도 하다. 이 책은 이러한 양극단의 사례는 물론, 그 사이에 있는 모든 이들에게 실질적인 도움이 될 수 있다.

건강한 삶을 위한 행동 변화는 고통스럽고 부담스럽거나, 자율성과 자기 신념을 해치는 일이 아니라, 즐겁고 의미 있는 과정이 될 수 있다. 이는 환자나 내담자뿐만 아니라, 건강한 생활습관을 권하는 임상의에게도 마찬가지다. 임상의 역시 자신만의 어려움, 장벽, 자신감 부족, 다양한 부담을 안고 있기 때문이다. 따라서 이 책은 환자/내담자와 임상의 모두의 행동 변화 여정이 보다 쉽고 즐거워지도록 돕고자 한다.

이 책의 내용을 하나의 로드맵으로 생각해 보라. 각 챕터는 행동 변화에 기반한 다양한 이론, 개념, 전략들을 서로 다른 관점에서 조명하면서도 유기적으로 연결하여 소개한다. 각 챕터는 다음과 같은 구조로 구성되어 있다.

1. 간단한 서론

2. 근거 요약

3. 실제 적용 방안

4. 사례 연구

5. 평가 및 측정 전략

6. 요점 정리 및 참고자료

　풍부한 실제 사례와 함께 도표와 그림을 전략적으로 배치하여 내용을 쉽게 이해하고 실무에 바로 참고할 수 있도록 했다. 또한 임상의가 환자의 현재 상태를 파악하고, 변화 과정을 모니터링하는 데 도움이 될 평가 도구들도 함께 제시했다. 이처럼 책 전반에 걸쳐 실질적인 전략과 팁에 중점을 두어, 독자가 환자의 진정한 변화를 유도할 수 있도록 돕는다.

　이 책은 순서대로 읽어도 되고, 꼭 그러지 않아도 괜찮다. 예를 들어, '동기면담(Motivational Interviewing)'에 관심이 있다면 해당 챕터부터 펼쳐도 좋고, '변화의 단계 모델(Transtheoretical Model of Change, 변화의 범이론모델)'이 궁금하다면 그 챕터부터 시작해도 된다. 만약 현재 '자신감 구축', '장애물 극복', '동기 유지' 등에 어려움을 겪고 있는 환자나 내담자와 함께하고 있다면, 해당 주제를 다룬 챕터를 찾아 읽어도 좋다.

　하지만 모든 챕터를 읽어야 가장 큰 효과를 얻을 수 있다. 저자들은 각 챕터에서 다른 챕터의 내용을 자주 인용하며, 이러한 이론과 전략들이 상호 보완적으로 작용하며 시너지를 낸다는 점을 기듭 강조한다. 각 챕터는 행동 변화라는 도구상자 속 하나의 도구와 같으므로, 실제 임상에서는 환자/내담자 개개인의 상황에 맞게 여러 도구와 전략을 조합하여 활용하는 것이 가장 효과적이다. 따라서 임상의의 역할은 상황에 맞는 도구를 선택하고, 실무를 통해 그 효과를 극대화하는 것이다. 〈표 1〉에는 각 장의 제목과 주요 개념, 그리고 해당 장을 읽으며 생각해 볼 질문들이 정리되어 있다.

5. 시작하기 전에

우리와 함께 행동 변화의 여정을 시작하기에 앞서, 이미 알고 있는 것들을 먼저 점검해 보길 바란다. 〈표 2〉를 활용하여 자신이 알고 있는 행동 변화 이론을 나열하고, 자신에게 효과가 있었던 행동 변화 전략과 그렇지 못했던 전략을 구분해 본다. 마지막으로 지금 행동 변화에 관해 궁금한 점을 적어 본다.

이 활동은 이 책을 다 읽은 후에 다시 한번 하게 될 것이다. 자, 이제 배움의 여정을 즐겨 보라!

표 1. 각 챕터의 제목과 핵심 개념, 사고를 확장시키는 질문

챕터 제목	핵심 개념	가이드 질문
1. 책 소개	이 책은 사람들이 변화하도록 힘을 실어 주고자 하는 모든 이를 위한 책이다.	무엇을 배울 수 있는가?
2. 행동 변화 개론	행동 변화 이론, 코칭 및 주요 연구	이러한 이론들의 공통점은 무엇인가? 대표적인 행동 변화 이론에는 어떤 것들이 있는가?
3. 변화의 단계	단계 파악	누군가가 변화의 어느 단계에 있는지 알려 주는 지표는 무엇인가?
4. 동기면담	변화를 불러일으키는 대화	어떤 질문이 변화를 불러일으키는 대화를 이끌어 낼 수 있는가? '변화 대화'가 중요한 이유는 무엇인가?
5. 자율성의 힘	누구나 스스로 선택하길 원한다.	자율성을 부여하는 데 도움이 되는 기술은 무엇인가?
6. 긍정 탐구	긍정의 핵심 찾기	무엇이 잘 되고 있는지를 어떻게 파악할 수 있나? 잘 되고 있는 점을 어떻게 더 강화하고 확장할 수 있는가?
7. 목표 설정과 계획	목표는 변화를 실천 가능한 행동으로 만든다.	스마트(SMART) 목표란 무엇인가? 목표는 어떻게 세워야 하는가?
8. 동기 유지	동기는 변화하며, 과정을 지속하는 데는 노력이 필요하다.	사람들이 동기를 유지하게 하려면 무엇을 할 수 있는가?
9. 장애물 극복	장애물은 기회이다.	함께 해결책을 만들어 가려면 어떻게 해야 하는가? 어떻게 하면 함께 문제를 풀어 나갈 수 있는가?

챕터 제목	핵심 개념	가이드 질문
10. 강점 활용	모든 사람은 강점을 갖고 있지만, 모두가 그것을 활용하고 있는 것은 아니다.	상대방의 강점을 어떻게 이끌어 낼 수 있는가? 강점은 변화에 어떻게 도움이 될 수 있는가?
11. 책임	주인의식과 책임은 지속 가능한 변화를 위한 핵심이다.	누가 변화의 과정을 책임지는가?
12. 협력을 위한 5단계 사이클	연구와 이론에 기반한 다섯 가지 핵심 단계는 의료인이 사람들의 변화를 효과적으로 도울 수 있도록 한다.	공감, 동기, 자신감, 스마트(SMART) 목표, 책임은 왜 중요한가?
13. 생활습관의학의 그룹 헬스케어 중재	사람들은 소속되고 싶어 하는 존재이다.	변화의 여정에 있는 사람들을 돕기 위해 그룹의 힘을 어떻게 활용할 수 있는가?
14. 생활습관의학 지침과 통계	생활습관의학의 여섯 가지 기둥을 이해하고, 지침과 트렌드를 파악한다.	여섯 가지 기둥이란 무엇인가? 생활습관은 건강에 어떤 영향을 미치는가?
15. 요약	사람들이 변화를 이루도록 힘을 불어넣는 근거기반의 접근법이 있다.	이 책을 통해 무엇을 배웠는가? 이제 무엇을 다르게 실천할 것인가?

표 2. 책을 읽기 전 행동 변화 지식 점검표

내가 알고 있는 행동 변화 이론

나에게 효과가 있었던 행동 변화 전략

나에게 효과가 없었던 행동 변화 전략

지금 행동 변화에 관해 궁금한 질문

행동 변화 개론

1.1 개요

사람들이 변화할 수 있도록 힘을 실어 주는 일은 생활습관의학을 실천하는 데 있어 핵심적인 요소이다. 이는 진료실에서 환자와 일대일로 만나든, 그룹 상담을 하든, 대면 또는 비대면 방식으로 상담하든 마찬가지다. 생활습관의학은 급성장하고 있는 새로운 의학 분야로, 여섯 가지 핵심 기둥을 통해 심장질환, 당뇨병, 비만, 대사증후군, 고혈압, 고콜레스테롤혈증 등과 같은 만성질환을 예방하고 치료하며, 심지어는 역전시키는 것을 목표로 한다. 여기서 여섯 가지 핵심 기둥은 규칙적인 신체활동, 자연식물식 위주의 식습관, 회복적인 수면, 스트레스 완화 기술, 긍정적인 사회적 연결, 유해 물질 회피를 말한다. 생활습관 관련 질환이 늘

고 있는 상황에서, 사람들이 변화를 받아들이고 지속할 수 있도록 돕는
행동 변화 상담의 중요성은 점점 더 커지고 있다. 헬스케어 전문가가 '변
화'에 대해 어떻게 이야기하느냐에 따라, 사람들이 그 정보를 어떻게 받
아들이고, 이해하고, 실제 삶에 적용하느냐가 달라진다.

철학자 헤라클레이토스는 "누구든 같은 강물에 두 번 발을 담글 수는
없다."라고 말했다. 이 말은 '변화가 삶의 일부'라는 사실을 상기시켜 준
다. 우리는 어린아이에서 어른으로 자라나고, 강물은 매 순간 물과 침전
물을 이동시키며, 우리 몸의 상피세포도 매일 바뀐다.[1] 모든 것은 끊임없
이 변한다. 우리 역시 매일 나이 들어간다.

우리가 통제할 수 없는 변화도 있고, 우리가 통제할 수 있는 변화도
있다. 예를 들어 코로나19 팬데믹, 허리케인, 파도, 전쟁, 비, 고속도로 위
의 다른 차, 타인의 질투, 타인의 행동 등은 우리가 통제할 수 없다. 반면,
우리의 행동과 말, 우리가 운전하는 자동차의 속도, 우산을 쓸지 말지,
타인의 행동에 대한 나의 반응 등은 우리가 통제할 수 있다. 따라서 행동
변화를 논의할 때, 가장 먼저 해야 할 일은 통제할 수 있는 것과 없는 것
을 구분하는 것이다. 행동 변화에 있어 우리는 통제할 수 있는 것들에 집
중해야 한다.

1.2 변화는 끊임없다

행동 변화란 무엇인가? 미국심리학회(American Psychological Association,

APA)는 행동 변화를 다음과 같이 정의한다.

1. 조작적 조건화(operant conditioning)를 활용하여 체계적으로 행동을 변화시키는 접근 방식
2. 심리 치료나 기타 중재를 통해 자연스럽게 발생하는, 환자의 기능에 영향을 미치는 행동의 변경이나 조정[2]

　생활습관의학에서 '행동 변화'는 생활습관, 행동 양상, 실천 방식을 다루는 데 초점을 맞춘다. 여기서 말하는 생활습관에는 신체활동, 영양 섭취, 수면, 스트레스 관리, 사회적 지지, 유해 물질 사용 등이 포함된다. 이러한 여섯 기둥을 어떻게 나열하고 설명하느냐에 따라 사람들에게 주는 인상이 크게 달라질 수 있다. 예를 들어, 이를 즐거운 움직임, 맛있고 건강한 음식, 회복을 돕는 잠, 긍정적인 사회적 연결, 유해 물질 피하기라고 표현하면 훨씬 더 긍정적인 이미지를 전달할 수 있다.
　연구에 따르면, 만성질환은 생활습관으로 인해 발생하기도 한다. 물론 암, 심장병, 뇌졸중, 비만, 치매 등 일부 질환에서는 유전적 요인이 강한 영향을 미친다. 하지만 유전적 소인이 있다고 하더라도, 생활습관을 어떻게 관리하느냐에 따라 질환의 발병과 진행을 조절하고 늦출 수 있다. 많은 이들이 다음과 같은 문장을 인용하곤 한다. "유전은 총을 장전하고, 생활습관은 방아쇠를 당긴다." 그만큼 생활습관은 강력한 힘을 가진다. 생활습관을 바꾸는 것만으로도 2형당뇨병, 고혈압, 비만과 같은 만성질환을 예방하고, 치료하며, 심지어 역전시킬 수 있다.[3,4] 이러한 이

유로 행동 변화는 생활습관의학의 핵심적 요소가 된다. 미국생활습관의학회(American College of Lifestyle Medicine, ACLM)는 2022년 봄, 생활습관의학에 대한 정의를 다음과 같이 개정했다.

생활습관의학은 치료적 생활습관 중재를 통하여 심혈관질환, 2형당뇨병, 비만 등 만성질환을 치료하는 '의학 전문 분야(a medical specialty)'이다. 생활습관의학 인증을 받은 임상의들은 근거기반의 전인적이고 처방적인 생활습관 변화를 적용하여 이러한 질환을 치료하며, 이를 집중적으로 사용할 경우에는 질환을 역전시킬 수도 있다. 생활습관의학의 여섯 가지 기둥, 즉 자연식물식 위주의 식습관, 규칙적인 신체활동, 회복적 수면, 스트레스 관리, 유해 물질 피하기, 긍정적인 사회적 연결을 적용하는 것은 이러한 질환을 효과적으로 예방하는 데에도 기여한다. [5]

1.2.1 미국생활습관의학회란 무엇인가?

미국생활습관의학회 웹 사이트(https://lifestylemedicine.org)에는 다음과 같이 명시되어 있다.

미국생활습관의학회(ACLM)는 의사와 기타 보건의료 전문가들이 임상 및 실무 현장에서 생활습관의학을 실천할 수 있도록 지원하는 의학 전문기관으로, 변화 가능하고 지속 가능한 의료 시스템의 토대가 되고자 한다.

생활습관의학 분야는 연구, 교육 및 임상 전반에서 빠르게 성장하고 있으며, 2023년 기준 ACLM의 회원 수는 11,000명을 넘어섰다. 의사 및 기타 헬스케어 전문가가 생활습관의학의 인증을 받으려면 운동 처방, 영양, 수면, 사회적 관계, 스트레스 관리, 유해 물질 사용 회피에 대한 역량을 입증해야 한다. 더불어, 행동 변화에 관한 지식과 기술도 필수적으로 갖춰야 한다. 보드 자격시험에는 행동 변화 이론과 상담 전략에 관한 문제가 포함되어 있다. 단순히 지식만으로는 지속적인 행동 변화를 이끌어 내기에 충분하지 않기 때문이다. 임상의는 근거와 수치를 알고 있어야 하며, 연구 결과를 해석할 줄 알아야 하고, 무엇보다 사람들의 행동 변화를 이끌어 낼 수 있는 기술을 갖추고 있어야 한다. 미국생활습관의학보드기관(American Board of Lifestyle Medicine, ABLM)은 의료인을 대상으로 생활습관의학 자격시험을 출제하고, 평가하며, 자격증을 수여하는 공식 기관이다(https://ablm.org). ACLM은 ABLM 시험에 합격한 기타 헬스케어 전문가에게도 자격증을 제공하고 있다.

행동 변화에 관심이 있는 사람은 헬스케어 전문가만이 아니다. 행동 변화는 환자, 부모, 의료인, 교사, 반려동물을 키우는 사람, 흡연이나 과음 또는 약물 사용 문제를 가진 가족이나 지인을 둔 사람, 회사의 관리자, 연인 관계에 있는 파트너 등 다양한 사람들의 마음에도 자리하고 있는 주제이다. 즉, 행동 변화는 모두에게 적용되는 보편적인 주제이다.

이 책에서는 변화의 범이론모델, 동기면담, 그룹 상담, 자기효능감(self-efficacy), 행동-의도 간의 간극, 건강 코칭 등을 포함해 행동 변화의 모든 측면을 폭넓고 깊이 있게 다룬다. 이 장(1장)에서는 행동 변화의 기본 개요, 주요 행동 변화 이론, 건강 코칭 관련 정보, 건강 코칭에 관한 연구들을 소개한다. 행동 변화에 전문성을 갖추기 위해서는 수년간의 연구 논문 독해, 실험 수행, 논문 작성 등을 통해 행동 변화 박사 학위를 취득해야 한다. 행동 변화에 초점을 맞춘 심리학 석사 과정도 있으며, 건강 및 웰니스 코치는 교육 및 자격증을 취득하는 과정에서 행동 변화에 관한 이론과 실전을 집중적으로 배우게 된다. 의과대학에서는 임상 전 및 임상 단계에서 동기면담에 대한 강의와 워크숍이 진행된다. 간호학 교육 과정에서도 행동 변화는 중요한 학습 내용 중 하나이다. 또한 많은 부모가 자녀를 공손하고, 정직하며, 공감할 줄 아는 사람으로 키우기 위해 행동 변화에 대해 더 깊이 이해하고자 관련 강의를 수강하기도 한다. 이처럼 행동 변화에 관해 배우는 일은 누구에게나 유익하다.

행동 변화는 연구자들 사이에서도 매우 활발하게 연구되고 있는 주제이다. 한 연구에서는 행동 변화 이론을 분석한 결과, 이들 이론은 주로 (1) 동기, (2) 자기조절, (3) 자원, (4) 습관, (5) 환경 및 사회적 영향 등의 다섯 가지 영역에 초점을 맞추고 있는 것으로 나타났다.[6]

또 다른 연구에서는 무려 82가지의 행동 변화 이론이 존재하는 것으로 확인되었다. 이 중 상당수는 20년도 더 전에 소개된 이론들이다. 1941년 밀러(Miller)의 사회학습이론(Social Learning Theory), 1947년 서덜랜드(Sutherland)의 차별적접촉이론(Differential Association Theory), 1956년 스키너(Skinner)의 조작적조건화이론(Operant Conditioning Theory), 1968년 로크(Lock)의 목표설정이론(Goal Setting Theory), 1977년 반두라(Bandura)의 사회인지이론(Social Cognitive Theory), 1977년 반두라의 자기효능감이론

(Self-Efficacy Theory), 1983년 프로차스카(Prochaska)의 변화의 범이론모델 (Transtheoretical Model of Change), 1985년 아젠(Ajzen)의 계획된행동/합리적 행동이론(Theory of Planned Behavior/Reasoned Action), 2000년 데시(Deci)의 자기결정성이론(Self-Determination Theory), 2006년 팬터-브릭(Panter-Brick) 의 행동 변화의 사회생태학모델(Social Ecological Model of Behavior Change) 등이 있다.[7] 흥미롭게도, 이처럼 수십 년 전에 제시된 많은 이론들이 여 전히 오늘날의 행동 상담 전략에서도 중요한 지침이 되고 있다.

2021년에는 구강보건 전문가가 환자의 금연 상담에 효과적으로 사용 할 수 있는 행동변화기법에 관한 리뷰 연구가 발표되었다. 이 연구에 서는 '목표 설정, 서면 자료 제공, 금연 의지 및 실행 가능성 평가, 흡연량 평가, 자기효능감 향상, 금연 이유 나열, 실행 계획 수립, 환경 재구성' 등 의 전략이 효과적인 것으로 확인되었다.[8]

이 책에서는 각 장을 집필한 저자들의 경험과 다양한 연구를 종합하 여, 행동 변화를 위한 13가지 핵심 요소를 자세히 살펴볼 것이다. 이 요 소들은 〈표 1.1〉에 정리되어 있다.

1.3 주요 이론 검토

제임스 프로차스카 박사와 동료들이 개발한 변화의 범이론모델은 2장에서 자세히 다룬다. 이 이론은 반드시 이해하고 실제로 활용할 수 있어야 하는 중요한 이론이다. 이를 통해 헬스케어 전문가는 환자 개개

표 1.1 행동 변화를 위한 13가지 핵심 요소

환자의 관심사를 중심으로 상담 이끌기

환자의 변화 단계에 맞춰 접근하기

환자의 자기효능감과 자신감 구축하기

환자의 내적 동기 이끌어 내기

환자의 자율성 존중하기

환자의 긍정적인 면과 잘 되고 있는 부분 인정하기

환자와 함께 목표 공동 설계하기

환자의 동기가 지속적으로 유지되도록 돕기

환자가 마주한 장애물 함께 극복하기

환자의 강점 파악하고 활용하기

환자의 책임 설정하고 유지하기

행동 변화를 위한 협력의 5단계 사이클을 실천하기

그룹 중재와 사회적 지지를 활용해 행동 변화 촉진하기

인에게 맞춤형 상담과 코칭을 제공할 수 있다. 상담은 직접 대면하거나 줌(Zoom)·팀즈(Teams) 같은 가상 플랫폼을 통해 이루어지기도 하고, 경우에 따라서는 러닝머신 위를 함께 걷거나 조용한 자연 속에서 산책하며 진행될 수도 있다.

상담이 그룹으로 진행될 경우에는 참가자 개개인이 서로 다른 변화 단계에 있을 수 있다. 이러한 환경에서는 상담의 초점이 되는 특정 참가자의 변화 단계에 맞춰 대화 내용을 조정하는 것이 중요하다. 또한 그룹 상담에서는 여러 변화 단계에 적용 가능한 전략들을 함께 나눌 수도 있다. 이에 관해서는 13장에서 다룬다.

표 1.2 변화의 5단계와 환자의 감정

	숙고 전 단계	숙고 단계	준비 단계	실행 단계	유지 단계
환자의 감정 상태	변화 의지가 없거나 혼란스러움	변화를 고민 중	변화할 준비함	실제로 행동함	꾸준히 유지
환자의 표현	안 해요. 못 해요. 절대 안 돼요. 그냥 내버려두세요.	해 볼 수도 있겠네요. 그게 좋은 생각 같아요.	이제 준비가 됐어요. 구체적인 계획이 필요해요.	지금 하고 있어요.	계속 해 오고 있고, 앞으로도 이어 갈 거예요.
임상의의 감정 상태	답답함	희망을 느낌	기대됨	만족감	영감을 얻음
임상의의 표현 및 질문	말씀 잘 들었습니다. 아직 준비가 안 되신 것 같네요. 준비가 되셨을 때 제가 곁에 있겠습니다. 운동과 심장질환에 관한 영상이나 글을 보시겠어요? 당신과 비슷한 상황에서 큰 변화를 이룬 환자 이야기를 들어보시겠어요?	망설임이 느껴지네요. 당신에게 변화의 장점과 단점은 무엇인가요? 지금 이 변화는 당신에게 얼마나 중요할까요? 이 습관을 시작하기 되면 당신의 삶은 어떻게 달라질까요?	시작하려면 무엇부터 준비하면 좋을까요? 지금 가장 큰 장애물은 무엇인가요?	정말 잘하고 계시네요. 지금 어떤 기분이 드시나요? 예전과 달라진 점이 있다면 무엇인가요? 어떤 긍정적인 변화들을 느끼시나요? 앞으로 이 좋은 습관을 계속 이어 가기 위해 어떤 계획을 갖고 계신가요?	꾸준한 실천과 노력에 박수를 보냅니다! 무엇이 당신을 계속 이어 가게 하나요? 이 습관을 유지하는 동기는 무엇인가요? 앞으로 한두 달 동안의 계획은 어떻게 되나요? 계속 이어 나갈 수 있도록 제가 어떻게 도울 수 있을까요?

이 모델에서 변화의 단계는 숙고 전 단계, 숙고 단계, 준비 단계, 실행 단계, 유지 단계의 다섯 단계로 나뉜다. <표 1.2>는 환자를 진료할 때나 그룹 상담 시 참고하기에 유용한 자료로, 변화의 다섯 단계에 대한 설명과 함께 각 단계에서 환자들이 흔히 보고하는 감정 상태를 요약하여 제공한다.

〉 1.3.1 사회인지이론

우리가 목격하는 것은 우리의 사고, 감정, 발달에 영향을 미친다. 앨버트 반두라 박사의 사회인지이론은 사회적 영향이 개인의 성격 형성과 행동에 미치는 영향을 탐구한다.[9, 10]

사회인지이론은 다음의 세 가지 핵심 영역에 중점을 둔다.

1. 개인의 인지
2. 외부 환경
3. 개인의 행동

개인은 삶을 살아가며 겪는 사회적 경험을 통해 자신의 정체성을 형성해 나간다. 주변 사람들의 말과 행동은 당사자가 직접 경험하지 않더라도 간접적인 배움과 성장의 기회를 제공한다. 예를 들어, 어떤 사람이 형제나 사촌 또는 친구가 어려운 상황에서도 정직함을 지켜 존경을 받는 모습을 보았다면, 그 기억을 마음속에 저장해 두었다가 자신의 삶에서 비슷한 상황이 생겼을 때 그것을 참고해 행동을 결정할 수 있다. 마찬가지로, 그룹 중재(group intervention) 상황에서도 그룹에 속한 환자들은 서로의 전략, 성공 및 실패 경험을 공유하며, 함께 듣고 배우는 과정을 통해 성장하게 된다.

➤ 1.3.2 자기효능감

사람들은 자신이 성공할 수 있다고 믿을 때 변화하려는 경향이 더 강해진다. 자기효능감이란, 특정 과제를 성공적으로 수행할 수 있다는 개인의 믿음을 말한다. 자신감은 자신이 강하고 능력이 있다는 전반적인 느낌인 반면, 자기효능감은 특정 일을 잘 해낼 수 있다는 믿음이다. 예를 들어, 어떤 사람은 전반적으로 자신감이 있지만, 볼룸 댄스를 추거나 깨진 파이프를 고치는 능력에 대해서는 자기효능감이 없을 수 있다. 만성 질환을 관리하기 위한 행동 변화를 시도할 때, 어떤 사람은 직장에서는 자신감이 넘치지만, 규칙적으로 운동하거나 건강한 식습관을 유지할 수 있다는 자기효능감은 부족할 수 있다.

자기효능감은 반두라의 사회인지이론의 핵심 요소이다.[9] 반두라는 1970년대에 처음으로 자기효능감 개념을 설명했으며, 이는 다음과 같은 네 가지 주요 원천을 통해 형성될 수 있다.[10]

1. 성공 경험 - 새로운 것을 시도하고, 연습하며, 숙달해 나가는 경험
2. 대리 경험 - 다른 사람들과 상호작용하고 그들의 성공을 관찰하는 경험
3. 사회적 설득 - 다른 사람에게 긍정적인 이야기와 조언을 듣는 것

4. 정서 상태 - 불안과 우울 같은 같은 부정적 감정이 과제 수행 능
   력에 미치는 영향

자기효능감은 행동 변화에 매우 중요하다. 자기효능감이 높은 사람
은 건강한 습관과 관련된 목표를 더 잘 설정하고 달성한다.

2장에서 제임스 프로차스카 박사와 재니스 프로차스카 박사는 극적
인 안도감(dramatic relief)이 숙고 전 단계에 있는 사람에게 얼마나 큰 도움
이 되는지 설명한다. 그룹 환경에서 다른 구성원의 이야기를 듣거나, 비
슷한 문제를 극복한 환자의 이야기를 듣거나, 다른 사람의 변화 과정을
담은 감동적인 영화를 시청하는 것 등을 통해 대리 경험, 사회적 설득,
정서 상태의 변화를 경험할 수 있다. 7장에서는 목표 설정에 대해 다루
며, 성공 경험이 지속적인 변화에 얼마나 중요한지를 강조한다.

행동 변화를 위한 상담을 진행하는 동안 임상의는 환자에 대해 더 깊
이 이해하기 위해 여러 가지 개방형 질문을 던진다. 동기면담에 대해서
는 4장에서 자세히 다루며, 이러한 개방형 질문은 동기면담의 중요한 부
분으로서 환자가 자신의 상황과 경험, 생각을 새로운 관점으로 성찰하도
록 유도한다. 실제로 환자 자신의 자기인식(self-perception)을 들여다보는
과정은 변화의 핵심적인 부분이다.

환자의 사회적 관계와 상호작용을 평가하는 것은 그의 과거 활동이나
사건이 오늘날의 그를 형성하는 데 어떻게 작용했는지 이해하는 데 도움
이 된다. 환자가 자기 자신에게나 임상의에게 자신의 과거에 대해 이야
기하는 방식도 그 사람의 현실을 형성한다. 자기대화(self-talk)는 매우 강

력한 힘을 지닌다. 이는 자신을 격려하기도 하고, 스스로를 무너뜨리기도 한다. 자기대화는 자신에 대한 믿음과 자기효능감을 반영한다. 이는 불안감을 유발할 수도 있고, 자신감을 키울 수도 있다. 자신감은 과거의 성공에서 비롯되며, 그 성공을 이루기까지의 노력과 강점을 인정함으로써 생겨난다. 넘어져도 다시 일어섰을 때, 한 번의 실수가 영원한 실패로 이어지지는 않는다는 사실을 깨달을 때도 자신감이 생겨난다. 자신감은 에너지와 힘을 불어넣어 준다.

자기대화는 자신감과 자기효능감을 모두 강화할 수 있다. 만약 어떤 사람이 스스로에게 "난 못하겠어. 나는 안 할 거야. 나에겐 불가능한 일이야."라고 끊임없이 말한다면, 그는 자신을 변화의 숙고 전 단계에 머물러 있게 하는 것이다. 만약 "할 수도 있지. 가능할지도 몰라. 시도해 볼수 있을 것 같아."라고 말한다면, 그는 이제 숙고 단계에 있는 것이다. 이러한 자기대화는 종종 타인과의 대화 속에서도 드러난다. 어떤 사람에게 특정 목표를 달성하는 데 얼마나 자신감을 가지고 있는지 물어보는 것은 그 사람이 그 행동을 실행할 자기효능감을 얼마나 가지고 있는지 파악하는 데 도움이 된다.

▷ 1.3.3 자기결정성이론

자기결정성이론(Self-Determination Theory)은 1985년 데시(Deci)와 라이언(Ryan)이 처음 제시했다.[11] 이 이론에 따르면, 자발적이고 지속적인 동기 부여에는 자율성(autonomy), 유능성(competence), 관계성(relatedness)이라는 세 가지 핵심 요소가 필요하다.[12] 이 세 가지 요소가 충족되면 수행 능력과 창의성, 생산성이 향상된다. 사람들이 건강한 생활습관을 채택하고 유지하도록 도울 때는 그들에게 자율성을 보장해 주는 것이 중요하다. 자율성의 힘에 대해서는 5장에서 자세히 다룬다. 사람들에게 선택권을 주고, 자신에게 가장 적합한 것을 선택하도록 지원하면, 참여와 몰입을 효과적으로 이끌어 낼 수 있다.

사람들은 통제감을 원하고 스스로 유능하다고 느끼기를 원한다. 유능감을 느끼는 사람은 새로운 과제에 도전하고 발전하고자 하는 동기가 생긴다. 이는 결국 사람들이 익숙한 틀에서 벗어나도록 도와준다. 앞서 설명한 자기효능감, 즉 어떤 일을 성공적으로 수행할 수 있다는 믿음은 자기결정성이론의 유능성 측면과 연결되어 있다. 이 이론들은 서로 보완하며 맞물려 작용한다.

자기결정성이론의 마지막 핵심 요소는 관계성이다. 이 개념은 매슬로우(Maslow)의 욕구위계이론(Hierarchy of Needs)에서 세 번째 단계로 강조되기도 한다.[13] 매슬로우는 모든 사람에게는 먼저 음식과 물이 필요하고, 그다음에는 안전하게 쉴 곳이 필요하며, 그다음에는 소속감이 필요하다고 설명한다. 사람은 다른 사람과의 연결을 필요로 한다. 사람들은 어딘가에 소속되기를 원한다. 사람들에게 긍정적이고 지지적인 사회적 연결을 제공하면 행동 변화와 동기를 유지하는 데 큰 도움이 된다.

▶ 1.3.4 변화의 사회생태학모델

행동 변화 과정에서는 처음에 개인에게 초점을 맞춘다. 그 사람의 신념, 습관, 강점, 목표, 꿈, 비전, 과거의 성공과 실패, 두려움, 욕구, 욕망,

필요, 자기효능감, 불안감, 장애물, 동기 요인, 태도 등이 그 대상이다. 하지만 행동 변화 상담사나 코치가 오직 개인에게만 초점을 맞춰 접근한다면, 사람들이 건강한 습관을 채택하고 유지하도록 돕는 데 한계가 있다. 사람들은 진공 상태가 아니라 공동체 속에서 살아간다. 거의 모든 사람은 어떤 식으로든 다른 사람과 관계를 맺고, 함께 살거나, 함께 일하며 연결되어 있다. 대부분의 사람들은 아파트나 주택, 콘도에 거주하며 이웃과 함께 살아간다. 각 도시와 국가에는 사람들이 따라야 할 법과 정책이 있다. 그리고 사람들이 준수하기도 하고 반발하기도 하는 문화적 규범이 있다. 어느 경우든 개인의 선택과 경험에는 외부 환경이 영향을 미친다.

가장 가까운 환경은 집 안, 특히 주방이다. 주방에는 어떤 음식이 있고, 누가 장을 보는가? 이 질문은 건강한 식습관을 실천할 수 있는지 여부에 큰 영향을 미친다. 또는 누가 음식을 요리하는가? 상담에서 할 수 있는 유용한 질문은 "지금 냉장고 안에는 뭐가 있나요?" 혹은 "주방 찬장에는 어떤 음식이 있나요?" 등이다. 이러한 질문은 임상의가 환자의 가정 환경을 더 잘 이해하고, 그것이 생활습관에 어떤 영향을 주는지 파악하는 데 도움이 된다. 환자가 누구와 함께 사는지, 그들의 생활습관은 어떤지 파악하면 환자가 매일 어떤 자극과 영향 속에 있는지 알 수 있다. 어떤 경우에는 가족 중 누군가가 의도했든 의도하지 않았든 방해꾼이 되기도 한다. 예를 들어 집에 쿠키나 케이크, 아이스크림 같은 음식을 사들이는 사람이 있을 수 있다. 환자의 집에 있는 사람들과 음식 상황을 이해하면, 환자가 어려운 대화를 나누거나 어려운 선택을 할 때 필요한 도구를 갖추는 데 도움이 된다. 음식에 펜이나 테이프 또는 스티커 메모지를 사용하여 빨간색, 노란색, 초록색으로 표시해 보는 것도 주방 상황을 더 잘 파악하는 첫걸음이 될 수 있다. 빨간색은 위험(먹지 말 것), 노란색은 주의, 초록색은 먹어도 좋음을 뜻한다.

많은 사람이 하루의 대부분을 직장에서 보낸다. 물론 코로나19 이후로 이런 패턴이 변화하고 있기도 하지만 말이다. 출퇴근하는 사람들은 평일에는 집보다 직장에서 보내는 시간이 더 많다. 또 어떤 사람들에게는 퇴근 후 회식이나 외부 행사도 업무의 연장이다. 이런 경우에는 직장 환경을 함께 살펴보는 것이 중요하다. 직장에 냉장고나 전자레인지가 있는지 확인하는 것도 좋다. 저녁 식사 후 남은 음식을 다음 날 도시락으로 싸 가는 것도 좋은 방법이며, 비용도 절약할 수 있다. 일요일에 한꺼번에 음식을 조리하고 냉동 보관해 두면, 평일에는 집에서 만든 건강한 점심을 직장에 가져와 전자레인지에 데워 먹을 수 있다. 그러나 여전히 일부 직장에서는 책상 위에 사탕 통이 놓여 있고, 업무 회의 때 피자와 탄산음료 또는 주스가 제공되기도 한다.

이러한 영양 문제 외에 신체활동과 관련된 문제도 중요하다. 직장에 어떤 책상이 설치되어 있는지 확인하는 것도 의미가 있다. 스탠딩 책상, 러닝 머신 책상, 고정식 자전거 책상을 사용하면 신체활동 시간을 늘리는 데 도움이 된다. 책상 의자 대신 짐볼을 사용하는 것도 코어 근육을 자극하는 좋은 방법이다. 또 책상 아래에 소형 페달 운동 기구를 두고 사용하는 방법도 있다. 매시간 타이머를 설정하여 일어서거나, 걷는 휴식 시간을 갖도록 하는 것은 장시간 앉아 있는 습관을 깨는 데 큰 도움이 된다.

개인의 문화는 일상생활과 의사결정에 영향을 준다. 예컨대, 특정한 식습관을 따르고 특정 음식을 선호하는 부모 밑에서 자란 경우, 건강에 좋든 아니든 그 식습관에 익숙해지게 된다. 어릴 때는 선택권이 많지 않지만, 성인이 되어 혼자 살게 되어도 어린 시절 익숙했던 식습관으로 돌아가는 경우가 많다. 또한 여전히 가족과 함께 식사하기도 한다. 다양한 문화권에서 건강한 음식을 만드는 방법을 이해하는 것이 중요하다. 최근 발표된 건강한 식습관에 대한 리뷰 논문에서는 지중해식, 일본식, 오키나와식, 북유럽식 식단이 모두 건강에 좋을 수 있다는 점을 지적했다.[14] 건강한 식단의 구성 요소를 이해하는 것이 출발점이다. 이 논문에서 저자들은 다양한 문화권의 식단 속에서 허브, 향신료, 기타 천연 조미료의 사용 같은 공통점을 발견했다. 단백질은 주로 식물성 식품, 저지방 육류, 생선 등을 통해 적당한 수준으로 섭취했으며, 적색육 및 가공육은 거의 포함되지 않았다. 가공식품, 설탕, 알코올 섭취는 매우 적거나 아예 피하는 식단이었다. 반면에, 이러한 건강한 식단은 올리브 오일과 견과류 같은 단일 및 다가불포화지방 섭취를 장려했다.[14] 어떤 문화권에서는 보행로에서 조깅하는 사람들을 흔히 볼 수 있지만, 어떤 문화권에서는 조깅이 드문 일이다. 따라서 행동 변화를 위한 과정에서 개인의 문화적 배경을 이해하는 것은 매우 중요하다. 또한 어떤 지역에서는 동네를 걷는 것이 안전하지 않을 수도 있다는 사실도 함께 고려해야 한다.

걷기는 훌륭한 신체활동이며, 자연 속에서 야외 활동을 하는 것도 건강에 이롭다. 하지만 이러한 권장 사항이 모든 사람에게 실현 가능한 것은 아니다. 개인의 물리적 환경은 행동 변화 상담에서 반드시 고려해야

할 요소이다. 예를 들어, 비만의 유행에 대해 이야기할 때 단순히 개인의
의지력과 선택만으로 설명해서는 안 된다. 그들이 살고 있는 식품 환경
을 함께 살펴보아야 한다. 어떤 사람들은 신선한 농산물을 구입하기가
거의 불가능한 식품 사막(food deserts)에 살고 있고, 모퉁이마다 패스트푸
드점이 늘어서 있는 식품 늪지(food swamps)에 사는 사람들도 있다. 식품
산업은 형형색색의 색소와 화학 첨가물이 가득하고, 다량의 설탕과 지
방, 소금이 들어간 식품들을 만들어 왔다. 이런 과도한 기호성을 가진 가
공식품(hyperpalatable foods)은 뇌의 도파민 시스템을 자극하여 같은 음식
과 쾌감을 계속 갈망하게 만든다. 사람들에게 건강한 선택지를 이해시
키는 것은 건강한 식생활로 가는 여정의 한 부분이며, 실제로 그 건강한
선택을 할 수 있는 기회를 제공하는 것이 또 하나의 핵심이다.

　임상의가 환자의 배경과 현재 상황을 알면, 그 사람에게 꼭 맞는 계획
을 함께 세울 수 있다. 운동, 영양, 수면, 사회적 관계, 스트레스 완화, 유
해 물질 회피 등에 대한 일반적인 지침을 그냥 제시하는 것만으로는 행
동 변화가 일어나지 않는다. 그 사람의 전체적인 삶의 맥락, 즉 가정 환
경, 직장 환경, 이웃 환경, 문화, 사회적 가치관까지 함께 이해해야 실질
적인 변화를 일으킬 수 있다.

　〈그림 1.1〉은 변화의 사회생태학모델을 동심원 형태로 나타낸 것이
다. 가장 바깥에서부터 '사회', '공동체', '사회적 관계', '개인' 순으로 구성
되어 있다.

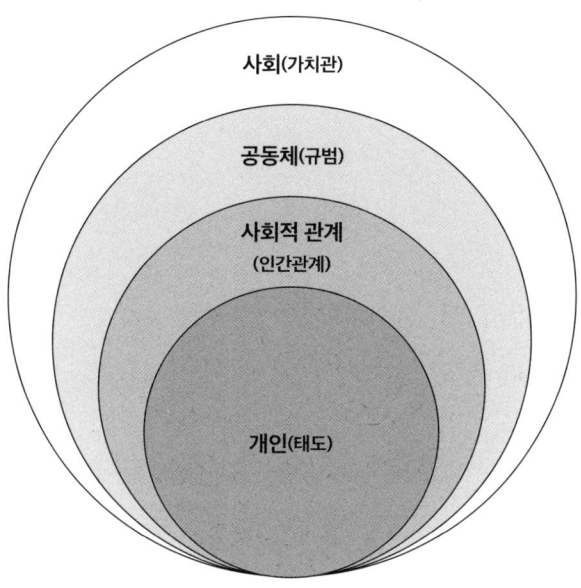

그림 1.1 변화의 사회생태학모델

1.4 건강의 사회적 결정 요인

최근에는 개인을 넘어 그를 둘러싼 환경과 다양한 요인이 그 사람의 생활습관과 실천에 어떤 영향을 미치는지를 함께 주목하는 방향으로 이동하고 있다. 2021년에 발표된 한 논문에서는, '음식 선택'이나 '결정'이라는 표현보다는 '식생활 및 식습관' 같은 용어를 사용할 것을 제안했다. 이 표현이 개인의 식단과 환경이 얼마나 복잡하게 연결되어 있는지를 더 잘 설명해 주기 때문이다.[15]

식품에 대한 접근성, 지역 식료품점의 재고 상황, 자신의 텃밭을 가꿀

수 있는지 여부, 식품 광고, 설탕과 지방 및 소금 함량이 높은 과도한 기
호성을 가진 가공식품의 마케팅, 집 근처의 패스트푸드점 개수, 개인의
소득 수준, 음식이 건강에 미치는 영향에 대한 이해 정도, 주치의나 영양
사 또는 건강 코치 등에 접근할 수 있는지 여부는 모두 개인의 음식 섭
취와 식습관 및 식생활에 영향을 줄 수 있다. 인종, 민족, 나이 등의 요인
도 이용 가능한 식품의 질과 다양성에 영향을 미친다.[16] 소외된 지역의
사람들은 영양이 풍부한 음식에 대한 접근성이 낮고, 식량 불안정(food
insecurity)을 경험할 가능성이 더 높다.[16]

행동 변화는 단순히 의지력 문제가 아니다. 예를 들어, 누군가가 사는
동네에서 갱단, 마약 거래, 총격 사건 등이 발생한다면 어떻게 밖에 나가
서 산책을 할 수 있을까? 그런 사람에게는 자신에게 맞는 방식의 신체활
동을 찾는 것이 필요하다. 개인의 교육 수준, 경제적 지위, 가족 배경, 이
웃 환경 등은 모두 그 사람이 가질 수 있는 선택지와 결정에 영향을 미친
다.[17] 따라서 환자와 행동 변화에 대해 상담할 때는 건강의 사회적 결정
요인(Social Determinants of Health, SDOH)을 반드시 고려해야 한다. 이러한
요인들은 〈그림 1.2〉에 나타나 있으며 경제적 안정성, 교육 접근성과
질, 의료 서비스 접근성과 질, 지역사회 및 물리적 환경, 사회 및 공동체
환경을 포함한다.

〈그림 1.2〉는 건강의 사회적 결정 요인을 보여 준다.[18] 이는 미국 보
건복지부가 발표한 〈헬시 피플(Healthy People)〉에서 발췌한 것이다.

행동 변화에 관한 대다수의 연구에서는 피험자 집단이 동질적인 경우
가 많다. 향후 연구에서는 소수 민족, 유색 인종, 이민자, 경제적으로 취

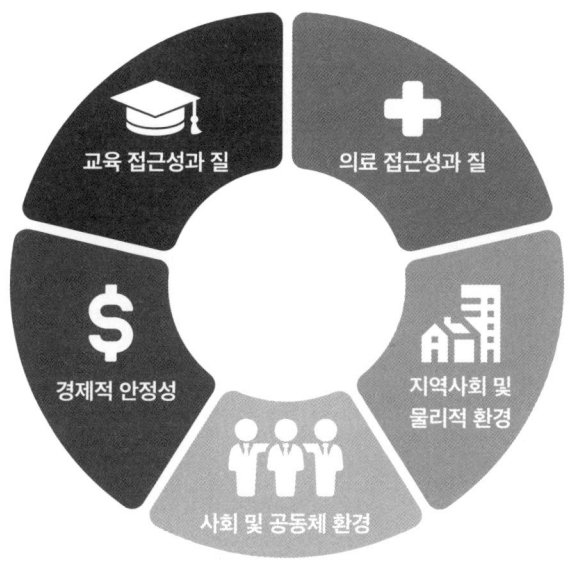

그림 1.2 건강의 사회적 결정 요인

약한 사람들을 더 많이 포함하는 것이 중요하다. 현재의 식습관, 식생활 및 문제점에 관해 수집된 정보가 더 다양하고 많을수록, 헬스케어 전문가들이 다양한 집단의 필요를 더 잘 이해하고 대응할 수 있을 것이다. 또한 유색 인종과 소수 민족이 의료 분야에서 교육을 받고 취업할 수 있도록 장려하는 것도 도움이 된다. 코로나19 팬데믹 기간에 일부 집단은 병원에 가는 것을 꺼렸는데, 이는 의료진에 대한 불신, 두려움, 거리감 등에서 기인한 것이었다.[19] 이러한 감정은 유색 인종, 소수 민족, 이민자, 다양한 성적 정체성의 사람들, 경제적으로 어려운 지역의 사람들에게서 공통적으로 나타났다. 행동 변화에 대한 상담은 의사의 진료를 받는 것을 거부하거나 주저하는 사람들에게 마음의 문을 열어 줄 수 있으며, 이

들이 더 쉽게 신뢰하고 의지할 수 있는 의료진을 만날 수 있도록 돕는 계기가 될 수 있다.[17]

1.5 건강 코칭이란?

　건강 코칭(Health Coaching)은 행동 변화에 초점을 맞춘 전문 분야이다. 미국에는 건강 및 웰니스 코칭 보드 기관(National Board of Health and Wellness Coaching)이 있으며,[20] 이 기관은 시험을 치르고, 사례 연구 및 내담자와의 상호작용 기록을 제출받아 코칭 자격을 인증한다. 건강 코치 훈련 과정에서는 행동 변화 이론과 기법, 코칭에 관한 연구 등을 배우게 되며, 코칭 실습은 효과적인 코치가 되기 위한 핵심 과정이다.

　많은 사람은 '전문가(EXPERT) 접근 방식', 즉 전문가가 사람들에게 무엇을 해야 하는지 알려 주는 방식에 익숙하다. 하지만 이러한 '주입식(tell-and-sell) 접근 방식'은 지속적인 행동 변화에는 효과적이지 않다. 사람들은 각기 다르며, 각자의 욕구에 맞는 고유한 접근 방식이 필요하다. 예를 들어, 어떤 사람은 당뇨병전단계 상태를 걱정하고 있을 수 있다. 또 어떤 사람은 체질량지수가 비만 범위이고, 복부에 지방이 많이 쌓여 있으며, 허리둘레가 두껍고, 고혈압과 심장병, 대사증후군, 수면 무호흡증, 당뇨병 및 일부 암과 같은 비만 관련 질환을 걱정하고 있을 수 있다. 또 어떤 사람은 금연이나 금주에 어려움을 겪고 있다. 많은 사람이 값싸고 쉽게 살 수 있는 패스트푸드를 섭취하고, 잠을 적게 자고, 하루에 네다섯 잔의 와인을 마시고, 운동을 하지 않으며, 일에 치여 사회적 관계는 점점 약해지는 등 건강하지 못한 생활습관을 가지고 있다. 그러나 이처럼 비슷한 생활습관을 가지고 있더라도 개인마다 다른 접근 방식이 필요하다. 사람마다 행동 변화의 단계가 다를 수 있고, 이미 다양한 전략을 시도해 봤을 수도 있다. 어떤 사람은 치매를 앓고 있는 어머니나 다운증후군 자녀를 돌보는 등 가정 환경이 복잡할 수도 있다.

상황이 어떻든, 개인적인 어려움이 무엇이든 간에, 건강 코치는 개인의 성격, 선호도, 태도, 교육 수준, 가정 환경, 과거의 성공과 실패, 지역사회, 직장 환경, 문화적 영향 등을 고려하여 개인이 건강한 습관을 채택하고 유지할 수 있도록 협력하는 역할을 한다. 건강 코치는 개인에게 의미 있고, 실행 가능하며, 구체적이고, 측정 가능하며, 행동 지향적이고, 기한이 명확한 작은 목표들을 함께 만들어 나간다. 상담, 경청, 협력을 통해 건강 코치는 내담자의 동반자가 되어, 그 사람이 행동으로 옮기고 지속할 수 있는 강력한 계획을 수립한다.

만약 당신이 공식 교육을 받고 자격이 인증된 건강 코치이거나, 환자가 건강한 습관을 채택하고 유지할 수 있도록 돕고 싶은 헬스케어 전문가라면, '코치(COACH) 접근법'이 도움이 될 것이다. 베스 프레이즈 박사는 10여 년 전에 이 연상기호를 만들었다. 이는 지금도 여전히 많은 사람에게 도움을 주고 있으며, 12장에서 더 자세히 다룰 것이다.

〈표 1.3〉은 프레이즈 박사의 '코치 접근법'을 설명한다. 의료 전문가가 환자에게 무엇을, 어떻게, 언제, 왜 해야 하는지를 알려 주는 '전문가(EXPERT) 접근법'과 '코치 접근법'을 비교해 보라. 물론, 응급 상황에서는

표 1.3 프레이츠 박사의 '코치(COACH) 접근법'[21]

C	Curiosity	호기심
O	Openness	개방성
A	Appreciation	감사
C	Compassion	연민
H	Honesty	정직

표 1.4 전문가(EXPERT) 연상기호[21]

E	Examine the patient	환자 진찰하기
X	X-ray and other imaging to efforts to diagnose the problem	엑스레이 등 영상 검사를 통해 문제 진단하기
P	Plan the resolution of the problem	문제 해결 계획 수립하기
E	Explain the problem, the solution, and the strategy	문제와 해결책, 전략을 설명하기
R	Repeat what you said multiple times	말한 내용을 여러 번 반복하기
T	Tell the patient what to do. The "Tell-and-Sell" approach	환자에게 무엇을 해야 하는지 지시하기(주입식 접근 방식)

표 1.5 '코치 접근법'의 다섯 가지 핵심 의사소통 영역

지식 공유

경청하기

질문하기

문제 해결

책임 갖기

‘전문가 접근법’이 환자의 생존을 위해 필수적이며, 이는 〈표 1.4〉에서
설명된다. 그러나 만성질환의 경우, ‘전문가 접근법’은 오히려 저항감을
유발할 수 있는데, 이에 대해서는 4장에서 자세히 다룬다.

　‘코치 접근법’은 다섯 가지의 핵심 의사소통 영역에서 ‘전문가 접근법’
과 차별화된다.[22] 그 영역은 〈표 1.5〉에 정리되어 있다.

1.6 지식 공유

　‘코치 접근법’에서는 건강 코치가 환자에게 적합하고, 시의적절하며,
환자의 상황에 공감하는 지식을 공유하고자 노력한다. 또한 환자가 궁
금해하는 질문에 대한 답을 제공하고, 건강하지 않은 행동의 위험성과
건강한 행동의 이점에 대해 솔직한 피드백을 제공한다. 이때 가장 중요
한 것은 환자가 그 정보를 들을 준비가 되어 있고, 들을 의지가 있어야
한다는 것이다. “당신에게 정말 도움이 될 만한 정보가 있습니다.”라고
말한 후에 물어볼 수 있는 핵심 질문은 “지금 그 정보를 공유해 드려도
될까요?” 또는 “이 정보에 관심이 있으신가요?”이다. 이처럼 환자의 허
락을 구하는 방식은 환자의 자율성을 존중하는 태도이다. 이는 환자의
마음과 귀를 여는 효과적인 방법이다. 환자가 임상의의 말에 귀를 기울
이려고 작정했을 때, 훨씬 더 주의를 기울이게 된다. 결정은 환자의 몫
이다.

　반면 ‘전문가 접근법’에서는 임상의가 좋은 의도를 가지고 있다고 하

더라도, 환자에게 확인하지 않고 곧바로 강의식 설명에 들어가는 경우
가 많다. 예를 들어, 흡연처럼 건강에 해로운 행동에는 위험한 결과가 따
른다는 것을 환자에게 당장 알려 주기를 원하기 때문이다. 그러나 환자
에게 확인하지 않고 지식을 전달하면, 그 말은 환자의 귀에 닿지 않을 수
있다. 환자가 아직 행동 변화를 고려하지 않는 '숙고 전 단계'에 있다면
임상의의 말을 무시해 버릴 수도 있다. 이렇게 되면 환자와 임상의 모두
에게 시간 낭비일 뿐이다. 시간을 현명하고 효과적으로 쓰려면, 지식을
어떻게 공유할지 신중히 고려해야 한다. 정보를 공유하기 전에 허락을
구하는 방식은 임상의의 성공 가능성을 높인다. 환자가 정보를 듣고 싶
은지 아닌지 스스로 선택할 수 있기 때문이다. 만약 환자가 "아니요, 그
건 듣고 싶지 않아요. 이미 다 알고 있어요."라고 말한다면, 이는 오히려
임상의가 환자에게 지금 필요한 정보, 또는 환자의 상황에 맞고 공감되
는 정보를 전달할 수 있는 기회를 열어 준다. 이때 임상의는 "지금 당신
의 건강 상태에 관해 어떤 점이 궁금하신가요?"라고 질문하여 환자의 현
재 상태에 발맞추어 갈 수 있다.

1.7 경청하기

'코치 접근법'에서 임상의는 온 마음을 집중하고 온몸의 감각을 동원
하여 환자의 모든 표현을 경청한다. 눈, 귀, 코, 직관을 사용하여 환자의
말과 그 이면에 있는 맥락을 이해하려 노력한다. 코는 어떤 역할을 할

까? 때로는 환자에게서 나는 알코올, 대마초 연기 또는 담배 연기 냄새를 맡을 수 있는데, 이것만으로도 임상의는 환자에 대해 많은 정보를 파악할 수 있다. 눈으로는 환자의 몸짓, 표정, 눈동자 움직임 등을 관찰함으로써 환자가 느끼는 불편함의 정도, 진실 여부, 취약성 등을 알 수 있다. 귀로는 단지 말의 내용만 듣는 것이 아니라 목소리 톤, 말하는 속도, 볼륨 변화까지 함께 듣는다. 직관은 연민이 발휘되는 영역이다. 임상의가 현재 순간에 온전히 집중하면, 눈앞에 있는 환자를 완전히 이해하고 그에게 진정으로 필요한 것이 무엇인지 느낄 수 있다. 경청은 코칭의 핵심이다. '전문가 접근법'에서도 경청이 중요하지만, 응급실의 전문가는 환자의 병력이나 신체검사에서 심각한 이상 징후를 찾기 위해 듣는 경우가 많다. 청진기로 심장 잡음이나 쌕쌕거리는 소리를 듣는 것처럼 말이다. 듣는다는 행위는 두 접근법 모두에서 중요하지만, 그 목적과 방식이 다르다. 대부분의 임상의는 '코치 접근법'에서 요구하는 경청 기술에 대해 따로 배운 적이 없다.

1.8 질문하기

질문을 한다는 것은 호기심 있는 사람이 하는 행동이다. 급성 치료 환경에서 '전문가 접근법'을 사용하는 전문가에게 질문은 환자를 괴롭히는 증상이라는 수수께끼를 풀 수 있는 도구가 된다. 예를 들어, "기침이 있나요? 대변에 피가 섞여 나오나요? 가슴 통증이 있나요?"와 같은 폐쇄형

표 1.6 프레이츠 박사의 '모스(MOSS)' 연상기호

M	Motivators	동기
O	Obstacles	장애물
S	Strengths	강점
S	Strategies	전략

질문을 연속적으로 던지며 환자가 보이는 증상과 징후의 원인을 파악하려 한다. 반면, '코치 접근법'에서 질문은 호기심으로 채워져 있어야 한다. 이 호기심은 환자의 동기, 장애물, 강점, 성공 전략을 더 깊이 이해하고자 하는 마음에서 비롯된다. 이를 요약한 것이 〈표 1.6〉에 설명되어 있는 프레이츠 박사의 '모스(MOSS)' 연상기호이다.

개방형 질문은 동기면담의 핵심 기법 중 하나로, 상대방에 대해 더 많은 정보와 이해를 얻을 수 있는 강력한 방법이다. 환자가 자신의 상황을 이야기하고, 자신의 삶과 생활습관에 대한 자신만의 전문성을 공유하도록 유도한다. 환자 스스로가 이전에 어떤 시도를 해 보았는지, 자신이 무엇을 원하는지, 무엇을 두려워하는지, 무엇이 효과가 있을 것 같은지, 자신이 활용할 수 있는 해결책과 전략이 무엇인지 알고 있다. 개방형 질문을 던지면, 상담 과정에서 임상의보다 환자가 더 많이 이야기하게 된다.

행동 변화 상담은 환자가 자신의 지혜와 경험, 욕구와 두려움, 강점과 성공 전략을 말할 수 있는 기회이다. "왜 지금 이 건강한 습관을 시도해 보고 싶으신가요? 어떤 이점이 있다고 생각하시나요? 이러한 변화를 시도하는 데 있어 가장 두려운 점은 무엇인가요? 변화에 성공하기 위해 무엇이 필요하다고 생각하시나요?" 이러한 질문들은 개방형 질문의 예시로, 환자가 행동 변화를 시도하고 지속하도록 이끌어 나가는 데 도움이 된다.

1.9 문제 해결

'전문가 접근법'에서는 임상의가 마치 셜록 홈즈처럼 행동하며, 문제 해결이 가장 중요한 목표가 된다. 전문가는 질문을 하고, 면담을 이끌고, 환자의 문제에 대한 해결책을 찾아내는 역할을 한다. 특히 급성 치료 환경에서는 이 문제가 환자의 생명과 직결될 수 있기에 시간이 가장 중요한 요소가 되며, 임상의는 이 점을 잘 알고 있다. 따라서 문제에 대한 해결책을 찾는 것이 최우선 목표이다. 의학 교육을 받은 의사는 자신에게 해답이 있다고 느끼거나, 적어도 해답을 찾아야 한다는 책임을 가지고 있다. 결국, 수년간 공부하고, 수많은 훈련을 거치고, 지속적인 의학 교육을 받아 온 것은 환자의 문제를 해결할 답을 찾기 위한 준비였기 때문이다.

'코치 접근법'에서는 만성질환이나 행동 변화와 관련된 문제가 있을 때, 코치와 환자가 함께 해결책을 찾는다. 이 경우 해결책은 일방적으로 지시하는 형태가 아니며, 여러 측면에서 다각적인 접근이 이루어진다. '코치 접근법'에서는 코치와 내담자가 협력하여 문제 해결을 위한 아이디어를 함께 탐색한다. 물론 코치가 환자에게 제공해 줄 솔루션이 없는 것은 아니며, 유용하고 적절한 아이디어를 가지고 있을 수 있다. 핵심은 환자와 코치가 함께 브레인스토밍을 통해 다양한 해결책을 모색하고, 그중에서 환자가 자신에게 가장 적합한 해결책을 선택할 수 있도록 자율성을 주는 것이다. 문제 해결은 환자의 몫이며, 임상의는 그 과정에서 대화를 돕고 방향을 잡아 주는 동반자이다. 궁극적으로, 어떤 해결책을 언제 시도할지는 환자 스스로 선택하게 된다.

1.10 책임 갖기

'코치 접근법'에서는 환자가 변화 과정에 적극적으로 참여하게 된다. 환자는 자신의 행동에 책임을 지고, 변화의 여정을 스스로 이끌어 간다. 변화할지 말지는 환자의 선택이며, 새로운 행동을 실행하는 것도 환자의 몫이라는 것을 인식하면서 환자는 자기주도적인 변화의 주체로 서게 된다. 그러면 환자는 기분이 좋아졌을 때나, 건강이 개선되었을 때, 체중이 감소하기 시작했을 때, 스트레스가 줄었을 때, 담배를 끊었을 때, 더 깊이 잠들게 되었을 때 진심 어린 자부심을 느낄 수 있다. 스스로 통제할 수 있었고, 실제로 행동했으며, 그 결과로 삶이 개선되었다는 것을 직접 체험했기 때문이다.

반면, '전문가 접근법'에서는 임상의가 약물, 시술, 수술 그리고 혈압, 허리-엉덩이 둘레, 검사 수치 등 환자의 생체지표를 관리하는 주체가 된다. 전문가인 임상의가 중재에 대한 전적인 책임을 지며, 문제 해결을 위한 전권을 갖는다. 그들은 환자를 치료하고 돕는 것이 자신의 의무라고 생각한다. 응급실이나 급성 치료 환경에서는 실제로 수술, 시술, 약물 투여가 환자의 생명을 구하는 경우가 많다. 예를 들어, 심부전 환자에게 정맥 내 이뇨제를 투여하거나, 출혈성 뇌졸중 환자에게 혈전 제거를 위한 신경외과 수술을 하거나, 폐렴 환자에게 적절한 항생제를 사용하는 일이 그렇다.

그러나 만성질환을 치료하고 새로운 건강 행동을 채택하는 과정에서는 완전히 다른 방식이 요구된다. 전문가인 임상의는 환자가 어떤 행동을 취해야 건강 및 웰빙이 개선되는지 알고 있다 하더라도, 환자가 그 변화의 가치를 인식하고, 일상생활에서 변화를 실천하고, 책임을 갖고 변화를 지속해 나가도록 돕는 것은 코치의 역할이다.

행동 변화 상담과 프레이츠 박사의 '코치 접근법'에서 가장 중요한 핵심은 사람을 존중하는 태도이다. 그 사람이 가진 욕구, 꿈, 약점, 강점, 실패, 감정까지 모두 인정하고 존중하는 것이 바탕이 되어야 한다. 실패는 배우고 성장할 수 있는 기회이며, 과거의 경험은 미래를 만들어 가는 자양분이 된다. 코치 또는 행동 변화 지원자는 사람들이 원하는 모습에 다가갈 수 있도록 배우고 성장하는 길을 함께하는 동반자이다. '코치 접근법'은 호기심을 바탕으로 하여, 비판 없이 열린 마음으로, 인정과 연민, 정직함을 품고 환자를 대하는 것이다. 이런 자세로 임할 때 환자는 자신이 온전히 이해받고 진심으로 존중받고 있다고 느끼게 된다.

다양성, 형평성, 포용성이 중요한 화두로 떠오르면서, '코치 접근법'은 다른 사람을 올바르게 대하는 방법으로서 더욱 빛을 발하고 있다. 모든 사람은 자신의 이야기를 들려주고, 도움을 받고, 치유가 될 권리가 있다. 건강 코치들이 형평성 기술을 향상시키기 위해 따라야 할 여러 권장 사항이 있다. '프라이멀 건강 코치(Primal Health Coach)' 웹 사이트[23]에서는 다음과 같은 7가지 전략을 제시하고 있다.

1. 모든 내담자를 고유하고 특별한 존재로 바라보기
2. 내담자가 가장 선호하는 학습 방식을 함께 찾아가기
3. 무조건적인 긍정적 존중으로 내담자를 대하고, 그가 행동 변화에 도전할 수 있는 고유한 역량을 믿어 주기
4. 변화에 대한 준비도는 항상 변한다는 점을 고려하여 늘 내담자의 현재 위치에서 접근하기(2장에서 다룬다)
5. 내담자의 인식, 과거 경험, 의견, 감정을 변함없이 존중하기
6. 자율성에 중심을 둔 코칭 실천하기
7. 문화적으로 호기심을 가지고 반응하기

'코치(COACH) 접근법'의 첫 글자 'C'가 호기심(Curiosity)인 것에서 알 수 있듯이, 호기심은 건강 및 웰니스 코칭 그리고 건강 형평성 실현을 위한 핵심 요소이다. '프라이멀 건강 코치'[23]에서는 개인을 바라볼 때 다음의 10가지 요소를 함께 고려할 것을 권장한다.

1. 인종 및 민족 정체성
2. 거주지

   3. 나이

   4. 성 정체성

   5. 성적 지향

   6. 사회경제적 배경

   7. 문화적 가치관

   8. 종교/영적 의미

   9. 능력/접근성

   10. 신경다양성(두뇌/감정/사회성/학습 행동/선호도의 다양성)

1.11 코칭과 행동 변화에 관한 대표 연구들

건강 및 웰니스 코칭이 건강한 생활습관을 채택하고 유지하고자 하는 사람들에게 효과적인 중재 방법이 될 수 있음을 입증하는 연구 결과들이 있다. 일부 소규모 무작위 임상시험에서는 건강 코칭을 통해 건강 지표가 개선된 것으로 나타났다. 20여 년 전의 초기 연구들에서는 심혈관질환, 당뇨병, 암 통증, 천식 분야에서 건강 코칭이 긍정적인 영향을 미친 것으로 나타났다. <표 1.7>은 이러한 대표적인 무작위 대조시험 몇 가지를 정리한 것이다.

2003년에 베일(Vale)과 동료들은 792명의 심장질환 환자를 대상으로 '심혈관 건강 달성을 위한 코칭'의 효과를 조사했다.[24] 6개월 동안 전화로 총 5회의 코칭 세션을 진행한 결과, 중재군은 대조군보다 콜레스테롤 수

표 1.7 코칭과 행동 변화에 관한 대표 연구

연구자	참여자 수	주요 결과
베일(Vale) 외[24]	심장질환 환자 792명	콜레스테롤 수치 감소: 21 vs. 7 mg/dL (p < .0001)
위트모어 (Whittemore) 외[25]	2형당뇨병 여성 53명	식단 자기관리 개선, 당뇨병 관련 스트레스 감소, 치료 만족도 증가
월레버(Wolever) 외[26]	2형당뇨병 환자 56명	당화혈색소가 7% 이상인 환자에서 수치가 유의미하게 감소
피셔(Fisher) 외[27]	천식 아동 191명과 그 부모(가족 대상 코칭)	대조군 대비 재입원율 감소: 35.6% vs. 59.1% (p < .01)
올리버(Oliver) 외[28]	암 환자 67명	대조군에 비해 통증 강도가 유의미하게 개선 (p = .014)

치가 더 많이 감소했고, 체중이 더 많이 줄었으며, 지방 섭취량이 줄고, 걷는 활동이 증가한 것으로 나타났다.

2004년에 위트모어(Whittemore)와 동료들은 2형당뇨병을 가진 여성 환자 53명을 대상으로, 간호사가 제공하는 6회의 건강 코칭 세션을 실시했다.[25] 그 결과, 코칭을 받은 그룹은 일반적인 치료를 받은 그룹에 비해 식단을 더 잘 관리했고, 당뇨병 관련 스트레스가 감소했으며, 운동 습관이 개선되었고, 체질량지수가 낮아졌으며, 의료 서비스에 대한 만족도가 더 높았다.

2010년에 월레버(Wolever)와 동료들은 2형당뇨병 환자 56명을 대상으로 6개월간 통합 치료 코칭을 진행하여 그 효과를 분석했다.[26] 코칭 그룹

은 총 14회의 전화 코칭(회당 30분)을 받았고, 대조군은 일반 치료만 받았
다. 그 결과, 코칭 그룹의 당화혈색소(HbA1C) 수치가 대조군보다 더 낮았
고, 스트레스 수준이 감소했으며, 자신의 건강에 대한 인식이 더 좋았고,
운동 순응도도 더 높았다.

　　2009년에 피셔(Fisher)와 동료들은 천식을 앓는 아동 191명과 그 부
모를 대상으로 연구를 진행했다.[27] 이들은 코칭 그룹 또는 일반 치료 그
룹에 무작위로 배정되었다. 코칭 그룹의 부모에게는 전화 및 대면 코칭
을 제공하였는데, 3개월 동안 격주로 통화를 하고, 이후 2년간 매월 코
칭 통화를 실시했다. 그 결과, 코칭을 받은 부모의 자녀는 병원 입원율이
35.6%로, 코칭을 받지 않은 대조군의 병원 입원율 59.1%보다 현저히 낮
았다.

　　2001년에 올리버(Oliver)와 동료들은 통증과 코칭에 관해 연구했다.[28]
이 연구에는 중등도 통증을 호소하는 67명의 암 환자가 참여했다. 피험
자들은 종양 전문의에게 진료를 받기 전에 20분간 코칭 세션을 받는 그
룹과 기존 교육 세션(일반 치료)을 받는 그룹에 무작위로 배정되었다. 코
칭 세션에서 코치와 환자는 세계보건기구(World Health Organization, WHO)
의 통증 관리 지침을 함께 검토했고, 치료 계획에 관해 종양 전문의와 효
과적으로 소통하고 질문하는 방법도 논의했다. 중재 2주 후 추적 조사
결과, 코칭 그룹 환자들은 일반 치료 그룹보다 통증이 현저히 줄었다고
보고했다.

1.12 코칭과 행동 변화에 관한 문헌고찰 연구

2000년대 초, 대표 연구들이 발표된 이후 건강 코칭에 대한 관심과 관련 연구가 크게 증가했다. 현재까지 발표된 여러 문헌고찰에서는 2편에서 최대 284편에 이르는 연구들을 분석하였다. 이러한 문헌고찰들은 심혈관질환, 만성폐쇄성폐질환, 암, 재활의학 및 은퇴 후 환자들의 코칭 결과를 조사했다. 전반적인 연구 결과에 따르면, 이러한 질환들에서 건강 코칭이 효과적이라는 점이 밝혀졌다. 다만 여전히 해결해야 할 연구의 공백도 존재한다. 예를 들어, 장기적인 효과에 대한 근거가 부족하다는 점은 향후 연구에서 보완해야 할 과제이다. <표 1.8>은 최근 발표된 건강 코칭 관련 연구들을 요약한 것이다.

1.13 최신 건강 코칭 중재 연구

2020년에 안(An)과 동료들은 심혈관질환 위험군 환자들을 대상으로 건강 코칭이 행동에 미치는 영향에 관한 메타분석을 수행했다.[29] 이 연구에는 15편의 무작위 임상시험이 포함되었다. 이 검토에서는 코칭이 환자의 책임, 신체활동, 식단 결정, 스트레스 관리, 흡연 행동에 미치는 영향을 평가했다. 그 결과, 흡연 행동에서는 유의미한 변화가 관찰되지 않았으나, 나머지 네 가지 항목에서는 효과 크기는 작지만 통계적으로 유의미한 개선이 나타났다.

표 1.8 코칭과 행동 변화에 관한 문헌고찰 연구

연구자	연구 대상	주요 결과
안(An) & 송(Song)[29]	심혈관질환 위험이 있는 성인을 대상으로 한 연구 15편	신체활동, 식습관, 스트레스 관리, 건강 책임에 유의미한 효과
스타라(Stara) 외[30]	고령 근로자를 대상으로 한 연구 2편	신체적 건강 지표에 근거한 웰빙 개선
오브로(Obro) 외[31]	만성질환 코칭 관련 연구 9편 고찰	환자들이 대면 코칭을 선호함
싱(Singh) 외[32]	약사 코칭 관련 연구 12편	임상/비임상 결과 모두 개선
롱(Long) 외[33]	만성폐쇄성폐질환 환자 대상 무작위 대조시험 10편 메타분석	삶의 질 개선, 환자의 입원율 감소 (p = .0001)
드종(Dejonghe) 외[34]	예방 및 재활 환경 연구 14편	예방 및 재활 각 분야에서 3편의 연구가 긍정적 결과를 보고
바라캇(Barakat) 외[35]	1,038명의 암 생존자를 포함한 연구 12편	신체활동, 기분, 삶의 질 개선
키벨라(Kivelä) 외[36]	만성질환을 가진 성인을 대상으로 한 연구 13편	체중 관리, 신체활동 증가, 전반적 건강 상태 개선(신체적, 정신적)
월레버(Wolever) 외[37]	총 284편의 연구 고찰	논문에서 정의한 코칭: - 환자 중심 접근 86% - 자기발견 및 능동적 학습 63% - 교육 및 코칭 제공 91% - 행동에 대한 책임감 유도 86% - 지속적 관계 유지 78%

스타라(Stara)와 동료들은 고령 근로자가 건강 행동을 채택하고 노동
시장에 지속적으로 참여할 수 있도록 돕기 위한 디지털 건강 코칭의 효
과를 체계적으로 고찰했다.[30] 총 1,931편의 논문 중 포함 기준을 충족하
는 2편의 연구만 분석 대상으로 삼았다. 디지털 건강 프로그램은 고령
근로자의 신체적 웰빙을 개선하는 데 효과가 있었으나, 사회적 및 심리
적 웰빙은 논의되지 않았다.

오브로(Obro)와 동료들은 모바일 헬스(mobile health)를 활용한 건강 코
칭이 만성질환 환자의 자기관리를 돕는 방식을 검토했다. 이 문헌고찰
에는 9편의 연구가 포함되었다.[31] 연구진은 자기관리 기술 개발에 있어
가장 중요한 요소는 환자의 참여도임을 밝혔다. 이 연구 결과에 따르면,
환자들은 대면 코칭을 선호했으며, 모바일 헬스는 원격 코칭 지원 및 질
병 모니터링을 보조하는 도구로 활용될 때 효과적인 것으로 나타났다.

싱(Singh)과 동료들은 약사의 건강 코칭 기술 활용과 관련된 연구를 체
계적으로 고찰했다.[32] 여기에는 2000년부터 2009년까지 발표된 12편의
연구가 포함되었다. 이들은 대면, 전화, 전자 통신 등 다양한 방식의 코
칭이 어떻게 사용되었는지 확인했으며, 코칭 교육과 건강 결과를 평가
했다. 선정된 12편의 연구 중 대부분은 의사소통 방식을 혼합하여 사용
했으며, 4편은 대면 코칭만, 1편은 전화 코칭만 사용하였다. 문헌을 검토
한 결과, 약사의 코칭이 당뇨병, 고혈압, 고콜레스테롤혈증, 우울증 진단
을 받은 피험자의 임상 결과를 모두 개선시켰다. 복약 순응도(medication
adherence), 약물 치료에 대한 태도, 의료비, 서비스에 대한 환자 만족도
등 비임상 결과도 개선된 것으로 나타났다.

롱(Long)과 동료들은 만성폐쇄성폐질환(chronic obstructive pulmonary disease, COPD) 환자의 건강 관련 삶의 질(Health-related Quality of Life, HRQoL)을 개선하고 입원율을 줄이기 위한 건강 코칭의 효과에 관한 메타분석을 수행했다.[33] 총 10편의 무작위 대조시험이 포함되었고, 이들 연구는 동기면담, 목표 설정, COPD 관련 건강 교육을 포함한 코칭 중재를 사용했다. 코칭 결과, COPD 관련 입원율이 감소하고, 환자들의 삶의 질이 향상된 것으로 밝혀졌다.

드종(Dejonghe)과 동료들은 건강한 성인과 만성질환자를 대상으로 건강 코칭의 장기적 효과를 체계적으로 고찰했다.[34] 이 검토에는 총 14편의 연구가 포함되었는데, 그중 7편은 예방에 초점을 맞추었고, 나머지 7편은 재활에 초점을 맞추었다. 그중 예방과 재활 각 분야에서 3편씩, 총 6편의 연구에서 건강 코칭이 24주 후에도 건강 결과에 긍정적인 효과를 보인 것으로 나타났다.

바라캇(Barakat)과 동료들은 암 생존자를 지원하기 위한 건강 코칭 활용에 관한 체계적 문헌고찰을 수행했다.[35] 6편의 무작위 임상시험과 6편의 전후 준실험 연구가 포함되었으며, 이러한 연구에는 총 1,038명의 암 생존자가 참여했다. 연구 결과에 따르면, 암 환자를 위한 건강 코칭은 환자의 삶의 질, 신체활동, 사회적 연결감을 개선하고, 통증과 피로를 줄이는 데 효과적이었다. 이 고찰에 포함된 6편의 연구 중 5편의 연구에서 코칭은 정신건강(우울/불안) 결과를 개선하는 것으로 나타났다. 연구진은 코칭이 자기효능감을 어떻게 높일 수 있는지, 환자의 생활 환경에 어떤 영향을 미칠 수 있는지를 향후 연구 주제로 제시했다.

키벨라(Kivelä)와 동료들은 건강 코칭이 만성질환 환자에게 미치는 영향을 조사하는 체계적 문헌고찰을 수행했다.[36] 2009년부터 2013년 사이에 발표된 1,696편의 논문 중 13편이 포함 기준에 부합하여 분석에 포함되었다. 연구진은 건강 코칭이 심리적, 행동적, 생리적 결과를 개선하며 만성질환 관리를 개선하는 데 효과적이라고 보고했다. 구체적으로, 체중 관리, 신체활동 증가, 정신건강 증진에 기여하는 것으로 나타났다.

월레버(Wolever)와 동료들은 2014년까지 발표된 건강 및 웰니스 코칭 관련 논문 284편을 대상으로 체계적 문헌고찰을 실시했다.[37] 이 검토의 주요 목적은 건강 코칭의 구체적인 정의를 수립하는 것이었다. 그에 따르면, 전체 논문 중 91%는 '행동 변화 이론과 교육을 활용한 건강 전문가의 코칭 과정'으로 정의했으며, 86%는 '환자 중심적 접근 방식'으로 간주했다. 71%의 연구에서는 건강 코칭이 '환자 스스로 목표를 설정하도록 돕기 위해 제공되는 것'으로 나타났다. 63%의 논문에서는 '자기발견을 통해 환자가 목표 달성 방법을 모색하도록 유도하는 것'으로 간주되었으며, 78%의 논문에서는 건강 코칭을 '환자와 임상의 간의 신뢰할 수 있고 일관된 관계'로 정의했다.

▷ 1.13.1 특정 집단을 대상으로 한 효과적인 행동변화기법 및 전략에 관한 연구

1.13.1.1 은퇴 연령대의 영양과 신체활동

라라(Lara)와 동료들이 발표한 논문에 따르면, 임상의는 행동 변화의 이점에 관한 교육을 통해 고령자들이 건강한 식습관을 채택하고 신체활동을 늘릴 수 있도록 도움을 줄 수 있다.[38] 이러한 행동 변화의 잠재적 이점은 질병 예방을 포함한다. 임상의는 먼저 환자의 변화에 대한 준비 정도를 평가한 뒤, 환자가 자신의 목표와 성공을 가로막는 장벽을 스스로 파악하도록 도울 수 있다. 이 과정에는 환자가 건강한 습관을 채택하는데 방해가 될 수 있는 요소를 파악하고, 그 문제를 해결할 수 있는 방법을 모색하도록 코칭하는 것이 포함된다. 환자 중심의 브레인스토밍 접근을 통해, 환자가 자신의 목표를 달성하기 위해 사회적 지원을 어떻게 활용할지 스스로 결정하도록 이끈다. 이 접근 방식을 사용하면 친구, 가족, 또는 사회적 그룹을 지원자로 삼아 해결책을 계획할 수 있다. 여기에는 사회적 환경을 바꾸거나 새로운 그룹 활동을 선택하는 것도 포함될수 있다. 임상의의 후속 조치는 환자의 책임감을 높이고 자기관리 능력을 향상시킨다. 성과에 대한 피드백을 제공하는 것은 환자와 임상의가신뢰 기반의 반응적 관계를 형성하고 유지하는 데 도움이 된다.

1.14 성인 비만

성인 비만을 대상으로 한 코칭 관련 문헌에서는 자기효능감을 높이고 신체활동을 늘리기 위한 구체적인 행동과 전략이 논의된다. 환자의 자기효능감을 높이기 위한 코칭에는 신체활동에 대한 구체적인 실행 계획 수립이 포함된다.[39] 작은 성공이 다음 성공을 위한 자신감을 키워 준다는 점을 기억하는 것이 중요하다. 이를 위해서는 시간 관리와 성과에 대한 자기점검이 필요하다. 사회적 지지의 활용에는 감독하에 진행되는 신체 활동이나 그룹 운동 또는 영양사와 같은 전문가와의 연결이 포함된다.

건강한 행동을 늘리기 위한 코칭은 환자가 스스로를 모니터링하도록 유도한다. 임상의는 환자에게 유도와 자극을 활용하도록 교육한다. 코칭을 통해 환자는 자신이 잘한 점을 인식하고 이를 반복하거나, 필요시 스스로 수정하여 성공 가능성을 높이는 방향으로 조정할 수 있다. 노력이나 진척도에 걸맞은 보상은 스스로 동기를 부여하는 데 사용된다.

비만 성인의 활동량을 늘리기 위한 효과적인 행동변화기법은 단기 목표와 장기 목표를 모두 다룬다. 단기적 및 장기적 행동 변화는 모두 목표 설정과 행동에 대한 자기점검에 의존한다. 장기적인 행동 변화에는 결과에 대한 피드백이 포함된다. 장기적으로 임상의는 점차 난이도를 높이는 과제를 제시하거나, 만보기 또는 스마트 워치 같은 보조 도구를 추가할 수 있다.

과체중 성인의 행동 변화를 위한 효과적인 상담 전략은 시간이 지남에 따라 변화한다. 그러나 환자의 자율성 지지, 환자 중심의 접근, 동기면담 사용 같은 전략은 언제나 일관되게 유지된다.

≫ 1.14.1 성인의 행동 및 체중 변화

문헌에서는 체중 변화와 행동 변화에 긍정적인 영향을 주는 몇 가지 예측 요인들이 밝혀졌다.[40] 신체활동을 늘리는 데 성공한 환자들은 공통적으로 내재적 동기, 자기효능감, 자기조절력이 높은 특성을 보였다. 체중 조절에 더 능숙했던 사람들은 자신의 신체에 대해 긍정적인 인식을 가지고 있었고, 식사 조절에 더 유연했다.

1.14.2 아동기 비만

체질량지수가 비만 범주에 속하는 아동의 신체활동과 식습관을 변화시키기 위한 코칭은 관리 중재와 예방 중재를 기반으로 한다.[41] 관리 중재는 해당 아동과 그 가족에게 건강하지 않은 행동의 결과에 대한 정보를 제공하는 구조로 이루어져 있다. 가족에게는 아이가 새로운 행동을 채택할 수 있도록 환경을 재구성할 것을 권장한다. 새로운 행동을 익히도록 가족과 함께 연습한다. 또한 가족 구성원 중 누군가가 건강한 행동의 롤 모델이 되는 것은 아동이 성공적인 변화를 이루는 데 도움이 된다. 정서적 섭식(emotional eating) 및 스트레스성 섭식(stress eating)에 대한 가족 교육도 코칭 과정의 일부이며, 의사소통 기술 교육도 포함된다. 예방 중재에도 가족이 아이의 행동 변화를 일상화할 수 있도록 유도하는 과정이 포함된다.

1.15 당뇨병과 행동 변화

당뇨병 환자를 위한 행동변화기법에 관한 문헌고찰에서는 1975년부터 2015년 사이에 발표된 14편의 무작위 대조시험 연구를 분석했다.[42] 이 고찰에서는 총 46가지 행동변화기법 중 4가지가 특히 효과적인 것으로 나타났다. 이는 (1) 행동 수행 지침, (2) 행동의 시연, (3) 행동 리허설,

(4) 실행 계획이다. 환자에게 효과가 있었던 전략으로는 감독하에 이루어지는 신체활동, 그룹 운동, 생리학자 및 영양사와의 연결 등이 포함되었다. 또한 신체활동의 빈도와 강도를 높인 연구에서 환자의 건강 상태가 더 좋아진 것으로 나타났다.

1.16 요약

행동 변화는 과학이자 예술이다. 수많은 과학 저널에서는 사람들이 행동을 바꾸고, 건강한 습관을 채택하고, 그것을 지속할 수 있도록 돕는 다양한 방법을 실험해 왔다. 이처럼 과학적 근거를 검토하는 일은 매우 중요하다. 행동 변화 상담에 사용되는 전략과 기법들은 다양한 심리학 이론을 기반으로 하고 있다. 대표적으로 변화의 범이론모델, 사회인지이론, 자기결정성이론, 변화의 사회생태학모델 등이 있다. 이러한 이론 외에도, 건강한 습관을 채택하고 유지하는 것에 관하여 상담할 때는 반드시 건강의 사회적 결정 요인을 고려해야 한다.

사람들의 변화를 돕는 방법 중 하나는 '코치(COACH) 접근법'을 활용하는 것이다. 이는 '전문가(EXPERT) 접근법'과는 다르며, 어떤 면에서는 정반대이다. 코치(COACH)라는 약어는 호기심(Curiosity), 개방성(Openness), 감사(Appreciation), 연민(Compassion), 정직(Honesty)이라는 다섯 가지 핵심 태도를 강조한다. 이는 사람들과 협력하고, 그들이 건강한 행동을 채택하고 유지하도록 도울 때 필요한 태도이다. 누구나 '코치 접근법'을 활용할 수 있으며, 이를 실무에 적용하도록 훈련을 받은 공인된 건강 및 웰니스 코치도 있다. 건강 및 웰니스 코치와 협력하고, 이들을 생활습관의학 팀이나 헬스케어 팀의 일원으로 포함시키는 것은 많은 임상의가 사용하고 있는 전략이다. 박사 학위자, 석사 학위자, 심리학자, 정신과 의사, 행동 건강 전문가 등 행동 변화의 전문가들도 다양하다. 핵심은 사람들이 변화할 수 있도록 돕는 노력에 행동 변화의 원리를 포함한다는 것이다.

건강 및 웰니스 코칭의 효과는 연구를 통해 지속적으로 뒷받침되고 있다. 이 분야의 연구는 계속해서 증가하고 있으며, 앞으로도 더 많은 연구가 필요하다. 특히 5~10년 이상의 장기 추적 관찰 연구, 수천 명의 환자를 포함한 중재 연구는 가장 효과적인 기법과 중재 용량, 작용 메커니즘을 더 잘 이해하는 데 큰 도움이 될 것이다. 사례 보고 역시 매우 유용하다. 임상의들이 효과적인 전략과 실천 사례를 공유할 수 있는 기회가 되기 때문이다. 무작위 임상시험은 여전히 최고의 표준이다.

행동 변화는 환자와 임상의 모두에게 하나의 여정이다. 흥미로운 점은 그 변화의 여정이 사람마다 다르다는 사실이다.

1.17 요점

1. 환자가 변화하도록 돕는 일에는 과학적 근거에 기반한 행동 변화 이론, 과정, 전략이 포함된다.
2. 행동 변화의 기반이 되는 심리학 이론들이 있다.

3. '코치 접근법'은 호기심, 개방성, 감사, 연민, 정직을 구현하고 활용하는 코칭 방식이다.

4. '전문가 접근법'은 결과에 대한 책임을 임상의가 지는 방식이다. 이 접근법에서 임상의는 검사, 엑스레이 촬영, 계획 수립, 설명, 반복, 지시 등을 통해 환자와 상호작용하고 환자의 문제를 해결하려 한다.

5. 대부분의 임상의는 의학 전문 학교 및 교육 과정에서 '전문가 접근법'을 중심으로 훈련받았다.

6. '전문가 접근법'에서 '코치 접근법'으로 전환하려면, 임상의는 지식 공유, 경청하기, 질문하기, 문제 해결, 책임 갖기 등의 다섯 가지 영역에 집중해야 한다.

7. 건강 및 웰니스 코칭은 행동 변화에 초점을 맞춘 헬스케어 전문 분야이다.

8. 만성질환을 앓고 있는 환자에게 건강 및 웰니스 코칭이 효과적이라는 근거는 무작위 대조시험을 통해 입증되었다.

9. '질문하기'는 환자의 행동 변화에 힘을 실어 주는 핵심적인 요소이다.

10. '모스(MOSS)', 즉 환자의 동기, 장애물, 강점 및 전략을 파악하고 다루는 것은 지속적인 행동 변화를 위한 환자 상담과 코칭의 중요한 부분이다.

11. 이 책에서는 행동 변화를 위한 13가지 핵심 원칙을 자세히 다룰 예정이다.

참고문헌

1. Duszyc K, Gomez GA, Schroder K, Sweet MJ, Yap AS. In life there is death: How epithelial tissue barriers are preserved despite the challenge of apoptosis. *Tissue Barriers*. 2017;5(4):e1345353. doi:10.1080/21688370.2017.1345353

2. Psychological Association. *APA Dictionary of Psychology*. 2022. https://dictionary. apa.org/behavior-change

3. Ozemek C, Tiwari S, Sabbahi A, Carbone S, Lavie CJ. Impact of therapeutic lifestyle changes in resistant hypertension. *Prog Cardiovasc Dis*. 2020;63(1):4–9. doi:10.1016/j.pcad.2019.11.012.

4. Almutairi N, Hosseinzadeh H, Gopaldasani V. The effectiveness of patient activation intervention on type 2 diabetes mellitus glycemic control and self-management behaviors: A systematic review of RCTs. *Prim Care Diabetes*. 2020;14(1):12–20. doi:10.1016/j.pcd.2019.08.009.

5. American College of Lifestyle Medicine. Spring. 2022. https://lifestylemedicine. org(accessed August 14, 2022). https://lifestylemedicine.org/overview/

6. Kwasnicka D, Dombrowski SU, White M, Sniehotta F. Theoretical explanations for maintenance of behaviour change: A systematic review of behaviour theories. *Health Psychol Rev*. 2016;10(3):277–296. doi:10.1080/17437199.2016.1151372.

7. Michie S. Theories of behaviour and behaviour change across the social and behavioural sciences: A scoping review. *Health Psychol Rev*. 2015; 9(3):323–344. doi:10.1080/17437199.2014.941722.

8. Moafa I, Hoving C, van den Borne B, Jafer M. Identifying behavior change techniques used in tobacco cessation interventions by oral health professionals and their relation to intervention effects—A review of the scientific literature. *Int J Environ Res Public Health*. 2021;18(14):7481. doi:10.3390/ijerph18147481.

9. Bandura A. *Social Foundations of Thought and Action: A Social Cognitive Theory*. Englewood Cliffs, NJ: Prentice-Hall. 1986.

10. Bandura A. *Self-Efficacy: The Exercise of Control*. W H Freeman/Times Books/ Henry Holt & Co. 1997. New York, NY.

11. Deci EL, Ryan R. *Intrinsic Motivation and Self-Determination in Human Behavior*. New York: Plenum. 1985.

12. The Center for Self-Determination Theory (CSDT). https://selfdeterminationtheory. org. https://selfdeterminationtheory.org/theory/

13. Maslow AH. *Motivation and Personality*. 2nd ed. New York: Harper & Row. 1970.

14. Dominguez LJ, Veronese N, Baiamonte E, et al. Healthy aging and dietary patterns. *Nutrients*. 2022;14(4), 889. doi:10.3390/nu14040889.

15. Olstad DL, Kirkpatrick SI. Planting seeds of change: Reconceptualizing what people eat as eating practices and patterns. *Int J Behav Nutr Phys Act*. 2021; 18(1):32. doi:10.1186/s12966-021-01102-1.

16. Banks AR, Bell BA, Ngendahimana D, Embaye M, Freedman DA, Chisolm DJ. Identification of factors related to food insecurity and the implications for social determinants of health screenings. *BMC Public Health*. 2021;21(1):1410. doi:10.1186/s12889-021-11465-6.

17. Alcantara C, Diaz SV, Cosenzo LG, Loucks EB, Penedo FJ, Williams NJ. Social determinants as moderators of the effectiveness of health behavior change interventions: Scientific gaps and opportunities. *Health Psychol Rev*. 2020;14(1):132–144. doi:10.1080/17437199.2020.1718527.

18. U.S. Department of Health and Human Services, Office of Disease Prevention and Health Promotion. *Social Determinates of Health*. https://health.gov/healthypeople/priority-areas/social-determinants-health.

19. Kumar V, Encinosa W. Racial disparities in the perceived risk of COVID-19 and in getting needed medical care. *J Racial Ethn Health Disparities*. 2023 Feb;10(1):4–13. doi:10.1007/s40615-021-01191-5.

20. National Board for Health and Wellness Coaching. https://nbhwc.org.

21. Frates B, Bonnet J, Joseph R., Peterson J. *Lifestyle Medicine Handbook: An Introduction to the Power of Healthy Habits*. Healthy Learning. 2020. Monterey, CA.

22. Frates EP, Bonnet J. Collaboration and negotiation: The key to therapeutic lifestyle change. *Am J Lifestyle Med*. 2016;10(5):302–312.

23. Moon M. *7 Equity and Inclusion-Enhancing Skills for Health and Wellness Coaches*. Primal Health Coach Institute. https://www.primalhealthcoach.com/7-equity-andinclusion-enhancing-skills-for-health-and-wellness-coaches/.

24. Vale MJ, Jelinek MV, Best JD, et al. Coaching patients on achieving cardiovascular health (COACH): A multicenter randomized trial in patients with coronary heart disease. *Arch Int Med*. 2003;163(22):2775–2783. doi:10.1001/archinte.163.22.2775.

25. Whittemore R, Melkus GD, Sullivan A, Grey MA. Nurse-coaching intervention for women with type 2 diabetes. *Diabetes Educ*. 2004; 30(5):795–804. doi:10.1177/014572170403000515.

26. Wolever RQ, Dreusicke M, Fikkan J, et al. Integrative health coaching for patients with type 2 diabetes: A randomized clinical trial. *Diabetes Educ.* 2010;36(4):629–639. doi:10.1177/0145721710371523.

27. Fisher EB, Strunk RC, Highstein GR, et al. A randomized controlled evaluation of the effect of community health workers on hospitalization for asthma: The asthma coach[published correction appears in *Arch Pediatr Adolesc Med.* 2009;163(5):493]. *Arch Pediatr Adolesc Med.* 2009;163(3):225–232. doi:10.1001/archpediatrics.2008.577.

28. Oliver JW, Kravitz RL, Kaplan SH, Meyers FJ. Individualized patient education and coaching to improve pain control among cancer outpatients. *J Clin Oncol.* 2001;19(8):2206–2212. doi:10.1200/JCO.2001.19.8.2206.

29. An S, Song R. Effects of health coaching on behavioral modification among adults with cardiovascular risk factors: Systematic review and meta-analysis. *Patient Educ Couns.* 2020;103(10):2029–2038. doi:10.1016/j.pec.2020.04.029.

30. Stara V, Santini S, Kropf J, D'Amen B. Digital health coaching programs among older employees in transition to retirement: Systematic literature review [published correction appears in *J Med Internet Res.* 2020 Dec 14;22(12):e25065]. *J Med Internet Res.* 2020;22(9):e17809. doi:10.2196/17809.

31. Obro LF, Heiselberg K, Krogh PG, et al. Combining mHealth and health-coaching for improving self-management in chronic care. A scoping review [published correction appears in *Patient Educ Couns.* 2021 Oct;104(10):2601]. *Patient Educ Couns.* 2021;104(4):680–688. doi:10.1016/j.pec.2020.10.026.

32. Singh H, Kennedy GA, Stupans I. Does the modality used in health coaching matter? A systematic review of health coaching outcomes. *Patient Prefer Adherence.* 2020;14:1477–1492. doi:10.2147/PPA.S265958.

33. Long H, Howells K, Peters S, Blakemore A. Does health coaching improve healthrelated quality of life and reduce hospital admissions in people with chronic obstructive pulmonary disease? A systematic review and meta-analysis. *Br J Health Psychol.* 2019;24(3):515–546. doi:10.1111/bjhp.12366.

34. Dejonghe LAL, Becker J, Froboese I, Schaller A. Long-term effectiveness of health coaching in rehabilitation and prevention: A systematic review. *Patient Educ Couns.* 2017;100(9):1643–1653. doi:10.1016/j.pec.2017.04.012.

35. Barakat S, Boehmer K, Abdelrahim M, et al. Does health coaching grow capacity in cancer survivors? A systematic review. *Popul Health Manag.* 2018;21(1):63–81. doi:10.1089/pop.2017.0040.

36. Kivela K, Elo S, Kyngas H, Kaariainen M. The effects of health coaching on adult patients with chronic diseases: A systematic review. *Patient Educ Couns.* 2014;97(2):147–157.doi:10.1016/j.pec.2014.07.026.

37. Wolever RQ, Simmons LA, Sforzo GA, et al. A systematic review of the literature on health and wellness coaching: Defining a key behavioral intervention in healthcare. *Glob Adv Health Med.* 2013;2(4):38–57. doi:10.7453/gahmj.2013.042.

38. Lara J, Evans EH, O'Brien N, et al. Association of behaviour change techniques with effectiveness of dietary interventions among adults of retirement age: A systematic review and meta-analysis of randomised controlled trials. *BMC Med.* 2014;12:177. doi:10.1186/s12916-014-0177-3.

39. Samdal GB, Eide GE, Barth T, Williams G, Meland E. Effective behaviour change techniques for physical activity and healthy eating in overweight and obese adults; systematic review and meta-regression analyses. *Int J Behav Nutr Phys Act.* 2017;14(1):42.doi:10.1186/s12966-017-0494-y.

40. Teixeira PJ, Carraca EV, Marques MM, et al. Successful behavior change in obesity interventions in adults: A systematic review of self-regulation mediators. *BMC Med.* 2015;13:84. doi:10.1186/s12916-015-0323-6.

41. Martin J, Chater A, Lorencatto F. Effective behaviour change techniques in the prevention and management of childhood obesity. *Int J Obes (Lond).* 2013;37(10):1287–1294.doi:10.1038/ijo.2013.107.

42. Cradock KA, OLaighin G, Finucane FM, Gainforth HL, Quinlan LR, Ginis KA. Behaviour change techniques targeting both diet and physical activity in type 2 diabetes: A systematic review and meta-analysis. *Int J Behav Nutr Phys Act.* 2017;14(1):18.doi:10.1186/s12966-016-0436-0.

제2장

변화의 단계

제임스 프로차스카 박사의 갑작스러운 별세 소식을 전하게 되어 매우 안타깝게 생각합니다. 그는 행동의학 분야의 중요한 연구자였으며, 수많은 심리학자와 헬스케어 제공자들에게 멘토가 되어 주었습니다. 우리는 그를 매우 그리워할 것입니다.

2.1 서론

흡연, 건강에 해로운 식습관, 활동 부족, 과도한 음주, 비효과적인 스트레스 관리와 같은 건강 위험 행동은 인구 집단의 질병 발생률, 장애, 사망률, 기능 저하와 생산성 감소, 의료 비용 증가에 큰 영향을 미친다. 이와 반대로, 축적된 근거에 따르면 건강한 생활습관에는 다음과 같은 요소들이 포함된다.

1. 금연

2. 하루에 다섯 번 과일과 채소 섭취

3. 적절한 신체활동(예: 하루에 1만 보 걷기 또는 주당 150분의 중간 강도 운동)

4. 매일 20분씩 스트레스 관리

0-1-2-5-10-20-25

이에 더해, 체질량지수(Body Mass Index, BMI)를 25 미만으로 유지하려고 노력하면 기대 수명이 최대 14년까지 늘어난다.[1-3] 그러나 0(흡연 안 하기), 1-2(여성은 하루 1잔, 65세 미만 남성은 하루 2잔 이하의 음주), 5(과일과 채소 5번 섭취), 10(10,000보 걷기), 20(20분 이상 마음챙김 호흡, 명상 등으로 스트레스 완화), 25(BMI 25 미만)로 요약되는 건강한 생활습관을 갖는 것은 전체 인구의 97%에게 여전히 달성하기 어려운 목표다.[4] '0, 1, 2, 5, 10, 20, 25'라는 숫자 조합은 건강한 삶을 위한 가이드가 될 수 있다.

앞서 언급한 다섯 가지 위험 행동이 건강에 매우 치명적인 이유는 이 행동들이 생명체의 근본적인 기능, 즉 숨 쉬고, 먹고, 마시고, 움직이고, 느끼는 것을 대표하기 때문이다. 독소를 들이마시면 우리 몸이 독으로 오염되고, 알코올을 지나치게 섭취하면 정신과 신체 모두에 해를 끼친다. 정제한 설탕 같은 독소를 가진 식품을 섭취하면 전반적인 건강이 심각하게 저해되며, 충분히 움직이지 않으면 이러한 체내 독소가 제대로 배출되지 않는다. 그리고 스트레스를 받으면 담배를 더 피우게 되고, 술을 더 많이 마시게 되며, 당장은 기분이 좋아지게 하지만 건강에는 해로운 음식(comfort foods)을 더 많이 먹게 되고, 소파에 늘어져 있게 되기 쉽다. 이렇듯 스트레스는 건강하지 않은 생활습관을 바꾸려는 사람들이 다시 이전의 안 좋은 행동으로 돌아가는 가장 큰 원인이 되기도 한다.

생명체의 근본적인 기능은 매일매일 평생 동안 반복되기 때문에 그만큼 중요하다. 이러한 기능에 문제가 있는 행동이 해마다 반복되면 질병, 장애, 신체 기능 저하, 조기 사망의 위험이 점점 누적된다.

'0, 1, 2, 5, 10, 20, 25'라는 건강 행동을 실천하고 지속할 수 있게 하려면, 더 나은 건강을 위해 즉각적인 행동에 나설 준비가 된 소수의 사람들뿐만 아니라, 전체 인구 집단의 필요를 충족시킬 수 있는 행동 변화 모델이 필요하다. 행동 변화의 범이론모델(Trans-theoretical Model, TTM)은 '변화'를 일련의 단계를 거쳐 이루어지는 '진행'의 과정으로 재구성한다. 이 모델은 다음과 같은 변화의 단계들로 구성되어 있으며, 각 단계에 속한 인구 집단을 구분할 수 있게 해 준다.

1. 숙고 전(아직 행동 변화의 의지가 없는 단계)
2. 숙고(변화를 고려하기 시작하는 단계)
3. 준비(변화를 위한 의지를 보이며 구체적인 준비가 이루어지는 단계)
4. 실행(건강 기준에 부합하는 행동을 실천하는 단계, 6개월 이내의 행동 실천)
5. 유지(변화한 건강 행동을 지속적으로 유지하는 단계, 6개월 이상 지속)[5, 6]

그런 다음 이 모델은 각 단계에 맞는 원칙과 전략을 적용하여, 참여를

촉진하고 저항을 줄이며 다시 이전 상태로 되돌아가는 것을 방지한다.[5, 6]

▶ 2.1.1 변화의 단계에 대한 이해

변화의 단계(Stages of change)는 행동 변화의 범이론모델의 중심이 되는 개념이다. 행동 변화에 대한 종단 연구(Longitudinal studies)를 통해, 사람들은 스스로 또는 공식적인 중재의 도움을 받아 행동을 수정할 때 일련의 단계를 거쳐 변화해 간다는 사실이 드러났다.[7, 8] 이러한 변화의 단계를 이해하면, 변화를 역동적인 과정으로 받아들일 수 있고, 건강 행동 중재에 대한 환자들 반응의 다양성을 이해하는 데 도움이 된다. 변화의 단계라는 개념은 시간이 지남에 따라 변화가 점진적으로 일어난다는 점을 내포한다. 전통적으로 행동 변화는 흡연 중단, 음주 중단, 과식 중단과 같은 '단일 사건'으로 여겨졌지만, 범이론모델은 행동 변화를 시간이 지남에 따라 전개되며 일련의 단계를 거쳐 진행되는 과정으로 본다(<그림 2.1> 참고).

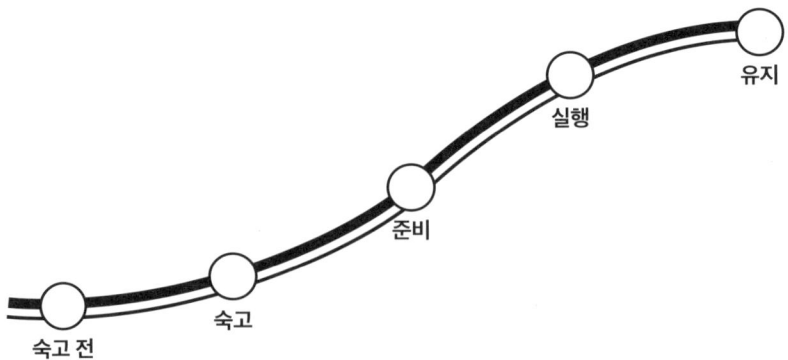

그림 2.1 행동 변화의 범이론모델은 행동 변화를, 시간이 지남에 따라 전개되며 일련의 단계를 거쳐 진행되는 과정으로 인식한다.

2.1.1.1 숙고 전 단계

숙고 전(Precontemplation) 단계에 있는 환자는 가까운 미래, 보통 6개월 이내에 행동을 바꿀 의도가 없다. 자신의 행동이 초래할 결과에 대해 모르거나 정보가 부족한 경우, 숙고 전 단계에 머물 수 있다. 또한 변화를 시도했으나 여러 차례 실패한 경험은 변화에 대한 의욕 상실로 이어질 수 있다. 자신의 고위험 행동에 관한 정보가 전혀 없는 사람과 정보가 부족한 사람 모두, 필요한 정보를 읽고, 이야기하고, 생각하는 것을 피하려는 경향이 있다. 이들은 흔히 다른 이론들에서 '저항적이거나, 동기가 없거나, 변화를 시도할 준비가 되어 있지 않은' 사람들로 특정된다. 사실, 행동 지향(action-oriented) 프로그램(행동 지향 프로그램은 특정 행동을 취함으로써 문제를 해결하는 것을 목표로 하는 프로그램으로, 범이론모델과 대비된다 - 역자 주)은 이런 사람들을 위해 준비되지도 않았고, 그들의 필요에 맞춰 설계되지도 않았다. 이런 사람들에게는 "우리는 당신이 어디에 있든, 그 상태에서부터 함께 시작할 수 있습니다."와 같은 메시지를 전달해야 한다. 중재는 개인이 현재 행동 변화의 어느 단계에 있든, 이를 존중하는 방식으로 이루어져야 한다.

2.1.1.2 숙고 단계

숙고(Contemplation) 단계에 있는 환자는 향후 6개월 이내에 행동을 바꿀 의도가 있다. 이들은 변화의 장점에 대해 더 잘 알고 있지만, 동시에 단점에 대해서도 민감하게 인식하고 있다. 48가지 건강 위험 행동을 대상으로 한 메타분석에 따르면, 숙고 단계에 있는 사람들은 변화의 장점과 단점을 거의 동등하게 인식했다.[9] 변화에 따르는 비용과 이익 사이에서 저울질하는 이러한 과정은 강한 양가감정(Ambivalence)을 불러일으킬 수 있으며, 이는 이들을 숙고 단계에 오랫동안 머무르게 만드는 원인이 되기도 한다. 이러한 현상은 흔히 '만성적 숙고' 또는 '행동 미루기'로 표현된다. 숙고 단계에 있는 사람들 역시 '참가자의 즉각적인 행동을 기대하는' 기존의 행동 지향 프로그램에 참여할 준비가 되어 있지 않다.

2.1.1.3 준비 단계

준비(Preparation) 단계에 있는 환자는 가까운 시일 내, 보통 1개월 이내에 행동을 취할 의도가 있다. 일반적으로 이들은 이미 지난 1년 동안 더 건강한 행동을 위한 몇 가지 중요한 조치들을 취해 온 사람들이다. 운동 수업에 참여하거나, 영양사 또는 의사와 상담하거나, 자기계발서를 구입하거나, 자기 변화 접근법에 의존하는 등 구체적인 행동 계획을 가지고 있다. 이들은 니코틴 대체 요법이나 체중 감량 프로그램 같은 행동 지향 프로그램에 적합한 대상이다.

2.1.1.4 실행 단계

실행(Action) 단계에 있는 환자는 최근 6개월 이내에 생활습관을 구체적이고 명백하게 수정한 상태이다. 실행은 눈에 보이기 때문에 행동 변화의 전 과정을 실행 단계와 동일시하는 경우가 많다. 그러나 범이론모델에서 실행은 전체 과정의 한 단계일 뿐이다. 또한 이 모델에서는 모든 행동의 수정을 전부 실행으로 간주하지는 않는다. 대부분의 경우, 과학자와 전문가들이 질병 위험을 줄이기에 충분하다고 합의한 기준을 충족해야 실행으로 인정된다. 예를 들어, 이전에는 흡연량을 줄이거나 저타르 및 저니코틴 담배로 바꾸는 것도 실행으로 간주되었다. 그러나 지금은 완전한 금연만이 실행 단계로 인정된다는 명확한 합의가 있다. 이 외의 방식은 금연으로 이어지지 않을 수 있고, 흡연에 따른 위험을 제거하지도 못하기 때문이다.

2.1.1.5 유지 단계

유지(Maintenance) 단계에 있는 사람은 최소 6개월 이상 생활습관을 구체적이고 명백하게 수정해 온 상태이다. 이들은 재발 방지를 위해 노력하지만, 실행 단계에 있는 사람들만큼 자주 변화 전략을 적용하지는 않는다. 재발에 대한 유혹도 줄어들고, 변화된 행동을 계속 유지할 수 있다는 자신감(자기효능감)은 점점 높아진다. 연구자들은 자기효능감과 유혹 관련 데이터를 바탕으로, 유지 단계가 약 6개월에서 5년까지 지속되는 것으로 추정했다. 핏빗(Fitbit, 건강 관리 웨어러블 디바이스 - 역자 주)은 유지 단계를 지속하는 데 도움이 되는 좋은 도구의 예다.

2.1.1.6 종결 단계

종결 단계에 있는 사람은 더 이상 유혹에 흔들리지 않고, 자기효능감이 100%인 상태이다. 이들은 우울하거나, 불안하거나, 지루하거나, 외롭거나, 화가 나거나, 스트레스를 받을 때도, 이런 감정을 해소하기 위해 건강에 해로운 습관으로 돌아가지는 않을 것이라고 확신한다. 마치 애초에 나쁜 습관이 없었던 것처럼, 또는 새로운 행동이 자동으로 건강한 습관이 된 것처럼 느껴지는 상태이다. 예를 들어, 차를 타면 자동적으로 안전벨트를 매거나, 매일 같은 시간과 장소에서 약을 챙겨 먹는 사람들처럼 말이다. 과거 흡연자와 알코올 중독자였던 사람들을 대상으로 한 연구에서, '유혹 제로'와 '자기효능감 100%'라는 기준에 도달한 사람은 두 그룹 모두 20% 미만인 것으로 나타났다.[10] 자기효능감 100%라는 기준은 너무 엄격할 수 있으며, 종결 단계는 공중 보건의 이상적인 목표일 수 있다.

▶ 2.1.2 변화의 원리

의사결정 균형(decisional balance)과 자기효능감의 원리는 변화의 과정과 함께 환자들이 변화의 단계를 통과할 수 있도록 돕는 핵심 원리다.

2.1.2.1 의사결정 균형의 원리

변화의 장점과 단점을 저울질하는 과정을 '의사결정 균형'이라고 한다. 올바른 의사결정을 위해서는 행동의 결과와 관련된 잠재적 이익(장점)과 손실(단점)을 모두 고려해야 한다. 예를 들어, 규칙적인 신체활동에는 과학적으로 입증된 이점이 65가지 이상 존재한다. 환자가 얼마나 많은 이점을 인식하고 있는지 알아보기 위해 목록을 작성해 보도록 권할 수 있다. 그런 다음, 우리가 저술한 책《번영을 위한 변화(Changing to Thrive)》에 수록된 65가지 이상의 장점 목록을 참고하여, 그중 본인에게 중요한 장점이 몇 가지인지 확인해 보게 할 수 있다. 동시에 단점 목록도 작성해 볼 수 있다. 장점의 목록이 단점보다 많을수록 효과적인 행동을 취할 준비가 더 잘 이루어질 것이다.

2.1.2.2 자기효능감의 원리

자기효능감이란, 개인이 원하는 목표를 달성할 능력이 있다고 믿는 정도를 말한다(자세한 내용은 8장 참고).[11] 범이론모델에 기반한 중재에서는 자기효능감이 '변화를 만들고 유지할 수 있다는 자신감'으로 작동한다. 이 자신감은 숙고 전 단계에서는 낮고, 변화의 단계가 올라갈수록 점차 높아진다.[12] 자기효능감은 매우 중요하므로, 초기부터 이를 높여 줄 필요가 있다. 환자가 작은 목표부터 세우고 달성하도록 도와주면, 점점 더 어려운 과제에도 도전할 수 있는 자신감이 쌓일 것이다. 예를 들어, 현재 전혀 운동을 하지 않고 있지만 향후 6개월 이내에 운동을 시작할 계획이 있는 사람이라면, 합리적이고 달성할 수 있는 목표를 세워 천천히 운동을 시작하도록 하고(예: 주 3회 10분씩), 그 목표에 익숙해지면 운동 횟수와 강도를 높여 가는 것이 도움이 된다.

2.1.2.3 유혹

유혹이란, 어려운 상황 속에서 건강에 해로운 특정 습관을 하고 싶은 충동을 의미한다. 가장 흔한 유혹적 상황은 다음과 같다.

1. 정서적 고통과 스트레스
2. 긍정적인 사회적 상황(현실에 안주하고 싶은 유혹 - 역자 주)
3. 갈망

사람들은 정서적으로 힘들 때 (담배 또는 위로가 되지만 몸에 해로운 음식에 의존하지 않고) 어떻게 대처할 수 있을지 스스로에게 질문함으로써 보다 효과적으로 상황을 이겨내고 자기효능감을 키울 수 있다.

2.1.3 변화의 과정

〈그림 2.2〉는 단계별 변화의 원리와 과정을 보여 준다. 변화의 과정이란, 사람들이 단계 진전을 위해 사용하는 경험적, 행동적 활동을 말한다. 이는 단계 이동을 유도하는 활동으로, 중재 프로그램의 중요한 지침이 된다. 현재까지 과학적으로 가장 많은 지지를 받은 10가지 변화 과정이 있으며, 이는 〈표 2.1〉과 이어지는 본문에 자세히 설명되어 있다.

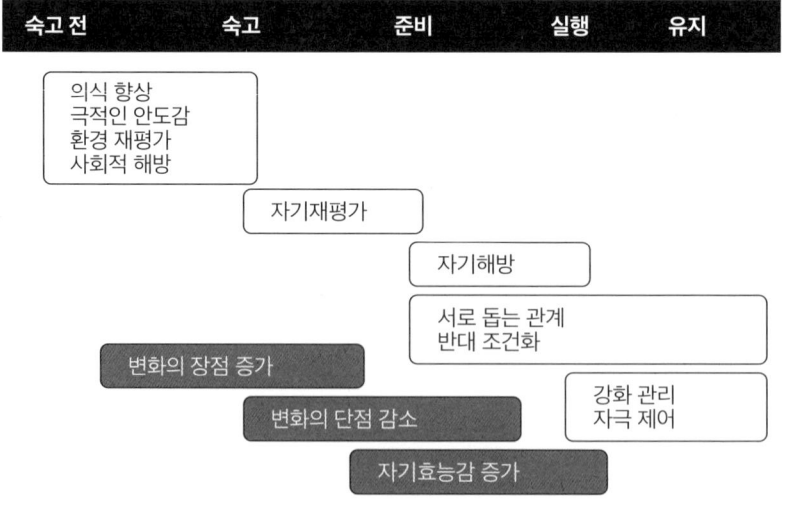

그림 2.2 변화의 단계(검은색 칸), 변화의 원리(회색 칸), 변화의 과정(흰색 칸)의 통합

표 2.1 변화의 과정

의식 향상(정보 습득하기)	건강한 행동 변화를 지원하는 새로운 사실, 아이디어, 팁 등을 습득
극적인 안도감(감정에 집중하기)	기존 행동에 따른 부정적인 감정(두려움, 불안) 또는 건강한 행동 변화에 따른 긍정적인 감정(영감)을 경험
자기재평가(새로운 자아상 만들기)	지금의 자신에 대해 어떻게 생각하고 느끼는지 되돌아보고, 건강에 해로운 습관에서 벗어났을 때의 자신을 상상하며 미래를 그려 보는 것
환경 재평가(다른 사람에게 미치는 영향 인식하기)	자신의 행동이 다른 사람에게 미치는 부정적인 영향과 자신의 행동 변화가 다른 사람에게 미치는 긍정적인 영향 깨닫기
사회적 해방(사회 변화에 주목하기)	건강한 행동(예: 과음하지 않기 등)을 지지하는 방향으로 사회적 규범이 변화하고 있음을 인식
자기해방(결심하기)	변화할 수 있다는 자신의 능력을 믿고, 그 믿음을 바탕으로 변화하겠다고 결심하는 것. 그 결심을 공개적으로 표현하면 자기해방이 더욱 강화됨
서로 돕는 관계(사회적 지지 요청)	변화를 시도하고 유지하기 위해 사회적 지지를 구하고 적극적으로 활용
반대 조건화(대체제 사용하기)	건강에 해로운 행동과 생각을, 건강에 이로운 행동과 생각으로 대체(예: 중독성 있는 가공 설탕 대신 과일과 베리에 함유된 천연 설탕 섭취)
강화 관리(보상 사용하기)	건강한 행동 변화에 대한 내재적 및 외재적 보상을 늘리고, 이전 행동에 대한 보상은 줄임
자극 제어(유해 환경 다루기)	이전의 해로운 행동을 유도하는 자극이나 신호를 제거하고, 새로운 건강 행동을 유도하는 자극을 활용(예: 쇼핑 목록에서 기호식품을 삭제하고 과일과 베리류를 추가)

2.1.3.1 의식 향상(정보 습득하기)

의식 향상(Consciousness Raising)은 특정 문제 행동의 원인과 결과 및 해결 방법에 대한 인식을 높이는 과정이다. 인식을 높일 수 있는 중재 방법에는 피드백, 해석, 독서 요법(예: 자기계발서나 지침서를 활용), 미디어 캠페인 등이 있다. 예를 들어, 오랫동안 앉아서 생활하는 환자들은 자신의 비활동성이 하루에 한 갑의 담배를 피우는 것과 같은 수준의 건강 위험을 초래할 수 있다는 사실을 모를 수도 있기 때문에 알려 주는 것 등이다.

2.1.3.2 극적인 안도감(감정에 집중하기)

극적인 안도감(Dramatic Relief)은 처음에 나쁜 정서적 경험이 증가한 상태에서 적절한 조치를 취하였을 때, 부정적인 정서적 영향이 감소하거나 안도감을 느끼는 것이다. 익명의 알코올 중독자들 모임(Alcoholics Anonymous, AA)에서의 개인적 증언, 소셜 네트워크, 친구나 상담사와의 감정 공유 등은 사람들에게 정서적으로 영향을 줄 수 있는 기법들이다.

2.1.3.3 자기재평가(새로운 자아상 만들기)

자기재평가(Self-Reevaluation)는 건강에 해로운 특정 습관이 있을 때와 없을 때의 자기 이미지에 대해 인지적, 정서적으로 재평가하는 과정이다. 예를 들어, 늘 소파에 앉아 있는 사람으로서의 자기 모습과, 활동적인 사람으로서의 자기 모습을 비교해 보는 것이다. 가치 명료화(Values clarification), 건강한 역할 모델(healthy role models) 찾기, 이미지화(imagery, 형상화)는 환자가 자기재평가를 실천하는 데 도움이 되는 기법들이다. 예를 들어, "담배를 끊게 된 당신을 상상해 보세요. 그때의 자신을 어떻게 느낄 것 같나요?"와 같은 질문을 던질 수 있다.

2.1.3.4 환경 재평가(다른 사람에게 미치는 영향 인식하기)

환경 재평가(Environmental Reevaluation)는 개인적인 습관의 유무가 자신의 사회적 환경에 어떤 영향을 미치는지 정서적, 인지적으로 평가하는 과정이다. 예를 들어, 과도한 음주가 주변 사람들에게 미치는 영향을 인식하는 것이다. 또한 자신이 타인에게 긍정적 또는 부정적인 역할 모델이 될 수 있다는 점을 깨닫는 것도 포함된다. 공감 훈련(empathy training)이나 기억 공유(sharing memories)는 이러한 평가를 위해 사용될 수 있다.

2.1.3.5 사회적 해방(사회 변화에 주목하기)

사회적 해방(Social Liberation)은 건강한 행동을 지지하는 방향으로 사회적 규범이 변화하고 있다는 사실을 인식하는 것이다. 예를 들어, 흡연이 가능한 장소가 점점 줄어들고 있다는 점, 식당에 샐러드 바가 마련되어 있다는 점, 산책로가 조성되어 있다는 점 등을 인식하는 것이다.

2.1.3.6 자기해방(결심하기)

자기해방(Self-Liberation)은 변화할 수 있다는 믿음과 그 믿음을 바탕으로 행동하겠다는 결심 또는 재결심을 의미한다. 새해 다짐, 공개적 선언, 서약서 작성 등은 의지력을 강화하는 방법이다. 중재 시에는 "행동에 나서기로 한 결심을 다른 사람에게 말하면 의지력이 더 강해질 수 있습니다. 누구에게 말할까요?"와 같은 질문을 던질 수 있다. 오늘날에는 소셜 네트워크를 통해 디지털 친구들과도 이러한 결심을 공유할 수 있다.

2.1.3.7 반대 조건화(대체제 사용하기)

반대 조건화(Counter Conditioning)는 문제 행동을 대체할 수 있는 건강한 행동을 배우는 것을 말한다. 예를 들어, 담배 연기를 마시는 대신 마음챙김 호흡을 하거나, 스트레스에 대처하기 위해 기분이 좋아지게 하는 위로 음식을 찾는 대신 걷기를 선택하는 것이 해당된다.

2.1.3.8 자극 제어(유해 환경 다루기)

자극 제어(Stimulus Control)는 건강에 해로운 습관을 유발하는 자극을 제거하고, 더 건강한 선택을 유도하는 자극을 추가하는 것이다. 예를 들어, 집에 있는 술을 모두 치우거나, 쇼핑 목록에서 고지방 식품을 제외하는 것 등이 있다.

2.1.3.9 강화 관리(보상 사용하기)

강화 관리(Reinforcement Management)는 긍정적인 방향으로 나아가는 행동에 대해 긍정적인 결과를 제공하는 것이다. 수반성 관리(contingency management, 긍정 행동은 보상으로 촉진하고, 부정 행동은 처벌로 제거하는 등의 관리 - 역자 주)에는 처벌이 포함되기도 하지만, 자기주도적으로 변화하는 사람은 처벌보다는 보상을 훨씬 더 많이 활용하는 것으로 나타났다. 변화 단계 모델의 철학은 사람들이 자연스럽게 변화하는 방식과 조화를 이루는 것이기 때문에 보상이 강조된다. 사람들은 실제보다 더 자주 다른 사람에게 인정받고 싶어 하므로 "잘했어, 이번 유혹은 잘 넘겼어!"와 같은 자기 칭찬을 통해 스스로를 강화하도록 격려하는 것이 중요하다. 또한 목표 지점에 도달했을 때 스스로에게 보상을 주는 것도 건강한 행동을 반복할 가능성을 높여 준다.

2.1.3.10 서로 돕는 관계(사회적 지지 요청)

서로 돕는 관계(Helping Relationships)는 건강한 행동 변화를 지지하는 관계 안에서 돌봄, 신뢰, 개방성, 수용을 경험하는 것이다. 지원 그룹, 소셜 미디어, 종교 단체, 버디 시스템(buddy system, 두 사람이 짝을 이뤄 서로의 행동 변화를 지지하고 독려하는 구조를 말한다 - 역자 주) 등을 통해 사회적 지지를 얻을 수 있도록 안내하는 것도 행동 변화를 위한 효과적인 방법이다.

2.2 학술적 근거 요약

▶ 2.2.1 근거에 기반한 변화의 단계 모델

행동 변화의 범이론모델에 기반한 접근 방식은 변화를 실행할 준비가 된 소수뿐만 아니라 전체 인구를 대상으로 하기 때문에 참여율과 몰입도가 높다. 다양한 행동과 인구 집단을 대상으로 한 범이론모델 연구에 따르면, 위험에 처한 그룹 내에서 '준비 단계'에 있는 사람은 소수(대개 20%)에 불과하고, '숙고 전 단계'와 '숙고 단계'에 각각 40%가 분포하고 있음이 반복적으로 입증되었다.[13, 14] 그럼에도 불구하고 대부분의 행동 변화 메시지나 치료법은 행동 지향적으로 설계되어 있으며, 사람들이 행동할 준비가 되어 있다고 가정한다. 그렇기에 이러한 행동 지향 프로그램은 변화할 준비가 되어 있는 20% 내외의 사람들에게만 효과적이며, 아직 준비가 되어 있지 않은 다수의 위험군에게는 적합하지 않다. 반면 범이론모델 기반 프로그램은 80% 이상의 참여율을 달성하는 경우가 많다.[6, 15] 범이론모델 접근 방식은 전체 인구를 대상으로 하며, 참여자를 더 존중하고, 더 적절하며, 흥미롭고 매력적인 방식으로 다가가기 때문에, 변화의 초기 단계에 있는 사람들도 저항감과 반감이 줄어들어 더 폭넓은 참여를 이끌어 낼 수 있다.

▶ 2.2.2. 행동 변화율

범이론모델에 기반한 접근 방식은 행동 변화율을 획기적으로 높일 수 있다. 행동 지향 프로그램은 변화할 준비가 된 사람들에게는 효과적일 수 있지만, 그 영향력은 실제로 행동할 준비가 된 소수의 사람들(약 20%)에 국한된다. 반면 범이론모델과 같은 단계적 접근 방식을 사용하면 참여도를 높일 뿐만 아니라, 개인이 결국 건강 행동을 취할 가능성 자체를 높일 수 있다. 연구에 따르면, 참여자가 변화의 단계를 한 단계만이라도 나아가도록(예: 숙고 전 단계에서 숙고 단계로 이동) 도와주면, 향후 6개월 이내에 그가 실행 단계로 나아갈 가능성이 두 배로 증가하는 것으로 나타났다. 만약 두 단계를 이동하도록 도와주면, 실제 행동에 나설 가능성이 세 배까지 높아질 수 있다.[16]

2.2.3 단계별 맞춤 중재

범이론모델에 기반한 접근 방식은 행동 변화에 더 큰 효과를 발휘한다. 방대한 연구 문헌이, 행동 지향적이고 일률적인 중재 방식보다 단계별 맞춤 프로그램이 더 큰 영향을 미친다는 사실을 뒷받침한다. 메타분석에 따르면, 범이론모델의 개념을 바탕으로 한 맞춤 치료는 다른 행동변화 이론의 개념들에 기반한 치료보다 더 큰 효과를 낼 수 있다.[17, 18] 그리고 범이론모델 기반 치료는 수십 가지 행동과 다양한 인구 집단에 걸쳐 효과가 입증되었다.[19-25] 또한 국가 위원회가 기준 프로그램으로 삼은, 다른 행동 변화 프로그램들의 평균 성과를 능가하는 것으로 나타났다.[26] 게다가 최근 연구에 따르면 행복, 기쁨, 활력 등 전반적인 웰빙 영역에도 긍정적인 영향을 줄 수 있음이 입증되었다.[5, 27]

2.2.4 여러 위험 요인에 대한 영향

범이론모델에 기반한 접근은 여러 위험 요인에 긍정적인 영향을 미친다. 범이론모델 기반 중재에 대한 여러 무작위 임상시험에서는 심지어 특별히 치료하지 않은 위험 요인까지도 변화시킬 수 있음이 입증되었다.[28, 29] 이를 치료에서 비치료 행동으로의 전이 효과(transfer effect)라고 부르며, 이러한 현상은 범이론모델 프로그램의 시너지 효과를 반영한다. 이러한 연구에는 항고혈압제 및 고지혈증 약제 복약 순응, 체중 관리, 비만 예방, 산전(prenatal) 관리 등이 포함되었다.[20-25, 30, 31] 이 연구들을 통해, '동시 행동(coaction)' 현상이라는 개념이 제시되었는데, 이는 한 가지 건강 행동을 채택한 사람이 다른 건강 행동까지 채택할 가능성이 높

아지는 현상을 의미한다. 예를 들어, 과체중 성인을 대상으로 한 범이론
모델 맞춤형 체중 관리 중재에 대한 무작위 임상시험에서 치료군은 두
번째 건강 행동에 성공할 가능성이 2.5~5.2배 증가한 것으로 나타난 데
비해, 대조군은 1.2~2.6배 증가한 것에 그쳤다.[28] 치료군과 대조군에서
한 가지 행동 변화에 성공한 사람들 간에 추가적인 행동 변화가 일어날
확률이 큰 차이가 있다는 점을 고려할 때, 이는 자연적으로 발생하는 현
상이 아니라는 결론을 내릴 수 있다. 이는 치료한 것보다 더 많은 변화가
일어나는 또 하나의 시너지 사례라고 할 수 있다. 다른 다중 행동 임상시
험들에서도 유사한 결과가 반복적으로 나타났으며, 범이론모델 기반 맞
춤형 행동 변화 치료를 받은 그룹에서 '동시 행동'이 더 많이 발생한다는
근거가 계속 누적되고 있다. 이는 개인에게 행동 변화 과정을 지원하는
전략을 알려 주면, 그 전략을 다른 영역에도 성공적으로 적용할 수 있다
는 것을 시사한다.

2.3 실제적 적용

❯ 2.3.1 임상의를 위한 변화 단계 모델의 적용

진료 환경에서 중요한 첫 번째 단계는, 건강 위험 평가(Health Risk
Assessment, HRA)를 통해 환자의 모든 유의미한 건강 행동을 평가하는 것
이다. 이는 전자 의료 소프트웨어 내에서 통합적으로 평가할 수도 있고,
헬스케어 전문가와 환자의 면담을 통해서도 이루어질 수 있다.

단계별 접근법을 사용하려면, 각각의 건강 위험 행동별로 환자가 어떤 단계에 있는지 명확히 파악해야 한다. 이를 위해 가장 먼저 해야 할 일은 목표 행동과 실행 기준을 구체적으로 정의하는 것이다. 즉, 환자가 어떤 행동을 하고 있을 때 실행 단계에 있다고 볼 수 있는지를 명확히 해야 한다. 예를 들어, 금연의 실행 기준은 "흡연하지 않음"이다.

체중 관리와 같은 영역에서는 건강한 식습관과 규칙적인 운동처럼 여러 가지 행동을 함께 평가하고 다루는 것이 중요할 수 있다. 이처럼 여러 가지 위험 행동을 다룰 때는 환자가 가장 변화할 준비가 되어 있는 위험 행동(at-risk behavior)에 우선순위를 두는 것이 효과적이다. 만약 환자가 준비 단계에 있다면, 목표를 설정하고 적절한 치료 옵션을 제공해 주어 빠르게 실행 단계에 도달하도록 도와줄 수 있다. 한 가지 행동 변화에 성공하면, 그 경험이 자신감과 역량을 키우는 밑거름이 되어 이후 추가적인 행동 변화로 이어질 가능성도 높아진다.

▶ 2.3.2 변화의 단계 평가하기

임상 환경에서 환자의 변화 단계를 평가할 수 있는 여러 가지 방법이 있다. 건강 분야에서 이미 신뢰도와 유효성이 검증된 다양한 평가 도구들이 개발되어 있으며, 출판된 논문이나 온라인에서도 찾아볼 수 있고, 공개 도메인에서 평가 도구를 자유롭게 이용할 수도 있다. 경우에 따라서는 도구를 개발한 회사로부터 사용 허가를 받은 다음, 환자 포털이나 전자 의료 소프트웨어에 통합할 수도 있다. 미국 품질보증위원회(National Committee for Quality Assurance, NCQA)에서 인증한 건강 위험 평가

(HRA) 도구를 제공하는 회사 목록은 해당 웹 사이트(http://www.ncqa.org) 에서 확인할 수 있다. 공인된 평가 도구를 사용하는 것은 환자의 건강 행동과 위험 요소를 장기적으로 모니터링하고 보고할 수 있는 가장 안정적이고 신뢰할 수 있는 방법이다. 표준화된 프로토콜을 도입할 자원이 부족한 경우, 헬스케어 전문가는 환자와의 면담 과정에서 단계 평가 질문을 활용할 수 있다. 이때 중요한 것은 구체적이고 명확하게 정의된 행동을 설정하고, 그 행동을 실천할 의향이 있는지를 다음과 같은 질문으로 파악하는 것이다.

당신은 앞으로 [실행 기준 지침 삽입, 예: 하루에 1만 보 걷기]를 실천할 의향이 있나요?

- 아니요. 향후 6개월 이내에 그렇게 할 의향이 없습니다. **(숙고 전 단계)**
- 예. 향후 6개월 이내에 그렇게 할 의향이 있습니다. **(숙고 단계)**
- 예. 30일 이내에 그렇게 할 의향이 있습니다. **(준비 단계)**
- 예. 그렇게 한 지 6개월 미만입니다. **(실행 단계)**
- 예. 6개월 이상 그렇게 하고 있습니다. **(유지 단계)**

실행 기준 지침이 명확히 정의되고, 환자가 그것을 실천하려는 의도 수준이 파악되었다면, 다음 단계는 그에 맞춘 중재 전략을 적용하는 것이다. 〈표 2.2〉는 환자의 변화 단계에 따라 어떤 중재를 고려할 수 있을지에 대한 가이드라인을 제공한다.

표 2.2 환자의 변화 단계 및 변화 단계별 중재를 고려한 가이드라인

환자	중재
숙고 전 단계	
• 변화할 준비가 되지 않았거나 행동을 취할 의도가 없음	• 범이론모델 변화 과정에 참여하도록 유도하기. 예를 들어, 변화의 장점을 함께 살펴보면 도움이 된다.
• 변화를 강제적인 것으로 느낄 수 있음	• 동기면담 기법을 사용하기(예: 개방형 질문, 반영적 경청, 변화에 관한 대화 유도하기, 저항에 부드럽게 반응하기)
• 여러 번의 재발로 인해 의욕을 잃었을 수 있음	• 재발을 실패가 아닌 학습의 기회로 볼 수 있도록 격려하기. 어떤 실수를 했는지, 다음에는 어떻게 다르게 할 수 있을지 함께 고민하기
• 거부, 반감, 저항 등으로 반응할 수 있음	• 행동을 취하도록 강요받고 있다고 느끼는지 물어보기
• 변화의 이점을 과소평가하거나 알지 못함	• 숙고 단계로 이동하도록 촉진하기
• 변화에 대해 단점이 많다고 느낌	• 더 강도가 낮은 치료 옵션을 제안하기
• 변화의 장점을 충분히 인식하지 못함	• 변화의 이점에 대해 구체적으로 논의하기
숙고 단계	
• 문제가 있다는 인식은 있음	• 양가감정을 줄이기 위해 변화의 장점은 늘리고 단점은 줄이는 방향으로 돕기
• 언젠가는 변화하고 싶다는 관심을 보임	• 환자가 인식하는 변화의 주요 단점들에 대해 함께 해결책을 고민하기
• 변화의 이점을 인식함	• 변화의 이점을 더 많이 떠올릴 수 있도록 돕기(이점 목록이 길수록 효과적)
• 양가감정이 뚜렷하게 나타남	• 행동이 바뀌면 자아상이 어떻게 개선될지 생각해 보도록 유도하기

환자	중재
• 변화에 대한 확고한 결심이 부족함	• 즉각적인 실행보다는 변화로 나아가는 진전을 장려하기
• 변화를 위한 자신감이 부족함	• 작고 쉬운 단계부터 시작할 수 있도록 격려하기
• 진전이 없어 답답함을 느끼기도 함 - 어떻게 변화해 나가야 할지 모름	
• 변화에 따른 단점이나 장벽을 잘 알고 있음	
준비 단계	
• 앞으로 한 달 이내에 변화를 실천할 의도가 있음	• 환자를 격려하고, 흥미를 유발하고, 힘을 실어 주기
• 실행을 준비 중임	• 충분한 지원을 제공하기
• 몇 가지 작은 행동 변화를 이미 시작함	• 시작 시점과 구체적인 실행 단계가 포함된 실행 계획을 함께 세우기
• 변화의 단점보다 장점이 더 많다고 인식함	• 환자에게 필요한 지원 시스템이 있는지 확인하기
• 변화에 대한 결심을 표현함	• 행동 변화로 자아상이 어떻게 변할지 생각해 보도록 장려하기
• 변화할 수 있다는 자신감이 높아짐	• 변화를 가로막는 장애물을 분석하고 해결 방안을 찾아보기
• 실행 기준 지침을 충족하기 위한 계획을 세우는 중임	• 성공적으로 변화한 사례를 보여 주어 영감을 주기
	• 보다 높은 강도의 행동 지향 치료 옵션 제공
실행 단계	
• 최근에 행동을 바꿈	• 변화 행동이 이어질 수 있도록 지지하기

환자	중재
• 변화를 유지하기 위해 시간과 에너지를 들이며 노력 중임	• 환자의 노력을 인정하고 칭찬하기
• 예전 행동으로 돌아가고 싶은 강한 충동을 경험할 수 있음	• 스스로를 칭찬하고 격려하는 태도를 기를 수 있도록 돕기
• 지속하기 어려운 시기를 인식함	• 변화를 유지하려면 꾸준한 노력과 헌신이 필요하다는 점을 전달하기
• 미끄러짐과 이전 단계로 되돌아가는 일이 흔히 발생함	• 충동을 다룰 수 있는 대처 기술을 장려하기 • 변화 행동이 지속될 수 있도록 환경과 일상을 점검하기 • 재발 방지를 위한 전략을 함께 세우기 • 집중 치료 옵션이 여전히 도움이 될 수 있음 • 재발은 무너짐이 아니라 잠깐의 미끄러짐이라고 인식하도록 돕기
유지 단계	
• 행동 변화를 최소 6개월 이상 유지 중임	• 변화는 역동적인 과정이며, 실수는 예외가 아니라 자연스러운 일부라는 점을 인식하도록 돕기
• 자신감이 높음	• 건강한 행동을 계속 유지하는 데 따르는 새로운 도전 과제들에 대해 상담하기
• 강한 실천 의지를 보임	• 재발 방지 전략에 집중하기
• 여전히 미끄러질 수 있지만 그것이 무너짐으로 이어지는 것은 아님	• 스트레스를 받을 때 활용할 수 있는 대처 기술을 점검하고, 꾸준한 스트레스 관리가 가능하도록 돕기
• 예전 습관으로 돌아가고 싶은 유혹이 점점 줄어듦	• 자신감을 계속 유지할 수 있도록 지원하기
• 스트레스를 받는 시기에 재발 위험이 가장 높음	• 스트레스 상황에 대처하기 위한 계획을 세우기 • 환자가 실수로부터 배우고 그에 맞게 계획을 조정할 수 있도록 격려하기

❯ 2.3.3 중재

헬스케어 전문가는 온라인으로 범이론모델에 기반한 컴퓨터화된 맞춤형 중재를 처방할 수도 있다. 여러 행동 변화를 동시에 다루는 경우, 대면 중재와 온라인 중재를 병행하는 것이 효과적일 수 있다. 'Pro-Change Behavior Solutions'에서는 포괄적인 프로그램 제품군을 제공하고 있다. 이러한 온라인 프로그램을 통해서 환자는 자신의 장단점 인식, 변화에 대한 자신감, 변화 과정 등을 평가받는다. 그런 다음, 변화의 장점을 늘리고 단점을 줄이기 위한 전략, 유혹에 대처하기 위한 아이디어, 더 적극적으로 활용할 변화 전략, 다음 단계로 나아가기 위한 작은 변화를 실천하도록 돕는 전략 등과 같은 맞춤형 피드백을 제공받을 수 있다. 환자는 인쇄된 보고서는 물론, 온라인 개인 활동 센터(Personal Activity Center)에 접속해 개인 맞춤형 보고서를 받아보는 등 자신에게 맞는 건강 행동을 강화하도록 설계된 다양한 활동 자료를 확인할 수 있다.

일반적으로 첫 번째 세션 후 30일 및 60일 후에 환자에게 후속 세션을 완료하기 위해 다시 방문하라는 메시지가 표시된다. 이때 환자들은 재평가를 받고, 진행 상황에 대한 피드백을 받으며, 업데이트된 보고서를 받는다. 또한 환자는 현재 변화 단계에 따라 1~3일 간격으로 맞춤형 문자 메시지를 받을 수도 있다. 위험 행동 유형이 다양한 환자들이 모인 경우에는 화상 회의(비대면) 또는 대면 방식으로 그룹을 구성한 뒤, 헬스케어 전문가가 환자들에게 변화의 단계에 대해 교육하고, 환자들이 각 단계를 거치며 서로를 지지할 수 있도록 도울 수 있다. 주치의의 역할은 온라인 및 그룹 프로그램의 활용을 지속적으로 독려하고, 환자가 변화의 단계별로 얼마나 진전했는지를 점검하는 것이다.

2.4 사례 연구

매릴린(Marilyn)은 매년 있는 정기 건강검진을 위해 주치의의 진료실로 오라는 요청을 받았다. 그녀는 집에서 온라인으로 건강 위험 평가(HRA)를 받고 오라는 제안을 받았고, 이 평가를 통해 그녀의 건강 위험 요인과 해당 위험에 대한 변화의 단계가 함께 파악되었다. 매릴린이 병원에 도착하기 전에, 담당 의료진은 그녀가 금연에 대해서는 숙고 전 단계에 있고, 규칙적인 운동에 대해서는 숙고 단계에 있다는 사실을 파악하고 있었다(흡연과 운동 부족은 향후 만성질환을 유발할 수 있는 주요 건강 위험 행동이다). 진료 당일, 의료진은 매릴린과 만나 그녀의 변화 단계에 맞는 메시지를 전달했다. 운동에 대해서는 운동의 장점을 인식하도록 격려하고, 변화의 단점을 줄일 수 있도록 도왔다(안전하게 걸을 수 있는 장소를 알려주고, 함께 걸을 수 있는 파트너를 찾아보도록 권유). 또한 매릴린에게 규칙적으로 운동하면 자신의 자아상이 어떻게 개선될지 생각해 보도록 했다. 의료진은 그녀가 작은 실천부터 시작할 수 있도록 하루에 10분씩 걷기를 권하며 행동을 코칭했다. 흡연과 관련해서는 범이론모델에 기반한 컴퓨터화된 맞춤형 금연 프로그램의 온라인 링크를 제공했다.

한 달 후, 의료진은 원격 의료(Telemedicine)를 통해 매릴린의 규칙적인 운동과 금연 진행 상황을 점검했다. 그녀가 어떤 변화 단계에 있는지 평

표 2.3 전통적인 환자의 건강 관리 방식과 환자의 역량 강화 방식의 비교

전통적인 환자의 건강 관리	환자의 역량 강화
수동적 대응 - 환자가 먼저 문제를 제기할 때까지 기다림	사전적 조치 - HRA를 통해 사전 평가 수행
급성질환 중심	만성질환의 예방 또는 관리 개선 중심
행동 지향적 접근	변화 단계에 기반한 접근
병원 기반	병원 또는 재택 기반
임상의가 제공	임상의와 기술 결합 제공
표준화된 방식	개인 맞춤형 방식
단일 목표 행동	복수의 목표 행동
단편적 관리	통합적 관리
구체성 중시(예: 한 가지 행동만 치료)	시너지 중시(예: 동시 행동 촉진)
위험 감소 추구	위험 감소와 동시에 웰빙 증진 추구

가하고 해당 단계에 맞는 메시지를 전달했다. 이때 매릴린은 운동에 대해서는 준비 단계로 나아갔지만, 금연에 대해서는 여전히 숙고 전 단계에 머물러 있었다. 이에 매릴린에게 숙고 전 단계에 있는 사람들을 위한 금연 그룹에 참여할 것을 제안했으며, "당신이 어느 단계에 있든, 그룹의 리더가 당신을 이끌어 줄 것"이라는 점을 강조하였다.

또 한 달 뒤에 추가적인 평가가 이루어졌다. 치료 방식, 변화의 단계, 문제의 심각도, 노력 수준 등을 기준으로 진전 상황이 평가되어 주치의에게 보고되었다. 이때 만약 매릴린이 한 단계라도 진전했다면, 가까운 시일 내에 실행 단계에 들어갈 가능성이 두 배로 높아지고, 두 단계를 진전했다면 세 배로 높아진다. 이러한 진전은 환자와 의료진 모두에게 매우 큰 동기 부여가 된다.

전통적인 환자의 건강 관리 방식에서 환자의 역량을 강화하는 방식으로 전환되는 과정을 〈표 2.3〉에 비교하였다.

2.5 평가 전략

건강 위험 평가(HRA)를 활용하여 시간 경과에 따른 진행 상황을 측정하면, 환자와 전문가 모두에게 동기를 부여하는 피드백을 제공할 수 있다(예를 들어, 변화 단계가 한 단계 진전하면 실행 단계로 이어질 가능성이 두 배로, 두 단계 진전하면 세 배로 증가한다). 또한 변화의 장점이 증가하고 단점이 감소했는지 측정할 수도 있다. 궁극적으로 건강 위험을 줄이고 웰빙을 향상시킨 사람들의 비율이 증가했는지 측정할 수 있는 핵심 지표가 된다.

블리스머(Blissmer)와 동료들은 흡연, 잘못된 식습관, 자외선 노출 등과 같은 다양한 건강 위험 행동 전반에 걸쳐 치료의 지속, 변화의 단계, 문제의 심각도, 노력의 정도를 기준으로 장기적인 변화를 효과적으로 측정할 수 있다는 사실을 발견했다.[32]

이 네 가지 영역은 다음과 같은 방식으로 측정할 수 있다.

• 치료의 지속: 개인이 자신의 행동을 변화시키는 데 도움이 되는 맞춤형 치료 중재를 실제로 활용했는지;

- 변화의 단계: 개인이 변화에 대한 더 큰 의지를 표명하고 변화 단계를 진전시켰는지;
- 문제의 심각도: 현재 개인의 건강 위험 행동과 이상적인 기준 행동 사이의 격차가 얼마나 큰지;
- 노력의 정도: 개인이 행동을 바꾸기 위해 얼마나 열심히 노력하고 있는지, 즉 변화의 과정을 얼마나 활용하고 있는지, 그리고 그것이 의사결정 균형(장점 vs. 단점) 및 건강한 행동을 실천할 수 있는 자신감에 어떤 영향을 주고 있는지 측정할 수 있다.

2.6 요점

행동 변화를 촉진하고, 개인 및 집단의 건강과 웰빙을 향상시키는 중재 전략을 개발할 때는 다음과 같은 중요한 전제를 반드시 고려해야 한다.

1. 행동 변화는 시간이 지남에 따라 일련의 단계를 거쳐 진행되는 과정이다. 효과적인 중재를 위해서는 시간이 흐름에 따라 환자의 변화 단계에 맞는 도움을 제공해야 한다.
2. 만성화된 행동과 같은 위험 요인이 고정적으로 유지되기도 하고 변화하기도 할 수 있는 것처럼, 변화 단계 역시 고정적으로 유지되기도 하고 변화할 수도 있다. 건강 이니셔티브(Health

initiatives, 백신 접종 프로그램, 금연 캠페인 같은 건강 증진 사업 - 역자 주)
는 변화의 장점을 인식하게 하고, 단점의 영향을 줄이는 방식으
로 동기를 강화할 수 있다.

3. 위험에 처한 인구 집단의 대다수는 행동에 나설 준비가 되어 있
지 않으며, 기존의 행동 지향적 예방 프로그램으로는 도움을 받
기 어렵다. 개인이 다음 단계로 나아가는 것과 같은 현실적인
목표를 설정하도록 돕는 것이 변화 과정을 촉진하는 데 효과적
이다.

4. 단계별 진전이 이루어지려면, 각 단계에 맞는 핵심 원칙과 변화
의 과정을 강조해야 한다.

이제 당신도 행동 변화를 위한 단계적 접근법을 실제 업무에 통합해
가고 있기를 바란다. 각기 다른 단계에 있는 환자의 고유한 요구 사항을
인식하고, 진전을 '다음 단계로의 이동'으로 바라보면 중재 효과를 크게
높일 수 있다. 이는 각 단계에 있는 환자들을 효과적으로 도울 수 있다는
자신감도 키워 줄 것이다.

더 많은 지침을 원하는 사람은 '변화의 주체가 되어 행동 변화의 범이
론모델 적용하기(Become an Agent of Change; Applying the TTM of Behavior
Change)'라는 제목의 e-러닝 모듈에 참여하거나(자세한 내용은 https://
prochange.com/speaking-and-training/에서 확인), 2016년에 출간된《번영을
위한 변화: 건강과 행복을 위협하는 주요 요인을 극복하기 위한 변화의
단계 활용(Changing to Thrive: Using the Stages of Change to Overcome the Top

Threats to Your Health and Happiness)》이라는 책을 참고해 보라.

범이론모델 기반 단계적 접근법을 통합하면 다음과 같은 여러 가지 이점이 있다.

- 환자들이 어떤 단계에 있든 관계없이, 모든 환자 집단에 효과적으로 접근할 수 있도록 준비시켜 준다.
- 환자들의 저항을 줄이는 데 도움이 된다.
- 환자가 단계별로 어떻게 진전하고 있는지를 확인하고 인식할 수 있다.
- 환자와 함께 단계에 맞는 현실적인 목표를 설정할 수 있다.
- 각 단계에 적합한 행동 변화 프로그램을 제안하고 처방할 수 있다.
- 모든 건강 행동에 적용할 수 있는 변화의 원칙과 과정을 배울 수 있다.
- 참여도를 높이고, 건강한 행동을 늘리고, 여러 위험 요소를 줄이고, 다양한 웰빙 영역을 개선하고, 생산성을 증가시키는 데 실질적인 효과를 거둔 접근법이다.
- 나아가 당신 자신의 건강 위험 행동을 변화(예: 더 나은 스트레스 관리)시키는 데에도 도움을 준다.

마지막 질문: 당신은 변화의 단계적 접근법을 당신의 업무에 통합할 준비가 얼마나 되어 있는가?

1. 향후 6개월 이내에 단계적 접근법을 도입할 의향이 없다(숙고 전 단계).

2. 향후 6개월 이내에 도입할 의향이 있다(숙고 단계).

3. 앞으로 한 달 안에 도입할 계획이다(준비 단계).

4. 진료에 단계적 접근법을 도입한 지 6개월 미만이다(실행 단계).

5. 진료에 단계적 접근법을 도입한 지 6개월 이상이다(유지 단계).

다음 단계로 나아가도록 안내하는 몇 가지 아이디어:

1. 숙고 전 단계에 있다면, 단계적 접근법 사용에 관한 더 자세한 정보(예:《번영을 위한 변화(Changing to Thrive)》와 같은 자료)를 찾아보고, 이 접근법을 채택하면 당신의 업무, 환자와의 상호작용 및 진료 방식에 어떤 이점이 있을지 고려해 보라.

2. 숙고 단계에 있다면, 범이론모델의 장단점을 목록으로 작성하고, 실제로 단계적 접근법을 사용하는 사람들과 이야기를 나누고 ProChange 웹 사이트(https://prochange.com/speaking-and-training/)에서 이 접근법에 대한 추가 교육을 받으며 장점을 더 알아보라. 자신에게 방해가 되는 장벽이 무엇인지 파악하고, 이를 극복할 방법을 고민해 보라. 단계적 접근법이 얼마나 효과적으로 환자 참여를 이끌어 냈는지에 대해 영감을 얻어 보라. 이는 개인이 집에서도 적용할 수 있는 근거기반 행동의학 프로그램이라는 점을 기억하라.

3. 준비 단계에 있다면, 단계적 접근법을 사용하기로 결심하고 그 다짐을 주변 사람들과 공유하라. 환자와 함께 역할극을 하거나 접근법을 연습하며 자신감을 쌓아 보라. 동료에게 도움과 지지를 요청하고 실제로 그 효과를 확인해 보라.

4. 실행 또는 유지 단계에 있다면, 이 장과 다른 교육 자료를 잘 보이는 곳에 두고 단계적 접근법을 업무에 쉽게 활용할 수 있도록 하라. 범이론모델이 당신과 환자 모두에게 제공하는 이점을 인식하고 감사하라. 저항이 있는 환자에게도 이 접근법을 사용함으로써 자신감을 더욱 키워 보라. 환자들이 그러하듯이 당신도 때때로 실수할 수 있지만, 다시 이전의 진료 방식으로 돌아갈 필요는 없다.

2.7 참고자료

- Prochaska, J. O., and Prochaska, J. M. 2016. Changing to Thrive. Center City, MN: Hazeldon Publishing.
- Prochaska, J. O., Norcross, J. C., and DiClemente, C. C. 1994. Changing for Good. New York: Morrow.
- www.prochange.com.
- www.jprochaska.com.

참고문헌

1. Khaw, K. T., Wareham, N., Bingham, S., Welch, A., Luben, R., and Day, N. 2008. Combined impact of health behaviours and mortality in men and women: the EPICNorfolk prospective population study. *PLoS Medicine 5*: e12.

2. van den Brandt, P. A. 2011. The impact of a Mediterranean diet and healthy lifestyle on premature mortality in men and women. *The American Journal of Clinical Nutrition 94*: 913–920. https://doi.org/10.3945/ajcn.110.008250.

3. Pronk, N. P., Lowry, M., Kottke, T. E., Austin, E., Gallagher, J., and Katz, A. 2010. The association between optimal lifestyle adherence and short-term incidence of chronic conditions among employees. *Population Health Management 13*: 289–295. https://doi.org/10.1089/pop.2009.0075.

4. Reeves, M. J., and Rafferty, A. P. 2005. Healthy lifestyle characteristics among adults in the United States, 2000. *Archives of Internal Medicine 165*: 854–857. https://doi.org/10.1001/archinte.165.8.854.

5. Prochaska, J. O., and Prochaska, J. M. 2016. *Changing to Thrive*. Center City, MN: Hazeldon.

6. Prochaska, J. O., Norcross, J. C., and Saul, S. F. 2020. Generating psychotherapy breakthroughs: transtheoretical strategies from population health psychology. *American Psychologist 75*: 996–1010.

7. DiClemente, C. C., and Prochaska, J. O. 1982. Self-change and therapy change of smoking behavior: a comparison of processes of change of cessation and maintenance. *Addictive Behaviors 7*: 133–142.

8. Prochaska, J. O., and DiClemente, C. C. 1983. Stages and processes of self-change of smoking: toward an integrative model of change. *Journal of Consulting and Clinical Psychology 51*: 390–395.

9. Hall, J. S., and Rossi, J. S. 2008. Meta-analytic examination of the strong and weak principles across 48 health behaviors. *Preventive Medicine 46*: 266–274.

10. Snow, M. G., Prochaska, J. O., and Rossi, J. S. 1992. Stages of change for smoking cessation among former problem drinkers: a cross-sectional analysis. *Journal of Substance Abuse 4*: 107–116. https://doi.org/10.1016/0899-3289(92)90011-l.

11. Bandura, A. 1982. Self-efficacy mechanism in human agency. *American Psychologist 37*: 122–147.

12. DiClemente, C. C., Prochaska, J. O., Fairhurst, S., Velicer, W. F., Velasquez, M., and

Rossi, J. S. 1991. The process of smoking cessation: an analysis of precontemplation, contemplation and preparation stages of change. *Journal of Consulting and Clinical Psychology 59*: 259–304.

13. Velicer, W. F., Fava, J. L., Prochaska, J. O., Abrams, D. B., Emmons, K. M. and Pierce, J. P. 1995. Distribution of smokers by stage in three representative samples. *Preventive Medicine 24*: 401–411.

14. Wewers, M. E., Stillman, F. A., Hartman, A. M., and Shopland, D. R. 2003. Distribution of daily smokers by stage of change: current population survey results. *Preventive Medicine 36*: 710–720. https://doi.org/10.1016/s0091-7435(03)00044-6.

15. Prochaska, J. O., Velicer, W. F., Fava, J. L., Rossi, J. S., and Tsoh, J. Y. 2001. Evaluating a population-based recruitment approach and a stage-based expert system intervention for smoking cessation. *Addictive Behaviors 26*: 583–602.

16. Prochaska, J. O., Velicer, W. F., Fava, J. L., Rossi, J. S., and Tsoh, J. Y. 2001. Evaluating a population-based recruitment approach and a stage-based expert system intervention for smoking cessation. *Addictive Behaviors 26*: 583–602.

17. Krebs, P., Prochaska, J. O., and Rossi, J. S. 2010. A meta-analysis of computer-tailored interventions for health behavior change. *Preventive Medicine 51*: 214–221.

18. Noar, S., Benac, C., and Harris, M. 2007. Does tailoring matter? Meta-analytic review of tailored print health behavior change interventions. *Psychological Bulletin 133*: 673–693.

19. Evers, K. E., Prochaska, J. O., Johnson, J. L., Mauriello, L. M., Padula, J. A., and Prochaska, J. M. 2006. A randomized clinical trial of a population- and transtheoretical model-based stress-management intervention. *Health Psychology 25*: 521–529.

20. Johnson, S. S., Driskell, M. M., Johnson, J., Prochaska, J. M., Zwick, W., and Prochaska, J. O. 2006. Efficacy of a transtheoretical model-based expert system for antihypertensive adherence. *Disease Management 9*: 291–301.

21. Johnson, S., Driskel, N., Johnson, J., et al. 2006. Transtheoretical model intervention for adherence to lipid-lowering drugs. *Disease Management 9*: 102–114.

22. Johnson, S. S., Paiva, A. L., Cummins, C. O., et al. 2008. Transtheoretical model-based multiple behavior intervention for weight management: effectiveness on a population basis. *Preventive Medicine 46*: 238–246. https://doi.org/10.1016/j.ypmed.2007.09.010.

23. Levesque, D. A., Ciavatta, M. M., Castle, P. H., Prochaska, J. M., and Prochaska, J. O. 2012. Evaluation of a stage based computer tailored adjunct to usual care

for domestic violence offenders. *Psycholoy of Violence 2*: 368–384. https://doi. org/10.1037/a0027501.

24. Mauriello, L. M., Ciavatta, M. M., Paiva, A. L., et al. 2010. Results of a multi-media multiple behavior obesity prevention program for adolescents. *Preventive Medicine 51*: 451–456. https://doi.org/10.1016/j.ypmed.2010.08.004.

25. Mauriello, L. M., Van Marter, D. F., Umanzor, C. D., Castle, P. H., and de Aguiar, E. L. 2016. Using mHealth to deliver behavior change interventions within prenatal care at community health centers. *American Journal of Health Promotion 30*: 554–562. https://doi.org/10.4278/ajhp.140530-QUAN-248.

26. Johnson, J. L., Prochaska, J. O., Paiva, A. L., Fernandez, A. C., DeWees, S. L., and Prochaska, J. M. 2013. Advancing bodies of evidence for population-based health promotion programs: randomized controlled trials and case studies. *Population Health Management 16*: 373–380. https://doi.org/10.1089/pop.2012.0094.

27. Prochaska, J. O., Evers, K. E., Castle, P. H., et al. 2012. Enhancing multiple domains of well-being by decreasing multiple health risk behaviors: a randomized clinical trial. *Population Health Management 15*: 1–11.

28. Johnson, S. S., Paiva, A. L., Mauriello, L., Prochaska, J. O., Redding, C., and Velicer, W. F. 2014. Coaction in multiple behavior change interventions: consistency across multiple studies on weight management and obesity prevention. *Health Psychology 13*: 475–480.

29. Johnson, S., and Evers, K. 2015. Advances in multiple behavior change. *The Art of Health Promotion-American Journal of Health Promotion 29*: TAHP-6–TAHP-8.

30. Velicer, W. F., Redding, C. A., Paiva, A. L., et al. 2013. Multiple behavior interventions to prevent substance abuse and increase energy balance behaviors in middle school students. *Translational Behavioral Medicine: Practice, Policy and Research 3*: 82–93. https://doi.org/10.1007/S13142-013-0197-0.

31. Levesque, D. A., Johnson, J. L., and Prochaska, J. M. 2017. Teen choices, an online, stage-based program for healthy, nonviolent relationships: development and feasibility trial. *Journal of School Violence 16*: 376–385.

32. Blissmer, B., Prochaska, J. O., Velicer, W. F., Redding, C. A., Rossi, J. S., Greene, G. W., and Robbins, M. 2010 Common factors predicting long-term changes in multiple health behaviors. *Journal of Health Psychology 15*: 205–214.

제3장

자신감 구축

3.1 서론

할 수 있다고 믿으면 가능성이 생기고,

할 수 없다고 믿으면 아마도 해내지 못할 것이다.

이 인용구는 생활습관 처방을 받고 있지만, 자신이 변화할 수 있다는 자신감이 낮은 환자 또는 내담자들이 흔히 경험하는 상황을 잘 묘사한다. 이에 따라 의료인은 환자의 자신감을 구축해야 한다는 도전 과제를 마주하게 된다. 즉, 행동 변화가 가능하며, 이를 통해 기대했던 결과(예: 건강 개선, 체력 향상, 질병 예방)를 얻을 수 있다는 믿음을 심어 주어야 한다.

자신감은 공식적으로 자기효능감(Self-efficacy) 또는 효능 기대(efficacy

expectations)라 불리며, "원하는 결과를 만들어 내기 위해 필요한 행동을 성공적으로 수행할 수 있다는 확신"으로 정의된다.[1] 이 장에서 소개되는 원칙들은 의료인이 환자에게 맞추어 생활습관 처방 접근 방식을 수정할 때 활용할 수 있는 기초적인 지식을 제공한다. 이를 통해 환자의 자신감을 높이고, 궁극적으로 그들이 처방된 건강 행동을 시작하고 유지할 수 있도록 도울 수 있다.

3.2 근거 요약

자기효능감이론을 실제 임상 현장에 적용하기 위한 근거를 요약하는 일은 쉽지 않다. 자기효능감을 다룬 연구들이 워낙 방대할 뿐만 아니라, 이를 행동 변화 이론에 적용한 방식도 무수히 많고, 연구 방법론과 중재 방식도 매우 다양하기 때문이다. 따라서 생활습관의학 처방에 있어 최적의 실행 방법은 아직 확립되지 않았다. 이러한 복잡성을 고려하여, 이 장에서는 이론에서 실제로 이어지는 간단하고 실용적인 접근법을 취했다. 특히 신체활동, 건강한 식습관, 복약 순응, 비만 처방에 대한 주요 사례들을 중심으로 자기효능감이론을 실무에 어떻게 적용할 수 있는지 그 근거를 요약하고자 한다.

❯ 3.2.1 자기효능감의 유형

환자들이 행동을 변화시키거나 새로운 행동을 받아들일 때, 자신감을 인지하고 사용하는 방식은 각기 다르고, 상황에 따라 달라진다. 예를 들어, 어떤 환자는 생활습관 처방을 시작하기 '이전'에 일정 수준의 자신감이 필요할 수 있고, 처방된 생활습관을 유지하는 과정에서 직면하는 다양한 장애물을 극복하기 위해 실행 '도중'에 자신감이 요구되기도 한다. 또한 휴가 이후나 부상 또는 질병에서 회복한 후와 같이, 행동이 일시적으로 중단된 '이후'에 다시 시작할 때 자신감이 요구될 수도 있다. 이러한 자신감을 흔히 자기효능감의 "유형"이라고 표현하기도 하지만, 더 정확히 말하자면, 행동 변화 과정의 서로 다른 단계에서 나타나는 "상황적 자기효능감"으로 이해할 수 있다. 이와 관련하여, 건강 행동 과정 접근법(Health Action Process Approach, HAPA)에서는 행동 변화 과정의 각 단계에 따라 구분되는 다음의 세 가지 자기효능감을 제시한다.[2-4]

1. 실행 자기효능감(Action self-efficacy)
2. 유지 자기효능감(Maintenance self-efficacy)
3. 회복 자기효능감(Recovery self-efficacy)

3.2.1.1 실행 자기효능감

실행 자기효능감은 개인이 실제로 행동을 취하기 전에 나타나는 자신감으로, 미래에 수행하고자 하는 행동(예: 신체활동 증가, 더 건강한 식습관)을 자신이 성공적으로 해낼 수 있을지 판단하는 데 도움을 준다. 이러한 실행 자기효능감은 행동 변화를 시작하기 전 단계에서 건강 행동 변화를 위한 의도를 형성하는 데 중요한 역할을 한다.

> 실행 자기효능감이 높을 경우: 환자와 내담자는 "스스로의 성공을 상상
> 할 수 있고, 다양한 전략을 사용할 때 나타날 수 있는 결과를 예측하며,
> 새로운 행동을 시작할 가능성이 더 높아진다."[4]

메타분석 결과에 따르면, 실행 자기효능감은 식습관 행동보다 신체활
동의 의도와 행동에 더 큰 영향을 미치는 것으로 나타났으며, 행동 변화
과정에서 요구되는 자신감을 구축하는 데 중요한 역할을 한다(자세한 내
용은 다음 절 참고).[5] 또한, 건강 행동 과정 접근법(HAPA)에 따르면, 실행 자
기효능감은 결과 기대(outcome expectations)와는 별개의 개념으로 구분되
면서도 서로 밀접하게 작용한다. 여기서 결과 기대란, "특정 행동이 특정
결과를 가져올 것이라는 개인의 예상 또는 기대"를 의미한다.[1]

실행 자기효능감을 높이기 위해, 의료인은 환자나 내담자가 자신에게
는 처방된 생활습관을 충분히 수행할 능력이 있다고 믿도록 도와주어야
한다. 이를 위해 때로는 행동 변화 초기 단계에서 환자의 신념과 기대에
맞게 처방 내용을 조정하는 것이 필요할 수 있다(예: 주 5회가 아니라 주 2회
의 신체활동부터 시작하도록 권장하는 것; 3.3절 참고).

3.2.1.2 유지 자기효능감

유지 자기효능감 또는 대처 자기효능감(coping self-efficacy)은 개인이
자신의 의도를 실제 행동으로 옮기고 유지하는 단계(의지적 단계)에서 나
타나는 장애물과 어려움을 잘 극복할 수 있다는 긍정적인 믿음을 의미한

다. 새로운 생활습관 처방을 시도하는 환자나 내담자는, 비록 변화하려는 의도가 있더라도, 행동 과정에서 발생할 수 있는 다양한 어려움과 도전을 극복할 수 있다는 자신감은 부족할 수 있다. 특히 처방된 행동이 익숙하지 않은 경우, 어떤 어려움이 나타날지조차 모르는 상황이 많기 때문이다. 그러나 개인이 미래의 행동을 성공적으로 수행하고 잠재적 장애물을 극복할 수 있다고 믿게 도와주는 중재를 제공하면, 건강 행동 전반에 걸쳐 강력한 효과를 가져올 수 있다.[6]

> 유지 자기효능감이 높을 경우: 환자와 내담자는 생활습관 처방을 따르는 데 방해가 될 수 있는 장애물과 어려움 및 도전 과제들을 잘 인지하고 있으며, 이를 충분히 극복할 수 있다는 낙관인 태도를 갖게 된다.

유지 자기효능감은 일반적으로 생활습관 처방을 지속적으로 따르는 데 가장 중요한 자신감의 유형으로 간주되며, 신체활동보다는 식습관 행동에 더 큰 영향을 미칠 수 있다.[6] 또한, 유지 자기효능감은 종종 '대처 계획', 즉 특정 행동을 수행하는 데 방해가 될 수 있는 시나리오를 미리 예상하고, 이에 대비하는 계획을 세우는 데 매우 중요한 역할을 한다(더 자세한 정보는 9장 참고).

일차 진료 현장의 실제 사례에서, 유지 자기효능감과 대처 계획 교육은 다음과 같은 긍정적인 변화를 가져온 것으로 나타났다.

- 2형당뇨병 환자들의 식습관 개선 및 복약 순응도 향상(중재

6개월 후 평가)[7]

- 관상동맥질환 또는 고혈압 환자들의 신체활동 증가(중재 12개월 후 평가)[8]

- 잠재적 우울증 환자들의 우울증 치료 순응도 개선(7개 모듈로 구성된 프로그램 이용 후 평가)[9]

- 심혈관질환 위험이 있는 비활동적 환자들의 신체활동 증가(11개 모듈로 구성된 웹 기반 프로그램 이용 후 평가)[10]

- 만성폐쇄성폐질환 환자들의 예방 접종률 증가(교육용 브로셔를 포함한 4회의 대면 미팅 후 평가)[11]

3.2.1.3 회복 자기효능감

회복 자기효능감은 실패, 일시적 중단, 또는 좌절을 경험한 이후의 상황을 다룬다. 회복 자기효능감은 유지 자기효능감과 마찬가지로 행동에 직접적인 영향을 미치며, 실행 자기효능감과도 관련이 있는 것으로 이론화되어 있다. 그러나 선행 연구들을 종합적으로 검토한 결과, 회복 자기효능감은 신체활동이나 식습관 행동에는 거의 영향을 미치지 않는 것으로 나타났다.[6] 그러나 다른 건강 관련 결과 지표들(예: 체질량지수[12])을 예측하는 데 일정 부분 도움이 되었으며, 유지 자기효능감이 특정 건강 행동(예: 모유 수유 지속 여부[13])에 미치는 영향을 매개하는 역할을 하는 것으로 나타났다.

회복 자기효능감이 높을 경우: 환자와 내담자는 생활습관 처방을 실행하다가 실패를 경험하더라도, 이를 극복하고 다시 시작할 수 있다는 자신의 능력과 회복력을 확신하며, 더 열심히 노력하고, 더 오래 행동을 지속하려는 태도를 보인다.

3.2.2 환자의 자기효능감에 관한 근거

3.2.2.1 신체활동

신체활동에 대한 자기효능감은 일반적으로 개인이 특정 신체활동 행동이나 상황에 참여할 수 있다고 믿는 정도를 의미하며, 이러한 믿음은 실제로 그 행동을 수행하는 것과 긍정적인 관계가 있다고 이론화되어 있다. 여기서의 자신감은 환자의 잠재력이나 미래의 능력이 아니라, 환자의 현재 상태를 기준으로 판단되므로, 자기효능감과 단순한 의도(intention)를 명확히 구분할 수 있게 된다.[1, 14, 15]

자기효능감과 신체활동의 관계:

바우만(Bauman)과 동료들이 2012년에 수행한 체계적 문헌고찰에 따르면, 자기효능감은 성인과 청소년, 아동 모두에서 신체활동과 일관된 양의 상관관계를 보이는 요인이자 결정 요인으로 나타났다.[16] 이러한 자기효능감과 신체활동 간의 긍정적인 관계는 그 효과의 크기에 차이가 있기는 하지만, 다양한 만성질환을 가진 사람들에게서도 공통적으로 발견되었다. 예를 들어 다음과 같은 사례가 있다.

- 만성질환을 가진 성인 환자에서, 질환 관리에 대한 자기효능감
  과 신체활동의 상관계수(r)는 0.34였다.[17]
- 만성폐쇄성폐질환(COPD)을 가진 성인에서, 다양한 신체활동 영
  역에 대한 자기효능감의 가중 상관계수(weighted r)는 0.25였다.[18]
  참고로 이 연구는 자기효능감의 영역을 다음과 같이 세분화했
  다. 'COPD 증상 자기효능감'(예: 호흡 곤란에 대처할 자신감), '운동
  과제 자기효능감'(예: 걷기와 같은 신체 동작 수행에 대한 자신감), '운동
  장애물 자기효능감'(예: 어려운 상황에서도 운동할 수 있다는 자신감),
  '낙상 자기효능감'(예: 운동 중 넘어질 수 있다는 두려움에 대한 자신감)
- 시각장애가 있는 성인에서, 중강도-고강도 신체활동에 대한 자
  기효능감의 베타(β)값은 0.26이었다.[19]
- 골관절염을 앓고 있는 성인의 경우, 집에서 혼자 운동하든 감독
  하에 그룹으로 운동하든 상관없이, 관절염 자기효능감 척도와
  신체활동 간에 긍정적인 관계가 나타났다.[20]
- 당뇨병, 암, 만성심장질환과 같은 특정 만성질환에 대해서는 자
  기효능감과 신체활동 간의 관계를 검토할 추가적인 연구가 필요
  하다.

중재:

신체활동 중재와 관련하여, 윌리엄스(Williams)와 프렌치(French)가
실시한 메타분석에 따르면, 건강한 성인의 경우 다양한 행동변화기법
(Behavior Change Technique, BCT)이 자기효능감에 작지만 유의미한 효과

(d = 0.16)를 보였으며, 신체활동에는 조금 더 큰 효과(d = 0.21)를 보였다.[21] 올랜더(Olander)와 동료들이 비만 성인을 대상으로 한 연구 검토 결과에서도 자기효능감에 대한 효과는 작았지만(d = 0.23), 신체활동에는 중간 정도의 효과(d = 0.50)를 보였다.[22] 탕(Tang)과 동료들은 신체활동에 대한 중재 이후 자기효능감에 작은 효과(d = 0.26)가 있었다고 보고했다.[23] 그러나 자기효능감과 신체활동에 대한 중재의 효과 크기는, 중재에 사용된 행동변화기법의 종류에 따라 달라졌다. 탕과 동료들의 연구에서는 특히 다음의 세 가지 행동변화기법이 신체활동에 대한 자기효능감 변화에 영향을 주는 것으로 확인되었다.[23]

- 행동 시범: 긍정적 효과(d = 0.47)
- 행동 연습/예행연습: 긍정적 효과(d = 0.41)
- 실질적인 사회적 지지(예: 친구, 가족, 타인으로부터의 조언이나 실질적인 도움): 부정적 효과(d = -0.40)

중재가 이루어진 방식에 따른 신체활동에 대한 자기효능감 변화의 지속 효과는 다음과 같다.

- 건강 및 피트니스 전문가가 제공한 경우: 긍정적 효과(d = 0.67)
- 교회나 지역사회 환경에서 진행된 경우: 긍정적 효과(d = 0.62)
- 대면 방식으로 진행된 경우: 긍정적 효과(d = 0.23)
- 대학이나 연구실 환경에서 진행된 경우: 부정적 효과(d = -0.47)

또한 행동변화기법이 자기효능감에 미치는 효과는 인구 집단에 따라 달라질 수 있으므로, 실제 임상 현장에서 환자 개개인의 자신감을 구축하기 위해 행동변화기법을 활용할 때는 각 집단의 특성을 고려해야 한다. 다음은 그 예시이다.

- 비만 성인[22]

- 행동 계획 - 언제, 어디서, 무엇을 할지 정함(예: 환자가 퇴근 후 지역 공원에서 신체활동을 하겠다는 계획을 세운다.)

- 시간 관리 - 잠재적인 장애 요인을 관리함(예: 갑작스러운 일정 변경에 대비한 대응 계획을 수립한다.)

- 행동 결과의 자기모니터링 - 행동 변화에 따라 기대되는 구체적인 결과를 기록함(예: 환자가 신체활동에 따른 체중 변화를 스스로 기록한다.)

- 사회적 지지 및 사회적 변화에 대한 계획 수립(예: 환자가 신체활동 프로그램 참여를 돕는 지지 그룹에 가입한다.)

반면, 다음의 두 가지 행동변화기법은 자기효능감을 감소시키는 것으로 나타났다.

- 단계별 과제 설정 - 행동을 더 작고 관리 가능한 단위로 나누어 단계적으로 수행하도록 하는 방식

- 목표 행동의 일반화 유도 - 특정 상황에서 익힌 행동을 다른 상황이나 환경에서도 시도해 보라고 유도하는 방식

- 지역사회에 거주하는 60세 이상의 성인(임상 환자가 아닌 경우)[24]

- 단계별 과제 설정(올랜더와 동료들의 연구[22]에서 발견된 부정적인 관계 와는 대조적으로, 이 집단에서는 긍정적인 관계로 나타남)

- 행동에 대한 자기모니터링 촉진

- 사회적 지지 및 사회적 변화에 대한 계획 수립

- 재발 방지 및 대처 계획 수립(예: 자기효능감을 떨어뜨리는 행동과 관 련된 물건을 제거하는 등의 자극통제기법, 스트레스 관리, 명상 등)

- 당뇨병 환자[25]

- 운동에 대한 자기모니터링

- 운동 훈련(예: 가정에서의 저항 운동, 가정에서의 걷기 운동, 저항 운동과 지구력 운동의 병행 등)

연구 결과를 통해 다음의 두 가지 사항을 추가로 고려할 수 있다.

1. 자기효능감과 신체활동 행동 간의 관계는 양방향적이다. 즉, 스 스로 인식하는 자신감은 신체활동을 시작하거나 지속하려는 의 도와 행동 유지에 영향을 줄 수 있으며, 실제 행동을 통한 직접 적인 개인의 경험은 그 행동을 수행할 수 있다는 개인의 능력에 대한 믿음에 영향을 줄 수 있다.

2. 신체활동에 대한 환자의 자기효능감을 높이고 유지하기 위해서 는 위에 언급한 기법들 중 하나만 사용하는 것보다는 여러 기법

을 복합적으로 사용하는 것이 더 효과적이다. 탕(Tang)과 동료들은 "신체활동에 대한 자기효능감의 지속적인 변화에 대한 효과 크기와 사용된 행동변화기법의 개수 사이에는 유의미한 양의 상관관계가 있었다."라고 보고하였다.[23] 미치(Michie)와 동료들이 수행한 델파이기법 연구에서는 보다 포괄적인 행동변화기법 목록을 확인할 수 있다.[26]

3.2.2.2 건강한 식습관

일반적으로 자기효능감은 건강한 식습관 및 식단 변화와 긍정적인 관계를 가진다고 이론화되어 있다. 하지만 이 관계의 강도를 확증할 수 있는 체계적 문헌고찰은 아직 부족하며, 식습관 관련 자기효능감을 측정하는 방식이 연구마다 매우 다르기 때문에(예: 특정 음식 섭취에 대한 자신감, 식이 행동 조절 능력, 유혹을 이겨 내기 위한 자기조절 노력 등[27]) 체계적 고찰을 진행하기가 쉽지 않다.

자기효능감과 식습관의 관계:

생활습관 실천에 보다 쉽게 적용할 수 있는 연구들에서 자기효능감과 식이 행동 사이에 중간 정도의 상관관계가 있음이 관찰되었다. 예를 들어, 체중 관리 프로그램에 참여한 성인 여성들의 경우, 조절된 식습관에 대한 자기효능감은 과일 및 채소 섭취량과 유의미한 양의 상관관계(r = 0.55)를 보였으며, 개선된 자기조절 능력(목표 설정, 장애물 파악, 부정적 자기 대화 재구성 등)이 과일 및 채소 섭취량에 미치는 영향도 매개하는 것으로

나타났다.[28]

그러나 상반된 결과가 나오는 경우도 적지 않다. 예를 들어, 시먼즈 (Simmonds)와 동료들이 수행한 젊은 여성들을 대상으로 한 연구[29]에서 건강을 고려한 신중한 식습관(음식 섭취 빈도 설문 활용)과 새로운 8가지 문항의 척도(과일과 채소를 매일 5회 이상 섭취, 설탕이 첨가된 음식이나 음료 피하기, 가공육이나 적색육 대신 채소 또는 백색육 섭취 등에 대한 자신감)를 사용해 평가한 건강한 식습관에 대한 자기효능감 사이에는 통계적으로 유의미한 상관관계($r = 0.38$, $p < 0.01$)가 나타났다. 하지만 전 세계적으로 사용되는 식이 자기효능감 척도로 평가했을 때는 유의미한 결과를 얻지 못했다($r = 0.25$, $p > 0.05$).

한편, 특정 만성질환을 대상으로 한 여러 연구에서도 식이 자기효능감과 건강한 식습관 사이의 긍정적인 관계가 관찰되었다. 예를 들어, 다음과 같다.

- 2형당뇨병 환자의 식이 자기효능감과 식이 관리 간의 긍정적 관계[17, 30]
- 글루텐 프리 식단 준수와 셀리악병(celiac disease) 관련 자기효능감 간의 긍정적 관계[31]
- 혈액투석 치료를 받고 있는 환자들의 식이 순응도와 식이 자기효능감을 포함한 전반적인 질환 관리 자기효능감 간의 긍정적 관계[32]

중재:

식습관 중재에 관해서는 더 많은 연구가 필요하다. 지금까지 수행된 중재 연구에서 중재군과 대조군을 비교한 결과, 전반적인 효과 크기는 작았다(Hedges' g = 0.24, p < 0.001).[33] 마찬가지로, 한 체계적 문헌고찰에서도 자동화된 디지털 건강 행동 변화 중재가 자기효능감에 대해 작지만 긍정적인 효과(g = 0.19)를 보였으며, 이러한 효과 크기는 건강 행동의 유형(건강한 식습관 k = 4, 신체활동 k = 9, 금연 k = 4)에 따라 유의미한 차이를 보이지 않았다.[34]

그러나 개별 연구에서는 중간 정도의 효과가 보고되기도 하였다. 예를 들어, 루슈친스카(Luszczynska)와 동료들은 과일 및 채소 섭취를 위한 자기효능감 중재 프로그램을 실시하였는데, 이 프로그램은 다음의 세 가지 요소로 구성되었다.[35]

1. "목표를 추구하는 데 있어 자기효능감이 중요한 이유, 자기효능감을 높이고 유지해야 하는 이유에 대한 정보 제공."
2. "참가자의 자기효능감을 측정한 결과에 대한 피드백 제공."
3. "자기효능감을 높이는 다양한 방법에 대한 정보 제공."

연구자들은 이러한 중재가 건강한 식단을 유지하려는 자기효능감의 변화(β = 0.38, p < 0.001, R^2 = 0.14)와 과일 및 채소 섭취량의 변화(β = 0.34, p < 0.001, R^2 = 0.12)를 모두 예측한다고 보고하였다. 프레스티치(Prestwich)와 동료들은 식습관 중재에 대한 가장 포괄적인 메타분석을 수

행했으며, 자기효능감 향상과 긍정적인 연관이 있는 행동변화기법으로
다음 항목들을 강조하였다. [33]

- 자기모니터링 활용(예: 자신의 식습관 행동을 기록하고 관찰하기)
- 수행에 대한 피드백 제공
- 행동 목표에 대한 정기적 검토 유도
- 조건부 보상 제공(예: 식습관 개선 성공에 대한 보상 제공)
- 사회적 지지 및 사회적 변화에 대한 계획 수립

3.2.2.3 복약 순응

복약 순응에 대한 환자의 자기효능감은 신체활동이나 건강한 식습관
행동에서 나타나는 것과 비교했을 때 상대적으로 변화가 적은 편이다.
나프라디(Náfrádi)와 동료들이 수행한 문헌고찰에 따르면, 다음과 같은
다양한 영역에서의 높은 자기효능감은 복약 순응을 촉진하는 것과 일관
되게 관련이 있는 것으로 나타났다. [36]

- 약물 복용 자기효능감(즉, "어려운 상황에서도 처방된 약물 요법을 따를
  수 있다는 환자의 믿음")
- 질환 관리 자기효능감(즉, "질병을 전반적으로 관리할 수 있다는 환자의
  믿음")
- 일반적 자기효능감(즉, "삶의 다양한 영역에서 자신이 유능하다고 느끼
  는 정도")

• 기타 특정 영역의 자기효능감(예: 대처 자기효능감)

다만, 환자의 자기효능감 중 어떤 영역이 복약 순응과 가장 강한 관계를 갖는지, 그리고 이러한 자기효능감 영역들을 만성질환 관리나 수면 관리처럼 의약품을 주로 사용하는 일반적인 질병 관리에 대한 자신감과 어떻게 명확히 구분할 수 있을지에 대해서는 추가 연구가 필요하다.[37, 38]

3.2.3 의료인의 자기효능감에 대한 근거

보건의료인은 건강한 생활습관에 관한 정보를 제공하는 주요한 정보원으로, 일반 대중과 자주 접촉하는 만큼 생활습관 처방에 대해 논의할 수 있는 기술과 지식을 갖추고 있을 것으로 기대된다. 그러나 의료인이 생활습관 처방을 제공하는 데 있어 자신감이 부족하면, 환자의 행동 변화를 효과적으로 이끌어 내기 어렵다.

3.2.3.1 장애 요인과 의료인의 자기효능감

의료인의 자신감 부족과 지식 부족은 환자에게 신체활동 및 영양 관리를 제공하는 데 장애 요인으로 작용하며, 그 결과 중요한 생활습관 관련 대화를 회피하게 만들 수 있다.[39, 40] 특히 소아 환자의 체중이나 생활습관 문제에 대해 적극적으로 중재하지 않은 의료인들은 다음과 같은 이유를 들었다.[41]

• 자신의 업무 범위에 포함되지 않는다고 느낌

표 3.1 네덜란드의 7개 직종 헬스케어 전문가들이 환자와 생활습관 및 체중 관련 상담 시 평가한 자기효능감 및 인지된 장애물의 평균값(표준편차)

	소아과 의사	영양사	청소년 보건 의료 의사	정신건강 전문가
자기효능감	8.1(1.2)	7.5(1.1)	7.4(1.1)	7.2(1.7)
장애물 수	2.3(2.0)	3.8(2.1)	4.7(2.7)	2.9(2.0)

	청소년 보건의료 간호사	물리치료사	일반의
자기효능감	7.1(1.0)	6.9(1.5)	6.8(1.6)
장애물 수	4.2(2.1)	4.4(2.7)	4.4(2.5)

* 출처: 판 데어 포른(van der Voorn) 외 연구[41]에서 수정 발췌
* 자기효능감: 0~10점 척도 사용(0점: 자신 없음, 10점: 매우 자신 있음)

- 적절한 대화법이나 표현 방법을 모름
- 효과적인 의사소통 전략에 대한 충분한 훈련을 받지 못함
- 비만의 원인에 대한 지식이 부족함

이러한 장애 요인들은 의료인이 생활습관 및 체중 관련 상담을 제공할 수 있다는 자신감이 부족하다는 점을 잘 보여 준다. 〈표 3.1〉에 보이는 바와 같이, 의료인이 스스로 보고한 장애 요인의 수가 많을수록 스스로 보고한 자기효능감은 낮아지는 것으로 나타났다. 하지만 생활습관 처방을 제공하고 장애 요인을 관리하는 데 필요한 지식과 기술을 향상시키는 교육을 통해 의료인의 자신감을 높일 수 있다.

3.2.3.2 의료인의 자기효능감 높이기

영양 상담:

샤루르(Sharour)의 연구에 따르면, 간호사를 대상으로 한 영양 처방 교육 프로그램에 참여한 그룹은 참여하지 않은 그룹에 비해 종양 환자에게 영양 관리를 제공하는 데 있어 자신감이 유의미하게 향상한 것으로 나타났다(t = -10.25, p < 0.01).[39] 이와 유사하게, 신앙 공동체 간호사들을 대상으로 3시간 분량의 영양 교육을 시행한 후, 영양 지식에 대한 자기효능감이 향상되었다는 결과가 보고됐다.[42] 특히 의료 교육 과정에서는 상담 훈련이 충분히 이루어지지 않기 때문에,[43] 생활습관의학 분야에서 지속적인 교육 역량을 강화하는 것이 영양 처방을 제공하는 데 필요한 자기효능감을 높이는 데 도움이 될 것이라는 이론적 근거가 된다.

비만 상담:

비만 상담에 대해서도 비슷한 제안을 할 수 있다. 한 예로, 미국 내 500명 이상의 비의사 보건의료인을 대상으로, "당신은 비만 환자 또는 내담자가 임상적으로 의미 있는 체중 감량(적어도 체중의 5% 이상)을 달성하도록 돕는 데 얼마나 자신 있습니까?"라는 질문을 던졌다.[44] 이때 "꽤 혹은 매우 자신 있다."라고 응답한 비율(%)은 의료인의 직종에 따라 달랐다(<표 3.2> 참고).

흥미롭게도, 의료인들이 스스로 보고한 자신감은 이전에 실제로 환자의 임상적 체중 감량을 성공적으로 도운 경험과는 특별한 관련이 없었다. 연구자들은 이러한 자신감의 차이는 직종별로 환자의 체중 감량을

표 3.2 "비만 환자 또는 내담자가 임상적으로 의미 있는 체중 감량(최소 체중의 5% 이상)을 달성하도록 돕는 데 얼마나 자신 있습니까?"라는 질문에 "꽤 자신 있다" 또는 "매우 자신 있다"고 응답한 보건의료인의 비율(%)

	간호 분야	영양 분야	행동/정신건강 분야	운동 분야	약학 분야
자신 있다(%)	61	88	51	52	60
성공 경험(%)	38	81	45	38	33

* 출처: 블라이히(Bleich) 외 연구[44]에서 수정 발췌
* 설문 문항 원문: "귀하는 비만 환자 또는 내담자가 임상적으로 의미 있는 체중 감량(최소 체중의 5% 이상)을 달성하도록 돕는 데 얼마나 성공적이었다고 생각하십니까?"

돕는 훈련을 얼마나 받았는지에 따라 나타난 결과일 수 있다고 보고, 지속적인 교육의 기회를 확대할 것을 권장하였다.

결론적으로, 과체중 및 비만 아동 관리에 대한 의료인의 자기효능감을 조사한 대규모 국가 단위 연구에서는, "소아과 의사가 비만 문제 해결에 중요한 역할을 수행한다고 믿는 신념이, 비만을 평가하고 상담하는 것에 대한 자기효능감의 가장 강력한 예측 요인이었다."라고 보고되었다.[45] 이러한 결과는 보건의료 전문가와 학생들에게 자신들이 비만과 기타 만성질환을 다루는 데 있어 중요한 역할을 하고 있음을 보여 주며, 생활습관 처방에 대한 자신감을 쌓고, 의료진-환자 관계를 개선하며, 궁극적으로 환자들에게 더 나은 지원과 치료를 제공할 수 있도록 추가 교육을 받을 수 있다는 확신을 심어 준다.[46]

3.3 실제 적용

》 3.3.1 환자의 자신감 구축하기

전통적으로 자기효능감 또는 자신감을 구축하는 데는 (1) 성공 경험 (Mastery Experience), (2) 대리 경험(Vicarious Experience), (3) 언어적 설득 (Verbal Persuasion), (4) 정서적 각성(Emotional Arousal) 등 네 가지 핵심 원칙 (경로)이 있다. 다음은 패리스(Faries)와 아브레우(Abreu)의 연구[47]를 확장 요약한 것이다.

3.3.1.1 성공 경험

자신감을 키우는 첫 번째 방법은 개인이 어떤 행동을 '효과적'으로 수 행했을 때 얻어지는 성공 경험을 통해 성취감을 느끼는 것이다.[6] 단지 어떤 행동을 하거나 그 행동을 하기 위한 단계를 밟는 것만으로는 성공 경험을 얻었다고 볼 수 없다. 핵심은 환자 스스로가 자신의 수행이 '효과 적'이었다고 인지하는 것이다. 즉, 환자 본인이 목표로 하는 행동을 수 행하면서, 스스로 성과를 내고 있고 점차 나아지고 있다고 믿게 되는 순 간, 그 자체가 가장 확실한 성공의 증거가 되며, 이를 통해 자신감이 높 아진다.

> 🔆 TIP 환자들이 도전적이지만 달성 가능한 행동을 선택하도록 돕기

만약 생활습관 처방이 환자에게 너무 어렵고 도전적으로 느껴진다면, 환자의 자신감이 떨어질 수 있다. 반대로 너무 쉬운 처방은 환자가 자신의 능력에 대한 자신감을 얻는 데 도움이 되지 않을 수 있다. 또한, 환자가 느끼는 성공에 대한 기대감은 행동을 시작하고 유지하는 데 영향을 미칠 수 있으며, 이는 도전적인 상황에서도 마찬가지이다.[1]

성공 경험을 쌓는 데 있어 또 다른 핵심 요소는 의료인이 아니라, '환자 스스로가' 자신의 수행이 성공적이며 발전하고 있다고 인식하는 것이다. 예를 들어, 어떤 환자가 "이번 주에 운동을 30분밖에 못 했어요."라고 말한다면, 이는 처방을 받은 '주당 150분 운동'이라는 권장 기준에 미치지 못했기 때문에 본인의 노력을 실패로 인식하고 있는 것이다. 이때 의료인은 사전에 설정된 기준 또는 '이상적인' 처방에 비추어 그 기준에 못 미쳤으니 실패했다고 말할 수도 있지만, 다른 어려움이 있었던 상황에서도 30분이나 실천한 점을 성취로 받아들이고, 분명히 진전이 이루어지고 있다는 점을 강조해 줄 수도 있다. 전자의 접근 방식은 환자의 성공 경험을 약화시킬 가능성이 높지만, 후자의 접근 방식은 성공 경험을 강화해 줄 것이다.

TIP 환자 또는 내담자의 행동 변화가 아무리 작더라도, 그것은 하나의 성공이자 성취이며, 진전이 이루어지고 있다는 증거라고 인식하도록 돕기

환자가 성공했다고 인식하는 데 영향을 미치는 두 가지 추가 요인은, (1) 생활습관 처방이 얼마나 어렵게 느껴졌는지, (2) 해당 행동을 수행하는 데 도움이 필요했는지 여부이다. 특정 행동이나 활동에 대한 환자의 자신감은 그것을 완수하기가 얼마나 어려웠다고 느끼는지에 따라 달라진다. 환자들은 전력을 다해 노력해야만 했던 상황을 자신의 능력이나 기술이 부족(예: 신체적 쇠약)하다는 것으로 오해할 수 있다. 또한, 행동을 수행하는 과정에서 너무 많은 도움이 필요했다고 느낀 경우, 환자의 자신감은 좀처럼 올라가지 않고 오히려 낮아질 수도 있다.

건강한 생활습관을 처음 시도하는 환자의 경우, 신체활동 중이나 활동 이후에 나타날 수 있는 정상적인 수준의 피로와 통증, 또는 식이 조절로 인한 허기처럼 정상적인 신체 반응을 제대로 이해하지 못할 수 있다. 이럴 때 의료인은 환자에게 활동을 수행하며 경험하는 불편함이나 어려움은 정상적인 반응이며, 이것이 그 행동을 제대로 하지 못하고 있거나 능력이 부족하다는 신호가 아님을 명확히 인식시켜 주어야 한다.

3.3.1.2 대리 경험

환자들은 생활습관 처방을 위협적이거나 부담스럽게 느낄 수 있으며, 이는 환자의 자신감을 저하시킬 수 있다. 하지만 다른 사람이 같은 행동을 성공적으로 수행하는 모습을 보고, 자신이 걱정했던 부정적인 결과가 실제로는 일어나지 않는다는 점을 확인하면 자신감이 높아질 수 있다.[6] 이러한 대리 경험은 주로 모델링과 성공 사례(체험담)를 통해 얻을 수 있다.

모델링:

다른 환자들이 성공적으로 행동을 실천하는 모습을 보면, 그것이 모델이 되어 자신도 할 수 있다는 자신감을 갖게 된다. 실제 진료 현장에서는 일대일 대화, 교육 세션, 또는 그룹 진료 등을 통해 환자들이 자신과 비슷한 처지에 있는 사람들과 상호작용하면서 모델링이 자연스럽게 이루어진다.

> ☀TIP☀ 환자들이 모델을 믿을 만하고, 자신과 비슷하다고 생각하며, 같은 목표를 중요하게 여기고, 자신이 닮고 싶은 사람이라고 느낄수록 모델링의 효과는 더욱 커진다.

또한, 의료인의 건강과 행동이 생활습관 처방에 대한 임상적 태도와 실제 진료 행위에 영향을 준다는 충분한 근거가 있다.[48] 다시 말해, 환자와 내담자는 "자신이 권하는 이상적인 행동을 스스로 실천하고 있는" 의료인의 모습을 보면, 더 큰 신뢰와 자신감을 갖게 된다.

> ☀TIP☀ 의료인은 건강 행동을 완벽하게 실천해야 할 필요도 없고, 건강한 생활습관을 유지할 때 아무런 어려움이나 장애물이 없어야 하는 것도 아니다. 대신, 의료인 자신이 건강한 생활습관을 실천하는 과정에서 겪었던 어려움과 이를 극복한 전략, 성공 경험 등을 솔직하고 겸손하게 공유하는 태도가 중요하다.

성공 사례:

먼저 성공을 경험한 환자들의 체험담 역시 강력한 대리 경험을 제공한다. 그룹 진료나 교육 세션을 통해 환자들이 자신의 성공 경험과 전략을 공유하도록 유도하거나, 생활습관 변화에 성공한 환자를 초청해 자신의 성공담을 직접 들려주게 하는 방법이 있다. 하지만 여기서 중요한 점은, 지금 생활습관 변화를 처방받고 있는 환자들이 성공 사례를 공유해주는 사람이 자기 자신과 비슷하다고 느껴야 한다는 점이다. 만약 환자가 성공담을 들려주는 사람이 자신과는 역량 면에서 다르다고 느낀다면, 자신도 저렇게 성과를 낼 수 있다는 믿음을 갖기 어려워진다.

> TIP 성공 사례는 환자와 인종, 성별, 환경, 건강 행동 실천 경험, 생활 여건(예: 직업, 가족 관계 등)이 유사한 사람에게서 나올 때 가장 효과적이다.

3.3.1.3 언어적 설득

언어적 설득은 개인이 과거에 힘겨워 했던 행동 변화를 다시 시도할 때, 그 과정에서 마주치는 어려움을 극복하고 잘 해낼 수 있다는 믿음을 갖도록 도와주는 방식이다.[6]

> TIP 따뜻한 격려 한마디가 큰 힘이 될 수 있다.

의료인은 환자가 마음속에서 "나는 할 수 있어."라는 긍정적이고 설득력 있는 목소리를 발견하고, 그 목소리를 더 크게 키울 수 있도록 도울 수 있다. 언어적 설득의 효과는 환자가 자신에게 말을 전하는 사람을 신뢰할 만하다고 느끼는지에 따라 달라진다. 즉, 환자가 자신에게 말을 전하는 사람이 능력 있고, 필요한 기술을 알고 있으며, 환자 자신의 역량을 정확히 평가할 수 있는 사람이라고 믿을 때, 언어적 설득은 더욱 효과적으로 작용해 환자의 자신감을 높일 수 있다.

또한, 환자가 자신에게 필요한 순간에 이러한 '내면의 목소리'를 찾고 활용할 수 있도록 지도하는 것도 중요하다. 예를 들어 '긍정적인 자기대화(positive self-talk)'나 '긍정적 리프레이밍(positive reframing)' 같은 기법을 통해 이를 연습할 수 있다. 환자가 이런 기술을 습득하면 항상 의료인에게만 의존하지 않고 환자 스스로 자기효능감을 길러 나갈 수 있게 되며, 반복적 연습을 통해 더욱 숙달될 수 있다.

마지막으로, 언어적 설득만으로는 자기효능감을 장기적으로 유지하기에 충분하지 않을 수 있다.[49] 단순한 위로나 응원보다는, 이전의 수행에 대한 건설적인 피드백을 함께 제공하면 설득력이 더 높아질 수 있다.

> ☀ **TIP** 심도 있고 구체적인 피드백을 제공하면, 특정 전략이 행동 변화 및 유지에 있어 왜 성공적이었고, 다른 전략은 왜 효과가 없었는지를 명확하게 이해하도록 도울 수 있다.

3.3.1.4 정서적 각성

생활습관 변화와 같이, 스트레스를 주거나 힘든 상황에서 나타나는 정서와 감정은 개인의 역량에 대한 인식을 형성하는 데 중요한 정보를 제공한다.[1] 감정은 일종의 피드백을 제공하며, 자신감을 구축하려면 감정을 긍정적으로 해석할 필요가 있다. 그러나 환자의 현재 생리적, 정서적 상태는 자신이 가진 역량에 대한 판단을 흐리게 만들 수 있다. 예를 들어, 스트레스, 우울, 피로감과 같은 부정적인 감정을 느끼는 환자는 자신의 실제 능력을 과소평가하거나, 행동 수행에 따르는 어려움을 과대평가하는 경향이 있다.

> TIP 환자나 내담자가 어려운 상황을 보다 유연하고, 주의 깊게, 비판 없이 바라볼 수 있도록 돕기. 예를 들어, 운동하면서 느끼는 피로나 불편함은 환자가 자신의 신체 능력을 향상시키기 위해 스스로 노력하고 있다는 신호로 볼 수 있다.

또한, 과도하거나 부정적인 정서적 각성 상태는 건강 행동을 위한 노력을 저해하거나 무력화시킬 수 있다. 예를 들어, 신체활동을 하는 도중이나 활동 직후에 느끼는 불쾌감, 식습관 변화를 시도할 때의 스트레스, 체중을 주기적으로 점검할 때 느끼는 부담감 등은 환자의 자신감과 이후 행동 수행에 부정적인 영향을 미칠 수 있다.[50] 의료인은 환자가 이러한 상황에 어떻게 반응하고 있는지를 주의 깊게 관찰하여, 환자가 겪는 감정을 긍정적으로 재구성할 수 있도록 돕고, 필요시 처방 자체를 적절히 조정하여 자신감과 동기를 최대화하는 것이 중요하다.[2, 51] 특히 생활습관 처방을 설계할 때 성공 경험과 긍정적 피드백을 극대화하도록 구성하면, 결과적으로 환자의 자기효능감을 높이는 데 큰 도움이 된다.[52]

> **TIP** 건강 행동도 때로는 부정적인 감정을 유발할 수 있다. 신체활동이나 건강한 식습관을 시도하면서 겪게 되는 다양한 감정 반응들이 행동의 시작과 유지에 어떤 영향을 미치는지에 대한 더 자세한 내용은 10장에서 다룬다.

3.3.2 의료인의 자신감 구축하기

이론적 지식과 기술을 실제 진료 과정, 환자가 마주한 장애물, 생활습관 처방을 조정하는 과정에 효과적으로 적용함으로써 의료인의 자기효능감이 높아질 수 있다. 다음은 의료인의 자기효능감을 키우기 위한 구체적인 방법이다.[45]

3.3.2.1 동기면담 훈련하기

환자의 관점을 이해하기 위해 동기면담을 활용하면, 의료인이 생활습관 처방을 내리는 데 자신감을 키울 수 있다. 실제 당신의 임상에 동기면담 지침을 활용한 평가 질문지를 도입하는 것을 고려해 보라. 면담을 지속적으로 수행하면서 당신이 편하게 느끼는 대화 주제에 따라 질문 문항을 수정해 나갈 수 있다(자세한 내용은 4장 참고).

3.3.2.2 행동 변화를 과정으로 바라보기

환자나 내담자는 생활습관 처방을 처음 시작할 때 자신감이 낮을 수 있지만, 행동 변화의 단계(2장 참고)를 거쳐가며 자기효능감이 점차 높아질 수 있다. 따라서 행동 변화를 하나의 '과정'으로 바라보면, 의료인이 환자의 현재 단계에 맞춰 적절한 질문을 하고, 그에 적합한 정보를 제공하며, 환자가 다음 단계로 나아갈 수 있도록 적극적으로 개입할 수 있다는 자신감이 향상될 수 있다.

3.3.2.3 자기성찰과 자기탐색

환자의 장애 요인을 극복하고 변화를 이끌어 내기 위한 자신감을 쌓으려면 먼저 의료인의 자기성찰과 자기평가가 우선되어야 한다. 당신은 새로운 개념을 배우고 진료 방식을 바꿀 준비가 되어 있는가? 지금 이 책을 읽고 있다는 것 자체가 이미 변화를 고민하고 있다는 신호일 수 있다. 만약 당신이 계획적인 사람이라면, 당신의 진료를 개선할 수 있는 영역들을 파악하고 구체적인 실행 계획을 세워 보는 것도 좋다. 연구를 즐긴다면, 기존 연구를 살펴보고 연구의 빈틈을 발견하거나 향후 연구할 주제를 탐색하는 과정도 자신감 구축에 도움이 될 수 있다. 결국, 자신감을 키운다는 것은 해당 주제에 적극 참여하고 노출되는 것에서 시작된다. 동료에게 환자들을 상대로 생활습관 처방을 어떻게 하고 있는지 물어보거나 서로의 의견을 비교해 보는 것도 좋은 방법이다.

또한, 연구에 따르면 의료인 본인의 건강 습관이 실제 상담에도 영향을 미친다.[53] 예를 들어, 규칙적으로 운동하는 의사는 환자에게 운동을

권장하는 경우가 더 많다.[54] 이는 의료인이 건강한 습관을 실천할수록 환
자와의 상담에 대한 자신감이 높아진다는 점을 시사한다. 의료인 스스
로 건강한 생활습관을 탐구하고 실천하는 것은 환자의 문제를 함께 탐색
하고 도울 수 있다는 자신감과 역량을 향상시킬 수 있다.

3.3.2.4 지속적으로 교육에 참여하기

연구에 따르면, 지속적인 교육을 통해 습득한 숙련성은 의료인의 자
기효능감을 높이고 자신감을 향상시킨다.[39, 46] 이 책에 제시된 도구와 방
법들에 대해 더 많은 정보를 수집하고 학습하는 과정은 당신의 자신감을
키우는 데 도움이 될 것이다. 책을 읽으며 흥미를 느낀 주제와 관련된 평
생 교육 과정에 등록하는 것도 좋은 방법이다. 학습은 직접 실험하고 적
용해 보는 과정이기도 하므로, 이 책에서 배운 개념 하나를 골라 다음 주
환자와의 상담에 적용해 보라. 직접 실천해 보는 과정에서 자신감이 높
아질 것이며, 몇 주 후에는 또 다른 개념도 도입해 볼 수 있을 것이다.

3.3.2.5 지역사회의 파트너에게 의뢰하기

의료인은 모든 것을 혼자 해결해야 한다는 부담감을 느낄 필요가 없
으며, 그러한 부담은 오히려 자신감을 떨어뜨릴 수 있다. 환자의 자신감
을 높이고 지역사회 구성원이 건강 프로그램에 주도적으로 참여할 수 있
도록 설계된 지역사회 기반 공중 보건 프로그램을 적극 활용하는 것도
좋은 방법이다.[55] 한 연구에서는 지역사회 기반 협력 기관에 환자를 의뢰
했을 때 환자가 건강 교육, 상담, 사회적 지원 등을 제공하는 건강 관리

담당자와 더 많은 시간을 보내고 접근성이 높아지는 효과가 있었다고 설명하고 있다.[56] 다음은 무료 또는 저렴한 비용으로 행동 변화를 지원하는 대표적인 지역사회 기반 파트너들이다.

- 주 및 카운티 단위 협력 확장 서비스(Cooperative Extension Service)
- 교회 및 신앙 공동체
- 카운티 연합체(County Coalitions)
- 지역사회 비영리 단체
- 주 및 카운티 보건부
- 지역사회 보건 종사자

지역사회 프로그램에 환자를 의뢰하는 것은 환자가 생활습관 처방을 이행하면서 마주하는 일반적인 장벽들로 인해 의료인이 느끼는 부담감을 덜어 주는 데에도 도움이 될 수 있다. 또한 의료인이 환자가 자신의 장애물을 인식하고 극복할 전략(예: 대처 계획)을 세우는 과정을 도울 때, 보완적인 역할을 수행할 수 있다. 그러나 이러한 건강 교육 프로그램 역시 자기효능감 향상의 필요성에서 자유롭지 않다. 프로그램에 참여하는 것 자체가 자기효능감과 복합적으로 얽힌 영향을 받기 때문이다. 예를 들어, 보험에 들지 않은 환자들이 건강 교육 프로그램에 참여한 경우, 자기효능감은 신체활동에 대한 "인지된 이점"은 증가시키고 "인지된 장벽"은 낮추었지만, 건강한 음식 선택에 관해서는 인지된 이점과 인지된 장벽 모두를 증가시키는 것으로 나타났다.[57]

> ☀TIP☀ 환자가 자신의 장벽을 인지하고 이를 극복할 전략을 찾도록 돕기. 예를 들어, "당신이 [이 생활습관 처방]을 실천하는 데 예상되는 어려움이 있다면 무엇일까요?"라고 질문한 뒤, "그러한 어려움을 극복하기 위해 당신이 할 수 있는 방법은 무엇일까요?"라고 물어볼 수 있다. 이렇게 도출된 성공적인 전략들을 반복적으로 사용하여 계속해서 자신감을 키워 나갈 수 있다.

3.4 사례 연구

3.4.1 성공을 향한 도전

자넷(Janet)은 의사가 처방한 신체활동을 실천하기 위해 집 근처 헬스클럽에 가입하기로 결정했다. 운동에 대해 전혀 알지 못했던 그녀는 먼저 헬스클럽에서 제공하는 무료 그룹 운동 수업에 참가하기로 했다. 하지만 자넷은 수업 중에 동작을 따라가기 어려워했고, 이를 본 강사가 도움을 주기 위해 다가와 자세를 교정해 주었다. 이 일로 인해 자넷의 신체활동에 대한 자기효능감은 급격히 떨어졌다. 이런 경우 다음과 같이 대응할 수 있다.

- 자넷이 자신 있게 할 수 있다고 느끼는 새로운 신체활동 옵션을 찾는다.
- 처음에 도움이 필요한 것은 당연한 일이며, 결코 능력이 부족하

다는 의미가 아니라는 점을 다시 확인시키고 안심시켜 준다.

- 자녣이 궁금한 점을 질문하고 필요할 때 도움을 적극적으로 요청하도록 격려한다.

▷ 3.4.2 잘못된 모델 사례(대리 경험의 불일치)

더그(Doug)는 생활습관 변화 처방을 실천하는 데 어려움을 겪고 있다. 그는 평생 신체활동에 흥미를 느껴 본 적이 없었고, 스포츠를 해 본 적도 없었으며, 고등학교 체육 수업조차 몹시 싫어했다. 의사는 더그에게 동기를 부여하고 자신감을 높여 주고자 다른 환자의 사례를 들려주었다. 그 환자는 전직 올-아메리칸 미식축구 선수였지만, 선수 생활을 그만둔 후 움직임이 적어지고 살이 찌면서 대사증후군을 겪게 되었다는 점에서 더그와 비슷했다. 의사는 이 환자가 처음에는 변화하기를 주저했지만, 결국 주 3회 달리기를 시작하여 6개월 후에는 더 이상 고혈압이나 콜레스테롤 약이 필요하지 않게 되었다는 이야기를 공유했다. 하지만 더그는 이 이야기를 듣고도 전혀 동기 부여가 되지 않았고, 자신이 그런 변화를 이룰 수 있다는 자신감도 생기지 않았다. 더그는 '그 사람은 전직 올-아메리칸 선수니까 당연히 해낼 수 있었겠지만, 나는 운동선수도 아닌데 어떻게 그렇게 하겠어.'라고 생각했다. 이런 경우에는 다음과 같은 전략을 사용할 수 있다.

- 환자와 유사한 특성과 능력을 가진 사람들의 성공 사례, 모범, 성공 경험담을 공유하도록 한다.

- 더그와의 대화를 통해 그와 더 비슷한 특성을 가진 다른 환자의 사례를 찾아주고, 더그 역시 생활습관 처방을 성공적으로 수행할 수 있는 능력을 충분히 가지고 있다는 점을 확신시켜 준다.

3.4.3 설득의 힘

마이크(Mike)는 생활습관 바꾸기를 완강히 거부했다. 보건 분야의 박사 학위를 가진 아들의 지속적인 격려와 도움에도 불구하고, 그는 자신의 질환에 대한 유일한 해결책은 약물 치료뿐이라고 굳게 믿었다. 애초에 약물 치료가 가장 좋은 해결책이 아니었다면, 왜 의사가 약을 처방했겠느냐는 것이 그의 생각이었다. 그저 신체활동을 조금 더 늘리고 식단을 간단히 조정하는 정도로 충분했다면, 의사가 분명히 그렇게 말해 주었을 것이라고 생각했다. 이런 경우 다음과 같은 접근이 필요하다.

- 의료인이야말로 마이크가 생활습관 변화를 시도할 수 있도록 자신감을 주는 가장 중요한 역할을 한다는 점을 기억해야 한다. 환자는 가족이나 친구보다 의료인의 말을 더 신뢰할 만한 정보로 받아들인다.
- 마이크가 처방된 생활습관 변화를 성공적으로 실천할 수 있다는 자신감이 어느 정도인지 솔직하게 이야기하도록 적극적으로 대화를 시도한다.
  - 작은 생활습관 변화일지라도 질병 예방 및 관리에 효과적인 이유를 구체적이면서도 간결하고 이해하기 쉽게 설명한다.

- 이렇게 중요한 생활습관 변화를 마이크도 충분히 성공적으로
수행할 수 있다는 확신을 심어 주고 격려한다.

▶ 3.4.4 생리적 반응에 대한 오해

재키(Jackie)는 뛰어난 체력을 가진 사람이었다. 그녀는 몇 주 동안 고
강도 인터벌 트레이닝에 꾸준히 참여하고 있었지만, 처음 시작했을 때와
비교해도 자신감이 더 생기지는 않았다. 몇 주간 훈련했음에도 불구하
고 심박수는 여전히 높았고, 불편감과 피로도 계속 느껴졌기 때문이다.
결국 재키는 실망했고, 자신이 더 건강해지고 있다는 느낌이 들지 않았
다. 그녀는 왜 더 자신감을 얻지 못했던 걸까? 이런 경우에는 다음과 같
이 대응할 수 있다.

- 재키는 트레이닝으로 인한 생리적 반응을 자신의 능력 부족 때문
  이라고 오해했기 때문에 자신감을 얻지 못했다는 점을 인지한다.
- 고강도 운동 시에는 항상 높은 심박수, 피로감, 불편감 같은 증상
  이 나타나는 것이 정상이라는 점을 재키에게 설명해 준다. 이러
  한 증상은 몇 주간 훈련을 해도 발전이 없어서 나타난 실패의 결
  과가 아니라, 훈련에 제대로 반응하고 있다는 정상적인 신체 반
  응이자 오히려 성취의 신호임을 이해하도록 도와준다.
- 신체활동에 익숙하지 않은 사람일수록 약간의 불편함이나 긴장
  감을 '내가 제대로 못하고 있다'는 신호로 오해하여 자신감과 동
  기를 잃는 경우가 많다. 따라서 이들에게는 신체활동 시 일반적

으로 경험할 수 있는 반응들에 대해 미리 알려 주고 준비시키는 것이 도움이 된다.

▶ 3.4.5 실천을 돕기 위한 추가 팁

환자 또는 내담자와의 상호작용을 통해 그들의 자신감을 높여 줄 수 있도록, 다음 질문들을 그들의 관점에서 고려해 보고, 이에 대해 어떻게 반응하고 도와줄 수 있을지 생각해 보라.

- 자신감: 나는 이 생활습관 처방을 시작하고 유지할 수 있는 능력이 있다고 자신할 수 있을까?
- 결과 기대: 이 행동을 실천하면 정말로 내가 원하는 결과가 나타날 것이라고 믿는가?
- 가치 있는 결과: 나는 정말로 이 변화를 원하고 필요로 하는가?
- 미래의 나: 미래의 나는 지금 생활습관 변화를 위해 희생하고 헌신한 나에게 고마워할까? 미래의 나는 구체적으로 어떤 점을 고마워할까?
- 계획 수립: 나는 생활습관 변화를 시도하면서 마주치게 될 구체적인 어려움과 장애물, 힘든 상황을 극복하기 위한 계획을 가지고 있는가?

3.5 측정 전략

3.5.1 자기효능감 척도

3.5.1.1 일반적 자기효능감

일반적 자기효능감 척도는 삶에서 마주하는 다양한 요구에 대처하는 데 필요한 낙관적인 자기신념(self-belief)을 평가한다(<표 3.3> 참고).[58]

3.5.1.2 운동 및 식이요법 특화 척도

운동 및 식이요법에 특화된 자기효능감 척도들이 개발되어 있으며, 이를 통해 장애물을 마주한 상황에서도 행동을 조절할 수 있다는 자신 감을 평가할 수 있다. 중요한 것은 당신과 당신의 실무 환경에 가장 잘 맞는 척도를 찾는 것이다. 반두라(Bandura)의 논문[14] 부록에 있는 운동 및 식이요법 자기효능감 척도의 예시 외에도 다음과 같은 척도들을 추 천한다.

- 다양한 장애물이나 도전적인 상황에 직면했을 때 운동을 지속할 수 있다는 자신감을 평가하는 운동 자기효능감 척도[59] 또는 장벽 에 대한 자기효능감 척도(http://www.epl.illinois.edu/barse)[60].
- 고열량 음식, 사회적 및 내면적 요인, 부정적인 감정 상태 등 다 양한 식사 유혹 상황에서 식이 행동을 조절할 수 있다는 자신감 을 평가하는 상황 기반 식이 조절 자기효능감 척도[61].

표 3.3 일반적 자기효능감 척도[58]

	전혀 그렇지 않다	약간 그렇다	대체로 그렇다	매우 그렇다
1. 나는 충분히 노력하면, 어려운 문제라도 해결할 수 있다.	1	2	3	4
2. 누군가 나에게 반대하더라도, 원하는 것을 얻기 위한 수단과 방법을 찾아낼 수 있다.	1	2	3	4
3. 나는 목표를 끝까지 고수하고 달성하는 것이 쉽다.	1	2	3	4
4. 나는 예상치 못한 상황이 생겨도, 효과적으로 대처할 수 있다고 자신한다.	1	2	3	4
5. 나는 임기응변이 뛰어나서, 예상치 못한 상황에 어떻게 대응해야 할지 안다.	1	2	3	4
6. 나는 필요한 노력을 기울인다면, 대부분의 문제를 해결할 수 있다.	1	2	3	4
7. 나는 어려움에 직면해도 침착함을 유지할 수 있다. 나의 대처 능력을 믿기 때문이다.	1	2	3	4
8. 나는 문제에 부딪히면, 대개 여러 가지 해결책을 떠올릴 수 있다.	1	2	3	4
9. 나는 곤경에 처하더라도, 보통 무언가 대안을 생각해 낼 수 있다.	1	2	3	4
10. 나는 어떤 일이 닥치더라도, 대체로 잘 처리할 수 있다.	1	2	3	4

이 외에도 특정 질환이나 상황에 맞춘 다양한 척도가 개발되어 있으며, 인터넷에서 "자기효능감 척도(self-efficacy scales)" 등의 키워드로 검색하면 찾을 수 있다. 예를 들면, 다음과 같은 분야에 특화된 척도가 있다.

- 2형당뇨병 자기관리[62]

- 골다공증[63]

- 관절염[64]

- 심혈관질환 관리[65]

- 심장질환 식이요법[66]

- 콜레스테롤 저하 식이요법[67]

- 지중해식 식단[68]

- 척수 손상 후 운동[69]

3.5.1.3 구체적 자기효능감 척도

이미 검증된 척도들은 유용하지만, 실제 진료나 실무에서 마주하는 환자들의 특정 요구와 행동에 맞춰 조정할 수 없는 경우가 많다. 다행히도 반두라는 자기효능감 척도를 직접 만드는 방법을 제시하였다.[14] 그 핵심 내용을 요약하면 다음과 같다.

1. 내용 타당도
   a. 문항을 만들 때는 자기효능감 또는 행동에 대한 자신감이라는 개념을 반드시 반영해야 한다. 이는 어떤 행동을 수행할 수 있다는 능력에 대한 자신의 인지된 판단을 의미한다.
   b. 문항의 표현은 '할 것이다'가 아닌, '할 수 있다'의 형태로 작성해야 한다.
2. 내용의 연관성

　　a. 문항은 환자나 내담자가 어느 정도 통제할 수 있는 행동이자,
　　　 원하는 결과와 연관된 행동을 평가하도록 만들어야 한다.

　　b. 예를 들어, 원하는 결과가 암 발생 위험 감소일 경우, 만약 이
　　　 완(relaxation)이 암 위험을 낮추는 데 영향을 미치지 않는다
　　　 면, '이완할 수 있다는 자신감'은 암 발생 위험 감소라는 목표
　　　 와 연관성이 없다.

3. 내용의 구체성

　　a. 환자나 내담자와의 대화를 거쳐 작성한 문항들은 일반적인
　　　 행동이 아니라 구체적인 수행 요소에 초점을 맞추어야 한다.

　　b. 예를 들어, "당신은 신체활동을 할 자신이 있습니까?"보다는
　　　 "앞으로 일주일에 5일 동안 중간 강도로 30분씩 신체활동을
　　　 할 수 있다는 자신감이 있습니까?"처럼 구체적인 항목을 사
　　　 용한다.

4. 응답 척도

　　a. 자기효능감 평가는 일반적으로 0부터 100까지 10단위 간격
　　　 의 척도로 측정하며, 0(전혀 할 수 없다)에서 50(어느 정도 할 수
　　　 있다)을 거쳐 100(매우 확실히 할 수 있다)까지 평가한다.

　　b. 또는 같은 설명을 적용하여 0부터 10까지 1단위 간격의 척도
　　　 로 평가할 수도 있다.

5. 예시 문항

　　〈표 3.4〉는 신체활동 및 식이 행동과 관련된 단일 문항의 예
　　시이며, 실무자의 필요와 상황에 맞게 수정할 수 있다.

표 3.4 신체활동 및 식이 행동에 대한 단일 문항 척도의 예시

다음의 행동들을 성공적으로 수행할 수 있다고 느끼는 자신감의 정도를 아래의
척도를 사용하여 0부터 100까지의 숫자로 표기해 주세요.

0	10	20	30	40	50	60	70	80	90	100
전혀 할 수 없다				어느 정도 할 수 있다				매우 확실히 할 수 있다		

자신감 평가 문항	자신감(0~100)
이번 주에 중간 강도의 신체활동을 총 150분 수행할 수 있다.	
다음 주에 2일 동안 체육관에서 처방된 저항 운동(근력 운동)을 수행할 수 있다.	
일주일 동안 매일 채소와 과일을 5회 이상 섭취할 수 있다.	
일주일 동안 탄산음료를 3잔만 마실 수 있다.	
다음 한 주 동안 패스트푸드를 2일만 먹을 수 있다.	

참고: 문항은 반두라(2006)[14]의 척도 개발 지침에 따라 수정이 가능합니다.

3.6 요약

자기효능감은 자신이 의도한 결과를 달성할 수 있다는 자신감을 의
미하며, 건강을 증진하거나 질병을 예방하기 위한 행동 변화의 핵심 요
인이다. 환자가 변화할 수 있다고 믿는 정도는 실제 행동과 그 결과에 큰
영향을 미치기 때문에, 이는 의료인이 주목해야 할 중요한 영역이다. 자
기효능감은 환자의 행동 변화 단계와 상황에 따라 달라진다. 특히 실행
자기효능감, 유지 자기효능감, 회복 자기효능감은 의료 전문가가 환자들

이 행동 변화 과정의 전반에 걸쳐 자신감을 구축할 수 있도록 돕는 데 필요한 정보를 제공한다. 이는 환자의 변화 의도를 파악하고, 행동 변화를 방해하는 장애 요인과 좌절 상황에 대처할 수 있는 전략을 개발하는 데 유용하다.

건강한 생활습관 변화를 위한 전략 개발은 자기효능감과 만성질환 및 행동 변화 간의 관계에 관한 연구를 통해 뒷받침된다. 또한 이 장에서는 임상 현장에서의 실제 사례 및 상담을 위한 실질적인 팁을 제공하여, 의료 제공자가 환자의 건강한 행동 채택과 긍정적 생활습관 변화를 효과적으로 도울 수 있다는 자신감을 가지도록 지원한다.

3.7 요점

- 자신감, 좀 더 공식적인 용어로 자기효능감이란, "원하는 결과를 얻기 위해 필요한 행동을 성공적으로 수행할 수 있다는 확신"을 의미한다[1].
- 의료 전문가들은 매우 큰 도전 과제에 직면해 있지만, 환자와 내담자가 '행동 변화는 가능하며, 기대한 결과(예: 건강 증진, 체력 향상, 질병 예방)를 가져올 수 있다'는 자신감을 갖도록 돕는 데 중요한 역할을 한다.
- 전문가(또는 학생들) 또한 생활습관 처방을 효과적으로 제시하고 관리할 수 있다는 자신감을 갖는 데 어려움을 겪는다. 생활습관

처방, 자기효능감, 행동변화기법에 관한 지속적인 교육을 통해 이러한 자신감을 높일 수 있다.

- 환자의 자기효능감은 상황에 따라 달라질 수 있다고 이론화되어 있다. 즉, 생활습관 처방을 시작하기 전 변화에 대한 의도를 결정하는 단계에서는 '실행 자기효능감'이, 변화 과정을 진행하며 장애물과 어려움을 극복하는 단계에서는 '유지 자기효능감'이 중요하다.

- 전통적으로, 자신감을 구축하는 네 가지 핵심 원칙 또는 방법은 (1) 성공 경험, (2) 대리 경험, (3) 언어적 설득, (4) 정서적 각성이다.

- 환자와 전문가를 위한 구체적인 제안은 3.3절에, 이를 뒷받침하는 사례는 3.4절에, 측정 방법 및 예시는 3.5절에 제시되어 있다.

3.8 참고자료

- Guide for Constructing Self-Effcacy Scales[14]
- Healthy Eating and Exercise Lifestyle Program (HEELP) for promoting self-effcacy in patients[70]
- Recommendations for constructing messages to change self-effcacy[71]

참고문헌

1. Bandura, Albert. "Self-effcacy: Toward a unifying theory of behavioral change." *Psychological Review* 84, no. 2 (1977): 191–215.

2. Faries, Mark D. "Why we don't "just do it" understanding the intention-behavior gap in *lifestyle medicine.*" *American Journal of Lifestyle Medicine* 10, no. 5 (2016): 322–329.

3. Faries, Mark D., Wesley C. Kephart, and Devin Graham. "The intention–behavior gap." In *Lifestyle Medicine,* edited by James M. Rippe, 241–252. Boca Raton: CRC Press (in press; frst print in 2019).

4. Schwarzer, Ralf. "*Self-effcacy* in the adoption and maintenance of health behaviors: Theoretical approaches and a new model." In Self-Effcacy: Thought Control of Action, edited by Ralf Schwarzer, 217–243. New York: Taylor and Francis, 1992.

5. Schwarzer, Ralf, and Kyra Hamilton. "Changing behavior using the health action pro- cess approach." In *The Handbook of Behavior Change*, edited by Martin L. Hagger, Linda D. Cameron, Kyra Hamilton, Nelli Hankonen, and Taru Lintunen, 89–103. Cambridge: Cambridge University Press, 2020.

6. Zhang, Chun-Qing, Ru Zhang, Ralf Schwarzer, and Martin S. Hagger. "A meta-analysis of the health action process approach." *Health Psychology* 38, no. 7 (2019): 623–637.

7. Ranjbaran, Soheila, Davoud Shojaeizadeh, Tahereh Dehdari, Mehdi Yaseri, and Elham Shakibazadeh. "The effectiveness of an intervention designed based on health action process approach on diet and medication adherence among patients with type 2 dia- betes: A randomized controlled trial." *Diabetology & Metabolic Syndrome* 14, no. 1 (2022): 1–10.

8. Steca, P., L. Pancani, F. Cesana, F. Fattirolli, C. Giannattasio, Andrea Greco, M. D'Addario, D. Moonzani, E. R. Cappelletti, M. E. Magrin, M. Miglioretti, M. Sarini, M. Scrignaro, L. Vecchio, and C. Franzelli. "Changes in physical activity among coro- nary and hypertensive patients: A longitudinal study using the Health Action Process Approach." *Psychology & Health* 32, no. 3 (2017): 361–380.

9. Zarski, Anna-Carlotta, Matthias Berking, Dorota Reis, Dirk Lehr, Claudia Buntrock, Ralf Schwarzer, and David Daniel Ebert. "Turning good intentions into actions by using the health action process approach to predict adherence to internet-based depression prevention: Secondary analysis of a randomized controlled trial." *Journal of Medical Internet Research* 20, no. 1 (2018). https://doi.org/10.2196/

jmir.8814.

10. Knittle, Keegan, Sarah J. Charman, Sophie O'Connell, Leah Avery, Michael Catt, Falko F. Sniehotta, and Michael I. Trenell. "Movement as medicine for cardiovascular disease prevention: Pilot feasibility study of a physical activity promotion intervention for at-risk patients in primary care." *JMIR Cardio* 6, no. 1 (2022): 1–20. https://doi. org/10.2196/29035.

11. Vayisoglu, Sumbule Koksoy, and Handan Zincir. "The health action process approach- based program's effects on infuenza vaccination behavior." *The Journal for Nurse Practitioners* 15, no. 7 (2019): 517–524.

12. MacPhail, Mariana, Barbara Mullan, Louise Sharpe, Carolyn MacCann, and Jemma Todd. "Using the health action process approach to predict and improve health out- comes in individuals with type 2 diabetes mellitus." *Diabetes, Metabolic Syndrome and Obesity: Targets and Therapy* 7 (2014): 469–479.

13. Martinez-Brockman, Josefa L., Fatma M. Shebl, Nurit Harari, and Rafael Perez- Escamilla. "An assessment of the social cognitive predictors of exclusive breastfeeding behavior using the Health Action Process Approach." *Social Science & Medicine* 182 (2017): 106–116.

14. Bandura, Albert. "Guide for constructing self-effcacy scales." *Self-effcacy Beliefs of Adolescents* 5, no. 1 (2006): 307–337.

15. Bateman, Andre, Nicholas D. Myers, Sisi Chen, and Seungmin Lee. "Measurement of physical activity self-effcacy in physical activity-promoting interventions in adults: a systematic review." *Measurement in Physical Education and Exercise Science* 26, no. 2 (2021): 141–154. https://doi.org/10.1080/1091367X.2021.1962324.

16. Bauman, Adrian E., Rodrigo S. Reis, James F. Sallis, Jonathan C. Wells, Ruth J.F. Loos, and Brian W. Martin. "Correlates of physical activity: Why are some people physically active and others are not?" *The Lancet* 380, no. 9838 (2012): 258–271.

17. Daniali, Seyde Shahrbanoo, Firooze Mostafavi Darani, Ahmad Ali Eslami, and Mohammad Mazaheri. "Relationship between self-effcacy and physical activity, medi- cation adherence in chronic disease patients." *Advanced Biomedical Research* 6, no. 63 (2017): 1–7. https://doi.org/10.4103/2277-9175.190997.

18. Selzler, Anne-Marie, Veronica Moore, Razanne Habash, Lauren Ellerton, Erica Lenton, Roger Goldstein, and Dina Brooks. "The relationship between self-effcacy, functional exercise capacity and physical activity in people with COPD: A systematic review and meta-analyses." *COPD: Journal of Chronic Obstructive Pulmonary Disease* 17, no. 4 (2020): 452–461. https://doi.org/10.1080/15412555.20

20.1782866.

19. Haegele, Justin A., and Xihe Zhu. "Physical activity, self-effcacy and health-related quality of life among adults with visual impairments." *Disability and Rehabilitation* 43, no. 4 (2021): 530–536.

20. Olsson, Christina B., Jan Ekelund, Åsa Degerstedt, and Carina A. Thorstensson. "Change in self-effcacy after participation in a supported self-management program for osteoarthritis–An observational study of 11,906 patients." *Disability and Rehabilitation* 42, no. 15 (2020): 2133–2140.

21. Williams, Stephanie L. and David P. French. "What are the most effective intervention techniques for changing physical activity self-effcacy and physical activity behaviour— and are they the same?" *Health Education Research* 26, no. 2 (2011): 308–322. https:// doi.org/10.1093/her/cyr005.

22. Olander, Ellinor K., Helen Fletcher, Stefanie Williams, Lou Atkinson, Andrew Turner, and David P. French. "What are the most effective techniques in changing obese individ- uals' physical activity self-effcacy and behaviour: A systematic review." *International Journal of Behavioral Nutrition and Physical Activity* 10, no. 29 (2013): 1–15. https:// doi.org/10.1186/1479-5868-10-29.

23. Tang, Mei Yee, Debbie M. Smith, Jennifer McSharry, Mark Hann, and David P. French. "Behavior change techniques associated with changes in post intervention and maintained changes in self-effcacy for physical activity: A systematic review with meta-analysis." *Annals of Behavioral Medicine* 53, no. 9 (2019): 801–815. https://doi. org/10.1093/abm/kay090.

24. French, David P., Ellinor K. Olander, Anna Chisholm, and Jennifer McSharry. "Which behaviour change techniques are most effective at increasing older adults' self-effcacy and physical activity behaviour? A systematic review." *Annals of Behavioral Medicine* 48, no. 2 (2014): 225–234. https://doi.org/10.1007/s12160-014-9593-z.

25. Hamidi, Sajjad, Zahra Gholamnezhad, Narges Kasraie, and Amirhossein Sahebkar. "The effects of self-effcacy and physical activity improving methods on the quality of life in patients with diabetes: a systematic review." *Journal of Diabetes Research* 2022 (2022): 1–14. https://doi.org/10.1155/2022/2884933.

26. Michie, Susan, Michelle Richardson, Marie Johnston, Charles Abraham, Jill Francis, Wendy Hardeman, Martin P. Eccles, James Cane, and Caroline E. Wood. "The behavior change technique taxonomy (v1) of 93 hierarchically clustered techniques: Building an international consensus for the reporting of behavior change interven- tions." *Annals of Behavioral Medicine* 46, no. 1 (2013): 81–95.

https://doi.org/10.1007/ s12160-013-9486-6.

27. Warner, Lisa Marie, and Ralf Schwarzer. "Self-effcacy and health." In *The Wiley Encyclopedia of Health Psychology*, edited by Kate Sweeny, Megan L. Robbins, Lee M. Cohen, 605–613, Hoboken: John Wiley & Sons, Ltd, 2020.

28. Annesi, James J. "Effects of self-regulatory skill usage on weight management behav- iours: Mediating effects of induced self-effcacy changes in non-obese through mor- bidly obese women." *British Journal of Health Psychology* 23, no. 4 (2018): 1066–1083.

29. Simmonds, Gregory, Tannaze Tinati, Mary Barker, and Felicity L. Bishop. "Measuring young women's self-effcacy for healthy eating: Initial development and validation of a new questionnaire." *Journal of Health Psychology* 21, no. 11 (2016): 2503–2513.

30. Yang, Li, Kun Li, Yan Liang, Qiuli Zhao, Dan Cui, and Xuemei Zhu. "Mediating role diet self-effcacy plays in the relationship between social support and diet self-management for patients with type 2 diabetes." *Archives of Public Health* 79, no. 1 (2021): 1–8.

31. Fueyo-Díaz, Ricardo, Rosa Magallón-Botaya, Santiago Gascón-Santos, Ángela Asensio-Martínez, Guillermo Palacios-Navarro, and Juan J. Sebastián-Domingo. "The effect of self-effcacy expectations in the adherence to a gluten free diet in celiac dis- ease." *Psychology & Health* 35, no. 6 (2020): 734–749.

32. Oquendo, Lissete González, José Miguel Morales Asencio, and Candela Bonill de Las Nieves. "Contributing factors for therapeutic diet adherence in patients receiving hae- modialysis treatment: An integrative review." *Journal of Clinical Nursing* 26, no. 23–24 (2017): 3893–3905.

33. Prestwich, Andrew, Ian Kellar, Richard Parker, Siobhan MacRae, Matthew Learmonth, Bianca Sykes, Natalie Taylor, and Holly Castle. "How can self-effcacy be increased? Meta-analysis of dietary interventions." *Health Psychology Review* 8, no. 3 (2014): 270–285.

34. Newby, Katie, Grace Teah, Richard Cooke, Xinru Li, Katherine Brown, Bradley Salisbury-Finch, Kayleigh Kwah, Naomi Bartle, Kristina Curtis, Emmie Fulton, Joanne Parsons, Elsie Dusseldorp, and Stefanie L. Williams.. "Do automated digital health behaviour change interventions have a positive effect on self-effcacy? A systematic review and meta-analysis." *Health Psychology Review* 15, no. 1 (2021): 140–158.

35. Luszczynska, Aleksandra, Maciej Tryburcy, and Ralf Schwarzer. "Improving fruit

and vegetable consumption: A self-effcacy intervention compared with a combined self-effcacy and planning intervention." *Health Education Research* 22, no. 5 (2007): 630–638.

36. Náfrádi, Lilla, Kent Nakamoto, and Peter J. Schulz. "Is patient empowerment the key to promote adherence? A systematic review of the relationship between self-effcacy, health locus of control and medication adherence." *PLoS One* 12, no. 10 (2017): e0186458.

37. Peters, Michele, Caroline M. Potter, Laura Kelly, and Ray Fitzpatrick. "Self-effcacy and health-related quality of life: A cross-sectional study of primary care patients with multi-morbidity." *Health and Quality of Life Outcomes* 17, no. 1 (2019): 1–11.

38. Rutledge, Carolyn M., Amanda C. La Guardia, and Daniel Bluestein. "Predictors of self-effcacy for sleep in primary care." *Journal of Clinical Nursing* 22, no. 9–10 (2013): 1254–1261.

39. Sharour, Loai Abu. "Improving oncology nurses' knowledge, self-confdence, and self-effcacy in nutritional assessment and counseling for patients with cancer: A quasi-experimental design." *Nutrition* 62 (2019): 131–134. https://doi.org/10.1016/j. nut.2018.12.004.

40. O'Brien, Sarah, Lucia Prihodova, Mairéad Heffron, and Peter Wright. "Physical activ- ity counselling in Ireland: A survey of doctors' knowledge, attitudes and self-reported practice." *BMJ Open Sport & Exercise Medicine* 5, no. 1 (2019): e000572.

41. van der Voorn, B., R. Camfferman, J. C. Seidell, and J. Halberstadt. "Talking with pediatric patients with overweight or obesity and their parents: Self-rated self-effcacy and perceived barriers of Dutch healthcare professionals from seven disciplines." *BMC Health Services Research* 22, no. 1 (2022): 1236. https://doi. org/10.1186/ s12913-022-08520-2.

42. Gotwals, Beth. "Self-effcacy and nutrition education: A study of the effect of an inter- vention with faith community nurses." *Journal of Religion and Health* 57, no. 1 (2018): 333–348.

43. Smith, Samantha, Eileen L. Seeholzer, Heidi Gullett, Brigid Jackson, Elizabeth Antognoli, Susan A. Krejci, and Susan A. Flocke. "Primary care residents' knowledge, attitudes, self-effcacy, and perceived professional norms regarding obesity, nutrition, and physical activity counseling." *Journal of Graduate Medical Education* 7, no. 3 (2015): 388–394.

44. Bleich, Sara N., Sachini Bandara, Wendy L. Bennett, Lisa A. Cooper, and Kimberly A. Gudzune. "US health professionals' views on obesity care, training, and self-

effcacy." American Journal of Preventive Medicine 48, no. 4 (2015): 411–418.

45. Liebhart, Janice L., Alyson B. Goodman, Jeanne Lindros, Catherine Krafft, Stephen R. Cook, Alison Baker, and Sandra G. Hassink. "Key predictors of primary care providers' self-effcacy in caring for children with overweight or obesity." Academic Pediatrics 22, no. 7 (2022): 1158–1166. https://doi.org/10.1016/j.acap.2022.02.017.

46. Sturgiss, Elizabeth, Emily Haesler, Nicholas Elmitt, Chris van Weel, and Kirsty Douglas. "Increasing general practitioners' confdence and self-effcacy in managing obesity: A mixed methods study." BMJ Open 7, no. 1 (2017): e014314. https://doi. org/10.1136/bmjopen-2016-014314.

47. Faries, Mark D., and Alyssa Abreu. "Medication adherence, when lifestyle is the medi- cine." American Journal of Lifestyle Medicine 11, no. 5 (2017): 397–403.

48. Frank, Erica, Jason Breyan, and Lisa Elon. "Physician disclosure of healthy personal behaviors improves credibility and ability to motivate." Archives of Family Medicine 9, no. 3 (2000): 287–290.

49. Ashford, Stefanie, Jemma Edmunds, and David P. French. "What is the best way to change self-effcacy to promote lifestyle and recreational physical activity? A system- atic review with meta-analysis." British Journal of Health Psychology 15, no. 2 (2010): 265–288.

50. Faries, Mark D., and John B. Bartholomew. "Coping with weight-related discrepancies: initial development of the WEIGHTCOPE." Women's Health Issues 25, no. 3 (2015): 267–275.

51. Mancuso, Serafno G. "Body image infexibility mediates the relationship between body image evaluation and maladaptive body image coping strategies." Body Image 16 (2016): 28–31.

52. Jerome, Gerald J., David X. Marquez, Edward McAuley, Steriani Canaklisova, Erin Snook, and Melissa Vickers. "Self-effcacy effects on feeling states in women." International Journal of Behavioral Medicine 9, no. 2 (2002): 139–154.

53. Lobelo, Felipe, John Duperly, and Erica Frank. "Physical activity habits of doctors and medical students infuence their counselling practices." British Journal of Sports Medicine 43, no. 2 (2009): 89–92.

54. Belfrage, Anna Sofa Viktoria, Kjersti Støen Grotmol, Reidar Tyssen, Torbjørn Moum, Arnstein Finset, Karin Isaksson Rø, and Lars Lien. "Factors infuencing doctors' coun- selling on patients' lifestyle habits: a cohort study." BJGP Open 2, no. 3 (2018). https:// doi.org/10.3399/bjgpopen18X101607

55. Scott, Kerry, S. Wilson Beckham, Margaret Gross, George Pariyo, Krishna D. Rao,

Giorgio Cometto, and Henry B. Perry. "What do we know about community-based health worker programs? A systematic review of existing reviews on community health workers." *Human Resources for Health* 16, no. 1 (2018): 1–17.

56. Kim, Kyounghae, Janet S. Choi, Eunsuk Choi, Carrie L. Nieman, Jin Hui Joo, Frank R. Lin, Laura N. Gitlin, and Hae-Ra Han. "Effects of community-based health worker interventions to improve chronic disease management and care among vulnerable pop- ulations: A systematic review." *American Journal of Public Health* 106, no. 4 (2016): e3–e28.

57. Kamimura, Akiko, Maziar M. Nourian, Allison Jess, Alla Chernenko, Nushean Assasnik, and Jeanie Ashby. "Perceived benefts and barriers and self-effcacy affecting the attendance of health education programs among uninsured primary care patients." *Evaluation and Program Planning* 59 (2016): 55–61.

58. Schwarzer, Ralf, and Matthias Jerusalem. "Generalized self-effcacy scale." In *Measures in Health Psychology: A User's Portfolio. Causal and Control Beliefs*, edited by J. Weinman, S. Wright, & M. Johnston, 35–37. Windsor: NFER-Nelson, 1995.

59. Resnick, Barbara, and Louise S. Jenkins. "Testing the reliability and validity of the self- effcacy for exercise scale." *Nursing Research* 49, no. 3 (2000): 154–159.

60. McAuley, Edward. "The role of effcacy cognitions in the prediction of exercise behav- ior in middle-aged adults." *Journal of Behavioral Medicine* 15, no. 1 (1992): 65–88.

61. Stich, Christine, Bärbel Knäuper, and Ami Tint. "A scenario-based dieting self-effcacy scale: The DIET-SE." *Assessment* 16, no. 1 (2009): 16–30.

62. Strychar, Irene, Belinda Elisha, and Norbert Schmitz. "Type 2 diabetes self-management: Role of diet self-effcacy." *Canadian Journal of Diabetes* 36, no. 6 (2012): 337–344.

63. Horan, Mary L., Katherine K. Kim, Phyllis Gendler, Robin D. Froman, and Minu D. Patel. "Development and evaluation of the osteoporosis self-effcacy scale." *Research in Nursing & Health* 21, no. 5 (1998): 395–403.

64. Lorig, Kate, Robert L. Chastain, Elaine Ung, Stanford Shoor, and Halsted R. Holman. "Development and evaluation of a scale to measure perceived self-effcacy in people with arthritis." *Arthritis & Rheumatism: Official Journal of the American College of Rheumatology* 32, no. 1 (1989): 37–44.

65. Steca, Patrizia, Andrea Greco, Erika Cappelletti, Marco D'addario, Dario Monzani, Luca Pancani, Giovanni Ferrari, Alessandro Politi, Roberta Gestra, Gabriella Malfatto, and Gianfranco Parati. "Cardiovascular management self-effcacy:

Psychometric prop- erties of a new scale and its usefulness in a rehabilitation context." *Annals of Behavioral Medicine* 49, no. 5 (2015): 660–674.

66. Hickey, Mairead L., Steven V. Owen, and Robin D. Froman. "Instrument development: cardiac diet and exercise self-effcacy." *Nursing Research* 41, no. 6 (1992): 347–351.

67. Burke, Lora E., Jacqueline Dunbar-Jacob, Susan Sereika, and Craig K. Ewart. "Development and testing of the cholesterol-lowering diet self-effcacy scale." *European Journal of Cardiovascular Nursing* 2, no. 4 (2003): 265–273.

68. Cuadrado, Esther, Tamara Gutiérrez-Domingo, Rosario Castillo-Mayen, Bárbara Luque, Alicia Arenas, and Carmen Taberneroa. "The self-effcacy scale for adherence to the Mediterranean diet (SESAMeD): A scale construction and validation." *Appetite* 120 (2018): 6–15.

69. Kroll, Thilo, Matthew Kehn, Pei-Shu Ho, and Suzanne Groah. "The SCI exercise self-effcacy scale (ESES): Development and psychometric properties." *International Journal of Behavioral Nutrition and Physical Activity* 4, no. 1 (2007): 1–6.

70. Alharbi, Muaddi, Robyn Gallagher, Ann Kirkness, David Sibbritt, and Geoffrey Tofer. "Long-term outcomes from healthy eating and exercise lifestyle program for over- weight people with heart disease and diabetes." *European Journal of Cardiovascular Nursing* 15, no. 1 (2016): 91–99.

71. Latimer, Amy E., Lawrence R. Brawley, and Rebecca L. Bassett. "A systematic review of three approaches for constructing physical activity messages: What messages work and what improvements are needed?" *International Journal of Behavioral Nutrition and Physical Activity* 7, no. 1 (2010): 1–17.

동기면담

미지의 세계를 탐구하는 것도 대담한 일이지만, 알려진 것에 의문을 제기하는 것은 더 대담한 일이다.

카스파(Kaspar)

4.1 서론

이 책을 읽고 있는 당신은 아마도 특정 건강 관련 분야의 전문가일 것이다. 우선, 이러한 전문성을 갖추기 위해 수년간 노력과 수고를 아끼지 않은 당신에게 경의를 표한다. 당신은 아마도 수많은 시간을 투자하여 공부하고, 실습하고, 기술을 연마하고, 당신의 지식을 검증하고 시험해

왔을 것이다. 이는 결코 쉬운 일이 아니다. 당신의 수고와 전문성에 진심
으로 깊이 감사드린다. 지금부터는 당신에게 '전문가' 역할을 잠시 내려
놓아 주기를 부탁드리고자 한다. 이 장에 초대하고 싶은 사람은 평범한
일반인, 즉 전문가가 아닌 초보자이다. 이 요청을 받아들이기 어려울 수
도 있지만, 당신이 전문가라는 생각에서 벗어나는 만큼 이 강의의 의도
를 더욱 잘 이해하게 될 것이다.

　우리는 내담자에게 약을 먹어라, 살을 빼라, 운동을 해라, 병원에 가
라 등 끊임없이 '다음 단계' 또는 '행동 변화'를 요구한다는 사실을 잊고
있다. 어떤 이들에게는 변화가 비교적 쉬운 일이지만, 또 어떤 이들에게
는 변화를 시도하는 것 자체가 자신의 취약성을 인정하는 태도, 겸손함,
기꺼이 미지의 영역으로 들어가겠다는 수용성이 필요한 일이다. 임상의
인 우리는 결과를 알 수 없는 상황에서 무엇인가에 헌신하거나, 진심으
로 원하지 않는데 행동으로 옮겨야 할 때 느끼는 취약함이 어떤 감정인
지 잘 이해하지 못할 수 있다. 우리는 특정 건강 분야의 전문가이고, 내
담자는 자기 자신에 대한 전문가라는 사실을 아는 것, 즉 자신의 취약함
을 인정하는 태도를 가지면 내담자와의 상호작용에서 균형을 맞출 수 있
다. 동기면담(Motivational Interviewing, MI)의 핵심은 이 두 가지를 결합하는
것이다. 즉, 임상의는 '건강'에 대한 전문성을, 내담자는 '자기 자신'에 대
한 전문성을 가져오는 것이다.

　일반적으로, 복잡한 만성적 의료 문제를 관리하는 일은 간단하고 명
확한 해결책이 없고, 단지 더 나은 혹은 덜 나쁜 전략만 있는 '난제'의 성
격을 띤다.[1] 이에 관해서는 모든 사람에게 통하는 만능 해결책이 없다.

오랫동안 우리는 임상의가 내담자에게 무엇을 해야 하는지 알려 주고, 동기 부여된 내담자가 그 지시를 따르는 '지시적 접근 방식'에 의존해 왔다. 이때 내담자는 초보자로서 전문가 역할을 하는 임상의에게 무한한 지혜를 전수받기를 바랐다. 그러나 간단해 보이는 계획조차 성공하지 못하는 경우가 많았고, 내담자는 지시에 따르지 않거나 의지가 없었다. 같은 문제에 대해 다른 해결책을 제시하는 방식은 '1차원적 변화(first-order change)'에 해당한다. 이는 "A'를 하면 'B'가 일어난다."라는 식의 선형적이고 점진적인 접근 방식이다. 그러나 일반적으로 행동 변화 관리는 선형적 방식으로 접근하기에는 너무 복잡하다. 또 다른 방법은 일부 시스템 이론가들이 말하는 '2차원적 변화(second-order change)'[2]라고 부르는 비선형적 접근 방식을 사용하는 것이다. 이는 업무적이고 점진적인 접근 방식 대신 급진적이고 변형적인 접근 방식을 채택하는 것이다.

동기면담은 비선형적 프로세스라는 변형렌즈를 통해 변화를 바라보게 해 주므로 2차원적 변화를 촉진할 수 있다. 우리는 한 내담자에게 효과가 있었던 표준 처방이 다른 내담자에게는 효과가 없을 수 있으며, 내담자마다 행동 변화에 대한 준비 수준이 다르다는 것도 예상할 수 있다. 밀러(Miller)와 롤닉(Rollnick)이 개발한 동기면담[3]은 초점을 전환해, 이전의 진료에서는 보지 못했던 내담자의 세계를 들여다볼 수 있게 해 주는 임상 도구이다. 이는 근거에 기반하고 내담자 중심적인 접근 방식이며, 내담자가 변화에 더 가까이 다가가고 변화를 계획하는 데 효과적인 것으로 입증되었다.[4] 그러므로 변화를 시도하는 내담자를 성공적으로 지원하여 '복잡한 문제'를 해결하기 위한 보다 효과적인 전략으로 동기면담을 활용할 수 있다.

　이 과정에는 내재적 동기를 높일 수 있는 다양한 방법을 탐색하기 위해 내담자와 협력하는 과정이 포함된다. 또한 임상의는 내담자에게 가장 효과적인 방법을 찾을 때 자신이 비전문가의 위치에 있다는 것이 불편해도 감수해야 하며, 문제를 즉시 해결하려는 충동과 싸워야 한다. 동기면담 관점에서의 명언은 "결과가 아닌 상호작용에 책임을 진다."이다. 임상의가 변화를 위한 상호작용에 최선을 다한다면, 그 이후의 결과는 내담자의 책임이라는 사실을 받아들일 수 있다. 이러한 '수용'은 내담자가 원하지 않는 한, 그가 지속적인 행동 변화를 하는 데 있어 임상의가 할 수 있는 일이 거의 없다는 사실에 근거를 두고 있다. 그러나 임상의는 내담자의 내적 동기를 높이고, 변화에 대한 준비를 강화하도록 도와줄 수는 있다. 밀러와 롤닉이 언급한 것처럼,[3] 동기면담은 "내담자와의 협력적 파트너십을 구축하고, 내담자의 동기와 지혜를 존중하고 이끌어 내는 과정이며, 궁극적으로 변화의 여부는 내담자의 선택에 달려 있다는 점을 인정하는 급진적 수용을 바탕으로 한다. 이 자율성은 누군가가 간절히 바란다 해도 빼앗을 수 없는 것이다."

4.2 동기면담을 뒷받침하는 근거

　동기면담이 임상 현장에서 환자의 행동 변화를 돕는 도구로 채택된 이후, 이 중재 기법이 실행되고 평가된 방식은 현재 보건의료 환경에서 사용되고 있는 여러 심리치료 접근법 가운데서도 특히 체계적이고 정밀하게 이루어졌다. 건강에 해로운 물질 사용, 운동, 당뇨병 관리, 체중 관련 결과, 신체활동, 식단, 복약 순응도, 자기관리 등 다양한 목표 행동을 대상으로 동기면담을 적용한 수백 건의 통제 및 비통제 시험이 진행되었다. 이러한 시험에는 성인과 청소년, 남성과 여성, 다양한 인종 및 민족 집단이 고르게 포함되었다. 수십 년간 방대한 양의 연구가 축적되었기 때문에 이 장에서 모든 근거 자료를 다룰 수는 없다.

그러나 지금까지 발표된 체계적 문헌고찰과 메타분석을 검토하여 이용 가능한 근거를 요약할 수 있다. 2018년, 동기면담에 관한 체계적 문헌고찰 104건과 메타분석 38건이 포함된 가장 포괄적인 체계적 문헌고찰이 발표되었다.[5] 전반적인 근거의 질은 낮게 평가되었지만, 연구자들은 음주, 흡연, 기타 약물 사용 등 건강에 해로운 행동을 중단하거나 예방하는 데 동기면담이 가장 효과적인 것으로 결론을 내렸다. 또한 동기면담이 비만 및 과체중 성인의 체중 감량에 도움이 된다는 근거는 대체로 부족한 것으로 나타났지만, 신체활동을 증가시키는 데는 긍정적인 영향을 미친다는 근거가 도출되었다.

이후로도 다양한 목표 행동에 대한 추가적인 문헌고찰이 진행되었으며, 환자의 건강 관련 행동과 결과를 개선하는 데 있어 동기면담의 역할이 더욱 명확해졌다. 이러한 연구를 통해서 동기면담이 복약 순응도,[6] 청소년의 체중 관련 결과,[7] 당뇨병 관리,[8] 신체활동,[9] 심부전 환자의 자기관리[10]를 개선한다는 강력한 실증적 근거가 확인되었다.

그러나 성인 비만 관리를 위한 동기면담의 효과를 살펴본 가장 최근

의 체계적 문헌고찰에서도 2018년에 발표된 체계적 문헌고찰의 결과와
마찬가지로, 동기면담이 몸무게나 체질량지수 같은 체중 관련 결과에 통
계적으로 유의미한 개선 효과를 주지는 못한 것으로 나타났다.[11] 종합하
면, 가장 최신의 연구 결과들은 동기면담이 다양한 목표 행동 개선, 특히
건강에 해로운 행동을 줄이고 예방하는 데 효과가 크다는 점을 계속해
서 뒷받침하고 있지만, 비만 또는 과체중 성인의 체중 관련 결과 개선에
는 동기면담 적용만으로는 한계가 있을 수 있음을 보여 주었다. 따라서
임상의는 과체중 성인의 체중 관련 결과를 개선하기 위해 동기면담 외에
다른 전략도 함께 고려해야 한다.

4.3 요점

- 동기면담은 생활습관 변화를 성공적으로 이루어 나갈 수 있도록
  내담자의 내재된 강점과 역량을 끌어내는 데 초점을 맞춘 강점
  기반 접근법이다.
- 동기면담은 생활습관 변화 과정에 들어선 모든 내담자의 행동
  변화에 대한 준비 정도와 의지 수준은 각기 다르다는 사실을 인
  정하고 받아들인다.
- 양가감정은 삶의 변화를 고려할 때 누구나 경험하는 정상적인
  반응이다. 내담자는 변화하려는 이유와 변화에 반대하는 이유를
  동시에 인식할 수 있다.

- 임상의는 다음 단계나 계획을 논의하기 전에 먼저 내담자와 교감하며 관계를 형성하는 데 집중한 다음, 변화를 지지하거나 시도하려는 '변화 대화(change talk)'를 늘리고, 변화를 미루거나 거부하며 현 상태를 유지하려는 '유지 대화(sustain talk)'는 줄여야 한다.

4.4 동기면담이란 무엇인가?

정의: "동기면담은 변화의 언어에 특히 주의를 기울이며, 협력적이고 목표 지향적인 의사소통 방식이다. 이는 수용과 공감의 분위기 속에서 내담자 스스로 변화하고자 하는 이유를 이끌어 내고 탐색함으로써 특정 목표에 대한 동기와 결심을 강화할 수 있도록 고안되었다."[3]

동기면담은 음주 문제를 가진 사람들을 위한 치료 접근법을 비교하는 임상시험에서 처음 시도되었다. 연구자들은 임상의의 공감적 발언이 지시적인 조언과 같은 다른 중재 방법보다 음주 관련 문제 행동을 줄이는 데 더 강력한 효과가 있었다는 점에 주목했다. 이는 시작에 불과했지만, 이러한 발견을 계기로 훗날 밀러는 동기면담의 구조적 틀을 개발하게 되었고, 1999년에 동기면담에 관한 책의 초판을 출간하였다. 이제 3판까지 출간된 이 의사소통 모델은 '변화 대화'를 늘리고 '유지 대화'를 줄이기 위해 고안된 특정 기법의 의도적인 적용에 계속해서 초점을 맞추고 있다.

동기면담은 양가감정(어떤 일에 대해 두 가지 감정을 느끼는 단계로, 내가 변화할 수도 있고, 변하지 않고 그대로 있을 수도 있는데, 둘 다 똑같이 받아들일 수 있는 상태)을 경험할 때 특히 효과적이다. 이미 실행 단계에 들어선 사람에게는 너무 많은 대화와 숙고가 현재의 동기와 행동 수준을 약화시킬 수 있기 때문에 동기면담이 적합하지 않을 수 있다. 반면, 동기면담은 개인 내면의 양가감정을 협상하게 하는 데 가장 효과적인 방법으로, 숙고 전 단계 또는 숙고 단계에서 주로 사용된다. 이 주제에 관한 더 자세한 내용은 2장을 참고하라.

동기면담에는 관계 형성(engaging), 초점 맞추기(focusing), 유발하기(evoking), 계획하기(planning) 등 네 가지 과정이 있으며, 모든 과정은 유동적이고 서로 연결되어 있다. 항상 모든 단계를 완료하는 것은 아니지만, 늘 순차적으로 접근한다. 먼저 내담자와 신뢰 관계를 형성하고, 행동을 변화시키는 데 집중한 다음, 마지막으로 변화 대화를 유발하여 함께 계획을 세운다. 실제로 행동 변화를 위해서는 이러한 과정을 몇 주, 몇 달, 심지어 몇 년에 걸쳐 반복해야 하는 경우가 많다.

➤ 4.4.1 관계 형성

내담자와의 관계 형성은 변화 과정의 근본이 된다. 동기면담은 변화가 일어날 수 있는 기반을 만들기 위해 의도적으로 내담자와 임상의 사이에 강력한 협력적 관계를 형성하는 것에 중점을 둔다. 심리치료 영역의 한 메타분석에 따르면, 우수한 치료적 동맹 관계(therapeutic alliance)와 긍정적인 치료 결과 사이에는 중간 정도의 상관관계가 있는 것으로 나타났다.[12] 즉, 임상의와 내담자 사이에 견고한 관계를 형성하는 것만으로도 치료가 진전될 수 있다는 뜻이다. 관계 형성의 목적은 내담자와 효과적인 관계를 구축하여 치료 목표에 합의하고, 그에 도달하기 위해 협력할 수 있게 하는 것이다. 앞서 언급했듯이 이는 임상의가 권위 있는 교육자나 전문가 역할을 수행하는 기존 접근 방식과는 대조적이다.

의료 분야에 종사하는 사람들은 대부분 도움을 주고 싶어 한다. 환자들의 고통과 통증을 덜어 주고, 궁극적으로 환자들이 치유되고 나아지기를 원한다. 하지만 적절한 도구 없이 접근하면, 도와주기보다 문제를 고치려는 것에 집착하게 되는 경우가 많다. 동기면담은 이러한 행동을 '교정 반사(righting reflex)'라고 부른다. 이 개념은 뒤에서 더 자세히 설명할 것이다.

유명한 심리학자이자 사회적 아이콘인 브레네 브라운(Brené Brown)은 "반응(response)이 무언가를 더 나아지게 만드는 경우는 드물다. 진짜로 무언가를 나아지게 만드는 것은 연결(connection)이다."라고 했다.[13] 이 말은 내담자가 임상의에게 자신의 이야기를 공유해도 되겠다고 느낄 때, 그것만으로도 문제 해결의 시작이 된다는 의미다. 이는 '관계 형성'의 근본 개념을 잘 보여 주는 예로, 내담자가 자신의 취약함을 공유할 수 있는 안전지대를 형성하는 것이 중요하다는 뜻이다. 이러한 안전지대가 없다면, 보통 진실과 사실은 마음속에 숨긴 채 형식적으로만 소통하게 된다. 동기면담 정신(MI spirit)은 이러한 관계 형성 과정의 핵심 요소이다.

비유적으로 말하자면, 동기면담 정신은 노래 속 가사와 어우러지는 멜로디와 같다. 즉, 상호작용이라는 기술적 틀과 어우러지는 예술적 요소이다. 동기면담의 정신, 즉 핵심 원칙은 동기면담이 단순한 요령이나 속임수가 아니라, 진정한 상호작용을 가능하도록 해 주는 차별화 요소

이다. 이러한 정신이 없다면, 임상의와 내담자 간의 상호작용은 "또 다른
버전의 교정 반사"로 퇴보할 수 있다.[3] 동기면담 정신은 언제, 어디서든,
누구에게나 사용할 수 있으며, 다른 사람과 인간적으로 상호작용하는 방
법임을 기억하는 것이 중요하다. 동기면담 정신의 중요성을 충분히 이
해하려면, 먼저 동기면담 정신의 게슈탈트(Gestalt, 독일어로 형태, 전체, 구성
을 의미함. 개별적인 요소의 집합이 아니라, 하나의 의미 있는 전체로 인식하는 경향
을 설명하는 심리학 개념 - 역자 주)를 구성하는 네 가지 요소(파트너십, 수용, 동
정심, 이끌어 내기)를 이해해야 한다.

1) 파트너십(Partnership)

파트너십은 동기면담이 '내담자를 대상으로 하는 것'이 아니라 '내담
자와 함께 하는 것'이라는 개념과 이해를 말한다. 이는 임상의와 내담자
사이에서 이루어지는 협력적인 과정으로, 상담실에는 두 명의 전문가가
있다는 중심 개념을 유지한다. 즉, 임상의는 해당 영역(예: 체중 관리, 우울
증 치료, 약물 중독 회복 코칭)의 전문가이고, 내담자는 자신에 대해 가장 잘
아는 전문가이다. 내담자는 임상의의 중재를 자신의 삶에 가장 효과적
으로 녹여내는 방법을 알고 있다. 따라서 임상의는 내담자와 협력하는
자세로 도움을 제공해야 한다. 동기면담에서 자주 사용되는 비유는 "내
담자와 함께 춤을 추는 것이지, 레슬링을 하는 것이 아니다."라는 표현이
다. 임상의는 목표 지향적인 방식으로 세션을 안내해야 하지만, 내담자
가 어떤 선택을 하도록 설득하거나 강요해서는 안 된다. 협력적 파트너
십의 또 다른 중요한 점은, 내담자는 각자의 강점과 동기를 가지고 있으

므로, 임상의는 모든 답을 가지고 모든 문제를 해결해야 할 책임이 전적으로 자신에게 있다고 생각해서는 안 된다는 것이다. 우리는 전문가로서 정답을 알아야 하며, 잘못을 바로잡거나 문제를 해결해야 한다는 사고방식에 익숙해져 있기 때문에, 임상의 입장에서는 자신이 결과보다 중재에 더 큰 책임이 있다는 사실을 내면화하기가 어려울 수 있다. 하지만 이러한 관점의 변화만으로도 번아웃(burnout)[14]과 동정 피로(compassion fatigue)를 줄이는 데 큰 영향을 미칠 수 있으며, 언제 어디에 가장 집중적인 노력을 기울여야 할지 알 수 있다.

2) 수용(Acceptance)

수용은 네 가지 핵심 구성 요소로 이루어져 있으며 칼 로저스(Carl Rogers)의 이론에 뿌리를 두고 있다. 무엇보다도 수용은 내담자의 행동, 상황 또는 의도에 대한 임상의의 허가 여부와는 관련이 없다. 정맥 주사로 헤로인을 투여하는 행동을 승인하거나, 당뇨병 환자의 건강하지 않은 식습관을 받아들여 줄 필요는 없으며, 회복 계획을 위해 함께 노력해야 한다. 수용의 네 가지 구성 요소는 다음과 같다.

- 절대적 가치(Absolute Worth): 칼 로저스가 제시한 개념으로, 내담자에 대한 무조건적인 긍정적 존중을 뜻한다. 절대적 가치는 임상의가 판단이나 경멸, 지시가 없는 신뢰의 공간, 즉 내담자가 기꺼이 발을 들여놓을 수 있는 안전지대를 만들 수 있게 해 준다.
- 긍정적 인정(Affirmation): 이는 지금까지 내담자가 기울인 노력을

높이 평가하는 임상의의 능력이다. 임상의는 흔히 결함이나 결핍, 예컨대 질병이나 골절, 종양 등 문제가 있거나 온전하지 않은 상태에 집중하기 마련이다. 즉, 무엇이 잘못되었고 그것을 어떻게 바로잡을 것인가에 초점을 맞춘다. 그러나 동기면담에서의 긍정적 인정은 그와 정반대의 의도를 가진다. 이는 내담자의 회복탄력성, 강점, 성취를 파악하고 반영하여 내담자의 자신감을 키워 주는 것을 목표로 한다.

• 자율성(Autonomy): 5장에서 언급하듯이 자율성에는 강력한 힘이 있다. 동기면담에서는 임상의가 내담자의 관점과 결정을 전적으로 수용하고 존중한다. 빅터 프랭클(Victor Frankl)은, "인간에게서 모든 것을 빼앗을 수 있어도 단 한 가지, 즉 주어진 상황에서 자신의 태도와 대처 방식을 선택할 수 있는 인간의 마지막 자유는 빼앗을 수 없다."라고 하였다.[15] 내담자의 자율성과 내적 통제력 그리고 스스로 방향을 결정할 수 있는 능력을 존중하는 것은 임상의가 전문가 역할을 수행하는 지시적 접근 방식과 대비된다. 결국 어떤 접근 방식이든, 자신만의 길을 선택하고 어떤 변화를 실행할지 결정하는 것은 내담자 자신이다. 만약 내담자가 동의하지 않는 방향으로 유도한다면, 그들은 자신의 자유의지로 반대 행동을 할 것이다. 그러므로 처음부터 자율성을 존중한다면 가장 효과적인 경로를 찾는 데 걸리는 시간을 단축할 수 있다.

• 정확한 공감(Accurate Empathy): 이는 로저스가 말하는 변화를 위한 또 다른 '필수 조건'이다. 예술 감상에서 공감이란, 감상자가

자신을 예술 작품 속에 투영하는 능력을 말한다. 동기면담에서 공감은 임상의가 내담자의 삶 속으로 자신을 투영하는 것이다. 정확한 공감이란, 내담자가 깊고 어둡고 무서운 구덩이에 빠져 있다는 사실을 인식하고, 실제로 그 안에 함께 있지 않더라도 그 상황의 심각성을 진심으로 이해하고 공감하는 것이다. 임상의의 역할은 그 구덩이 위에 서서 아래를 내려다보며 내담자를 도와주는 것이다. 동기면담에서는 공식적으로 공감의 유형을 구분하지는 않지만, 인지적 공감과 정서적 공감이라는 두 유형으로 구분해 볼 수 있다.[16] 간단히 말해, 인지적 공감은 내담자가 어떤 상황에 처해 있는지 이해하는 것이고, 정서적 공감은 내담자가 그 상황에서 어떤 감정을 느끼는지 이해하는 것이다.

3) 동정심(Compassion)

동정심은 다른 사람을 긍정적으로 배려하는 것을 넘어서 행동 요소를 포함하며, 내담자에게 가장 이익이 되는 것을 의도적으로 우선시하는 것이다. 동기면담 정신을 구성하는 다른 세 가지 요소(파트너십, 수용, 이끌어 내기)는 경우에 따라 임상의의 이익을 위한 도구로 사용될 수 있지만, 동정심은 언제나 내담자에게 최선이 되는 방향에 초점을 둔다. 동정심은 내담자의 고통을 인식하고 그들의 이익을 가장 우선순위에 두는 것이다. 동정이 성공적으로 이루어지면 내담자에게 가장 이로운 것이 무엇인지에만 집중할 수 있으며, 이타심을 강조하고, 임상의 자신의 목표보다는 내담자의 목표를 실현하는 데 중점을 둔 의사소통 구조를 만들 수 있다.

4) 이끌어 내기(Evocation)

동기면담의 기본 전제 중 하나는, 내담자는 자신이 원하는 변화 목표를 실현하는 데 필요한 거의 모든 것을 본질적으로 소유하고 있다는 것이다. 동기면담 전문가로서 우리의 임무는 그 잠재된 전문성을 전략적으로 이끌어 내고, 앞으로 나아가기 위한 계획을 명확히 해 주는 것이다. 이 과정을 성공적으로 수행하면, 내담자의 '변화 대화'를 더 많이 이끌어 내고 확장해 나가면서 양가감정도 해소되는 경우가 많다. 양가감정을 해결하면 내담자는 준비 및 계획 단계로 나아갈 수 있으며, 지속적인 변화에 한 걸음 더 가까워질 수 있다.

한편, 동기면담 시 임상의는 변화 과정을 돕기 위해 여러 가지 도구나 기술을 사용한다. 고든(Gordon)은 대화 중에 여러 지점에서 의사소통 오류가 발생할 수 있다고 지적했다.[17] 즉, 화자가 말한 내용, 청자가 듣는 내용, 청자가 이해하는 화자의 의도, 화자가 실제로 의도한 점 등에 있어 오해가 생길 수 있다. 다음과 같은 동기면담의 특정 기술은 이러한 의사소통 오류를 없애는 데 도움을 줄 수 있다.

1) 개방형 질문(Open-Ended Questions, OEQ)

폐쇄형 질문(Closed-Ended Questions, CEQ)은 대답이 제한적이다. 폐쇄형 질문의 예를 들어 보면 다음과 같다. "담배를 피우시나요?", "금연해 본 적이 있으신가요?", "금연을 위해 니코틴 대체 요법을 시도해 본 적이 있으신가요?" 이 세 가지 질문은 모두 매우 구체적이고 한정된 정보를 요구

표 4.1 개방형 질문과 폐쇄형 질문의 예시

개방형 질문	폐쇄형 질문
담배를 끊고 싶은 이유는 무엇인가요?	담배를 끊고 싶은 것이 맞나요?
식단을 바꾸는 데 있어 중요한 점은 무엇인가요?	지금까지 다이어트를 몇 번이나 시도해 보셨나요?
본인의 건강 습관에 대해 조금 이야기해 주실 수 있나요?	건강 습관에 대해 몇 가지 질문해도 될까요?
담배를 끊어야 한다면 어떻게 하실 계획인가요?	니코틴 패치를 사용해 보시겠습니까?

한다. 폐쇄형 질문은 임상의 중심적인 접근이며, 구체적인 몇 가지 정보를 얻기 위해 사용된다. 반면, 개방형 질문은 보다 개인적이고 환자 중심적인 경향이 있다. 개방형 질문은 훨씬 더 광범위하게 이야기하도록 유도하며, 내담자에게 더 깊이 있고 개인적인 답변을 요청한다. '체크 리스트' 형식의 질문 방식을 피해 대화를 더 자연스럽게 이어지게 해 주며, 전략적으로 사용하면 하나의 개방형 질문이 여러 개의 폐쇄형 질문에 대한 답변을 한꺼번에 이끌어 낼 수도 있다. 예를 들어, 임상의가 "예전에는 담배를 피우셨다고 들었는데, 어떻게 금연에 성공하셨나요?"라고 질문한다면, 이 질문 하나만으로도 앞서 언급한 세 가지 폐쇄형 질문에 대한 답변을 모두 얻을 수 있다. 또한 개방형 질문은 내담자에게 중요하고 관련성 있는 피드백을 요청하지만, 폐쇄형 질문은 그런 부분을 놓치는 경우가 많다. 각 질문 유형의 몇 가지 예시가 〈표 4.1〉에 제시되어 있다.

2) 긍정적 인정(Affirmation)

긍정적 인정은 내담자의 강점이나 노력에 대한 진술 또는 반응으로, "당신은 해냈어요."처럼 단순하거나, "당신은 오랫동안 스트레스에 잘 대처한 지혜로운 사람이에요."처럼 복잡할 수 있다. 임상의는 내담자에게 이러한 긍정적 인정을 전달함으로써 내담자의 자존감과 자기효능감을 높여 주는 치어리더 역할을 한다. 개인의 자신감과 통제력을 높이는 것은 긍정적인 건강 결과를 예측하는 주요 요인으로 밝혀졌다.[18]

다른 강조 발언들과 마찬가지로 긍정적 인정은 진심을 담아 표현하는 것이 중요하다. 또한, 내담자의 행동에 대한 인정이나 칭찬에 초점을 맞춘 발언은 긍정적 인정보다는 찬사로 간주되므로 피하는 것이 좋다. 이는 결국 내담자에게 향후 임상의의 인정을 받기 위해 성과를 내야 한다는 부담을 줄 수 있기 때문이다. 또한 인정이나 칭찬이 존재하면, 그 반대인 못마땅함도 존재한다. 인정을 지나치게 강조하면, 내담자는 언젠가 인정받지 못할까 봐 두려워서 진심을 다하지 않을 수 있다. 예를 들어, 당뇨병이 관리되지 않아 당화혈색소 수치가 높고, 과체중이며, 식습관이 나쁘고, 운동도 하지 않으며, 매번 진료 예약 시간에 늦지만 꾸준히 내원하는 내담자가 있다고 가정해 보자. "오늘 여기까지 오시기로 결심하셨군요."라는 말은 이 내담자를 위한 긍정적 인정의 말이 될 수 있다. 때로 임상의는 가장 어려운 내담자에게서 긍정적인 특성을 찾아내기 위해 깊이 파고들어 아주 열심히 관찰해야 할 수도 있다. 그러나 우리는 이를 '그 사람의 강점만 보이게 하는 안경'을 쓴다고 재밌게 상상해 볼 수 있다. 처음에는 시간이 걸리겠지만, 연습하다 보면 가장 어려운 내담

표 4.2 긍정적 인정의 예시

"당신은 다른 사람을 배려하는 데 매우 능숙하군요."

"당신은 모험과 재미를 즐기는 사람이군요."

"당신은 쉽게 좌절하지 않는 사람이군요."

"당신은 회복탄력성이 강한 사람이군요."

"당신은 여기까지 오기로 결심했군요."

"당신은 자신에게 맞지 않는 것에 대해 솔직하게 표현할 줄 아는 사람이군요."

자에게도 쉽고 자연스럽게 긍정적 인정의 말을 전할 수 있을 것이다(〈표 4.2〉 참고).

3) 반영(Reflection)

반영은 동기면담 시 임상의가 가장 많이 사용하는 도구이다. 반영은 다른 어떤 기술보다 더 자주 사용되어야 한다. 일반적으로 우리는 대화를 시작하고 개방형 질문을 함으로써 부족한 부분을 채워 나간다. 긍정적 인정은 대화의 흐름과 속도를 유지하는 데 사용된다. 한편, 반영은 수집된 정보를 명확히 하는 데 있어 효율성을 극대화할 수 있으며, 지금까지 파악된 상황에 대한 특정 가설을 제시하는 데 활용된다. 반영을 사용하는 첫 번째 목표는 내담자에게 공감과 연민을 전달하는 것이다. 더 중요한 두 번째 목표는 반영을 통해 의도적으로 '변화 대화'를 유도하여 변화에 대한 동기를 강화하는 것이다.

반영에는 여러 유형이 있지만, 크게 단순 반영, 복합 반영, 감정에 대한 반영 등 세 가지로 나눌 수 있다. 이제 막 동기면담을 연습하기 시작한 사람은 좀 더 능숙해질 때까지는 단순 반영에 집중하는 것이 좋다. 반영의 다양한 유형을 이해하기 위해 먼저 한 가지 사례를 살펴보자.

> 임상의: "오늘 와 주셔서 감사합니다, 스미스 씨. 당신의 주치의가 당신이 체중 감량을 통해 당뇨병을 조절하는 데 관심이 있는 듯하다고 말씀해 주셨는데, 오늘 무엇 때문에 방문하게 되셨는지 직접 말씀해 주시겠습니까?"
>
> 내담자: "음, 체중을 줄이고 싶긴 한데, 오랫동안 생각만 하고 있었어요. 할 수 있을지 확신이 안 서요. 담당 의사 선생님은 체중을 감량하는 게 좋겠다고 여러 차례 말씀하셨지만, 일과 육아를 병행하다 보니 시간이나 에너지를 낼 수 있을지 잘 모르겠어요."

단순 반영: 위의 사례에서, 단순 반영은 내담자가 방금 말한 내용을 그대로 또는 거의 동일하게 반복하는 것이다.

다시 말하기 1:

> 내담자: "음, 체중을 줄이고 싶긴 한데, 오랫동안 생각만 하고 있었어요. 할 수 있을지 확신이 안 서요."
>
> 임상의: "체중을 줄이고 싶으시고, 그 생각을 꽤 오래 해 오셨군요."

단순 반영은 유용할 수 있지만, 같은 메시지를 여러 차례 반복해서 들으면 임상의와 내담자 모두 지루해질 수 있으므로 적절히 사용하는 것이 좋다. 단순 반영은 임상의가 내담자의 말을 거의 그대로 반복하면서도, 동의어로 대체하거나 약간 표현을 바꾸는 식으로 이루어질 수도 있다. 예를 들어 다음과 같다.

다시 말하기 2:

내담자: "음, 체중을 줄이고 싶긴 한데, 오랫동안 생각만 하고 있었어요. 할 수 있을지 확신이 안 서요."

임상의: "담당 의사도 체중을 줄이는 게 좋겠다고 하셨는데, 말씀하신 것처럼 일과가 끝나갈 무렵에는 시간도 에너지도 부족하다고 느끼시는군요."

또한 임상의는 내담자의 말 속에 숨겨진 의미를 유추하고 그것을 다시 내담자에게 반영해 주기 위해 경청할 때, 의역을 활용할 수도 있다. 의역이 잘 이루어지면, 내담자가 새로운 사고를 시작하지 않고 자신의 사고 과정을 계속 이어 가는 데 도움이 된다. 이 사례에서 의역은 다음과 같이 표현할 수 있다.

의역:

내담자: "음, 체중을 줄이고 싶긴 한데, 오랫동안 생각만 하고 있었어요. 할 수 있을지 확신이 안 서요."

임상의: "일과 육아를 병행하면서 체중을 감량하는 건 정말 어렵게 느껴지

죠. 그리고 그게 건강에 얼마나 중요한지도 잘 알고 계시네요."

복합 반영: 복합 반영에서 임상의는 내담자의 감정을 반영하여 대화의 정서적 토대를 드러낸다. 이는 더 복잡한 버전의 의역일 때가 많다. 임상의가 이러한 유형의 반영에 더 능숙해지면, "걱정이 되시는군요."와 같은 감정적 표현과 "끝없는 오르막길을 오르는 것 같은 기분이 드시는군요."와 같은 은유적 표현을 모두 사용할 수 있다. 이 사례에서 임상의는 다음과 같이 반영할 수 있다(<표 4.3> 참고).

> 내담자: "음, 체중을 줄이고 싶긴 한데, 오랫동안 생각만 하고 있었어요. 할 수 있을지 확신이 안 서요."
>
> 임상의: "실제로 해내지 못할까 봐 스트레스를 받고 걱정하고 계시는군요."

증폭 반영(Amplified reflection)은 상황을 과장하는 경향이 있는 반면, 양면 반영(Double-sided reflection)은 내담자의 양가감정을 모두 강조하여 보여 준다. 양면 반영을 사용할 때 중요한 점은 "하지만(but)"이 아니라 "그리고(and)"를 사용하는 것이다. 이는 종종 "하지만(but)" 뒤에 나오는 내용이 앞에 나온 내용을 무효화시키기 때문에 의도적으로 그렇게 하는 것이다. 예를 들어, "당신은 훌륭하게 해냈어요. 하지만 여전히 개선의 여지가 있습니다."라는 말에서 "하지만" 이후의 내용이 앞의 칭찬을 덮어 버릴 수 있다. 또한 은유적 반영과 감정적 또는 정서적 반영도 사용할 수 있다. 감정적 반영은 매우 강력한 힘을 발휘할 수 있으므로, 이 기법을

표 4.3 반영 예시

증폭 반영: 임상의가 상황의 한 측면을 의도적으로 강조한다.	"정말 어떻게 해야 할지 잘 모르시겠군요."
양면 반영: "그리고(and)"를 사용하여 내담자의 양면적인 생각을 나란히 비교하되, 항상 긍정적인 면으로 끝맺는다.	"이 모든 것을 중단하는 건 힘들 거예요. 그리고 그것이 당신의 건강에 얼마나 도움이 될지도 알고 계시죠."
감정적 반영: 내담자의 현재 감정에 더 집중하여 반영한다.	"생각만 해도 속상하시군요."
은유적 반영: 은유를 능숙하게 사용하면 매우 강력한 도구가 될 수 있다.	"지금은 마치 물속에서 허우적거리는 듯한 기분이 드시겠어요."
문장 이어 주기: 내담자가 말끝을 흐려 문장을 마무리하지 못할 때, 임상의가 나머지를 추측하여 문장을 이어 준다.	"그리고 당신은 오랫동안 이 말을 꺼내 놓고 싶으셨군요."
개인의 선택 강조: 앞으로 나아가는 움직임이 정체된 것처럼 보일 때 주로 사용된다.	"그리고 이 상황을 통제할 수 있는 사람은 당신뿐이라는 걸 알고 계시잖아요."
부정적인 쪽에 편들기: 잘 사용하면 유용할 수 있으나, 역효과가 날 가능성도 있어 신중하게 사용해야 한다.	"그리고 지금 당장은 아무것도 하지 않는 선택도 가능한 거죠."

사용한 뒤 내담자가 감정을 토해내는 모습을 보게 될 수도 있다. 문장 이어 주기 기법도 있다. 이는 내담자가 중요한 말을 하다가 멈추었을 때, 임상의가 내담자가 하려던 말을 간략히 마무리해 주는 것이다. 내담자가 앞으로 나아가지 못하는 듯한 어려운 상황에서는 임상의가 전략적으로 내담자의 선택권을 강조하거나 부정적인 측면에 편드는 기술을 활용할 수 있다. 이 기술들은 역효과가 날 수 있어 주의해야 하지만, 능숙하

게 사용하면 말을 아끼는 내담자에게도 안전지대를 제공하여 대화를 확장해 나갈 수 있다.

관계 형성을 방해하는 장애물: 우리가 아무리 노력하고 좋은 의도로 접근하더라도, 내담자와의 관계 형성을 가로막는 장애물은 늘 존재하며, 이를 파악하는 것이 중요하다. 이번 장의 앞부분에서 언급한 '교정 반사' 외에 〈표 4.4〉에 제시된 12가지 장애물도 효율적인 의사소통을 방해할 수 있다. 이 리스트는 토머스 고든(Thomas Gordon)이 제시한 12가지 장애 요소를 바탕으로 정리한 것이다.[17] 동기면담은 이러한 장애물을 극복하는 데 도움이 되는 접근 방식이다. 〈표 4.4〉에 제시된 의사소통 방식은 지시적, 교육적, 판단적인 방식에 기반하고 있으며, 이는 동기면담이 중시하는 협력적이고 자율성을 지지하는 접근 방식과 반대되는 특징들이다.

4) 요약(Summary)

반영과 마찬가지로 요약은 지금까지 얻은 정보를 명확하게 설명하는 데 사용되지만, 반영만큼 자주 사용되지는 않는다. 또한, 반영과 마찬가지로 임상의는 조언을 제공하거나 문제를 해결하려는 시도를 자제해야 한다. 대화가 전환되거나 특정 주제가 마무리될 때, 다음 주제로 넘어가기 전에 하나의 주요 개념을 정리하는 용도로 요약을 사용하는 것이 좋다. 요약에는 차트를 검토하여 수집한 정보, 외부 평가, 가족이나 지인의 의견 등 외부 출처에서 수집된 부수적인 정보를 사용할 수 있다. 요약의 몇 가지 예가 〈표 4.5〉에 나와 있다.

표 4.4 의사소통의 12가지 장애물

1. 주문하거나, 지시하거나, 명령하기

2. 경고하거나, 주의를 주거나, 위협하기

3. 조언하거나, 제안하거나, 해결책 제시하기

4. 논리로 설득하거나, 설교하기

5. 무엇을 해야 한다고 말하거나, 도덕적으로 판단하기

6. 반대하거나, 판단하거나, 비판하거나, 비난하기

7. 동의하거나, 인정 또는 칭찬하기

8. 수치심을 주거나, 조롱하거나, 낙인 찍기

9. 해석하거나, 분석하기

10. 안심시키거나, 동정하거나, 위로하기

11. 질문하거나, 캐묻기

12. 철회하거나, 주의를 딴 데로 돌리거나, 유머로 넘기거나, 화제를
    바꾸기

표 4.5 요약 예시

요약을 시작할 때
"지금까지 말씀해 주신 내용을 제가 제대로 이해했는지 확인해 보겠습니다." "지금까지 들은 바로는…"
요약을 명확히 할 때
"제가 요약해서 말씀드린 내용 중에 덧붙이고 싶은 것이 있으신가요?" "제가 놓친 부분이 있을까요?"

종합하기: 동기면담 초보자인 임상의는 동기면담 기반 대화의 전반적인 구조에 대해 막막함을 느끼고, "무슨 말을 해야 하지?", "대화를 어떻

표 4.6 유도하기 - 허락을 받고 정보 제공하기 - 유도하기 모델

유도하기	경청/반영	정보 제공	경청/반영	유도하기

게 시작해야 하지?", "언제 반영을 사용하고, 언제 개방형 질문을 써야 하지?"와 같은 궁금증이 들 수 있다. 동기면담 초보 임상의에게 유용한 지침이 되는 구조는 '유도하기 - 허락을 받고 정보 제공하기 - 유도하기' 모델(Elicit-Provide with Permission-Elicit Model)이다(<표 4.6> 참고). 이 모델에서 임상의는 먼저 내담자가 '어떤 상태(X)'에 대해 이미 알고 있는 내용을 말하도록 유도한다. 내담자가 이야기하는 동안 임상의는 적극적으로 경청하면서 긍정적 인정과 반영을 통해 대화를 이끌어 간다.

　내담자가 자신의 생각을 다 공유하면, 임상의는 내담자에게 X에 대해 더 알고 싶은지, 조금 더 설명해 주기를 원하는지 물어본다. 이러한 접근은 허락을 요청하고 관심도를 확인함으로써 내담자의 자율성을 존중하는 방식이다. 내담자가 허락한다면, 그다음 단계는 내담자에게 긍정적 인정, 피드백, 조언 또는 관련 정보 한두 가지를 제공하는 것이다. 중요한 점은, 내담자가 진료실에 있다는 이유만으로 교육 제공에 대해 암묵적으로 허락한 것은 아니라는 점이다. 이상하게 들릴 수도 있지만, 내담자가 허락하지 않았다면 교육을 계속해서는 안 된다. 허락 없이 교육을 계속하면 지금까지 쌓아 온 관계가 손상될 수 있다. 허락하지 않은 상황에서는 "X에 대한 정보가 많으니, 마음이 바뀌신다면 기꺼이 공유해 드리겠습니다."라고 간단히 말하면 된다.

　마지막 단계로 임상의는 다시 내담자의 반응과 질문을 유도하여 다음 단계를 계획할 수 있다. 대화의 진행 정도에 따라 중간중간 요약을 사용하여 공유한 정보를 내담자가 정확히 이해하고 있는지 확인할 수 있다. 이 모델은 자연스럽게 계획 수립 단계로 이어지며, 다음과 같은 말로 마무리할 수 있다. "오늘 당신의 생각을 공유해 주셔서 감사합니다. 우리가 나아갈 방향이 분명해진 것 같습니다. 저희가 선택할 수 있는 옵션은 두 가지인데요, 어느 쪽이 더 자신 있으신지, 그 목표를 향해 어떤 첫걸음을 내딛고 싶으신지 말씀해 주세요."

▶ 4.4.2 초점 맞추기

확인된 문제에 집중하는 것은 대화의 범위를 좁혀 주기 때문에 동기면담 과정에서 매우 중요하다. 동기면담은 변화를 주제로 한 의도하지 않은 대화가 아니라, 특정 목표에 대한 개인의 동기 부여와 몰입을 유도하기 위해 고안된 의사소통 접근법이라는 점을 기억해야 한다. 특정 목표에 집중하는 일은 임상의가 도와줄 수 있으며, 이를 통해 내담자와 더 빨리 방향을 잡고, 동기면담 과정에 더 많은 시간을 쏟을 수 있게 된다.

'중요도 척도(Importance Ruler)'는 동기면담 설정에 사용되는 도구로, 변화된 행동을 파악하고 이를 향해 나아가는 과정에서 다음 단계를 유도하는 데 도움이 된다. 먼저 이 변화가 내담자에게 얼마나 중요한지 물어본다(1~10점 척도, 10점이 가장 높음). 점수가 7점 미만이라면, 그 변화의 중요도를 탐색하는 데 면담 시간을 할애해야 한다. 예를 들어 내담자에게 "왜 이 변화를 원하시는지 조금 더 자세히 말씀해 주시겠어요?"라고 질문할 수 있다. 이 질문을 통해 임상의는 내담자로부터 중요성 구축과 관련된 더 많은 '변화 대화'를 끌어낼 수 있다. 점수가 7점 이상이라면, 해당 주제가 내담자에게 비교적 중요하다는 것을 알 수 있으므로, 다음 과정으로 자신감에 대한 질문으로 넘어갈 수 있다. 동일한 척도(1~10점, 10점이 가장 높음)를 사용하여 "이 과제를 완수하는 데 얼마나 자신이 있나요?"라고 질문한다. 점수가 7점 미만이라면, "자신감을 조금이라도 높이려면, 예를 들어 0.5점이나 1점 정도라도 높이려면 어떻게 해야 할까요?"라고 질문하여 내담자의 자신감을 높이기 위해 노력한다. 내담자의 반응은 다양하게 나타날 수 있지만, 대개는 변화를 이룰 수 있다는 자신감을 높이기 위해 자신이 실천할 수 있는 작은 변화에 초점을 맞춘다. 자신감 점수가 7점 이상이라면, 다음 단계인 계획 수립 단계로 대화를 이어 간다. 이러한 질문을 사용하는 것은 엄밀히 말해 동기면담의 공식적인 기법은 아니지만 그 정신에 부합하며, 동기면담 4단계를 진행하는 데 도움이 될 수 있는 구조를 제공한다(<표 4.7>, <표 4.8> 참고).

표 4.7 중요도 척도

0 ←	→ 10
전혀 중요하지 않음	매우 중요함

표 4.8 자신감 척도

0 ←	→ 10
전혀 자신 없음	매우 자신 있음

▶ 4.4.3 유발하기

'변화 대화'와 '유지 대화'에 적절히 반응하는 것은 동기면담 과정의 핵심이다. 변화 대화는 내담자의 자신감을 쌓는 것이며(3장 참고), 내담자가 변화를 추구하는 이유를 스스로 말하는 것이다. 유지 대화는 그 반대로, 내담자가 현재 상태를 유지하고자 하는 이유를 말하는 것이다. 동기면담이 효과적인 중재임을 뒷받침하는 대부분의 연구는 변화 대화의 증가와 그것이 행동 변화와 어떻게 관련되어 있는지에 초점을 맞추고 있다. 모이어(Moyer)와 동료들이 발견한 바와 같이, 변화 대화가 증가할수록 자신감이 높아진다.[4] 로릭(Lorig)과 동료들도 행동 변화의 주요 예측 변수는, 변화 자체보다는 그 변화에 대한 자신감과 통제력이라는 것을 보여 주었다.[18] 다시 말해, 특정 목표를 향해 몇 단계를 밟았는지보다는, 다음 단계로 나아가는 과정을 내담자 스스로 통제할 수 있다는 자신감이 더 중요하다는 것이다. 따라서 변화 대화를 강화하고, 자신감과 통제력을 높이는 전략에 집중하는 것이 동기면담을 진행하는 임상의의 주요 과제이다.

변화 대화에는 '준비적 변화 대화(Preparatory Change Talk)'와 '실행적 변화 대화(Mobilizing Change Talk)'의 두 가지 유형이 있다. 다음의 차트는 몇 가지 예시를 통해 두 유형의 차이를 명확히 보여 준다. 임상의는 이 차트에 언급된 표현을 들었을 때, 반영을 제공하거나 개방형 질문을 함으로써 변화 대화를 더 많이 촉진해야 한다. (*팁: 변화 대화의 구성 요소를 기억하는 데 도움이 되도록 'DARN CAT'이라는 약어를 활용하라.)

준비적 변화 대화:

욕구(**D**esire)	내담자: "정말 지금 상황이 달라졌으면 좋겠어요." 임상의: "오랫동안 이 변화에 대해 생각해 오신 것 같네요. 만약 이 목표를 이루신다면 어떤 점이 더 나아질까요?"
능력(**A**bility)	내담자: "예전에 이런 변화를 해낸 적이 있어요... 이번에도 할 수 있을 것 같아요." 임상의: "이미 그런 경험이 있으시고, 그래서 이번에도 해낼 수 있다는 자신감이 생기시는군요."
이유(**R**eason)	내담자: "몇 킬로그램만 감량하면 당화혈색소 수치가 떨어질 것이고, 흡연이 얼마나 나쁜지도 잘 알고 있어요." 임상의: "어떤 변화가 당신의 건강에 가장 큰 영향을 줄 수 있는지 잘 알고 계시네요."
필요(**N**eed)	내담자: "저 자신과 제 가족을 위해 꼭 금연해야 해요. 아내도 담배를 끊어야 한다고 했어요." 임상의: "가족과 오래 함께하고 싶으신 마음이 크시군요."

실행적 변화 대화:

결심(**C**ommitment)	내담자: "이걸 어떻게 시작할 수 있을지 한번 알아보려고요." 임상의: "이 일에 대해 정말 많이 고민해 오셨군요. 원하시면 제가 몇 가지 아이디어를 공유해 드릴 수도 있습니다."
활성화(**A**ctivation)	내담자: "이 모든 것을 어떻게 바꿀 수 있을지 계속 생각해 봤고, 이제 시작할 준비가 된 것 같아요." 임상의: "정말 강한 동기가 생기신 것 같아요. 가장 먼저 무엇을 해 볼 생각이신가요?"
다음 단계 실천 (**T**aking **S**teps)	내담자: "헬스클럽에 전화해서 회원권에 관해 물어보려고 메시지를 남겼어요." 임상의: "정말 잘하셨어요. 계속 잘 이어 가실 수 있도록 제가 도와드릴 수 있는 게 있을까요?"

불화(Discord)도 논의할 가치가 있는 개념이다. 과거에 동기면담 임상의들은 변화에 어려움을 겪고 있는 내담자를 설명할 때 '저항(resistance)'이라는 용어를 사용했으며, 이때의 저항은 변화를 원하는 마음과 현 상태를 유지하려는 마음 사이의 갈등으로 이해되었다. 밀러와 롤닉은 《동기면담: 사람들의 변화를 돕는 대화법(Motivational Interviewing: Helping People Change)》 제3판(2013)에서 이 '저항' 개념보다는 '변화 대화'와 '유지 대화' 개념에 더 초점을 맞추었다.[3] 불화는 변화를 향한 움직임에 영향을 미치는 현상이지만, 내담자 자신의 내적 갈등이 아니라 임상의와 내담자 간의 갈등으로 나타나는 경우가 더 많다. 불화는 방어적인 태도, 말다툼, 말을 자르기, 무시하기 등 다양한 형태로 나타날 수 있다. 불화가 발생하면 동기면담의 시작점인 '관계 형성'으로 다시 돌아가야 한다. 이 시점에서 여러 가지 이유로 인해 임상의와 내담자의 관계가 위태로워졌다면, 이를 회복하는 데 시간과 주의를 기울여야 다음 단계로 나아갈 수 있다.

2장에서 언급하듯이 변화의 장단점을 비교하는 것은 내담자의 양가감정을 조율하는 한 가지 방법이다. 동기면담의 '초점 맞추기' 단계에서는 임상의와 내담자가 '의사결정 균형(decisional balance)'을 통해 양가감정을 정리하고, 보다 명확한 목표 행동을 향해 나아갈 수 있다. 이때 유의할 점은 변화의 장점이 반드시 현재 상태를 유지하는 것의 단점과 같은 무게를 갖는 것은 아니라는 점이다. 목록을 작성한 후 임상의는 내담자에게 "이 변화에 이름을 붙여 보고, 다음 단계를 파악해 보세요."라고 요청할 수 있다. 만약 내담자의 동기가 여전히 불안정하거나 일시적이라면, 이 도구를 사용하여 변화의 장점과 현상 유지의 장점에만 집중하

표 4.9 의사 결정 매트릭스

	이익/장점	손해/단점
변화를 선택할 경우		
변화를 선택하지 않을 경우		

는 변화 대화를 강화할 수도 있다. 이러한 '강점기반 접근(strength-based approach)'은 내담자가 장애물로 인해 방해를 받거나 주의를 빼앗기지 않고, 자신의 욕구와 필요를 명확히 파악하는 한 가지 방법이 된다(<표 4.9> 참고).

4.4.4 계획하기

변화 계획을 탐색하는 것은 과정상 필수지만, 항상 이루어지는 것은 아니다. 너무 성급하게 계획을 세우지 않도록 주의하며, 변화 대화가 지속적으로 이루어질 때 검토하는 것이 적절하다. 변화 계획을 수립하는 것은 임상의가 목표 행동을 다루기 위해 잠재적인 접근 방법을 평가하는 지속적이고 끊임없이 변화하는 과정이다. 먼저, 임상의는 상호 동의와 이해가 이루어졌는지 확인하기 위해 내담자에게 요약을 제공한다. 그런 다음 "이제 우리는 어느 방향으로 가야 할까요?"와 같은 간단한 질문을 던질 수 있다. 이 요약과 질문의 조합은 처리 단계에서 계획 단계로 전환하는 데 도움이 될 수 있다. 일반적으로 이 질문은 (1) 명확한 경로가 없이 한 단계 나아가는 경우, (2) 앞으로 나아갈 수 있는 다양한 선택지가 있는 경우, (3) 명확한 다음 단계가 있는 경우 중 하나의 결과로 이어진다.

첫 번째로, 명확한 계획이 전혀 없는 시나리오가 있다. 이 세 가지 경우 모두에서 임상의는 먼저 요약을 제공한 뒤, 다음 계획을 명확히 하려는 시도를 한다. 이 시점에서는 브레인스토밍 방식을 사용하여 일반적인 것부터 구체적인 것까지 내담자의 아이디어를 함께 다루는 것이 중요하다. "일단 모두 다 벽에 던져 보고 무엇이 붙는지 보라."라는 속담처럼 일단 아이디어를 내 보는 것이다. 그러나 이 시나리오는 명확한 경로가 없기 때문에 동기가 약해질 수 있으며, 대화는 이전 단계들(관계 형성, 유발하기, 초점 맞추기) 사이를 왔다 갔다 할 수 있다. 실행적 변화 대화에서는 CATS 기법을 활용하여 결심(Commitment), 활성화(Activation), 다음 단계 실천(Taking Steps)을 향해 나아가도록 한다.

두 번째로, 앞으로 나아갈 수 있는 다양한 선택지가 있는 시나리오도 있다. 동기는 존재하지만, 고를 수 있는 선택지가 많은 경우이다. 좋은 선택지들 중에서 고르거나, 가장 덜 "나쁜" 선택지를 골라야 하는 이 시나리오는 다소 시간이 걸릴 수 있다. 이런 상황에서는 요약을 제공하고 "다음은 무엇을 할까요?"라는 질문을 던진 후에 구체적인 목표를 명확히 하고 확인하는 것이 매우 중요하다. 내담자의 선호를 탐색할 수 있는 질문으로는 "이 과제를 가장 성공적으로 수행할 수 있다고 상상해 본다면, 세 가지 선택지 중 어떤 것이 가장 가능성이 높아 보이나요?" 또는 간단히 "어떤 것이 가장 마음에 드시나요?" 등이 있다. 여기서부터 다시 변화 대화를 이끌어 내고 다음 과제를 계획하며 장애 요소를 해결해 나간다.

세 번째는 변화로 향하는 경로가 명확한 경우로, 이때는 목표를 명확히 한 다음, 현재까지의 진행 상황에 대해 요약해 주는 것이 도움이 된다. 그런 다음 진행을 방해하는 장애물을 해결하고 세부 사항을 좁혀 가며 계획에 관한 보다 구체적인 내용을 파악하기 시작한다. 내담자의 준비 상태를 확실히 파악하기 전까지는 장애물에 초점을 맞추지 않는다. 동기면담 전용 도구는 아니지만, '스마트(SMART)'라는 약어는 목표를 세울 때 유용할 수 있다. 스마트(SMART) 형식에 대해서는 이 책의 7장에서 더 자세히 다루며, 아래에 기본적인 개요를 제공한다.

구체적(Specific): 무엇을, 어디서, 언제 목표/행동을 할 것인지를 포함하는 의문사를 사용해 목표를 가능한 한 구체적으로 정의한다.

측정 가능한(Measurable): 목표/행동이 추적 가능한지 확인한다. 예를 들어, "매일 2리터의 물을 마실 것이다."와 같은 목표이다.

달성 가능한(Attainable): 목표가 실현 가능한지 확인한다. 목표를 너무 높지도, 너무 낮지도 않게 현재 수행 능력에 맞는 수준으로 설정한다.

관련성(Relevant): 목표가 전반적인 우선순위와 가치관에 부합하는지, 다른 목표와도 일치하는지 확인한다.

기한이 있는(Timely): 목표에는 시작 시점과 평가를 위한 기한이 있어야 한다. 예를 들어, 일주일, 한 달 또는 1년과 같이 일정 시간이 지난 후에 목표의 성공 여부를 평가할 수 있어야 한다.

사례 연구

스미스 씨는 52세의 아프리카계 미국인 남성으로, 아내와 함께 살고 있으며 세 명의 성인 자녀를 두고 있다. 스미스 씨는 지역 병원에서 보안 요원으로 풀타임 근무하고 있다. 그는 양쪽 발목 관절 고정술을 받은 병력이 있고, 오른쪽 무릎에 경증에서 중등도의 통증이 있다고 호소하고 있다.

임상의: 안녕하세요. 내원해 주셔서 감사합니다. 오늘 검사 결과가 나와서 함께 이야기를 나눠 보고 싶네요. (주제 설정 시작) 괜찮으실까요? (허락 구하기)

내담자: 물론입니다. 그렇게 하시죠.

임상의: 콜레스테롤 수치가 기준치를 벗어났어요. HDL 수치는 낮고, LDL 수치는 높아요. (정보 제공)

내담자: 제 콜레스테롤 수치가 높다는 건가요? (정보를 요청하는 질문)

임상의: 네, 맞아요. 환자분의 HDL 수치는 27mg/dL이고, LDL 수치는 121mg/dL이에요. 일반적으로 HDL은 40mg/dL 이상, LDL은 100mg/dL 이하를 권장합니다. 이런 상태를 고지혈증이라고 해요. (정보 제공) 이에 대해 어떻게 생각하시나요? (개방형 질문)

내담자: 전혀 그런 줄 몰랐어요. 제 콜레스테롤 수치가 높을 거라고는 생각하지 않았는데… 하긴, 제가 어떻게 알 수 있었겠어요?

임상의: 맞습니다. 이런 상태는 단기적으로는 증상이 거의 없기 때문에 많은 분들이 알아차리지 못하죠. 대부분 평소처럼 건강하다고 느끼거든요! (기본적인 반영, 정보 제공, 내담자의 경험을 인정)

내담자: 사실 저는 꽤 건강하다고 생각하고 있었는데 이 말을 들으니

놀랍네요. 제가 살이 좀 쪘고 운동을 많이 하지 않는 건 알지만 담배는 피우지 않거든요. 이걸 어떻게 받아들여야 할지 모르겠어요. (양가감정)

임상의: 고지혈증의 위험성에 대해서는 이미 어느 정도 알고 계신 것 같네요! (위험 행동에 대한 내담자의 지식을 강화하는 반영)

내담자: 그런 것 같기는 한데, 아는 것과 실천하는 것은 전혀 다른 문제잖아요. (양가감정과 약간의 유지 대화)

임상의: 말씀하신 체중이나 신체활동 수준과 관련해서 특별히 더 걱정되는 부분이 있으실까요? (개방형 질문)

내담자: 흥미로운 질문이네요. 며칠 전 아내가 아침에 같이 산책하러 갈 수 있냐고 물어봤어요. 저는 "글쎄."라고 대답했어요. 왜냐하면 요새 발과 발목이 많이 아팠거든요. 예전에는 걷고, 달리고, 등산하는 걸 정말 좋아했는데 몇 년 전부터 발목이 너무 안 좋아져서 사실상 포기하게 됐죠. (양가감정)

임상의: 예전에는 밖에 나가 걷고, 등산하고, 달리고, 활동하는 걸 정말 좋아하셨군요? (감정의 반영) 어떤 점이 좋았는지 말씀해 주세요. (개방형 질문)

내담자: 그냥 야외에 있는 게 정말 좋았어요. 아내와도 등산하다가 만났고요. 수년 동안 아내와 저는 꽤 많은 산을 함께 올랐죠. 그때가 정말 그리워요. 하지만 이제는 예전 같지 않네요. 예전처럼 등산하기는 힘들고, 달리기는 완전히 불가능하죠. (계속되는 약간의 유지 대화)

임상의: 달리기는 불가능하고 힘든 등산도 무리일 수 있지만, 여전히 아내분과 함께 야외에서 활동하는 것에 대한 열정이 많으신 것 같네요. 그건 예전부터 즐기시던 일이었고요. (반영)

내담자: 네, 정말 그래요. 솔직히 다시 그렇게 하고 싶어요. (변화 대화 - 원함/욕구)

임상의: 좋아요. 그렇다면 '아내와 함께 야외에서 할 수 있는 활동'이라는 기준에 맞는 선택지로는 어떤 것들이 있을까요? (개방형 질문)

내담자: 음, 아내가 함께 가자고 했던 산책부터 시작해야 할 것 같네요. 저는 예전처럼은 할 수 없다고 느꼈기 때문에 매번 안 된다고 말했었죠. 제가 거절할 때마다 아내가 실망하는 게 느껴졌어요.

임상의: 함께 산책하자고 하면 아내분께서 정말 기뻐하실 것 같고, 그게 환자분을 행복하게 하겠네요.

내담자: 맞아요. 아내는 제가 함께하길 정말 바라고 있을 거예요.

임상의: 지금 말씀하시는 걸 들으니 꽤 의욕이 느껴지는데요. 이걸 실천에 옮길 수 있는 자신감은 어느 정도이신지 궁금합니다. 0~10의 척도, 즉 0은 전혀 자신 없음, 10은 매우 자신 있음이라면, 몇 점 정도 되실 것 같나요? (변화에 대한 준비도와 동기 평가)

내담자: 잘할 수 있을 것 같아요. 6~7점 정도 될 것 같네요. 똑같은 일상에 지치기도 했고, 아내와 야외에서 보낸 시간이 정말 그립거든요.

임상의: 6.5점 정도군요. 좋습니다. 아내분이 내일 아침에 같이 산책하러 가겠냐고 물어본다고 가정해 볼까요? "그래."라고 편안하게 대답하고, 자신감 수준을 7점까지 높이려면 어떤 준비가 필요할까요? 용품이든 계획이든 상관없습니다. (자신감 구축)

내담자: 음, 예전 운동화를 찾아야 할 것 같네요. 새 운동화를 사야 할 수도 있겠지만, 당장은 그걸로도 괜찮을 것 같아요. 운동복이나 걷기 편한 옷도 좀 찾아봐야겠네요. 요즘 날씨가 좋아서 따로 준비할 건 많지 않을 것 같아요.

임상의: 좋아요. 그럼 제가 지금까지 이해한 바를 정리해 보면, 다음에 할 일은 운동복과 운동화를 찾고 나서 아내분의 요청을 기다리시는 거죠? 충분히 실현 가능해 보입니다. (능력에 대한 반영을 통해 요약)

내담자: 오늘 밤에 한번 찾아보려고요. 그리고 내일 아침에 제가 먼저 아내에게 물어볼 수도 있겠네요.

측정 전략: 동기면담 세션을 코딩하는 것은 대화의 유효성 또는 동기면담의 일관성을 측정하는 한 가지 방법이다. 코딩 작업은 전 세계 여러 기업과 기관에서 다양한 방식으로 이루어지고 있다. 널리 사용되는 접근 방식 중 하나는 모이어스(Moyers), 마누에(Manue), 에른스트(Ernst)가 2015년에 개발한 '동기면담 치료 충실도(Motivational Interviewing Treatment Integrity, MITI)'이다. 현재 MITI의 최신 매뉴얼은 버전 4.2.1이다. MITI는 두 가지 영역에서 임상의의 동기면담 기술을 평가하는 데 중점을 둔다. 첫째, 1점에서 5점까지의 범위로 평가되는 '종합적 평가 점수'를 제공한다. 5점이 가장 높고 1점이 가장 낮은 점수이다. 둘째, '행동 빈도 점수'를 제공한다. 각 종합적 평가 점수에는 4개의 하위 점수가 포함된다. 이는 각각 변화 대화 유도, 유지 대화 완화, 협력, 공감 등 네 가지 차원에 대한

점수이다. 종합적 평가 점수는 대화의 전체적인 "게슈탈트", 즉 전반적인 분위기와 느낌을 평가하고, 세션이 동기면담 정신에 얼마나 잘 부합하는지를 종합적으로 판단하기 위해 고안되었다. 이 평가의 핵심 요소 중 하나는 명확히 설정된 변화 목표이다. 변화 목표가 명확하면, MITI 평가자는 변화 대화가 특정 목표를 향해 나아가는 방향성을 중심으로 평가할 수 있다.

'동기면담 기술 코드(Motivational Interviewing Skills Code, MISC)'는 자주 사용되는 또 다른 도구로, 현재 버전은 2.1이다. MITI 코딩 시스템과 마찬가지로 여러 평가 영역이 있지만, MISC에서는 평가가 "패스(pass)"라는 방식으로 이루어진다. 각 패스는 5점 리커트 척도(Likert scale)로 평가되며, 종합적 등급(global rating), 구문 분석(parsing), 행동 코딩(behavior coding)으로 구성된다. '패스 1 종합적 등급'은 평가자가 전체 녹음 내용을 듣고, 관찰된 상담 세션 동안 임상의의 행동을 중심으로 등급을 매긴다. 이 단계에서 평가되는 개념은 자율성 지지, 공감, 방향성 제시, 협력 및 이끌어 내기이다. 종합적 등급의 두 번째 부분에서는 내담자의 행동 점수를 평가하는데, 내담자가 자기탐색을 얼마나 수행했는지, 개인적으로 중요한 내용을 얼마나 공유했는지를 중심으로 평가한다. '패스 2 구문 분석'에서는 한 문장 안에서 서로 다른 발화(utterance)를 식별한다. 특히 내담자의 변화 언어는 별개의 발화 단위로 분석되어야 한다. '패스 3 행동 코딩'은 상당한 수준의 정교함을 요구한다. 여기서는 촉진적 언어 사용, 조언 제공, 긍정 표현, 대립, 다양한 유형의 질문 사용, 조절 강조, 요약 등 다양한 상담 행동과 언어 사용에 대한 평가가 이루어진다.

표 4.10 코딩 도구

MISC	동기면담 기술 코드(Motivational Interviewing Skills Code) 2.1 버전. 동기면담의 전반적인 질과 교육의 효과, 내담자의 언어 사용을 평가하는 데 사용된다.
CACTI	치료 상호작용 코딩용 CASSA 애플리케이션(CASSA Application for Coding Treatment Interactions). 오픈-소스 소프트웨어로, 디지털 녹음을 분석하며 다운로드 가능한 프로그램과 사용자 매뉴얼이 제공된다. 치료 상호작용의 적격성을 판단하는 데 사용된다.
CLEAR	공식적으로는 MISC 1.1 버전으로 알려져 있으며, 내담자의 변화 대화 또는 역변화 대화(counter-change talk)를 식별하는 데 사용된다.
MISO	중요한 타인이 참여하는 동기면담(Motivational Interviewing with Significant Others)은 세션에 함께 참여하는 내담자에게 중요한 타인이 사용하는 언어를 분석하기 위해 개발된 도구이다.
SCOPE	상호작용 과정을 관찰하기 위한 순차 코드(Sequential Code for Observing Process Exchanges)는 세션 중 상담자와 내담자의 행동 간 상호작용 관계를 분석하는 데 사용된다.
GROMIT	동기면담 상담자의 종합적 평가(Global Rating of Motivational Interviewing Therapists)는 상담자의 기술 반응성과 동기면담의 전반적인 역량을 폭넓게 평가하는 데 사용된다.

그렇다면 측정 도구는 언제, 어떤 용도로 사용되는가? 코딩 도구는 초기 기술 개선은 물론, 지속적인 기술 유지 관리를 위해 사용할 수 있다. 첫 번째 단계는 임상의가 내담자로부터 짧은 세션(일반적으로 20~30분)을 녹음할 수 있도록 동의를 얻는 것이다. 녹음이 완료되면 임상의는 녹음된 세션을 선택한 코딩 기관(〈표 4.10〉 참고)에 전송하고, 이 기관은 동기면담 일관성에 따라 코딩을 수행한 후 임상의에게 피드백을 보낸다. 이 작업은 보통 일정 수준의 숙련도를 달성하기 위해 여러 차례 연속적으로

수행된다. 초기 숙련도가 달성된 이후에는 임상의의 경력 전반에 걸쳐 주기적으로 MITI 코딩을 활용하여 동기면담을 지속적으로 준수하는지 검증하는 데 사용할 수 있다.

MITI 외에도 여러 가지 코딩 도구가 있다. 완전한 목록은 아니지만, 〈표 4.10〉에는 일반적으로 사용되는 몇 가지 코딩 리소스 목록이 나와 있다. 코딩 비용이나 결과물에 관한 상세한 내용은 이 글에서 다루는 범위를 벗어난다. 동기면담 충실도 관련 코딩에 관심이 있다면, 뉴멕시코대학교 산하의 '알코올, 약물 사용 및 중독 센터(Center on Alcohol, Substance use, And Addictions, CASAA)'에서 도움을 받을 수 있다.

4.5 요약

동기면담은 내담자가 변화를 이루는 과정을 돕기 위해 고안된 내담자 중심의 치료적 접근법이다. 변화 대화를 이끌어 내고 유지 대화를 줄이는 것이 이 접근법의 주요 목표 중 하나이다. 동기면담 정신에는 파트너십, 수용, 동정심, 이끌어 내기가 포함된다. 동기면담의 네 가지 핵심 과정은 관계 형성, 초점 맞추기, 유발하기, 계획하기이다. 내담자가 변화에 대해 양가감정을 느낄 때, 동기면담은 행동 변화를 다루는 상담 접근법 중 가장 효과적인 방법이다. 동기면담을 효과적으로 수행하려면 지식, 기술, 연습이 필요하다. 동기면담을 실무에 활용하는 사람들은 자신의 면담을 지속적으로 되돌아보고, 모델에 대한 충실도를 개선하기 위해 끊임없이 노력해야 한다. MITI나 MISC와 같은 도구는 임상의가 동기면담 과정에 얼마나 충실한지 측정하는 데 도움을 준다. 동기면담 사용법을 배우는 것은 내담자가 변화의 여정에서 진전을 이루도록 돕기 위해 할 수 있는 가장 좋은 방법이다. 또한 상담 세션에 참여하는 모든 사람이 더 즐겁고 생산적인 시간을 보낼 수 있게 한다.

4.6 요점

▶ 4.6.1 독자가 이번 장에서 기억해야 할 것은?

궁극적으로 동기면담은 다른 사람을 돕고 싶다는 동정심에서 비롯된 것이지만, 우리는 교정해 주려는 반사적 반응을 억제해야 한다. 이 충동을 억제하지 못하면, 대화는 좌절감을 주고 비생산적인 결과로 이어질 가능성이 높다. 또한 다른 사람을 직접적으로 변화시킬 수 없다는 사실을 내면적으로 받아들이지 않으면, 우리는 계속해서 실망하고 낮은 성과를 보게 될 것이다.

임상의는 결과가 아니라 중재에 책임을 지는 자세를 가질 때 더 효과적으로 동기면담을 수행할 수 있다. 즉, 적극적인 경청자로서 양가감정을 탐색하고, 변화 대화를 증진시키는 과정을 통해 내담자의 동기를 진정으로 이해할 수 있다.

동기면담은 보조적인 접근(보완적 중재) 방식으로 사용되는 경우가 많으며, 인지행동치료(Cognitive Behavioral Therapy, CBT)나 수용전념치료

(Acceptance Commitment Therapy, ACT) 같은 다른 임상 기법들과 병행 적용이 가능하다.

동기면담의 철학적 토대는 '환자 중심 의료 홈(Patient-Centered Medical Home)' 모델과 '트라우마 이해 기반 케어(Trauma Informed Care)' 같은 최신 모델과도 잘 부합한다.

▶ 4.6.2 이 장을 읽은 후 독자의 상담 기법은 어떻게 달라질까?

이 장을 통해 독자는 전문가 역할을 내려놓고, 지시하기보다는 경청하는 태도를 취하게 되며, 무엇이 일어날지(결과)에 집착하기보다 내담자와 함께하는 순간(상호작용 자체)에 가치를 두고 몰입하게 될 것이다.

또한 부족함 대신 강점을 찾는 연습을 하게 되고, 그렇게 함으로써 변화의 기회를 더 잘 발견할 수 있게 된다. 이 과정에서 긍정적 인정의 표현도 더 자연스럽게 이루어질 것이다. 그리고 문제와 해결책을 균형 있게 바라볼 수 있게 될 것이다.

▶ 4.6.3 핵심 메시지는 무엇인가?

동기면담은 구체적인 행동 변화를 주제로 올바르게 실행될 때, 변화 대화를 이끌어 내고 긍정적인 행동 변화를 촉진하는 데 효과적인 의사소통 전략이다.

동기면담 정신은 언제, 누구와, 어떤 상황에서도 활용할 수 있다. 임상의는 내담자를 진정으로 이해하기 위해 겸손한 자세를 취해야 하며, 이를 위해서는 전문가 역할을 내려놓고 내담자의 잠재적 결과나 동기에 대한 선입견을 갖지 않도록 주의해야 한다. 겸손한 자세로 내담자와 나란히 걸으며 여정을 함께하는 태도가 필요하다.

4.7 참고자료

제목	저자	자료 형태	연도	핵심 내용
보건의료 분야의 동기 면담(Motivational Interviewing in Health Care)	롤닉(S. Rollnick), 밀러(W.R. Miller), 버틀러(C.C. Butler)	도서	2022	보건의료 분야에 특화된 예시, 주제, 실제 적용 사례를 다룸
리더십을 위한 동기면담: MI 리드(Motivational Interviewing for Leadership: MI Lead)	윌콕스(J. Wilcox), 커시(B.C. Kersh), 젠킨스(E. Jenkins)	도서	2017	조직 리더십에 동기면담 개념을 통합하는 방법 제시
동기면담 기술 개발(제2판)(Building Motivational Interviewing Skills, 2nd Ed.)	로젠그렌(D.B. Rosengren)	도서	2017	개인 또는 그룹 환경에서 동기면담 기술을 개발하기 위한 워크북
학교에서의 동기면담 (제2판)(Motivational Interviewing in Schools, 2nd Ed.)	허먼(K.C. Herman), 라인키(W.M. Reinke), 프레이(A.J. Frey)	도서	2020	학부모, 교사, 학생의 참여를 유도하기 위한 동기면담 적용 사례

제목	저자	자료 형태	연도	핵심 내용
casaa.unm.edu	뉴멕시코대학교	웹 사이트	2022	알코올, 약물 사용 및 중독 센터 - 동기면담 코딩 도구 및 자료 제공

참고문헌

1. Rozario D. Burnout, resilience and moral injury: How the wicked problems of health care defy solutions, yet require innovative strategies in the modern era. *Canadian Journal of Surgery*. 2019;62(4):EE6`E8. doi:https://doi.org/10.1503/cjs.0028191.

2. Watzlawick P, Weakland JH, Fisch R. *Change: Principles of Problem Formation and Problem Resolution*. W.W. Norton & Co; 2011.

3. Miller WR, Rollnick S. *Motivational Interviewing: Helping People Change*. 3rd ed. The Guilford Press, Cop; 2013.

4. Moyers TB, Martin T, Christopher PJ, Houck JM, Tonigan JS, Amrhein PC. Client Language as a Mediator of Motivational Interviewing Effcacy: Where Is the Evidence? Alcoholism: *Clinical and Experimental Research*. 2007;31(s3):40s47s. doi:https://doi. org/10.1111/j.1530-0277.2007.00492.x

5. Frost H, Campbell P, Maxwell M, et al. Effectiveness of Motivational Interviewing on adult behaviour change in health and social care settings: A systematic review of reviews. Moitra E, ed. *PLOS ONE*. 2018;13(10):1–39. doi:https://doi.org/10.1371/journal. pone.0204890

6. Aubeeluck E, Al-Arkee S, Finlay K, Jalal Z. The impact of pharmacy care and motivational interviewing on improving medication adherence in patients with cardiovascular diseases: A systematic review of randomised controlled trials. *International Journal of Clinical Practice*. Published online July 2021. doi:https://doi. org/10.1111/ijcp.14457

7. Amiri P, Mansouri-Tehrani MM, Khalili-Chelik A, et al. Does Motivational Interviewing Improve the Weight Management Process in Adolescents? A Systematic Review and Meta-analysis. *International Journal of Behavioral Medicine*. Published online July 15, 2021. doi:https://doi.org/10.1007/s12529-021-09994-w

8. McDaniel CC, Kavookjian J, Whitley HP. Telehealth delivery of motivational interviewing for diabetes management: A systematic review of randomized controlled trials. *Patient Education and Counseling*. 2021;105(4). doi:https://doi. org/10.1016/j. pec.2021.07.036

9. Nuss K, Moore K, Nelson T, Li K. Effects of Motivational Interviewing and Wearable Fitness Trackers on Motivation and Physical Activity: A Systematic Review. *Am J Health Promot*. 2021;35(2):226–235. doi:10.1177/0890117120939030

10. Ghizzardi G, Arrigoni C, Dellafore F, Vellone E, Caruso R. Effcacy of motivational interviewing on enhancing self-care behaviors among patients with chronic heart

failure: a systematic review and meta-analysis of randomized controlled trials. *Heart Failure Reviews. Published online* April 17, 2021. doi:https://doi.org/10.1007/s10741-021-10110-z

11. Makin H, Chisholm A, Fallon V, Goodwin L. Use of motivational interviewing in behavioural interventions among adults with obesity: A systematic review and meta- analysis. *Clinical Obesity.* 2021;11(4). doi:https://doi.org/10.1111/cob.12457

12. Ardito RB, Rabellino D. Therapeutic Alliance and Outcome of Psychotherapy: Historical Excursus, Measurements, and Prospects for Research. *Frontiers in Psychology.* 2012;2(270). doi:https://doi.org/10.3389/fpsyg.2011.00270

13. RSA. Brené Brown on Empathy. YouTube. *Published online* December 10, 2013. https://www.youtube.com/watch?v=1Evwgu369Jw

14. Pollak KI, Nagy P, Bigger J, et al. Effect of teaching motivational interviewing via communication coaching on clinician and patient satisfaction in primary care and pediatric obesity-focused offces. *Patient Education and Counseling.* 2016;99(2):300–303. doi:https://doi.org/10.1016/j.pec.2015.08.013

15. Frankl VE. *Man's Search for Meaning.* Beacon Press; 2006.

16. Healey ML, Grossman M. Cognitive and Affective Perspective-Taking: Evidence for Shared and Dissociable Anatomical Substrates. *Frontiers in Neurology.* 2018;9. doi:https://doi.org/10.3389/fneur.2018.00491

17. Dr. Thomas Gordon. *Parent Effectiveness Training.* Harmony; 2008.

18. Lorig K. *Living a Healthy Life with Chronic Conditions: Self-Management of Heart Disease, Arthritis, Diabetes, Depression, Asthma, Bronchitis, Emphysema and Other Physical and Mental Health Conditions.* Bull Pub. Co; 2012.

제5장

자율성의 힘

인간에게서 모든 것을 빼앗아 갈 수 있어도 단 한 가지, 마지막 남은 인간의 자유, 즉 주어진 환경에서 자신의 태도를 선택하고 자신의 길을 결정할 자유만은 빼앗아 갈 수 없다.

빅터 프랭클

《빅터 프랭클의 죽음의 수용소에서(Man's Search for Meaning)》(1962)

5.1 서론

자기결정성이론(Self-Determination Theory, SDT)에 따르면, 문화적 차이를 초월하여 인간의 기본적인 심리적 욕구 중 하나는 자율성을 느끼고

통제받지 않는 것이다.[1] 그러나 환자 진료에는 시간적 제약이 따르며, 제한된 시간 내에 여러 가지 사안을 다뤄야 하는 경우가 많다. 이러한 현실 속에서 임상의는 환자에게 지시, 조언, 교육을 제공하는 지시적(directive) 의사소통 방식을 주로 사용하게 된다. 이러한 "전문가(EXPERT) 접근법"은 필요할 때도 있지만, 신뢰와 공감, 존중을 바탕으로 한 긍정적이고 생산적인 환자-임상의 관계를 형성하는 데 한계를 보인다. 또한, 이 접근법은 환자의 기본적인 심리적 욕구를 충분히 충족시키지 못한다. 의미 있고 지속적인 생활습관의 변화를 이루려면 환자가 자신이 상황을 통제하고 있으며, 자신감이 있고, 사회적으로 연결되어 있다는 느낌을 받아야 하기 때문이다. 이러한 '전문가 접근법'에 대해서는 1장에서 자세히 다룬 바 있다.

자율성(autonomy), 유능성(competence), 관계성(relatedness)이라는 핵심 요소를 고려할 때, 임상의는 환자의 욕구를 충족시키고, 보다 내재적이고 자기결정적인 동기를 키우는 데 도움을 줄 수 있는 효과적인 의사소통 방식인 "코치(COACH) 접근법"을 채택할 수 있다. 이 장에서는 임상의가 자기결정성이론의 토대를 이해하고, 환자의 자율성을 지지하는 진료 환경을 조성하는 데 필요한 코치 접근법의 정신과 기술을 익힐 수 있도록 돕는 것을 목표로 한다. '코치 접근법' 개념은 1장에서 논의되었다.

5.2 자기결정성이론

자기결정성이론은 데시와 라이언이 처음 제안하였다.[2] 이 이론은 인간의 행동에 강력한 영향을 미치는 두 가지 주요 동기 유형, 즉 내재적 동기와 외재적 동기가 있다고 설명한다. 내재적 동기는 개인 내부에서 비롯되며, 행동 자체에 대한 진정한 관심, 즐거움, 내적인 만족감으로 인해 유발된다. 이러한 동기는 자기조절(self-regulation)이 거의 또는 전혀 필요하지 않으며, 행동 자체가 개인의 가치와 조화를 이루는 경우가 많다. 반면, 외재적 동기는 보상, 목표 또는 외부에서 주어지는 결과와 같은 외적인 요인에 의해 유발된다. 자기결정성이론은 환자의 전반적인 동기 수준보다는 환자가 어떤 유형의 동기를 가지고 있는지가 향후 건강 행동 변화를 위한 실행을 예측하는 데 더 많은 정보를 제공할 수 있음을 강조한다.[2] 이러한 이유로 자기결정성이론은 행동을 자기조절하기 위한 외재적 동기를 보다 정교하게 세분화하여, 타인에 의해 결정되는(통제된) 동기부터 자기결정적인(자율적인) 동기까지 이어지는 연속체로 설명한다. 이 연속체에 대해서는 다음 섹션에서 더 자세히 다룰 것이다.

자기결정성이론의 핵심은 질 높은 내재적 동기가 발생하기 위해서는 자율성, 유능성, 관계성이라는 세 가지 심리적 욕구가 충족되어야 한다는 데 있다.[2,3] 이러한 심리적 욕구가 충족될 때, 지속적인 생활습관 변화와 건강 및 웰빙의 향상이 가능해진다.

⟫ 5.2.1 자율성

자율성이란, 개인이 자신의 행동에 대한 선택권과 통제권을 가지고 있다고 느끼는 것을 의미한다. 자신의 삶에서 '운전석에 앉아 있다'고 느끼는 이 선천적 욕구는 지속적인 행동 변화를 이루는 데 필수적이다.[4] 임상의는 환자의 감정을 인정하고, 환자의 가치와 관심사를 존중하며, 협력적인 대화 기술을 활용하여 환자의 선택권을 강화함으로써 환자의 자율성을 지지할 수 있다. 이러한 자율성 지지는 당뇨병 환자의 복약 순응도 향상과 과일·채소 섭취량 증가와 같은 다양한 생활습관 및 임상적으로 중요한 행동에 긍정적인 영향을 미치는 것으로 밝혀졌다.[5,6]

⟫ 5.2.2 유능성

유능성은 자신이 무언가를 효과적으로 해내고 있거나 능력이 있다고 느끼는 것을 의미한다.[7] 개인이 성공에 필요한 지식, 기술, 능력을 충분히 갖추었다고 느낄수록 자기결정적 동기가 더욱 강화된다. 유능성은 적절한 수준의 도전 그리고 구체적이고 긍정적인 피드백을 통해 향상되며, 반대로 지나치게 어려운 도전 그리고 부적절하거나 부족하거나 부정적인 피드백은 유능성을 저하시킨다.[8] 환자 개개인에게 맞는 적절한 수준의 과제를 설정하고, 행동 변화를 가로막는 장애물을 함께 탐색하는 것은 유능성을 높이는 데 효과적인 전략이다.[9,10]

⟫ 5.2.3 관계성

관계성은 타인 및 주변 세계와 연결되어 있다고 느끼는 것을 의미한다.[7] 사회적 연결은 생활습관의학의 핵심 요소 중 하나이며, 임상의와 환자의 관계는 지속적인 행동 변화를 유도하는 데 중요한 역할을 한다. 임상의가 시간을 들여 환자와 소통하고 개인적인 관심을 기울일 때, 환자들은 의료 서비스에 대한 만족도를 더 높게 평가하는 경향이 있다.[11] 또한, 성공적인 치료적 관계의 핵심 요소인 신뢰, 공감, 존중을 바탕으로 환자-임상의 관계를 형성하면, 건강 결과에 작지만 통계적으로 유의미한 긍정적인 영향을 미치는 것으로 나타났다.[12]

❯ 5.2.4 즐거움

위에서 설명한 세 가지 심리적 욕구(자율성, 유능성, 관계성)에 더하여, 임상의는 '즐거움' 또한 중요한 요소로 고려해야 한다. 건강한 생활습관에 대한 환자의 선입견이나 고정관념을 극복하는 과정에서 즐거움이 중요한 역할을 하기 때문이다. 비록 즐거움은 자기결정성이론의 공식적인 구성 요소는 아니지만, 생활습관 변화의 상승나선이론(upward spiral theory)에 따르면, 환자가 건강한 행동을 실천하는 과정에서 긍정적인 감정을 경험하면 무의식적이면서 점차 강화되는 동기가 형성되어 내재적 동기가 촉진된다. 이는 궁극적으로 건강한 생활습관을 지속적으로 유지할 가능성을 높인다.[13]

임상의는 'CARE'라는 약어, 즉 Competence(유능성), Autonomy(자율성), Relatedness(관계성), Enjoyment(즐거움)를 염두에 두면, 환자가 자율적인 동기를 형성하도록 도울 수 있다. 이러한 심리적 욕구 충족에 기반한 행동 변화는 더 잘 내면화되고 더 오래 지속될 가능성이 높다.

5.3 동기의 유형

동기는 흔히 단일한 개념으로 간주되곤 하지만, 자기결정성이론은 동기를 무동기(amotivation)에서 내재적 동기까지 이어지는 연속선상에 있는 것으로 보며, 이 연속선에는 세분화된 외재적 동기의 다양한 하위 유형들이 포함되어 있다고 본다.

5.3.1 무동기

무동기는 내재적 동기와 반대되는 개념으로, 개인이 통제력을 상실한 듯한 느낌을 갖게 한다. 보통 자신의 유능성을 인식하지 못하는 경우에 무동기가 유발되며, 이는 특정 과제나 활동을 해낼 수 없다고 느끼게 만든다.[14] 무동기 상태에 있는 사람은 행동을 취하려는 의도 자체가 결여되어 있거나 자신의 행동을 바꾸려는 의지가 없다.[4]

5.3.2 외재적 동기

외재적 동기는 외부적인 영향으로 인해 발생한다. 이러한 유형의 동기는 장기적인 행동 변화로 이어지도록 할 가능성은 낮지만,[9] 특정 활동을 처음 시작하도록 하는 데 중요한 역할을 할 수 있다.[3] 내사된 조절(introjected regulation)과 외적 조절(external regulation)은 모두 통제된 동기(controlled motivation)의 형태로, 외부의 보상이나 처벌이 행동 변화를 유도하는 주요 자극으로 작용한다.[14-16] 통제된 형태의 동기가 보다 자율적인 형태의 조절로 전환되는 과정을 '내면화'라고 한다.[4]

5.3.3 내사된 조절

내사된 조절은 내적으로 발생하는 동기의 한 형태이지만, 개인이 특정 행동을 하지 않았을 때 느끼는 죄책감, 수치심, 걱정 등의 감정 때문에 행동을 하게 되는 것이 특징이다. 이는 개인이 진정한 관심과 즐거움으로 행동하는 순수한 내재적 동기와는 본질적으로 다르다.[9] 보상과 처벌을 활용하는 것은 단기적으로는 효과를 볼 수 있으나, 장기적인 행동 변화에 기여하기는 어렵다.[3,9] 궁극적으로 이러한 형태의 동기는 즐거움 (예: "달리기가 재미있어서 하고 싶어")보다는 책임이나 특정한 동기(예: "나는 살을 빼야 하니까 달려야 해")에 의해 유발된다.[3]

5.3.4 동일시된 조절과 통합된 조절

동일시된 조절(identified regulation)과 통합된 조절(integrated regulation)은 어느 정도 자율성을 보여 주지만, 이러한 형태의 조절에 의해 유발된 행동은 일반적으로 개인에게 즐거운 것으로 인식되지는 않는다.[9] 대신, 동일시된 조절은 개인이 특정 활동의 가치를 인식하고, 그 행동이 자신에게 의미 있다고 여겨 자발적으로 수행하려는 의지를 갖는 것이 특징이다.[15,17] 연구에 따르면, 동일시된 조절은 내재적 동기보다 단기적인 운동 실천을 더 잘 예측하지만, 장기적인 운동 지속성은 내재적 동기와 더 밀접한 관련이 있다.[3] 마지막으로, 자율성의 연속선상에서 통합된 조절은 가장 자율적인 형태의 외재적 동기로, 개인이 특정 행동을 자기 정체성과 일치하는 것으로 인식하고, 그 행동이 자신의 핵심 가치나 신념과 부합한다고 여길 때 발생한다.[15,17]

❯ 5.3.5 내재적 동기

자율성 연속선에서 가장 끝에 위치한 내재적 동기는 가장 자율적인 형태의 동기로 정의된다.[9] 이러한 이유로, 행동 변화를 수행할 때 가장 강력하고 신뢰할 수 있는 동기 유형으로 여겨진다. 내재적 동기에 의해 유발된 행동은 그 활동 자체에 대한 순수한 즐거움, 탐구심, 호기심에서 비롯된다. 또한, 내재적 동기는 행동에 영향을 미치는 외부의 압력으로 부터 자유롭다.[17]

5.4 근거 검토

행동 변화에 있어 자율성의 강력한 역할은 잘 문서화되어 있다. 예를 들어, 테이셰이라(Teixeira)와 동료들의 연구[3]에서는 자율적 동기가 높은 사람이 자율적 동기가 낮은 사람보다 매주 더 많은 시간을 운동하는 경향이 있음을 확인했다. 라이언과 데시[17]는 보다 자율적인 형태의 동기가 학생들의 학습과 참여도를 증가시킨다는 것을 발견했다. 그러나 동기의 유형과 수준은 사람마다 다를 수 있으며, 동일한 개인 내에서도 시간이 지나며 변동하거나 발전할 수 있다. 예를 들어, 연구에 따르면 자율적 동기는 변화의 단계를 거치면서 증가하는 경향이 있으며,[3] 이 주제는 2장에서 더 자세히 다루고 있다. 또한, 환자가 경험하는 동기의 유형과 수준에 영향을 미치는 요인으로는 외부 압력의 노출, 활동에 대한 즐거움(또는 흥미 부족), 특정 행동에 대한 자기 동일시 수준, 인지된 장벽, 건강상의

제약 등이 있다.[15]

연구에 따르면, 자기결정성이론에 기반한 중재는 어느 정도 자기결정성이론의 세 가지 핵심 구성 요소(자율성, 유능성, 관계성)에 긍정적인 영향을 미치며, 환자의 자율적 동기를 촉진할 수 있다.[4,9,15] 궁극적으로, 임상 환경에서 자기결정성이론 기반 중재 전략을 활용하는 것은 만성질환의 예방과 관리 및 장기적인 행동 변화 촉진과 관련이 있다.[4,16] 임상의, 가족, 친구 등 환자에게 중요한 사람이 환자의 기본적인 심리적 욕구(자율성, 유능성, 관계성)를 지원하도록 돕는 중재는 이러한 욕구에 대한 만족도 증가로 이어졌으며, 더 중요한 사실은 건강 행동의 긍정적인 변화를 유도하는 것으로 나타났다.[15]

현재까지 자기결정성이론 기반 중재를 적용한 대부분의 연구에서는 신체활동, 식습관, 좌식 행동, 금연을 주요 대상으로 삼았다.[16] 통제적이지 않은 언어를 사용하는 중재는 자율성 만족도를 긍정적으로 향상시켰으며, 행동의 근거를 제공하는 방식은 자율적 동기를 증가시키는 것으로 나타났다.[9] 마찬가지로, 행동 변화의 장애 요인을 파악하는 것은 자율적 동기 증가와 관련이 있었으며, 개인을 가치 있게 여기는 메시지를 전달하는 중재는 자율성 만족도 증가, 무동기 감소, 관계성 만족도의 소폭 향상과 연관이 있었다.[15]

또한, 커뮤니티 환경에서 중재를 수행하는 것은 다른 환경에서 수행되는 중재보다 무동기를 줄이고 관계성을 향상시키는 데 더 효과적인 것으로 나타났다.[15] 이와 유사하게, 시어런(Sheeran)과 동료들의 연구[16]에서는 자기결정성이론 기반 중재가 건강 행동에 유의미한 변화를 가져온다고 밝혔지만, 그 변화의 정도는 작다고 보고되었다. 신체적 및 심리적 건강 결과를 조사한 느투마니스(Ntoumanis)와 동료들의 연구[15]에서는 자기결정성이론 기반 중재가 추적 조사에서는 약간의 긍정적인 영향을 보였으나, 중재 종료 시점에서는 통계적으로 유의미한 효과가 나타나지 않았다고 보고되었다. 향후 연구는 자기결정성이론이 건강 행동과 건강 결과에 미치는 영향을 함께 검토해야 하며, 임상적으로 유의미한 데이터를 확보하면 임상의와 정책 결정자들에게 더 큰 관심을 얻을 수 있을 것이다.[15]

▶ 5.4.1 자율적 동기를 촉진하기 위한 실질적 전략

임상의가 환자와 소통하는 방식은 행동 변화를 촉진하고 자율적 동기를 지지하는 데 영향을 미친다. 현재 의료 현장에서 주로 사용되는 관계 모델은 지시적 접근법이다. 이 방식에서 임상의는 문제를 식별하고, 진료 목적을 정하고, 생활습관 처방을 결정하는 데 집중하며, 이러한 과정에서 환자의 의견은 거의 반영되지 않는 경우가 많다. 이러한 '전문가 접근법'은 진단을 내리고, 약물 및 치료 절차를 처방하는 등 특정 상황에서는 유용하고 필수적이지만, 건강 행동을 채택하도록 유도하는 데는 한계가 있다. 단순히 건강 행동에 대한 지식을 제공하는 것만으로는 지속적인 변화를 이끌어 내기 어렵기 때문이다.[18]

반면, '코치 접근법'은 체계적이고 협력적인 소통 방식으로, 환자가 자기주도적으로 행동 변화를 받아들이도록 돕는 데 초점을 맞춘다.[19, 20] 이 접근법은 특정 개념과 도구를 어떻게 활용할 수 있는지에 대해서는 체

표 5.1 전문가 접근법과 코치 접근법 비교

전문가 접근법	코치 접근법
환자의 건강에 대한 책임을 임상의가 짐	환자가 자신의 건강에 책임을 지도록 돕고 권한을 부여함
임상의가 전문가 역할을 함	환자가 자신의 삶에 대한 전문가 역할을 함
환자에게 무엇을 해야 하는지 지시함	환자는 생활습관 처방을 실천하기 위한 실행 계획을 함께 설계하는 능동적인 파트너임
과정을 주도함	과정을 안내함
정확한 정답을 제공함	적절한 질문을 제시함
준수를 유도함	환자 내면의 동기를 발견하도록 도움

출처: Matthews, Jessica A., Margaret Moore, and Cate Collings. "A Coach Approach to Facilitating Behavior Change." *The Journal of Family Practice* 71, no. 1 Suppl Lifestyle (2022): eS93-eS99.

계적인 틀을 갖고 있지만, 그 도구들을 실제로 어떻게 적용할지에 대해서는 유동적이며 실험적인 특성을 지닌다. 즉, 체계적인 개념과 도구들이 적용되는 방식은 환자와 진료 상황의 고유한 특성에 따라 달라질 수 있다.

전문가 접근법과 코치 접근법을 비교해 보면, 임상의와 환자의 역할 그리고 임상의가 갖는 전반적인 관점과 신념에서 중요한 차이가 있음을 알 수 있다. 이러한 차이점은 〈표 5.1〉에 정리되어 있으며, 이는 그룹 중재에 대해 다루는 13장에서 코치와 전문가의 차이를 설명한 〈표 13.2〉와 유사한 내용을 담고 있다.

표 5.2 코치 접근법의 임상적 적용

코치 접근법	가치 및 실행
환자 중심적 접근	신뢰할 수 있는 관계를 형성함 환자에게 무조건인 긍정적 존중을 보임
임상의가 환자의 의제를 이끌어 냄	환자에게 중요한 가치가 무엇인지, 집중하고 싶은 것이 무엇인지 파악함 변화의 이유를 이끌어 냄
협력적 파트너십 형성	환자를 자기 삶의 전문가로 존중함 환자의 가치와 강점을 찾아내고 활성화함
환자가 주로 이야기하고, 임상의는 공감하며 경청함	온전히 집중하며 경청함(다음에 할 말을 생각하기보다 듣는 것에 집중) 환자의 관계 형성 욕구를 이끌어 냄 환자의 역량을 발견함
임상의는 조언을 하기 전에 먼저 환자의 동의를 구하고, 개방형 질문을 사용함	전문적인 조언을 제공하기 전에 환자의 동의를 먼저 구함 주의 깊게 관찰하고 지원이 필요한 시점을 파악함
환자가 목표를 결정함	환자와 임상의가 함께 명확한 목표를 설정함 환자가 이루고자 하는 바를 분명히 함 환자의 현재 상태와 원하는 상태 간의 차이를 인식시킴 환자의 가치에 부합하는 스마트(SMART) 목표를 설정함
환자와 함께 아이디어를 구상하며 가능성을 탐색하고, 임상의와 환자가 함께 답을 찾아 나감	현재 환자의 변화에 대한 준비 수준을 평가함 환자의 동기 유형을 파악하기 위해 설문지 등을 활용할 수 있음
환자가 자기탐색을 통해 스스로 답을 찾도록 함	행동 뒤에 있는 가치가 무엇인지 탐색함 환자가 실천 단계를 설정하는 데 도움이 필요할 경우, 다양한 선택지를 제공하여 자율성을 존중함
임상의와 환자가 함께 환자의 가치와 의도에 기반한 계획을 세움	과제를 작고 실현 가능한 단계로 나눔 단계는 도달할 수 있으면서도 적절한 도전감을 제공하는 수준으로 설정함

긍정적인 측면에 초점을 맞춤	타고난 재능보다는 습득 가능한 기술을 익힌 것에 대해 긍정적인 피드백과 칭찬을 제공함 성취한 것을 축하함 성장으로 이어진 지속적인 노력을 강조함
임상의가 환자의 이야기를 통해 배움	환자의 경험과 그에 대한 통찰을 존중하고 인정함 문제 해결에 급급하기보다 경험을 긍정적인 관점으로 재구성함(예: 좌절을 과정의 일부로 여김)
환자는 자신의 선택에 책임을 지며, 임상의와 함께 책임을 공유함	행동을 선택한 것에 대한 책임은 환자에게 있음을 인정함

출처: 자기결정성이론 센터[35]; 리디 외(Liddy et al.)[28]; 무어 외(Moore et al.)[24]; 노이너-옐레 외(Neuner-Jehle et al.)[25]; 프로트 외(Proot et al.)[36]

》 5.4.2 행동 변화를 촉진하는 코치 접근법

건강 코칭(health coaching)은 성장을 촉진하는 관계로, 긍정적이고 지속 가능한 생활습관의 변화를 유도하여 최적의 건강 상태를 지원하는 데 목적이 있다. 코치 접근법을 활용하는 임상의는 환자가 자신의 건강 관리를 능동적으로 수행할 수 있도록 지식, 기술, 도구, 자신감을 길러 주는 데 도움을 줄 수 있다. 이를 통해 환자가 스스로 설정한 행동 목표를 달성하고 만성질환을 예방하거나 치료할 수 있도록 돕는다.[21, 22]

5.4.2.1 번영

인간은 본래 번영하도록 설계된 존재라는 점을 인식하는 것이 코치 접근법의 핵심이다.[23] 코치 접근법을 활용하는 임상의는 환자를 '고쳐야 할 대상'이 아니라, 건강한 행동 변화를 이끌어 낼 수 있는 능력과 자원을 가진 존재로 바라본다. 환자는 단순히 질병이나 문제가 있는 사람이 아니라, 자신의 가치와 신념을 바탕으로 의미 있는 행동을 실천할 수 있는 존재이다.[23, 24] 환자는 자신이 수행하는 행동에 대한 '유능성', 주변 사람들과 연결되어 있고 돌봄을 받는다고 느끼는 '관계성', 자신의 삶을 스스로 결정하는 '자율성'이라는 기본적인 심리적 욕구를 가지고 있다.[23, 24] 이를 염두에 두고, 임상의는 환자를 자신의 삶에 대해 가장 잘 알고 있는 전문가로 대하며, 그들이 지닌 귀중한 통찰력과 인식을 확장하고 가능성을 탐색하여 건강과 웰빙을 향상시킬 수 있는 잠재력을 지닌 존재로 존중한다. 환자의 가치를 탐색하는 과정에서 코칭은 변화에 대한 자율적 동기를 이끌어 내는 강력한 수단이 된다.

5.4.2.2 함께

두 번째로, 코치 접근법에서는 임상의와 환자의 역할에 중요한 변화가 있다. 환자가 자신의 의제를 설정하고 행동 변화의 중심적인 촉진자가 되는 것이다.[19] 환자는 자신이 변화하고 싶은 영역을 스스로 결정하고, 임상의와 협력하여 그 목표를 달성하기 위한 계획을 함께 수립한다. 임상의는 코칭 커뮤니케이션 기술을 활용하여 환자가 스스로의 내면을 탐색할 수 있도록 촉진하며,[19] 이 과정에서 임상의와 환자가 공동으로 책임을 공유한다.[23, 25] 이러한 긍정적인 관계가 형성되면, 환자는 지지받고 존중받고 있다고 느끼며, 자신이 지닌 강점을 인식하고 활용할 수 있다.

이를 통해 환자는 가능성을 모색하고, 주도적으로 행동을 시작하며, 의미 있고 지속 가능한 변화를 이끌어 내기 위한 자기조절 동기를 형성할 수 있다.[24]

5.4.2.3 커뮤니케이션

임상 진료 환경에는 상황에 따라 다르게 활용할 수 있는 다양한 커뮤니케이션 방식의 연속선이 존재한다. 이 연속선의 한쪽 끝에는 지시형 커뮤니케이션이 있으며, 이 방식은 임상의가 일방적으로 지침과 정보, 조언을 환자에게 전달하고, 환자의 의견은 거의 반영되지 않는 전형적인 '전문가 접근법'에 해당한다. 이 연속선의 반대편 끝에는 수용형 커뮤니케이션이 있으며, 이 방식은 적극적인 경청과 환자의 지혜에 대한 신뢰를 기반으로 하되, 직접적인 정보 제공이나 개입을 자제한다.

이 연속선의 중간 지점에는 안내형 커뮤니케이션이 있다. 이는 적극적으로 경청하면서도 필요한 순간에 전문 지식을 적절히 제공하는 방식으로, 코치 접근법의 핵심을 구현한다.[26] 이 방식은 동기면담과도 일맥상통하는 틀 안에서 이루어지며, 환자가 원하고 필요로 하는 정보를 제공하면서 동시에 자율성을 존중하므로, 환자의 건강 행동 변화를 도울 때 특히 적합한 방식이다.[27]

임상 상담에서 임상의는 전문가 접근법에서 코치 접근법으로 자연스럽게 전환할 수 있다. 예를 들어, "지금까지는 제가 환자분의 건강 회복을 도울 수 있는 방법을 말씀드렸습니다. 이제는 환자분 스스로 건강을 위해 무엇을 하고 싶으신지에 대해 이야기를 나눠 보고 싶은데, 괜찮으신가요?"와 같은 전환 표현을 사용할 수 있다.[25] 이러한 표현을 통해 임상의는 대화의 방향을 의도적으로 전환하여, 환자가 중요하게 여기는 것에 진정한 관심을 보이고, 환자의 자율성을 존중한다. 임상의는 환자의 의제를 이끌어 내면서, 긍정 탐구(appreciative Inquiry, AI) 기법을 활용하여 환자의 자기탐색을 촉진할 수 있다. 긍정 탐구는 개방형 질문을 통해 환자가 자신이 성취한 최고의 결과, 최상의 순간을 만들어 낸 조건, 스스로 자랑스럽게 여기는 강점, 가장 즐기는 활동 등에 대해 이야기하도록 유도한다. 긍정 탐구에 관한 자세한 내용은 6장에서 다룬다.

반대로, 임상의가 환자에게 필요한 정보를 제공해야 할 때는 동기면담을 다룬 4장에서 설명한 '유도하기 - 허락을 받고 정보 제공하기 - 유도하기(Elicit-Provide with Permission-Elicit model) 모델'을 활용하면, 코치 접근법의 정신을 유지하면서도 효과적으로 정보를 전달할 수 있다.

5.4.2.4 추가적인 근거

만성질환 예방과 치료에서 핵심적 결정 요인은 건강 관련 행동이다. 그러나 많은 임상의가 환자의 건강 행동을 다루고, 건강에 해로운 행동을 변화시키도록 동기를 부여하는 데 어려움을 겪고 있다.[25] 이에 대한 해결책으로, 코칭이 행동 변화 및 만성질환 관리에 효과적인 중재 방법이라는 연구 근거가 점점 증가하고 있다.[19, 28] 건강 코칭은 짧은 만남에서도 효과적인 중재 방법으로 입증되었다.[19, 20, 28] 연구에 따르면, 일차 진료 환경에서 짧은 임상 만남 동안 동기면담과 같은 코칭 커뮤니케이션 기법을 활용하는 것이, 기존의 일반적인 진료나 단순한 설명 위주의 자료를 제공하는 방식보다 혈압 감소, 체중 감량, 금연 등의 목표를 달성하는 데 더 효과적이었다.[29] 그러나 동기면담이 환자의 결과에 미치는 효과는 제공자의 자격, 훈련 수준, 실습 경험 등에 따라 상당한 차이를 보이며, 이러한 수준이 높을수록 효과가 더 크다는 것이 밝혀졌다.

현재 코칭 관련 연구가 빠르게 증가하는 가운데, 여전히 해결해야 할 한계점도 존재한다. 예를 들어, 코칭의 정의와 적용 방식이 일관되지 않거나, 연구 설계에서 코칭 효과를 보다 명확히 검증할 수 있는 적절한 대조군이 부족한 경우가 있다.[30] 그럼에도 불구하고, 코칭 접근법이 환자의 내적 동기와 자기효능감을 향상시키고, 행동 변화를 지원하며, 건강 결과와 삶의 질을 개선하는 데 효과적이라는 명확하고 유망한 근거가 지속적으로 보고되고 있다.

대면으로 이루어지든, 원격의료를 통해 비대면으로 이루어지든, 건강 코칭은 만성질환을 가진 성인 환자의 신체적, 정신적 건강 상태를 통계적으로 유의미하게 개선시키는 것으로 나타났다.[31] 또한 신체활동 증가, 식습관 변화, 자기관리 행동, 복약 순응도 향상, 흡연 및 음주 중단, 당뇨병 환자의 발 관리 등 건강 행동이 개선되고, 환자가 의료 제공자와 함께 자신의 치료 계획을 논의하는 데 대한 자신감이 증가하는 것으로 보고되었다.[31] 환자 집단 및 임상 결과와 관련하여, 건강 코칭은 특히 당뇨병 및 비만 환자에게 효과적인 것으로 나타났으며,[32] 당화혈색소 수치의 임상적으로 유의미한 개선[30, 32, 33]과 체중 및 체질량지수의 감소[30-32]를 가져오는 것으로 보고되었다. 또한 혈압과 저밀도 지단백 콜레스테롤(LDL-C) 수치를 감소시킨다는 유망한 연구 결과도 나오고 있다.[30, 34]

5.5 임상 적용을 위한 고려 사항

의료 환경은 환자의 자율성에 긍정적 또는 부정적인 영향을 미칠 수 있다. 앞서 언급했듯이, 코치 접근법의 핵심 요소는 환자 중심적이며 자기관리에 중점을 두는 것으로, 이는 환자의 자율성을 지지하는 데 필수적이다.[22, 25] 임상의는 짧은 임상 상담에서도 코칭과 관련된 핵심 신념들을 항상 염두에 두어야 한다. 이러한 신념을 기반으로, 임상의는 코치 접근법과 관련된 실질적인 전략들을 효과적으로 활용할 수 있으며, 이는 〈표 5.2〉에 요약되어 있다. 환자의 자율성을 지지하는 환경을 조성하는 한 가지 방법은 개방형 질문과 반영을 활용하는 것이며(자세한 내용은 4장 참고), 이는 호기심을 가지고 경청하는 자세를 필요로 한다.[24]

지지적이고 협력적인 커뮤니케이션 기술을 통해 임상의는 환자의 자율성을 존중하고, 환자가 자신만의 방식과 자원을 발견할 수 있도록 도울 수 있다. 이는 임상의가 완전히 몰입하여 참여하는 자세를 유지하고, 환자의 사고를 확장하는 개방형 질문을 던지며, 그 뒤에 환자가 자신의 내면을 깊이 탐색할 수 있도록 반영적인 피드백을 제공하고, 환자가 의도하는 행동을 시작할 수 있도록 기반을 마련해 줌으로써 가능하다.

5.5.1 자율성을 지원하는 의료 환경 평가하기

임상의의 역할은 환자가 생활습관 처방을 더 잘 받아들이고 지속할 수 있도록, 보다 내재적이고 자기결정적인 동기를 북돋는 데 필요한 격려와 지원을 제공하는 것이다. 이러한 접근을 더욱 효과적으로 적용할 수 있도록 selfdeterminationtheory.org에서는 여러 가지 무료 도구와 자료를 제공하고 있다.[36] 그중 하나의 평가 도구가 'Healthcare Climate Questionnaire(HCCQ)'로, 이는 환자의 관점에서 의료 환경이 자율적 동기를 얼마나 잘 지원하고 있는지를 평가하는 도구이다. 문항은 7점 리커트 척도로 평가되며, 1점은 '전혀 그렇지 않다'를, 7점은 '매우 그렇다'를 의미한다. 평균 점수가 높을수록 환자가 인식하는 자율성 지지의 수준이 높다는 것을 나타낸다.

HCCQ의 예시 문항은 다음과 같다.

- 나는 헬스케어 전문가가 내 건강과 관련하여 선택지와 옵션을 제공해 주었다고 느낀다. (자율성)
- 나의 헬스케어 전문가는 내가 건강과 관련된 변화를 이룰 수 있는 능력이 있다고 믿어 준다. (유능성)
- 나는 나의 헬스케어 전문가에게 깊은 신뢰를 느낀다. (관계성)
- 나의 헬스케어 전문가는 나의 상태와 나에게 필요한 행동을 확실히 이해하도록 도와주었다. (유능성)
- 나의 헬스케어 전문가는 내가 편하게 질문하도록 격려한다. (자율성)
- 나는 내 감정을 나의 헬스케어 전문가와 공유할 수 있다고 느낀다. (관계성)

5.6 요약

행동 변화는 효과적인 생활습관 처방의 근간이지만, 건강 증진 행동으로 나아가는 과정은 개인마다 다르며, 다양한 요인에 영향을 받는 비선형적 경험이다. 또한 동기의 유형과 수준은 환자마다 다를 뿐만 아니라, 개인의 변화에 대한 준비 상태에 따라서도 달라진다. 이처럼 행동 변화 과정은 개인화되어 있더라도, 자기결정성이론에서 설명하듯이 모든 환자에게는 자율성(스스로 통제하고 있다는 느낌), 유능성(자신감), 관계성(연결감)이라는 기본적인 심리적 욕구가 존재한다. 임상의가 '코치 접근법'이라는 협력적인 의사소통 방식을 활용하면, 환자의 자율성을 지지하는 진료 환경을 조성할 수 있으며, 이는 환자가 보다 내재적이고 자기결정적인 형태의 동기를 키울 수 있도록 돕는다. 이러한 동기는 결국 건강 증진 행동의 채택과 지속을 촉진하게 된다.

5.7 요점

- 동기는 흔히 하나의 단일한 개념으로 간주되지만, 환자가 가지고 있는 동기의 구체적인 유형이 향후 건강 행동 변화를 위한 실행을 예측하는 데 가장 유용한 요소이다.
- 동기는 일반적으로 내재적 동기와 외재적 동기의 두 가지 유형으로 분류할 수 있다.

- 자율적인 동기를 가진 환자는 건강 증진 행동을 더 쉽게 시작하고 지속할 가능성이 더 높다.
- 자기결정성이론은 자율성, 유능성, 관계성이라는 세 가지 기본적인 심리적 욕구의 충족에 의해 동기가 형성된다고 설명한다.
- 임상의는 '코치 접근법'을 활용하여 환자의 자율성을 지지하는 진료 환경을 조성할 수 있다.

5.8 참고자료

- Deci, Edward L., and Richard M. Ryan. *The Handbook of Self-Determination*. Rochester, NY: University of Rochester Press, 2004.
- Deci, Edward L., and Richard M. Ryan. *Intrinsic Motivation and Self-Determination in Human Behavior*. New York: Springer Publishing Company, 1985.
- *The Handbook of Behavior Change*. Edited by Martin S. Hagger, Linda D. Cameron, Kyra Hamilton, Nelli Hankonen, and Taru Lintunen. Camberage, England: Cambridge University Press, 2020.
- Ryan, Richard M., and Edward L. Deci. *Self-Determination Theory: Basic Psychological Needs in Motivation, Development, and Wellness*. New York: Guilford Publications, 2018.
- Sheldon, Kennon, Geoffrey D. Williams, and Thomas Joiner. *Self-*

Determination Theory in the Clinic: Motivation Physical and Mental Health. New Haven, CT: Yale University Press, 2003.

• Wade, Susan L. *Self-Determination Theory (SDT): Perspective, Applications and Impact*. Hauppauge, NY: Nova Publishers, 2017.

참고문헌

1. Ryan, Richard M., and Edward L. Deci. *Self-determination Theory: Basic Psychological Needs in Motivation, Development, and Wellness*. New York: Guilford Publications Press, 2017.

2. Deci, Edward L., and Richard M. Ryan. "The General Causality Orientations Scale: Selfdetermination in Personality." *Journal of Research in Personality* 19, no. 2 (1985): 109–134.

3. Teixeira, Pedro J., Eliana V. Carraca, David Markland, Marlene N. Silva, and Richard M. Ryan. "Exercise, Physical Activity, and Self-determination Theory: A Systematic Review." *International Journal of Behavioral Nutrition and Physical Activity* 9, no. 1 (2012): 1–30.

4. Ng, Johan YY, Nikos Ntoumanis, Cecilie Thøgersen-Ntoumani, Edward L. Deci, Richard M. Ryan, Joan L. Duda, and Geoffrey C. Williams. "Self-Determination Theory Applied to Health Contexts: A Meta-analysis." *Perspectives on Psychological Science* 7, no. 4 (2012): 325–340.

5. Koponen, Anne M., Nina Simonsen, and Sakari Suominen. "Determinants of Physical Activity among Patients with Type 2 Diabetes: The Role of Perceived Autonomy Support, Autonomous Motivation and Self-Care Competence." *Psychology, Health & Medicine* 22, no. 3 (2017): 332–344.

6. Williams, Geoffrey C., Zachary R. Freedman, and Edward L. Deci. "Supporting Autonomy to Motivate Patients with Diabetes for Glucose Control." *Diabetes Care* 21, no. 10 (1998): 1644–1651.

7. Deci, Edward L., and Richard M. Ryan. *Intrinsic Motivation and Self-Determination in Human Behavior*. New York: Springer Science & Business Media, 2013.

8. Cook, David A., and Anthony R. Artino Jr. "Motivation to Learn: An Overview of Contemporary Theories." *Medical Education* 50, no. 10 (2016): 997–1014.

9. Gillison, Fiona B., Peter Rouse, Martyn Standage, Simon J. Sebire, and Richard M. Ryan. "A Meta-analysis of Techniques to Promote Motivation for Health Behaviour Change from a Self-Determination Theory Perspective." *Health Psychology Review* 13, no. 1 (2019): 110–130.

10. Ryan, Richard M., and Edward L. Deci. "Self-Determination Theory and the Facilitation of Intrinsic Motivation, Social Development, and Well-being." *American Psychologist* 55, no. 1 (2000): 68.

11. Pace, Emma J., Nicholas J. Somerville, Chineme Enyioha, Joseph P. Allen, Latrina C. Lemon, and Claudia W. Allen. "Effects of a Brief Psychosocial Intervention on Inpatient Satisfaction: An RCT." *Family Medicine* 49, no. 9 (2017): 675.

12. Kelley, John M., Gordon Kraft-Todd, Lidia Schapira, Joe Kossowsky, and Helen Riess. "The Influence of the Patient-Clinician Relationship on Healthcare Outcomes: A Systematic Review and Meta-analysis of Randomized Controlled Trials." *PLOS ONE* 9, no. 4 (2014): e94207.

13. Van Cappellen, Patty, Elise L. Rice, Lahnna I. Catalino, and Barbara L. Fredrickson. "Positive Affective Processes Underlie Positive Health Behaviour Change." *Psychology & Health* 33, no. 1 (2018): 77–97.

14. Deci, Edward L., and Richard M. Ryan. "The General Causality Orientations Scale: Self-Determination in Personality." *Journal of Research in Personality* 19, no. 2 (1985): 109–134.

15. Ntoumanis, Nikos, Johan YY Ng, Andrew Prestwich, Eleanor Quested, Jennie E. Hancox, Cecilie Thøgersen-Ntoumani, Edward L. Deci, Richard M. Ryan, Chris Lonsdale, and Geoffrey C. Williams. "A Meta-analysis of Self-Determination Theory-Informed Intervention Studies in the Health Domain: Effects on Motivation, Health Behavior, Physical, and Psychological Health." *Health Psychology Review* 15, no. 2(2021): 214–244.

16. Sheeran, Paschal, Charles E. Wright, Aya Avishai, Megan E. Villegas, Jan Willem Lindemans, William MP Klein, Alexander J. Rothman, Eleanor Miles, and Nikos Ntoumanis. "Self-Determination Theory Interventions for Health Behavior Change: Meta-Analysis and Meta-analytic Structural Equation Modeling of Randomized Controlled Trials." *Journal of Consulting and Clinical Psychology* 88, no. 8 (2020): 726.

17. Ryan, Richard M., and Edward L. Deci. "Intrinsic and Extrinsic Motivation from a Self-Determination Theory Perspective: Definitions, Theory, Practices, and Future Directions." *Contemporary Educational Psychology* 61 (2020): 101860.

18. Phillips, Edward M., Elizabeth P. Frates, and David J. Park. "Lifestyle Medicine." *Physical Medicine and Rehabilitation Clinics* 31, no. 4 (2020): 515–526.

19. Boehmer, Kasey R., Suzette Barakat, Sangwoo Ahn, Larry J. Prokop, Patricia J. Erwin, and M. Hassan Murad. "Health Coaching Interventions for Persons with Chronic Conditions: A Systematic Review and Meta-analysis Protocol." Systematic Reviews 5, no. 1 (2016): 1–7.

20. Butterworth, Susan W., Ariel Linden, and Wende McClay. "Health Coaching as an

Intervention in Health Management Programs." *Disease Management & Health Outcomes* 15, no. 5 (2007): 299–307.

21. Bennett, Heather D., Eric A. Coleman, Carla Parry, Thomas Bodenheimer, and Ellen H. Chen. "Health Coaching for Patients with Chronic Illness." *Family Practice Management* 17, no. 5 (2010): 24.

22. Wolever, Ruth Q., Leigh Ann Simmons, Gary A. Sforzo, Diana Dill, Miranda Kaye, Elizabeth M. Bechard, Mary Elaine Southard, Mary Kennedy, Justine Vosloo, and Nancy Yang. "A Systematic Review of the Literature on Health and Wellness Coaching: Defining a Key Behavioral Intervention in Healthcare." *Global Advances in Health and Medicine* 2, no. 4 (2013): 38–57.

23. Kimsey-House, Henry, Karen Kimsey-House, Phillip Sandahl, Laura Whitworth, and Alexis Phillips. *Co-Active Coaching: The Proven Framework for Transformative Conversations at Work and in Life.* Hachette, UK: Nicholas Brealey Publishing, 2018.

24. Moore, Margaret., Erika. Jackson, and Bob. Tschannen-Moran. "Design Thinking." *In Coaching Psychology Manual.* 2nd ed. Philadelphia, PA: Wolters Kluwer, 2016, pp. 125–140.

25. Neuner-Jehle, Stefan, Margareta Schmid, and Ueli Gruninger. "The 'Health Coaching' Programme: A New Patient-centered and Visually Supported Approach for Health Behaviour Change in Primary Care." *BMC Family Practice* 14, no. 1 (2013): 1–8.

26. Miller, William R., and Stephen Rollnick. *Motivational Interviewing: Helping People Change.* 3rd ed. New York: Guilford Press, 2013.

27. Rollnick, Stephen, William R. Miller, and Christopher Butler. *Motivational Interviewing in Health Care: Helping Patients Change Behavior.* New York: Guilford Press, 2008.

28. Liddy, Clare, Sharon Johnston, Kate Nash, Natalie Ward, and Hannah Irving. "Health Coaching in Primary Care: A Feasibility Model for Diabetes Care." *BMC Family Practice* 15, no. 1 (2014): 1–8.

29. VanBuskirk, Katherine A., and Julie Loebach Wetherell. "Motivational Interviewing with Primary Care Populations: A Systematic Review and Meta-analysis." *Journal of Behavioral Medicine* 37, no. 4 (2014): 768–780.

30. Dayan, Paula Helena, Gary Sforzo, Nathalie Boisseau, Luciana Oquendo Pereira-Lancha, and Antonio Herbert Lancha Jr. "A New Clinical Perspective: Treating Obesity with Nutritional Coaching versus Energy-restricted Diets." *Nutrition* 60

(2019): 147–151.

31. Kivela, Kirsi, Satu Elo, Helvi Kyngas, and Maria Kaariainen. "The Effects of Health Coaching on Adult Patients with Chronic Diseases: A Systematic Review." *Patient Education and Counseling* 97, no. 2 (2014): 147–157.

32. Sforzo, Gary A., Miranda P. Kaye, Irina Todorova, Sebastian Harenberg, Kyle Costello, Laura Cobus-Kuo, Aubrey Faber, Elizabeth Frates, and Margaret Moore. "Compendium of the Health and Wellness Coaching Literature." *American Journal of Lifestyle Medicine* 12, no. 6 (2017): 436–447.

33. Wolever, Ruth Q., and Mark H. Dreusicke. "Integrative Health Coaching: A Behavior Skills Approach that Improves HbA1c and Pharmacy Claims-Derived Medication Adherence." *BMJ Open Diabetes Research & Care* 4, e00201 (2016): 1–7.

34. Sforzo, Gary A., Miranda P. Kaye, Sebastian Harenberg, Kyle Costello, Laura Cobus-Kuo, Erica Rauff, Joel S. Edman, Elizabeth Frates, and Margaret Moore. "Compendium of Health and Wellness Coaching: 2019 Addendum." *American Journal of Lifestyle Medicine* 14, no. 2 (2019): 155–168.

35. Center for Self-determination Theory. "Health-Care Self-Determination Theory Questionnaire (HCSDTQ)." Self-Determination Theory. Accessed August 14, 2022. https://selfdeterminationtheory.org/health-care-self-determination-theory-questionnaire/.

36. Proot, Ireen M., Huda Huijer Abu-Saad, Wilma P. de Esch-Janssen, Harry FJM Crebolder, and Ruud HJ ter Meulen. "Patient Autonomy during Rehabilitation: The Experiences of Stroke Patients in Nursing Homes." *International Journal of Nursing Studies* 37, no. 3 (2000): 267–276.

제6장

긍정 탐구

6.1 서론

"감사는 놀라운 일입니다. 감사를 통해 타인의 장점이 우리 자신의 것이 됩니다."

볼테르(Voltaire)

❯ 6.1.1 무엇이 가능할까?

의료 및 헬스케어 분야에서는 문제를 신속하게 평가하고 해결책을 빠르게 실행하는 것이 문자 그대로 생명을 구할 수 있다. 문제 해결 능력은 반드시 개발되어야 할 중요한 기술이며, 의료 및 건강 전문가들이 꼭 갖

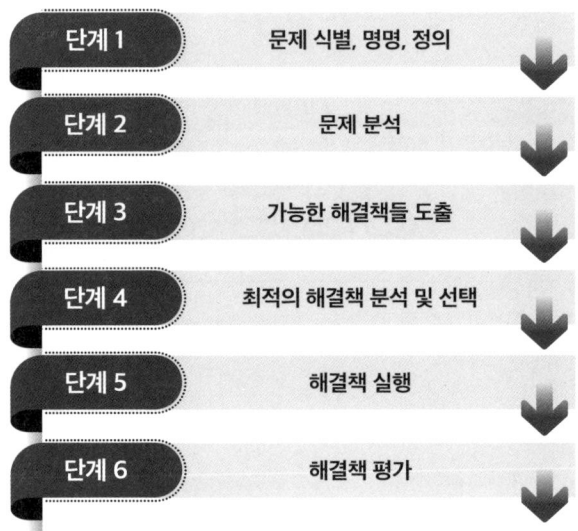

그림 6.1 고전적 문제 해결 과정의 단계

추어야 할 역량이다. 그러나 모든 의료 및 건강 문제가 항상 위급하거나
즉각적으로 생명을 위협하는 것은 아니다. 그럼에도 우리는 여전히 대
부분의 진료 상황에서 '문제 해결' 중심의 사고방식을 견지하는 경향이
있다.

문제 해결 접근법은 건강 평가와 치료(그리고 대부분의 다른 학문 분야들)
에서 주축이 되었고, 여러 방식으로 설명되고 개념화되어 왔다.[1] 이와 관
련된 패러다임인 근본 원인 분석(Root Cause Analysis)[2]은 문제의 복잡한 내
부로 깊숙이 파고들어가 본질적인 원인을 밝혀내려 한다. 고전적인 문
제 해결 과정은 보통 여섯 단계로 제시되며,[3] 이는 〈그림 6.1〉에 요약되
어 있다.

6.2 긍정 탐구

헬스케어는 단순히 건강 문제나 위기 상황을 해결하는 것에 그치지 않는다. 문제 해결 접근법과 달리, 긍정 탐구(Appreciative Inquiry, AI)는 개인과 그들의 환경에서 최상의 것을 함께 찾아가는 협력적인 여정이며, 번영으로 이끄는 요인들을 체계적으로 밝혀내는 과정이다.[4] 이런 점에서 긍정 탐구는 인간의 긍정적인 기능과 번영을 이끄는 요인을 이해하려는 학문인 긍정심리학과 많은 공통점을 갖는다.[5]

긍정 탐구 접근법은 임상의에게 환자를 단순히 해결해야 할 문제를 가진 사람, 더 나쁘게는 문제 그 자체로 바라보는 것이 아니라, 원하는 결과를 상상하고 행동하며 현실로 만들어 낼 수 있는 능력을 가진 존재로 바라보게 한다. 이러한 관점은 개인의 건강과 웰빙이 하나의 자산임을 일깨워 준다. 이 자산은 지식, 기술, 행동, 사고방식의 집합체로, 개인이 자신의 비전, 목적, 꿈, 가치를 실현할 수 있도록 돕는다.

긍정 탐구는 하나의 세계관이자 기술의 집합으로, 1980년대에 조직 개발 분야에서 처음 등장했으나,[6] 이후 헬스케어 분야 전반에 걸쳐 널리 채택되었다.[7-9] 또한 건강 코칭 실무에서도 활발히 활용되고 있다.[10]

6.2.1 긍정 탐구의 원칙

긍정 탐구의 실제 적용을 이끄는 원칙들은 쿠퍼라이더(Cooperrider)가 긍정 탐구 과정을 처음 설명하기 시작한 이후 약 15년이 지나서야 명확하게 정리되었다.[4] 이는 긍정 탐구의 초기 개발 단계에서 공식적인 방법

론이 없었기 때문으로 보인다.[11]

쿠퍼라이더와 휘트니(Whitney)가 제시한 긍정 탐구의 핵심 원칙들은 다음과 같다.[4]

- **구성주의 원칙**(The Constructionist Principle): 우리의 주관적인 신념은 우리가 무엇을 하고 어떤 선택을 하는지에 강한 영향을 미친다. (말은 세상을 창조한다)

- **동시성 원칙**(The Simultaneity Principle): 질문을 던지는 행위 자체가 하나의 중재 역할을 하며, 이는 개인이 이전에는 하지 않았던 방식으로 자신을 새롭게 성찰하도록 이끈다. (질문이 행동을 유도한다)

- **시적 원칙**(The Poetic Principle): 우리가 사용하는 언어, 나누는 대화, 우리가 선택하는 초점은 모두 우리의 사고방식에 영향을 미친다. 즉, 중립적인 질문이나 언급, 반응은 존재하지 않는다. (탁월한 것을 탐색하라)

- **예측 원칙**(The Anticipatory Principle): 우리가 자신과 미래에 대해 그리는 비전이 현재의 행동을 형성한다. (비전이 도전을 이끈다)

- **긍정 원칙**(The Positive Principle): 개인 안에 존재하는 "긍정적 핵심"을 발견하고 그것에 집중함으로써 변화에 대한 동력과 관심이 더욱 강화된다. (긍정적인 전망을 극대화하라)

이 다섯 가지 원칙은 내담자와 환자의 자율성을 존중하고, 그들 안에 이미 존재하는 긍정적인 요소를 인정하고 찾아내야 함을 강조한다. 또

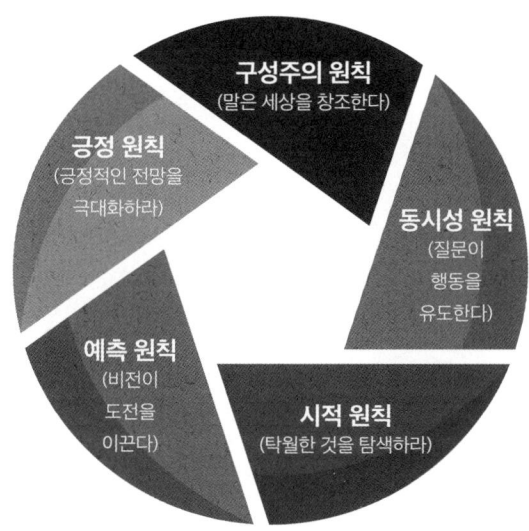

그림 6.2 긍정 탐구의 원칙(쿠퍼라이더와 휘트니의 연구[4]에서 수정 발췌)

한, 현재뿐만 아니라 미래를 바라보며 비전을 형성해야 하고, 언어가 신념과 행동을 형성하는 강력한 힘을 지녔음을 기억하고 언어를 신중하게 사용해야 함을 강조한다(<그림 6.2> 참고).

긍정 탐구가 계속해서 발전함에 따라, 온전함(wholeness), 실행 과정(process of enactment), 인지(awareness), 자유 선택(free choice), 서사(narrative), 동시성(synchronicity) 등을 포함하는 대안적인 원칙들도 새롭게 제안되고 있다.[12]

6.2.2 긍정 탐구 과정

긍정 탐구 과정은 "4D 사이클(4D cycle)"[4] 또는 "5D 사이클"로 다양하게 설명된다. 4D 사이클은 다음의 네 가지 요소로 구성된다.

1. 발견(Discover)

2. 꿈(Dream)

3. 설계(Design)

4. 운명(Destiny)

이전에 논의되었던 "긍정 주제(affirmative topic)" 또는 "긍정적 핵심 (positive core)" 개념이[6] 이후 이 과정에 추가되면서 다섯 번째 "D"인 정의 (Define) 단계가 포함되었고 이로써 5D 사이클이 완성되었다.[13] 5D 사이 클에 대해서는 아래에 자세히 설명되어 있다. 5D 사이클은 환자의 자율 성을 존중하는 접근 방식을 통합하고 있으며, 건강 행동 변화를 위한 바 람직한 틀이라고 할 수 있다.

6.2.2.1 정의(Define)

성장의 가장 강력한 원리는 인간의 선택에 있다.

– 조지 엘리엇(George Eliot, 1819~1880), 영국 작가

5D 사이클의 첫 번째 단계인 '정의' 단계에서 임상의는 환자가 행동 변화를 위해 집중할 영역을 스스로 정하도록 유도한다. 이러한 방식은 환자의 자율성을 존중하는 것이다(자율성에 대해서는 5장에서 자세히 다루고 있다). 자율성은 개인이 실행으로 나아가는 동기를 설명하려는 이론인

자기결정성이론의 핵심 가치이자,[14, 15] 의료 실천 윤리의 중심 요소이기
도 하다.[16]

환자가 자신의 건강과 웰빙을 위한 주요 집중 영역을 스스로 결정하
도록 하여 자율성을 존중하는 일은 행동 변화를 일으키는 강력한 요인이
된다. 실제로, 자기결정성이론과 관련된 요인을 분석한 최근 메타분석
에 따르면, 환자가 자신의 자율성이 지지를 받는다고 인식할 때(즉, 치료
환경이 자신의 자율성을 존중한다고 느낄 때) 가장 큰 평균 효과 크기($g = 0.84$,
95% 신뢰구간)를 보였다.[17] 건강 행동 변화에 있어 자율성의 중요성은 MIT
슬론 경영대학원의 선임 강사인 피터 센게(Peter Senge) 박사의 다음 말로
잘 표현될 수 있다. "사람들은 변화를 거부하는 것이 아니라, 변화당하는
것을 거부한다."

환자가 현재 시점에서 가장 중요하고 가치 있다고 여기는 집중 영역
을 스스로 정하도록 유도하여 자율성을 존중할 때, 강력한 자율적 동기
의 토대가 마련된다.

6.2.2.2 발견(Discover)

이 세상에서 누군가가 무언가를 발견하지 않으면 아무것도 드러나지 않는다.

－ 제임스 A. 가필드(James A Garfield, 1831~1881), 미국 제20대 대통령

긍정 탐구 과정의 '발견' 단계에서 주요 과제는 긍정적인 능력, 즉 "가
장 좋은 것이 무엇인지" 발견하는 것이다.[18] 이는 긍정적인 면을 거리낌
없이 탐구하는 과정이다. 인간의 인지에 관한 연구는 일관되게 "부정성

편향(negativity bias)" 또는 "부정성 효과(negativity effect)"라고 알려진 현상을 지적해 왔다.[19] 이는 부정적으로 인식되는 것이 긍정적이거나 심지어 중립적으로 인식되는 것보다 인지 및 정신/감정적 처리에 더 큰 영향을 미친다는 개념이다. 부정성 편향은 "이번 주 어땠어요?"와 같이 중립적으로 표현된 질문이 종종 부정적인 쪽으로 치우친 "불평 목록"식의 대답을 이끌어 내는 현상을 잘 설명해 준다. 예를 들어, "음… 그럭저럭 괜찮긴 했는데 예상보다는 바빴고, 식단을 개선하는 데는 그다지 성공하지 못한 것 같아요."와 같은 부정적인 대답을 하도록 만든다. 이러한 편향은 특히 의사결정 영역에서 두드러지는데, 사람들은 결정의 긍정적인 가능성보다 부정적인 결과를 더 높게 평가하는 경향이 있다.[20] 따라서 건강 행동 변화를 시도할 때, 얻을 수 있는 이익보다는 잃을 수 있는 것에 대한 두려움이 먼저 떠오를 수 있다. 이에 반해, 긍정 탐구의 '발견' 단계는 "긍정성 상쇄(positivity offset)"[21]를 활용하여 중립적인 상황을 다소 긍정적으로 인식하게 한다.

긍정 탐구의 발견 단계는 최고의 경험, 가장 잘 표현된 가치, 강점의 최대 활용, 가장 뛰어난 성과, 가장 자랑스러운 순간, 가장 큰 성취 등을 이해하는 것을 목표로 한다. 따라서 이러한 특징을 가진 긍정 탐구는 "지난 한 주 동안 건강을 관리하면서 가장 좋았던 경험은 무엇인가요?" 또는 "이번 주에 건강을 개선하려는 당신의 의지가 가장 잘 드러났던 순간은 언제였나요?"와 같은 질문으로 표현될 수 있다.

6.2.2.3 꿈(Dream)

당신이 할 수 있는 일, 또는 할 수 있다고 꿈꾸는 일이 있다면, 시작하라. 담대함에는 천재성, 힘, 마법이 깃들어 있다.

— 아일랜드 시인 존 앤스터(John Anster, 1793~1825)가

독일 극작가 요한 볼프강 폰 괴테(1749~1832)의 《파우스트(Faust)》를 반영하며 한 말

원하는 미래(혹은 꿈)에 대한 비전을 세우는 일은 목표 지향적인 행동을 촉진한다.[22, 23] 그 반대의 경우 또한 성립된다. 즉, 꿈에 대한 낙담은 목표 포기로 이어질 수 있다.[24] 이는 행동 변화를 다시 시도하고 있는 환자들이 자주 경험하는 일이기도 하다. 그들은 과거의 "실패"를 나열하며, 식습관 개선, 운동 및 활동 변화, 스트레스 조절 전략 등 다양한 시도를 했지만, 그 결과에 실망하여 의기소침해지고, 낮은 자기효능감을 경험했다고 말한다. 이러한 환자들은 대개 잘 설계된 행동 목표로 뒷받침되지 않은 비전을 세웠거나, 강력한 비전 또는 "왜 해야 하는가"에 대한 이유 없이 충동적으로 행동 목표를 세운 경우가 많다.

5D 사이클에서 '꿈' 단계는 환자가 바라는 미래를 구체적으로 그릴 수 있도록 돕는 기회를 제공한다. 이는 치료 제공자의 의제가 아닌, 환자의 의제에 맞춰 작업한다는 개념을 더욱 확고히 하는 단계이다.

환자와 함께 비전이나 꿈을 구체화하는 작업을 할 때, 자율성을 지지하고 환자 자신이 진정으로 원하는 바의 본질이 반영된 비전을 세우는 것이 중요하다. 사람들이 행동 변화를 처음 고려하게 되는 계기는 흔히 배우자나 가족, 또는 임상의나 헬스케어 제공자 등 타인의 촉구나 권유

때문인 경우가 많다.[25, 26] 이로 인해 마지못해서 혹은 자책감을 가지고 행동 변화에 접근하게 된다. 깊이 뿌리내린 자율적 동기가 지속 가능한 행동 변화의 핵심임에도 불구하고 말이다.[27]

6.3 설계(Design)

> 창의성은 소진되지 않는다. 사용할수록 더 넘쳐난다.
>
> — 마야 안젤루(Maya Angelou, 1928~2014), 작가, 시인, 인권운동가

'설계' 단계는 긍정 탐구의 5D 사이클 중에서 행동 변화와 가장 직접적으로 연관된 활동, 즉 목표 설정과 가장 밀접하게 연결되는 부분이다. 그러나 긍정 탐구 전체 사이클을 보면, 목표 설정은 행동 변화를 위한 하나의 구성 요소일 뿐이며, 장기적인 행동 변화를 위해서는 강력한 비전과 자율적 동기 등 다양한 요소들이 뒷받침되어야 한다는 점을 알 수 있다.

긍정 탐구에서의 설계 단계는 지도를 펼치고 두 도시 사이의 여행 경로를 계획하는 과정에 비유할 수 있다. 이는 한 도시에서 다른 도시로의 여행을 상상하는 일, 즉 '꿈(Dream)' 단계 이후의 작업이다. 여기서 분명한 사실은 단 하나의 여행 경로만 존재하는 것이 아니라는 점, 그리고 단 하나의 "최적 경로"가 존재하는 것도 아니라는 점이다. 무엇이 "최적"인지 판단하는 데는 여행자에게 중요한 요소들, 예를 들어, 쓸 수 있는 시간, 원하는 편안함의 수준, 여행 경험 자체에 대한 중요도, 감수해야 하

는 기회비용, 여행에 부여한 가치 등 여러 요소가 영향을 미친다. 이 모든 요소는 사람마다 다르기 때문에, 유능한 여행사 직원이라면 고객의 욕구와 필요에 대한 우선적인 이해 없이 일률적으로 동일한 여행 경로를 "처방"하지는 않을 것이다.

목표를 설계하는 일은 매우 창의적인 과정임에 틀림없다. 이 과정에서 자기 자신과 임상의로부터 자율성을 보장받은 환자는 의료진이 미처 생각해 내지 못한 방식으로 목표에 대한 창의적인 아이디어를 내고, 목표를 달성할 수 있는 방안을 창출하게 된다. 설계 단계는 "어떻게 되어야 하는가"에 대한 표현인 "초기 모델(prototype)" 계획을 이끌어 내는데, 이 계획은 실행 결과에 따라 조정되거나 변경될 수 있다. 환자의 내적 요인과 외부 환경의 요인들이 상호작용하여 상상했던 결과가 변할 수 있고, 목표 재설계가 필요할 수도 있다.

6.4 운명(Destiny)

무엇이 되든 될 거야(Que sera sera).

— 도리스 데이(Doris Day, 1922~2019)

걷는 법은 규칙을 따라 배울 수 있는 것이 아니다. 직접 해 보고 넘어지면서 배우는 것이다.

— 리처드 브랜슨 경(Sir Richard Branson, 1950~), 사업가

긍정 탐구 과정의 다섯 번째 단계는 본래 '전달(Delivery)'로 명명되었다. 그러나 저자들은 이 표현이 오랫동안 갈망해 온 행동 변화 과정을 경험하고 있는 사람이 느끼는 해방감(liberation)을 충분히 담아내지 못한다고 판단했다.[25] 몇몇 저자들은 '운명(Destiny)'이라는 단어가 내담자가 자신의 삶을 충만하게 잘 살아가도록 돕는다는 의미를 담고 있다고 주장하지만,[28] 이 단어는 "있는 그대로를 수용하는 마음가짐"을 의미하기도 한다. '설계' 단계에서는 계획이 세워지고 실행에 옮겨진다. 이제는 "무엇이 되든 될 것이다."라는 마음이 필요하다. 어쩌면 그 계획은 환자가 상상하고 바랐던 대로 전개되었을 수도 있고, 그렇지 않았을 수도 있다. '운명' 단계에서 헬스케어 제공자는 환자가 현재의 상황을 받아들이고, 그것이 사소해 보일지라도 그 안에서 가장 긍정적인 경험에 계속 집중하도록 돕는다. 또한, 운명 단계는 오류나 실수 혹은 실패를 자신에 대해 더 많이 배울 수 있는 기회로 바라보며, 드러난 결과로부터 배우고, 이를 바탕으로 계획을 조정하여 오랫동안 바라던 비전을 향해 계속 나아가도록 지원하는 단계이다.

'운명' 단계에서 헬스케어 제공자는 비록 환자의 계획이 완전히 실현되지는 않았더라도, 그의 비전이 드러나기 시작한 요소들을 인식하도록 돕는다(예: "지난 한 주 동안 당신의 노력은 전체 비전에 어떻게 기여했나요?"). 또한 계획이 본래 기대했던 대로 진전되지 않고 결실을 맺지 못했을 때 수반되는 실망감을 관리하도록 도울 수 있다(예: "결심을 더욱 강화하기 위해 이번 경험에서 무엇을 배울 수 있을까요?"). 그리고 중요한 것은 성공을 경험했을 때 이를 함께 축하하는 것이다(예: "당신 스스로를 자랑스럽고 유능하다고

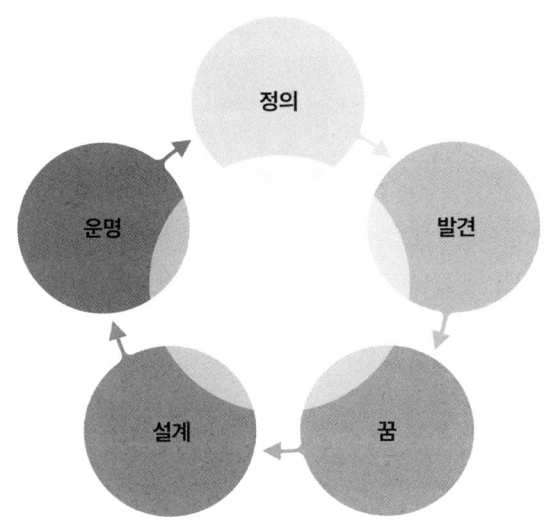

그림 6.3 긍정 탐구의 5D 사이클(쿠퍼라이더와 휘트니의 연구"를 기반으로 작성됨)

느끼게 하는 점은 무엇인가요? 자신에 대해 가장 축하하고 싶은 점은 무엇인가요?")

(<그림 6.3> 참고).

6.5 핵심 실천 포인트

- 5D 사이클은 순환적이고 반복적인 과정으로, 각 순환 단계는 이전 단계를 바탕으로 발전해 나간다. 하나의 사이클에서 배운 것은 다음 사이클의 초점을 설정하는 데 도움이 된다. 행동 변화를 위한 5D 사이클은 "한 번 하고 끝나는" 접근 방식이 아니다.

- 강력한 질문은 미리 정확하게 정해질 수 없다. 이는 마치 건축가가

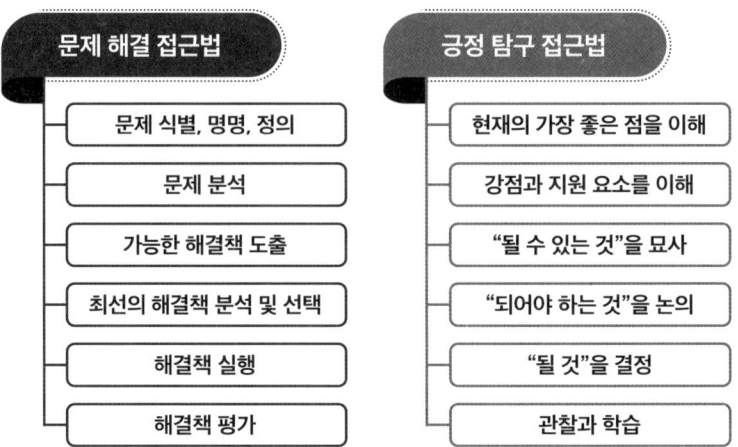

그림 6.4 문제 해결 단계와 긍정 탐구 단계 비교

하루 작업을 시작하면서 도구를 사용할 순서를 미리 완벽하게 정할 수 없는 것과 같다. 효과적인 긍정 탐구의 각 요소는 환자의 이전 반응을 바탕으로 구축된다.

- 가장 강력한 질문은 단순히 실행적인 측면에 초점을 맞추는 것이 아니라, 가치와 강점, 목적, 의미에 중점을 둔다. 예를 들어, "언제 시작할 건가요?", "무엇을 먼저 할 건가요?", "누가 당신을 도와줄 건가요?"와 같은 질문보다는 "이 상황에서 당신의 어떤 강점이 가장 중요할까요?", "이것은 어떤 점에서 당신의 가치를 표현할까요?", "이 일의 성취는 당신에게 어떤 의미가 있을까요?"와 같은 질문이다.

긍정 탐구가 환자와의 모든 상호작용 방식을 대체하는 것은 아니다.

문제 해결 접근법도 여전히 중요하다. 하지만 문제 해결 기술은 환자의 행동 변화 과정을 지원하는 데 필요한 유용한 도구들 중 하나일 뿐이다. 〈그림 6.4〉는 전통적인 문제 해결 접근법의 단계와 긍정 탐구 과정의 단계를 비교한 것이다.

6.6 긍정 탐구를 삶에 적용하기

긍정 탐구의 근본은 말 그대로 '탐구'이다. 따라서 통찰력 있고 여러 생각을 불러일으키는 질문을 던지는 능력이 핵심 기술이 된다. 많은 임상의는 이미 "개방형" 질문과 "폐쇄형" 질문의 차이에 대해 배운 바 있다. 이 차이는 흔히 구조적인 측면에서 설명된다. 즉, 개방형 질문은 "누가, 무엇을, 언제, 어디서, 어떻게"로 시작하는 질문이고, 폐쇄형 질문은 "예" 또는 "아니오"로만 대답할 수 있는 질문이다. 이러한 질문 유형은 환자와의 관계적 관점에서 더 유용하게 이해될 수 있다. 즉, 폐쇄형 질문은 환자가 제공할 수 있는 데이터의 양을 최소화하고, 개방형 질문은 그 데이터의 흐름을 극대화한다. 당연히 무언가를 깊이 이해하려면, 개방형 질문이 더 바람직하다. 질문 능력을 향상시키는 가장 효과적인 방법 중 하나는 '질문 큐브(Question Cube)'를 이용하는 것이다.[29, 30] 질문의 구성 요소들을 이해하게 되면, 유용하고 날카로운 개방형 질문(및 기타 유형의 질문)을 만드는 과정이 가능해진다(〈그림 6.5〉 참고).

〈그림 6.5〉에서 볼 수 있듯이, 모든 질문은 세 가지 요소를 결합하여

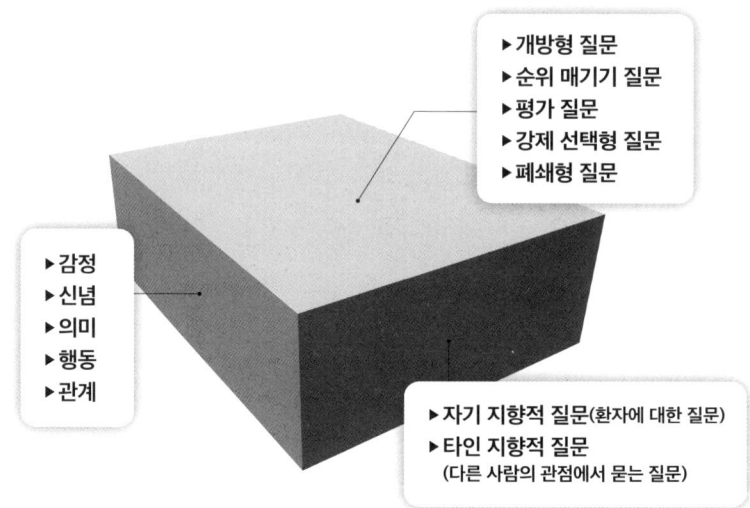

그림 6.5 질문 큐브[29]

만들 수 있다. 이 세 가지 요소는 질문 유형(개방형, 순위 매기기, 평가, 강제 선택형, 폐쇄형), 탐구 주제(감정, 신념, 의미, 행동, 관계), 관점의 초점(자신, 타인)이다.

더 나아가, 전체 질문 큐브가 롤러 위에 놓여 있어서 현재에서 미래로 가거나, 현재에서 과거로 돌아갈 수 있다고 상상해 볼 수 있다.

긍정 탐구의 '발견' 단계에서 질문 큐브 접근법을 사용하는 질문의 예시는 다음과 같다. "당신의(자기 지향적) 가치(주제)가 당신이 했던 일 중에서 가장 잘 표현되었던(긍정적인 초점) 순간은 언제(개방형)였나요?"

처음에는 이러한 질문이 의료나 웰빙 영역과 무관해 보일 수도 있지만, 3장에서 살펴본 것처럼 자신감과 자기효능감은 행동 변화를 일으키고 지속하는 데 핵심적인 역할을 한다.[31] 이러한 질문은 환자가 자신의

표 6.1 긍정 탐구 질문의 예시

정의	지금 가장 집중하고 싶은 당신의 건강 영역은 무엇인가요? 지금 이 순간, 당신의 웰빙에서 가장 주목하고 있는 부분은 무엇인가요? 지금부터 1년 후, 당신이 건강과 관련해 성취감을 경험하도록 이끌어 준 것이 있다면, 그것은 무엇일까요? 만약 어린 시절의 자신에게 조언을 해 준다면, 삶에서 무엇을 우선순위에 두라고 말해 주고 싶나요?
발견	당신의 건강과 웰빙이 가장 좋았던 시기에 대해 말해 주세요. 당신 자신의 건강과 웰빙을 향상시킨 최고의 경험은 무엇이었나요? 당신의 남편/아내/연인/아들/딸은 당신이 건강하고 잘 지낼 때 당신의 어떤 점이 가장 좋다고 말할까요? (타인 관점의 질문) 인생을 가장 충만하게 살았던 순간을 떠올릴 때, 그 감각이 가장 생생하게 느껴지는 신체 부위는 어디인가요?
꿈	세상이 당신에게 기대하는 모습은 어떤 모습일까요? 당신의 건강과 웰빙에 영감을 주는 것은 무엇인가요? 1년 후, 당신의 최고의 모습을 상상해 보세요. 어떤 모습이 보이나요? 당신의 강점과 가치가 세상에 드러난다면, 그것은 어떤 모습일까요?
설계	당신의 건강과 웰빙 측면에서, 비전을 향해 나아가고 있다는 느낌을 줄 수 있는 작은 성취는 무엇일까요? 지금 건강과 웰빙을 변화시키려는 과정에서, 과거의 어떤 성공 경험을 활용할 수 있을까요? 어떤 건강 행동을 하면 당신 스스로를 유능하고 자랑스럽게 느낄 것 같나요? 지금 이 순간, 당신의 건강에 대한 꿈(비전)이 이루어졌다고 상상해 보세요. 당신은 무엇을 하고 있을까요?
운명	지금까지의 성취를 어떻게 축하하고 싶나요? 지금까지 자신에 대해 알게 된 가장 좋은 점은 무엇인가요? 지금까지 해 본 결과, 앞으로 더 노력하고 싶은 것은 무엇인가요? 당신을 지지해 준 사람들 중, 가장 감사를 전하고 싶은 사람은 누구인가요?

경험 속 한 부분에 접근하도록 이끈다. 질문 큐브 접근법에 기반한 긍정 탐구 질문의 더 많은 예시가 〈표 6.1〉에 나와 있다. 다만, 진정한 긍정 탐구는 임상의와 환자 간의 관계 맥락에서만 계획되고 형성될 수 있다는 점을 기억해야 한다. 강력한 질문은 진심 어린 호기심과 깊은 경청에서 비롯되며, 환자의 답변이 다음 질문을 형성하는 데 중요한 역할을 한다.

단순히 질문하는 것만으로는 긍정 탐구 과정을 능숙하게 수행하기에 충분하지 않다. 효과적인 질문은 반드시 깊은 경청과 통찰력 있는 공감적 반영에 의해 뒷받침되어야 한다. 이는 동기면담의 핵심 기술이기도 하며,[32] 이 책의 4장에서 다룬다.

6.7 연구

긍정 탐구는 의료 시스템 분석 분야에서 광범위하게 활용되어 왔으며, 이를 의료 서비스 제공과 전문적 실무 환경 개선에 활용한 예를 클로시(Clossey)와 동료들의 연구[33], 윤(Yoon)과 동료들의 연구에서 볼 수 있다.[34] 긍정 탐구를 환자 개인의 건강 행동 변화를 지원하는 도구로 활용한 연구는 상대적으로 적지만, 점점 증가하는 추세이다. 예를 들어, 매카시(McCarthy)는 긍정 탐구를 통해 환자의 필요를 이해하고, 행동 관리 개입을 피하는 방법을 명확하게 제시하였다.[35] 긍정 탐구는 전형적으로 건강 코칭이라는 넓은 맥락에서 활용되기 때문에, 긍정 탐구에 기인한 구체적인 결과를 규명하기는 어려운 면이 있다. 그럼에도 불구하고 최근 긍정 탐구를 주된 주제로 한 몇몇 연구들이 발표되었으며, 그 내용은 다음과 같다.

스칼라(Scala)와 코스타(Costa)는 만성질환 환자들이 퇴원하여 집으로 돌아오는 과정에서 긍정 탐구를 활용한 코칭 중재의 효과를 조사하였다.[36] 환자들은 생활 환경 및 변화 의지와 관련된 여러 가지 도전 과제에 직면했지만, 퇴원하고 집으로 돌아와 행동 변화를 할 준비가 된 환자들에게는 긍정 탐구가 효과적인 중재로 작용하였다.

퍼셀(Purcell)과 동료들은 미국 재향군인관리국(Veterans Affairs, VA)의 '전인건강(Whole Health)' 프로그램(참가자와 협력하여 개개인의 가치와 필요에 기반한 개인 맞춤형 건강 계획을 수립하는 프로그램)이 건강 결과에 미치는 영향을 조사하였다.[37] 프로그램에 참여한 재향군인 65명을 대상으로 프로그램 시작 전과 종료 후에 인터뷰를 실시하였다. 참여자의 종료 후 설문조사 결과는 초기 설문조사와 비교해 정신건강($p = 0.006$; $d = 0.36$), 스트레스($p = 0.003$; $d = -0.38$), 인지된 건강 역량($p = 0.01$; $d = 0.35$) 측면에서 유의미한 개선과 중등도의 효과 크기를 보였다. 또한, 참가자들은 자신이 받은 코칭 경험에 대해 높은 만족도를 보고하였다.

첸(Chen)과 동료들은 당화혈색소 수치가 7% 이상인 2형당뇨병 환자 114명을 대상으로 일반 치료 그룹(대조군)과 코칭 그룹(중재군)으로 나누어 연구를 진행하였다.[38] 연구 목표는 긍정 탐구를 포함한 코칭 중재가 당화혈색소 수치에 유의미한 영향을 미치는지 알아보는 것이었다. 연구 결과, 중재군의 67.2%와 대조군의 37.5%가 6개월 이내에 당화혈색소 수치가 감소하였다. 또한, 코칭 중재는 3개월 이내에 당화혈색소 수치가 0.64% 감소(CI = 0.45-0.83, p < 0.01), 6개월 이내에는 0.68% 감소(CI = 0.40-0.96, p < 0.01)하는 것과 통계적으로 유의미한 연관이 있었다.

더 많은 연구가 필요하기는 하지만, 건강 코칭의 결과를 다룬 두 편의 연구[39, 40]에서는 긍정 탐구를 포함한 건강 코칭 중재가 다양한 만성적 건강 상태에 긍정적인 영향을 미친다는 점을 신뢰성 있게 보여 준다.

6.8 환자 반응 기록

표 6.2 긍정 탐구 양식

환자 이름:	**환자 등록 번호:**
임상의/헬스케어 제공자 이름:	**날짜:**

정의 (이 대화에서 환자가 집중하고자 하는 것은 무엇인가? 환자가 현재 건강과 관련하여 가장 주의를 기울이고 있는 영역은 무엇인가?)
환자의 응답을 여기에 기록하십시오:

발견 (건강과 관련하여 환자의 최고의 경험은 무엇인가? 현재, 환자의 어떤 가치가 실현되었는가?)
환자의 응답을 여기에 기록하십시오:

꿈 (건강과 관련하여 환자의 "최고의 자아"는 어떤 모습인가? 환자가 자신의 건강과 웰빙에 대해 진정으로 바라는 것은 무엇인가?)
환자의 응답을 여기에 기록하십시오:

설계 (현재 환자에게 중요한 건강 행동은 무엇인가? 환자가 노력하고자 하는 작은 변화나 달성 가능한 목표는 무엇인가? 환자가 헌신할 준비가 된 것은 무엇인가?)
환자의 응답을 여기에 기록하십시오:

운명 (환자가 목표를 향해 정진하는 과정에서 겪은 최고의 경험은 무엇인가? 어떤 도전이나 장애물을 극복했는가? 그 과정에서 배운 것은 무엇인가?)
환자의 응답을 여기에 기록하십시오:

일차 진료 환경에서의 주요 과제 중 하나는 환자와의 상호작용을 신속하고 효율적으로 기록하는 것이다. 이러한 기록을 언제 작성해야 하는지에 대한 구체적인 지침을 제공하는 것이 이 장의 목적은 아니지만, 〈표 6.2〉에 환자와의 긍정적인 상호작용에서 비롯된, 기록을 위한 템플릿이 소개되어 있다. 이 템플릿을 〈표 6.1〉에 제시된 질문 방식과 함께 사용하면 환자에게 중요한 것이 무엇인지, 그 본질과 세부 사항을 잘 포착할 수 있을 것이다.

6.9 사례 연구

다음 사례에서는 긍정 탐구가 환자의 행동 변화를 지원하고, 환자가 이룬 변화를 함께 검토하는 데 활용되었다.

P는 53세 여성으로, 25세 때부터 2형당뇨병을 관리해 왔다. 그 이후 체중은 59kg에서 104kg까지 증가했다. 이 기간 동안 그녀는 당뇨 합병증인 발의 말초신경병증과 종아리, 발목, 발의 극심한 통증을 경험했고 더불어 우울증도 발생했다. 현재 그녀는 당뇨병, 만성 통증, 우울한 기분을 치료하기 위한 약물을 복용하고 있다. 43세에 복강경 위밴드 수술을 받은 후에는 체중이 104kg에서 73kg으로 줄어들어 5~6년 동안 안정적으로 유지되었으나, 이후 점차 증가하여 다시 95kg에 이르렀다. 그녀는 야식을 먹는 것과 취미 활동을 하느라 밤을 새는 습관으로 어려움을 겪고 있다고 보고하였다. P는 자신의 주치의와 비만 외과 전문의 모두 수

년 동안 자신에게 "간식을 끊고" 운동량을 늘리라고 권유해 왔다고 말했다. 그녀에게는 두 명의 성인 자녀가 있고, 남편에 대해서는 "알코올 중독자이며 우울한 사람"이라고 표현했다. 그녀는 결혼 생활을 끝낼 생각은 없지만, 부부 관계를 유지하는 일이 자신에게 큰 정신적 부담을 주고 있다고 보고했다. 그녀는 20대 후반부터 40대 초반까지 컨설팅 회사를 성공적으로 운영한 경력이 있지만, 건강이 악화되면서 일을 제대로 할 수 없었고, 현재는 경제적으로 큰 어려움을 겪고 있다고 호소하였다. 그녀는 자신의 체중과 우울한 기분 그리고 생활습관을 전혀 바꾸지 못하는 무력감을 두고 "이렇게 사는 게 지겹다."라고 말하며 심리적 지원과 코칭을 요청하였다.

정의 - 질문을 받자, P는 20대 초반 시절의 건강 상태를 되찾는 데 집중하고 싶다고 명확히 표현했다. 그 당시에는 활동적이었고 팀 스포츠에 참여했으며 삶에 대한 기대감으로 가득 차 있었다고 회상했다. 특히 그녀는 체중과 관련해 "숫자를 쫓는 것"에 지쳤다며, 약물 사용을 줄이는 방법에 더 집중하고 싶다고 말했다.

이 단계에서 제시된 구체적인 질문들은 다음과 같다.

- "오늘 상담에서 가장 집중하고 싶은 것은 무엇인가요?"
- "그것이 지금 이 순간 당신에게 중요한 이유는 무엇인가요?"
- "어떻게 이 지점에 이르게 되었나요?"

발견 - P는 자신의 건강과 관련된 최고의 경험은 초기 성인기 시절에 있었다고 설명했다. 특히 청소년 시절에 지역사회 달리기 행사에 참가했던 일, 팀 스포츠를 통해 친구들과 교류했던 경험, 음식과 요리에 대한 애정을 발견했던 순간을 떠올렸다. 또한 결혼 초기에 주말이 되면 남편과 함께 자전거를 타고, 등산했던 일들을 이야기했다. 이 회상 과정에서 그녀는 자신이 야외 활동을 얼마나 좋아했었는지 잊고 있었으며, 최근 몇 년 사이에 그로부터 점점 더 멀어져 왔음을 깨달았다고 자발적으로 말했다. 그녀의 발언을 계기로, 그녀가 당시에 느꼈던 자신의 강점과 가치들, 그리고 여전히 그녀에게 의미가 있고 되찾고 싶은 것들을 함께 파악하는 논의가 이루어졌다.

이 단계에서 제시된 구체적인 질문들은 다음과 같다.

• "당신의 건강과 웰빙에 관한 최고의 경험은 무엇이었나요?"
• "그 활동들에 참여할 때 어떤 감정을 느꼈나요?"
• "그 당시에 어떤 강점과 가치가 실현되었나요?"

[실무 노트 – 상담 과정에서 내담자가 과거에 자신에게 가치가 있었던 무언가를 식별하는 순간은, 흔히 '어떻게 하면 그것을 다시 찾아올 수 있을까' 하는 문제 해결 중심의 대화로 빠르게 전환되는 경향이 있다. 그러나 긍정 탐구를 실행할 때는 이러한 문제 해결 또는 문제 중심적 접근 방식으로 전환되지 않도록 주의해야 한다. 그보다는 내담자의 긍정적인 경험의 깊이와 복잡성을 탐구하는 데 초점을 맞추어야 하며, 이를 통해 내담자 스스로 앞으로 나아갈 방향에 대한 자신만의 관점을 발전시킬 수 있도록 도와주어야 한다.]

꿈 - P는 자신의 건강과 웰빙에 대해 "바라는" 요소들을 이야기했다. 이러한 요소들은 단기적인 목표나 전략과는 근본적으로 다르다는 점에 유의해야 한다. 그녀는 오랫동안 도보 여행을 꿈꿔 왔으며, 하루에 16~24km씩 2~3주간 걷는 모습을 상상해 왔다고 말했다. 하지만 다리 통증과 과체중으로 인한 불편함 때문에 이 꿈을 미뤄 왔다고 털어놓았다. 또한 매일 1시간씩 자신의 체력 관리를 위해 시간을 보내는 모습을 그려 왔으며, 최근에는 큰딸과 함께 헬스장에서 스피닝 수업에 참여해 즐겼다고 덧붙였다. 그녀는 이러한 행동들을 "인생을 온전히 살아가기", "가족과 함께 최선의 모습으로 살아가기", "건강을 돌봐야 할 자원으로 여기며 살아가기" 등 자신이 중요하게 여기는 개인적 가치들과 연결 지었다.

이 단계에서 제시된 구체적인 질문들은 다음과 같다.

- "지금으로부터 5년 후의 자신을 상상해 보세요. 그때 당신의 건강과 웰빙은 어떤 모습일까요?"
- "건강이 개선되면 당신의 가치에 맞는 어떤 일들을 할 수 있게 될까요?"
- "1년 뒤에 당신은 자신의 건강 행동에 대해 어떤 이야기를 하고 있을 것 같나요?"

설계 - P는 자신의 건강과 웰빙에 관한 최고의 순간과 경험을 되돌아보고('발견' 단계), 자신이 바라는 미래의 모습, 즉 "대담한 꿈"을 그려 본 결과('꿈' 단계), 하고 싶은 구체적인 활동들을 식별하여 단기 목표로 삼을 수 있었다. 그녀는 딸과 함께 스피닝 수업에 계속 참여하기로 결심했으며, 이 활동은 신체 건강을 증진시키는 동시에 딸과 공통된 관심사를 공유하며 관계를 다질 수 있는 기회를 제공한다고 말했다. 또한 P는 하루에 걷는 양을 늘리는 목표를 세웠다. 지난 몇 년 동안 다리 통증 때문에 걷기를 피해 왔고, 이로 인해 체력이 저하되었을 것이라고 걱정했다. 그래서 그녀는 앞으로 2주 동안 매일 20분씩 동네를 걷는 것을 목표로 정했다. 마지막으로, P는 내분비내과 전문의의 조언에 따라 식단에서 포화지방을 줄이기 시작했다고 말했다. 그리고 칼로리를 낮추면서도 포만감을 주는 식단을 실천하기 위한 전략으로, 매일 섭취하는 신선한 채소의 양을 늘리겠다는 목표도 설정했다.

이 단계에서 제시된 구체적인 질문들은 다음과 같다.

- "지금 바로 시작하여 1~2주 동안 유지할 수 있는 유용한 단기 목표는 무엇일까요?"
- "이 목표가 5년 후 당신의 모습에 대한 비전과 어떻게 연결되는지 설명해 주세요."
- "이 목표를 현실로 만들기 위해 필요한 자원이나 지원은 무엇인가요?"
- "이 목표를 방해할 수 있는 장애물은 무엇일까요? 이를 극복하기 위한 전략이 있다면 무엇인가요?"

운명 - 첫 번째 목표(스피닝 수업, 걷기, 식단)에 대해 검토한 결과, P는 딸과 함께 여러 차례 스피닝 수업에 참여했다고 보고했다. 유산소 운동 능력이 향상되었을 뿐만 아니라, 딸과의 관계도 훨씬 가까워졌으며, 이 관계적 유대감 자체가 그녀가 수업에 꾸준히 참여하도록 강한 동기를 부여해 주었다고 말했다. 매일 20분 걷기 목표에 대해서는 다리 통증 때문에 일주일 중 5일 정도만 실천할 수 있었다고 말했다. 이 결과를 되돌아보면서 P는 "모두 하든지 아니면 전혀 안 하든지 중에 양자택일하는 것은 최선의 접근 방식이 아니라는 점"을 깨달았고, 일주일 중 5일간 목표를 달성한 것도 자신에게는 충분히 의미 있는 성과라고 받아들이게 되었다. 목표 지향적인 행동을 시작한 지 겨우 10일 만에, P는 자신의 건강을 계속해서 개선하고 싶다는 욕구를 되찾았다고 말했는데, 이는 초기의 상담에서는 명확히 표현하지 않았던 부분이었다. 이렇게 될 수 있었던 이유는 그녀가 이제는 자신의 몸과 결정, 그리고 인생 방향에 대한 통제력을 되찾았기 때문이다.

　　이 단계에서 제시된 구체적인 질문들은 다음과 같다.

- "이 목표들을 실천하면서 가장 좋았던 경험은 무엇이었나요?"
- "이를 달성하기 위해 어떤 강점을 발휘했나요?"
- "당신은 목표를 실천하면서 어떻게 자신과 자신의 가치를 존중했나요?"
- "지난 2주 동안 자신에 대해 새롭게 알게 된 점이 있다면 무엇인가요?"

7개월 동안 12회의 상담을 진행하면서 P는 다음과 같은 성과를 보고했다.

- 지방이 포함되지 않고, 가공되지 않은 식물성 식품 위주의 식단 채택
- 딸과의 유대감에서 비롯된 동기 덕분에 매일 운동을 지속적으로 실천
- 진통제 사용 중단
- 당뇨병 약물 사용량 75% 감소
- 항우울제 복용 중단
- 매일 2시간 걷기가 가능할 정도로 체력 증가
- 수면의 질 향상 및 매일 7시간 연속 수면 유지
- 코칭 상담 종료 6개월 후에 3주간의 도보 여행을 계획하기로 결심

6.10 요약

저자 스티븐 코비(Stephen Covey)는 "우리는 세상을 바라보는 렌즈를 살펴봐야 한다… 그 렌즈 자체가 우리가 세상을 해석하는 방식을 결정짓는다."라고 했다. 우리가 문제 중심의 대화를 나눈다면, 대화의 요소들을 "문제가 가득한 것"으로 해석하는 경향을 보일 것이다. 반대로, 해결 중심의 대화를 나누면, 대화의 요소들을 "문제에 대한 해결책"으로 바라보

게 될 가능성이 커진다. 긍정 탐구는 임상의가 환자의 강점, 가치, 꿈, 비전, 희망을 진정으로 존중하고 이해할 수 있게 하는 접근법이다. 그리고 그것들에 대해 환자와 함께 깊이 있게 탐구할 수 있는 기회를 제공한다. 이러한 접근이 공감적으로 이루어질 때, 긍정 탐구는 환자들이 자신의 건강을 바라보는 방식, 우리가 환자를 바라보는 방식 모두를 변화시킬 수 있는 힘을 지닌다. 긍정 탐구를 통해 우리는 환자를 능력 있고 유능하며 희망을 가진 존재로 보게 된다. 또한 환자들이 건강을 바라는 이유는 단순히 병이 없기 위해서가 아니라, 삶에서 번성하고 번영하기 위함이라는 사실을 인식하게 된다.

6.11 요점

1. 긍정 탐구는 사람들이 변화하도록 돕는 효과적인 면담 프레임워크를 제공한다.

2. 긍정 탐구의 '5D 사이클'은 정의(Define), 발견(Discover), 꿈(Dream), 설계(Design), 운명(Destiny)으로 구성되어 있다.

3. 일반적인 의료 면담은 '잘 되고 있지 않은 문제'에 집중하지만, 긍정 탐구는 '긍정적인 측면과 잘 되고 있는 부분'에 집중한다.

4. 환자의 강점, 고유성, 가치, 우선순위, 희망을 존중하면, 환자는 자신의 잠재력을 더 잘 발휘할 수 있고, 변화를 위한 동력을 스스로 만들어 나갈 수 있다.

5. 긍정 탐구는 임상의와 환자가 즐겁고 편안하며 성장 지향적이
고 긍정적인 환경에서 현재 상황을 어떻게 개선할 수 있을지 함
께 탐구할 수 있는 기회를 제공한다.

6.12 참고자료

- The 5D Cycle of AI: https://appreciativeinquiry.champlain.edu/learn/appreciative-inquiry-introduction/5-d-cycle-appreciative-inquiry/.

- Cooperrider, David L., and Diana Kaplin Whitney. 2005. Appreciative Inquiry: *A Positive Revolution in Change*. 1st ed. San Francisco, CA: Berrett-Koehler.

- Moore, Margaret, Jackson, Erika, and Tschannen-Moran, Bob. 2016. *Coaching Psychology Manual*. 2nd ed. Philadelphia, PA: Wolters-Kluwer.

- Orem, Sara L., Jacqueline Binkert, and Ann L. Clancy. *Appreciative Coaching: A Positive Process for Change*. John Wiley & Sons, 2007.

참고문헌

1. Dunbar, Kevin. 1998. "Problem solving." *A Companion to Cognitive Science* 14:289–298.

2. Okes, Duke. 2019. *Root Cause Analysis: The Core of Problem Solving and Corrective Action*. Milwaukee WI: Quality Press.

3. De Mast, Jeroen. 2013. "Diagnostic quality problem solving: A conceptual framework and six strategies." *Quality Management Journal* 20 (4):21–36.

4. Cooperrider, David L, and Diana Kaplin Whitney. 2005. *Appreciative Inquiry: A Positive Revolution in Change*. 1st ed. San Francisco, CA: Berrett-Koehler.

5. Seligman, Martin EP, and Mihaly Csikszentmihalyi. 2014. "Positive psychology: An introduction." In M. Csikszentmihalyi (Ed.). *Flow and the Foundations of Positive Psychology*. New York: Springer, pp. 279–298.

6. Cooperrider, DL, and S Srivastva. 1987. Appreciative inquiry in organizational life In R. Woodman and W. Pasmore (Eds.). *Research in Organizational Change and Development, Greenwich*, CT: JAI Press, pp. 129–169.

7. Trajkovski, Suza, Virginia Schmied, Margaret Vickers, and Debra Jackson. 2013. "Using appreciative inquiry to transform health care." *Contemporary Nurse* 45 (1):95–100.

8. Moorer, Kerry, Schawan Kunupakaphun, Elilzabeth Delgado, Matthew Moody, Christina Wolf, Karen Moore, and Pracha Eamranond. 2017. "Using appreciative inquiry as a framework to enhance the patient experience." *Patient Experience Journal* 4 (3):128–135.

9. Moore, Shirley M, and Jacqueline Charvat. 2007. "Promoting health behavior change using appreciative inquiry: Moving from deficit models to affirmation models of care." *Family & Community Health* 30:S64–S74.

10. Moore, Margaret, Bob Tschannen-Moran, and Erika Jackson. 2016. *Coaching Psychology Manual*. 2nd ed. Wolters Kluwer Health/Lippincott, Williams & Wilkins, Philadelphia, PA.

11. Bushe, Gervase R. 2013. "Generative process, generative outcome: The transformational potential of appreciative inquiry." In D. Cooperrider, D. Zandee, L. Godwin, M. Avital, and B. Boland (Eds.). *Organizational Generativity: The Appreciative Inquiry Summit and a Scholarship of Transformation*. Bingley: Emerald Group Publishing Limited, pp. 89–113.

12. Whitney, Diana D, and Amanda Trosten-Bloom. 2010. *The Power of Appreciative Inquiry: A Practical Guide to Positive Change*. San Francisco, CA: Berrett-Koehler Publishers.

13. Magruder Watkins, Jane, Bernard J Mohr, and Ralph Kelly. 2011. *Appreciative Inquiry: Change at the Speed of Imagination*. San Francisco, CA: Wiley.

14. Deci, Edward L, and Richard M Ryan. 2010. "Self-determination." In E.W. Craighead and C. Nemeroff (Eds.). *The Corsini Encyclopedia of Psychology*. New Jersey: Wiley, pp. 1–2.

15. Ryan, Richard M, and Edward L Deci. 2000. "Self-determination theory and the facilitation of intrinsic motivation, social development, and well-being." *American Psychologist* 55 (1):68.

16. Beauchamp, Tom L, and James F Childress. 2001. *Principles of Biomedical Ethics*. New York: Oxford University Press.

17. Gillison, Fiona B, Peter Rouse, Martyn Standage, Simon J Sebire, and Richard M Ryan. 2019. "A meta-analysis of techniques to promote motivation for health behaviour change from a self-determination theory perspective." *Health Psychology Review* 13 (1):110–130.

18. Bushe, Gervase R. 1998. "Appreciative inquiry with teams." *Organization Development Journal* 16:41–50.

19. Jones, Edward E., David E. Kanouse, Harold H. Kelley, Richard E. Nisbett, Stuart Valins, and Bernard Weiner (Eds). *Attribution: Perceiving the Causes of Behavior*. Morristown, NJ: General Learning Press.

20. Kahneman, Daniel, and Amos Tversky. 1979. "Prospect theory: An analysis of decision under risk." *Econometrica* 47 (2):263. doi: 10.2307/1914185.

21. Norris, Catherine J, Jeff T. Larsen, L. Elizabeth Crawford, and John T. Cacioppo. 2011. "Better (or worse) for some than others: Individual differences in the positivity offset and negativity bias." *Journal of Research in Personality* 45 (1):100–111. doi: 10.1016/j. jrp.2010.12.001.

22. Locke, Edwin A, and Gary P Latham. 1990. *A Theory of Goal Setting & Task Performance*. New Jersey: Prentice-Hall, Inc.

23. Locke, Edwin A, and Gary P Latham. 2002. "Building a practically useful theory of goal setting and task motivation: A 35-year odyssey." *American Psychologist* 57 (9):705.

24. Bagozzi, Richard P, Hans Baumgartner, Rik Pieters, and Marcel Zeelenberg. 2000.

"The role of emotions in goal-directed behavior." In S. Ratneshwar, D. Mick, and C. Huffman (Eds.). *The Why of Consumption: Contemporary Perspectives on Consumer Motives, Goals, and Desires,* New York: Routledge, pp. 36–58.

25. Cooperrider, David L, Diana Kaplin Whitney, and Jacqueline M Stavros. 2003. *Appreciative Inquiry Handbook: The First in a Series of AI Workbooks for Leaders of Change,* Vol. 1. San Francisco, CA: Berrett-Koehler Publishers.

26. Hurst, Megan, Helga Dittmar, Robin Banerjee, and Rod Bond. 2017. "'I just feel so guilty': The role of introjected regulation in linking appearance goals for exercise with women's body image." *Body Image* 20:120–129.

27. Deci, Edward L, and Richard M Ryan. 1985. Intrinsic Motivation and Self-Determination in Human Behavior. Berlin: Springer Science & Business Media.

28. Orem, Sara L, Jacqueline Binkert, and Ann L Clancy. 2007. *Appreciative Coaching: A Positive Process for Change.* San Francisco, CA: John Wiley & Sons.

29. Brown, Jacob Edward. 1997. "The question cube: A model for developing question repertoire in training couple and family therapists." *Journal of Marital and Family Therapy* 23 (1):27–40.

30. Matthews, SM. 2023. "The question cube re-imagined – A 5-dimensional model for cultivating coaches' capacity for curious inquiry in health behaviour change." *American Journal of Lifestyle Medicine.* doi:10.1177/15598276231172910

31. Bandura, Albert. 1986. *Social Foundations of Thought and Action.* Englewood Cliffs, NJ: Prentice-Hall, pp. 23–28.

32. Miller, William R, and Stephen Rollnick. 2012. *Motivational Interviewing: Helping People Change.* New York: Guilford Press.

33. Clossey, Laurene, Kevin Mehnert, and Sara Silva. 2011. "Using appreciative inquiry to facilitate implementation of the recovery model in mental health agencies." *Health & Social Work* 36 (4):259–266.

34. Yoon, Minn N, Mandy Lowe, Martha Budgell, and Catriona M Steele. 2011. "An exploratory investigation using appreciative inquiry to promote nursing oral care." *Geriatric Nursing* 32 (5):326–340.

35. McCarthy, Bernard. 2017. "Appreciative inquiry: An alternative to behaviour management." *Dementia* 16 (2):249–253.

36. Scala, Elizabeth, and Linda L Costa. 2014. "Using appreciative inquiry during care transitions: An exploratory study." *Journal of Nursing Care Quality* 29 (1):44–50.

37. Purcell, Natalie, Kara Zamora, Daniel Bertenthal, Linda Abadjian, Jennifer Tighe,

and Karen H Seal. 2021. "How VA whole health coaching can impact veterans' health and quality of life: A Mixed-Methods Pilot Program Evaluation." *Global Advances in Health and Medicine* 10: 2164956121998283.

38. Chen, Ruey-Yu, Li-Chi Huang, Chien-Tien Su, Yao-Tsung Chang, Chia-Lin Chu, Chiao-Ling Chang, and Ching-Ling Lin. 2019. "Effectiveness of short-term health coaching on diabetes control and self-management efficacy: A quasi-experimental trial." *Frontiers in Public Health* 7:314.

39. Sforzo, Gary A, Miranda P Kaye, Irina Todorova, Sebastian Harenberg, Kyle Costello, Laura Cobus-Kuo, Aubrey Faber, Elizabeth Frates, and Margaret Moore. 2018. "Compendium of the health and wellness coaching literature." *American Journal of Lifestyle Medicine* 12 (6):436–447.

40. Sforzo, Gary A, Miranda P Kaye, Sebastian Harenberg, Kyle Costello, Laura Cobus-Kuo, Erica Rauff, Joel S Edman, Elizabeth Frates, and Margaret Moore. 2020. "Compendium of health and wellness coaching: 2019 addendum." *American Journal of Lifestyle Medicine* 14 (2):155–168.

목표 설정과 계획

7.1 서론

'목표(goals)', '목표 설정(goal setting)', '실행 계획(action planning)'은 모두 행동변화기법에 해당한다. 이 세 가지 용어는 다양한 연구와 임상 환경에서 널리 사용되며, 때로는 유사한 의미로 혼용되기도 한다. 그러나 일관성과 명확성을 유지하기 위해 이 장에서는 다음과 같은 정의를 사용한다. '목표'는 사람들이 헌신하고 있는 바람직한 결과에 대한 정신적 표상(mental representation)이다.[1] '목표 설정'은 실행 계획에 적합한 목표를 식별하는 데 사용되는 행동변화기법이다.[2] '실행 계획'은 설정된 목표를 달성하기 위해 구체적으로 어떤 노력을 할 것인지 명확히 정하는 과정이다.[3] 건강 행동 변화 코칭은 이 세 가지 행동변화기법 간의 협력과 시너지를 포함할 때 가장 효과적이다.

'목표'에는 개인의 가치관, 우선순위, 미래에 대한 희망이 담겨 있다. 모든 목표는 개인적으로 원하는 결과를 나타내며, 앞으로 나아가기 위한 모든 노력의 원칙, 가치, 욕구를 반영한다. 목표는 건강 행동 변화 과정의 기초를 형성하며, 일반적인 목표 설정 방향을 정하는 데 영향을 주고, 실행 계획으로 구체화된다. 목표는 다양한 형태를 취할 수 있으며, 주요 특징은 다음과 같다.

- 목표는 일반적일 수 있으며, 주로 인지적 또는 감정적 상태에 초점을 맞춘다(예: "더 건강해지고 싶어요", "더 많은 에너지를 갖고 싶어요"). 혹은 보다 구체적일 수도 있다(예: "두 달 후에 있을 결혼식 전까지 체중을 줄이고 싶어요").

- 목표는 권위자가 설정하여 개인이 따르도록 지시하는 경우처럼 타인에 의해 강요된 것일 수도 있다(예: "당장 담배를 끊어야 합니다"). 또는 개인이 혼자서 선택하거나 다른 사람과 협력하여 설정한 목표도 있다. 이러한 경우 목표와 목표 설정, 실행 계획 과정에는 환자의 선호도와 자율성이 반영된다.

- 목표는 '획득' 지향적일 수 있으며, 이는 긍정적인 것을 얻는 데 집중한다(예: "평온함을 더 자주 느끼고 싶어요"). 또는 '회피' 지향적 목표도 있으며, 이는 일어나지 않기를 바라는 것을 예방하거나 중단하는 데 초점을 맞춘다(예: "동료들과 덜 다투고 싶어요").

'목표 설정'은 의미 있고 적절한 목표를 수립하는 과정으로, 그 목표를 달성하기 위해 사고와 행동을 투자할 수 있을 만큼 충분한 동기를 유도해야 한다(가장 권장되는 구성 요소들과 그에 대한 연구 지지 수준을 정리한 〈표 7.1〉 참고). 목표 설정은 행동 변화 전략의 분류 체계에서 확인된 93가지 행동변화기법 중 가장 일반적으로 사용되는 기법이며,[4] 실행 계획을 개발하고 시행하기 위한 최적의 틀을 제공한다.

'실행 계획'은 설정된 목표를 달성하기 위해 구체적으로 어떤 행동을 수행할지 세부적으로 계획하는 과정이다.[1] 해당 행동의 맥락, 빈도, 지속 시간, 강도를 설정하여 실현 가능한 계획을 구성한다.

- '맥락'은 목표를 향해 행동하게 될 상황이나 환경을 설정하는 것이다. 신체적 맥락(예: 운동 중일 때), 사회적 맥락(예: 다른 사람들과 함께 있을 때), 감정적 맥락(예: 스트레스를 느낄 때), 인지적 맥락(예: 자동적으로 부정적인 생각이 떠오를 때) 등으로 나눌 수 있다.
- '빈도'는 의도한 행동을 얼마나 자주 수행할지 설정하는 것이다 (예: 주 1회 또는 하루 2회 등).
- '지속 시간'은 행동을 한 번에 얼마나 오랫동안 수행할 것인지에 대한 의도를 설정하는 것이다(예: 30분 동안 걷기, 2분간 명상하기 등).
- '강도'는 행동을 수행하는 데 필요한 노력이나 에너지의 수준을 결정하는 것이다(예: 달릴 때 숨이 차지만 말은 할 수 있는 정도).

이 장에서는 목표 설정과 실행 계획의 가장 권장되는 구성 요소들에

표 7.1 목표 설정 구성 요소에 대한 연구 지지 수준

목표 설정 구성 요소	효과성에 대한 연구 지지 수준
개인의 자율성 요구를 충족시키는 목표 설정(즉, 선택이 자신의 결정과 행동에 기반해야 함)	강한 지지[8]
목표 설정 전반에 걸쳐 개인의 가치관, 필요, 선호도를 고려	강한 지지[2]
개인의 변화에 대한 준비도에 맞게 목표 설정	강한 지지[2]
개인에게 도전적이면서도 달성 가능한 목표 설정	강한 지지[7]
실행 계획으로 넘어가기 전에 목표에 대한 충분한 헌신을 확립(예: 목표에 대한 개인적인 중요성과 강력한 의도를 명시)	혼합된 지지; 더 어려운 목표일수록 헌신의 가치가 더 강력함[7]
공개적으로 목표 설정(예: 친구나 가족에게 목표 설정 및 달성 의사를 알리기)	강한 지지[7]
너무 복잡하지 않은 목표 설정, 즉 목표 달성을 위해 필요한 결정과 행동의 수가 적은 목표 설정	혼합된 지지; 복잡한 목표도 특정 개인이나 상황에서는 적합할 수 있음[7]
목표 설정과 함께 다른 행동변화기법 사용	혼합된 지지; 개인, 사용 기법, 목표 유형에 따라 크게 달라짐[7]
결과 중심 목표(예: 체중 감량) 또는 행동 중심 목표(예: 매일 운동하기)에 집중	결과 목표와 행동 목표의 동등한 지지; 한 목표 유형이 다른 유형보다 더 효과적이라고 보기는 어려움[7]
임상 환경에서 환자와 협력하여 목표 설정	강한 지지[2, 9]
접근 지향적 목표 설정 및 이득에 초점을 맞춘 메시지 전달	강한 지지, 특히 예방 행동에 효과적. 탐지 행동에는 이득 및 손실 프레임 메시지 모두 지지됨[10]

목표 설정 구성 요소	효과성에 대한 연구 지지 수준
대처 계획 포함, 즉 목표 달성의 잠재적 장벽을 극복하기 위한 계획 수립	강한 지지[2, 11, 12]
환자와 함께 목표와 진행 상황을 되돌아보며 지속적인 자기조절과 인내를 지원	강한 지지[13, 14]

대한 연구 근거를 검토할 것이다. 이러한 검토를 바탕으로 목표를 이해하고, 적절하고 현실적인 목표를 설정하며, 성공할 가능성이 높은 실행 계획을 수립하는 데 도움이 되는 실질적인 방안을 제시한다. 또한, 이론적 사례 연구를 통해 건강 코칭의 맥락에서 이러한 접근 방식을 어떻게 적용할 수 있는지 실제 예시를 함께 제공할 것이다.

7.2 근거 요약

성공적인 목표 설정에 대한 초기 이론과 구성 요소는 로크(Locke) 등이 처음 제안하였다.[5] 이들은 성공적인 목표 설정을 위한 다섯 가지 요소를 다음과 같이 설명하였다.

- 명확성(Clarity): 분명하고 정확한 목표를 설정한다.
- 도전성(Challenge): 최적의 목표는 너무 쉽지도, 너무 어렵지도 않아야 한다.

- 헌신(Commitment): 동기를 유발하는 목표는 개인의 열망과 일치해야 한다.
- 피드백(Feedback): 모니터링이 가능하고 필요시 조정할 수 있는 목표여야 한다.
- 복잡성(Complexity): 지나치게 부담스러운 목표는 더 작고 관리 가능한 단위로 분해해야 한다.

로크와 레이섬(Latham)의 독창적인 연구는 건강 행동 변화에서 목표 설정의 역할에 대한 방대한 후속 연구로 이어졌다. 주목할 만한 최근 연구로는 지난 15년 동안 수행된 메타분석들에 대한 체계적 문헌고찰이 있으며,[6] 이는 목표 설정을 포함한 여러 행동변화기법에 대한 근거를 종합적으로 제시한다. 엡튼(Epton)과 동료들은 목표 설정의 효과에 초점을 맞춘 체계적 문헌고찰 및 메타분석을 수행하였다.[7] 이 두 연구 모두 연구 모집단, 환경, 표본 크기 및 연구 품질에 다양성이 존재함을 언급하였다. 또한 목표 설정은 본질적으로 방법론적 도전 과제를 동반한 복잡한 과정임을 명시하고 있다. 건강 행동 변화 과정에서 목표 설정만을 독립적인 변수로 분리하기는 어려우며, 목표 설정 자체는 여러 요소들로 구성되어 있다. 그러나 특정 상황에서 목표 설정의 일부 구성 요소는 다른 요소보다 더 유용하게 작용할 수 있다는 점이 입증되었다. 이에 관한 구체적인 내용은 앞서 제시된 〈표 7.1〉에 요약되어 있으며, 건강 행동 변화 목표를 달성하기 위해 가장 권장되는 목표 설정의 구성 요소와 그 효과성에 대한 근거를 담고 있다.

7.3 실제 적용

다음에 제시된 팁은 앞서 소개한 연구 근거와 이전의 모범 사례 보고
서에 기반한 것이다. 임상의는 이러한 팁을 반드시 환자 개인에 맞게 맞
춤화된 방식으로 적용해야 한다. 환자마다 변화의 단계(2장), 자기효능
감 수준(3장), 자기결정성 수준(5장), 변화에 대한 인식된 이점 및 장애 요
인(9장) 등에 큰 차이가 있으므로, 임상의는 여기에 제시된 내용을 활용
하되, 다른 장에서 제공하는 권장 사항을 보완하여 적용하는 것이 더 효
과적이다. 또한 사회적 및 환경적 상황, 의사소통 스타일과 기술, 생애
발달 단계 등도 건강 행동 코칭의 목표 설정 및 실행 계획 과정에 영향을
미친다. 즉, 모든 사람에게 적합한 하나의 접근 방식은 없다. 따라서 임
상의는 환자와 협력하여 이러한 제안을 유연하게 통합해야 한다.

페어리스(Faries)는 목표와 목표 설정을 건강 행동의 자기조절을 돕는
톱니바퀴 구조로 개념화할 수 있다고 제안했다(<그림 7.1> 참고).[15] 이 구
조는 존재(Be) 목표, 행동(Do) 목표, 실행(Act) 목표로 구성되며, 임상의가
목표 설정 과정을 실질적으로 이해하는 데 도움이 된다. 이 구조는 이 장
에서 사용하는 용어와도 잘 일치한다.

1. 존재(BE) 목표: 어떤 사람/어떤 상태가 되고 싶나요? (목표)

2. 행동(DO) 목표: 그렇게 되려면 무엇을 할 수 있을까요? (목표 설정)

3. 실행(ACT) 목표: 이를 달성하기 위해 몇 가지 구체적인 행동을
   정해 볼까요? (실행 계획)

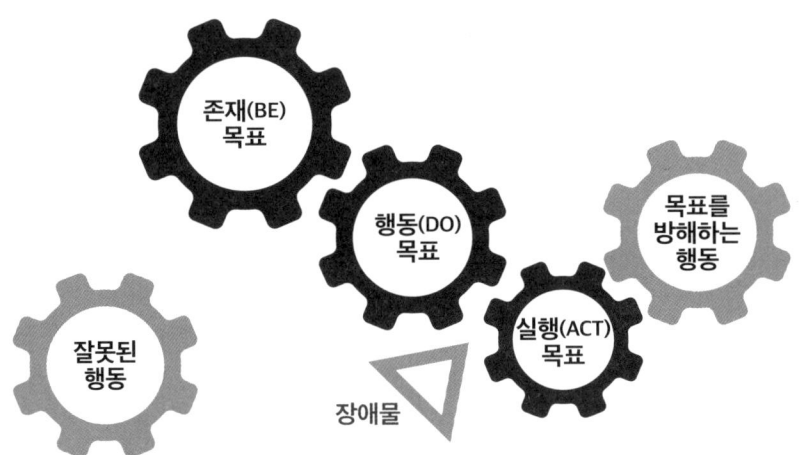

그림 7.1 톱니바퀴로 표현한 목표들(존재 목표, 행동 목표, 실행 목표)의 계층적 구조

7.3.1 실전 팁: 존재(BE) 목표, 즉 "목표"

- **환자가 행동을 바꿔야 하는 이유를 스스로 찾도록 돕는다.** 환자에게 가장 중요한 것이 무엇인지 함께 탐색해야 한다. 환자에게 그들의 가치관, 미래에 대한 열망, '최고의 자아'는 어떤 모습일지 질문하라. 4장에 설명된 동기면담 도구를 활용하여, 환자가 건강한 삶에 대한 자신의 비전과 현재의 삶 및 생활습관 간의 불일치를 인식하도록 돕는 것이 중요하다.

- **환자가 속한 생애 주기에서 가장 관련성이 높은 맥락이 무엇인지 파악해야 한다.** 목표를 설정할 때는 환자의 연령, 사회적 결정 요인, 전반적인 건강 및 기능 상태를 모두 고려해야 한다. 예를 들어, 체중 감량 목표는 건강한 과체중 상태의 10세 아동과

여러 가지 만성질환을 앓고 있는 65세 성인에게는 다르게 제시되어야 한다. 이러한 맥락을 파악하고 이에 따라 코칭 세션을 조정하는 것이 중요하다.

- **환자의 개인적 책임 의식을 길러 주어야 한다.** 목표는 의료진의 것이 아니라 환자 본인의 것이다. 환자가 스스로 목표를 발견하고 설정할 수 있는 시간과 기회를 제공해야 한다. 이를 통해 5장에서 설명한 환자의 기본적 욕구인 자율성을 충족시킬 수 있다.

- **환자에게 자기성찰과 미래의 자기 모습 상상을 권장한다.** 자기성찰은 집중력, 행동 자기조절, 인내력 향상과 관련이 있으며,[13] 현실적인 목표 설정에도 도움이 된다. 예를 들어, 의료진은 환자에게 삶에서 원하는 것이 무엇인지, 만족스러운 삶은 어떤 모습일지 차분히 생각해 보도록 요청할 수 있다. 또한 환자에게 건강하고 의미 있는 삶을 사는 미래의 자신을 상상하고 묘사해 보도록 요청할 수도 있다.

- **동기면담 기술을 활용한다.** 4장에 동기면담 기술이 자세히 설명되어 있다. '개방형 질문', '긍정적 인정', '반영', '요약' 기술은 목표 코칭 세션의 초기 단계에서 특히 유용하다.

- **모순되는 '반대 목표(anti-goals)'에 주의해야 한다.** 사람들은 흔히 자신이 세운 목표와 모순되는 목표를 동시에 가지고 있다. 환자는 어떤 목표를 중요하게 여긴다고 말하면서도, 의식적 또는 무의식적으로는 다른 활동을 똑같이 중요시하거나 더 만족스럽게 여길 수도 있다.[1] 예를 들어, 환자가 신체적으로 강해지고 싶

다고 말하면서도, 동시에 피로를 덜 느끼고 싶다고 말할 수도 있다. 이 경우, 즉각적인 보상을 받을 수 있는 '휴식'이라는 두 번째 목표(피로 감소)가 첫 번째 목표(체력 증진)보다 우선시될 가능성이 있다. 의료진이 이러한 모순되는 목표를 인식하고 주의 깊게 다뤄야만 효과적인 코칭이 이루어질 수 있다.

- **이 첫 번째 단계를 건너뛰지 않는 것이 중요하다.** 목표와 사람은 모두 복잡하기 때문에, 의료진은 환자와 충분한 시간을 보내며 개별화되고 가치 있는 '존재 목표'를 이해하고 설정해야 한다. 이 러한 목표는 대개 성공으로 이어질 가능성이 높다.

7.3.2 실전 팁: 행동(DO) 목표, 즉 "목표 설정"

- **환자가 '존재 목표'를 달성하는 데 도움이 될 수 있는 일반적인 행동 목표를 설정하도록 안내한다.** 이러한 일반적인 행동 목표 의 예로는 식습관 개선, 운동량 증가, 수면 개선, 스트레스 관리 등이 있다.

- **환자의 변화에 대한 준비 상태를 평가한다.** 2장에서 논의한 바와 같이, 행동 변화의 범이론모델에 따른 5단계(숙고 전, 숙고, 준비, 실행, 유지) 중 환자가 현재 어느 위치에 있는지를 이해하는 것은 관계 형성, 목표 설정, 궁극적인 성공을 이루기 위한 핵심이다.

- **의사결정 균형 매트릭스(decisional balance matrix)를 활용한다.** 2장과 4장에서 논의한 것처럼, 이 도구는 환자가 자신의 행동 목 표를 실천하는 것에 따른 장점과 단점을 명확히 인지하는 데 도

움을 준다. 또한 모순되는 '반대 목표'를 말로 표현하는 데도 도움이 된다. 방법은 간단하다. 환자에게 특정 목표를 추구할 때의 장점과 단점을 질문하는 것이다. 예를 들어, 환자는 "자신의 이미지 개선을 위해 식물성 식단을 시도하고 싶다."(장점)라고 말하면서도, "자신과 가족의 요리 습관을 바꾸는 데 너무 많은 노력과 시간이 필요할 것 같다."(단점)라고 말할 수 있다. 이 '단점'은 "익숙한 가족의 식습관을 유지하고 싶다."라는 '반대 목표'를 드러낸다. 새로운 건강 행동을 채택하는 데 있어 인지되는 비용(단점)은 성공적인 변화의 강력한 장애물이 될 수 있다. 따라서 목표 설정 단계와 실행 계획 단계 모두에서 '의사결정 균형'을 평가하는 것이 중요하다.

- **목표 설정은 계획 수립 과정의 중간 단계라는 점을 환자에게 알려 준다.** 목표를 논의하고 설정한 후에도 환자와 지속적으로 협력하여 구체적인 실행 계획을 수립하는 것이 중요하다. 따라서 환자는 목표를 정했다고 해서 끝이 아니라, 그 목표를 달성하기 위해 구체적으로 어떤 단계를 밟을지 고려해야 함을 인식해야 한다.

7.3.3 실전 팁: 실행(ACT) 목표, 즉 "실행 계획"

- **의료진과 환자는 스마트(SMART) 원칙을 활용하여 '실행 목표'를 함께 설정해야 한다.**
  - * S – 구체적(Specific): 실행 항목은 구체적이고 세부적이어야 하

며, 해석의 여지를 최소화해야 한다. 예를 들어, "과일과 채소를 더 많이 먹기"보다는 "이번 주에 매일 반 컵 분량의 과일과 채소를 5번 먹기"가 훨씬 더 구체적인 실행 목표가 된다.

* M – 측정 가능한(Measurable): 실행 항목은 측정 가능하고 쉽게 정량화할 수 있는 행동이어야 한다. 예를 들어, "더 많이 먹기"라는 목표는 기준이 모호하여 측정하기가 어렵다. 그러나 "하루에 반 컵 분량으로 5회 섭취하기"라는 목표는 명확하게 측정이 가능하다.

* A – 행동 지향적(Action Oriented): 실행 항목은 선택한 구체적인 행동을 수행해야 한다는 점에서 행동 지향적이어야 한다. 그 행동은 명확히 관찰 가능한 것일 수도 있고 아닐 수도 있다. 예를 들어, "매일 오전 11시에 달리기를 하기"라는 목표를 세운다면 이는 관찰 가능한 행동이다. 반면, "매일 오전 11시에 명상을 하기" 또는 "오전 10시부터 11시 사이에 자동적으로 떠오르는 부정적인 생각의 수를 기록하기"라는 목표를 세운다면, 이러한 행동(여기서는 명상 또는 마음챙김)은 눈에 보이지 않지만 역시 행동 지향적이다.

* R – 현실적(Realistic): 실행 항목은 너무 쉽지도, 너무 어렵지도 않은 현실적인 난이도를 가져야 하며, 개인의 현재 생활 패턴에 자연스럽게 적용될 수 있어야 한다. 의료진은 환자가 자신이 실현할 수 있는 수준 이상으로 낙관적인 목표를 세우는 경향이 있다는 점에 주의해야 한다. 예를 들어, 어떤 워킹맘이

"매일 퇴근 후 헬스장 가기"를 목표로 세울 수 있지만, 일주일
에 두 번은 아이를 어린이집에서 데리고 와야 하는 상황이라
면 이 목표는 비현실적일 수 있다. 이 경우 "일주일에 세 번 헬
스장 가기"가 보다 현실적인 실행 항목이 될 수 있다.

* T - 기한이 있는(Time-sensitive): 실행 목표에는 명확한 실행 기
간(예: 일주일 또는 한 달)이 포함되어야 한다. 이 기간이 끝나면
진행 상황을 검토하고 스마트(SMART) 원칙에 따라 다시 목표
를 설정해야 한다. 설정한 기간이 끝났을 때의 후속 점검이 중
요하다.

- **회피 중심이 아닌 접근 중심의 실행 목표를 설정한다.** 갤러거
(Gallagher)와 업데그래프(Updegraff)의 포괄적인 리뷰에 따르면,
여러 연구에서 건강 행동을 했을 때 얻는 이득에 초점을 맞추는
것이, 그 행동을 하지 않았을 때의 부정적인 결과를 강조하는 것
보다 더 효과적이라는 결과가 나타났다.[10] 이러한 이득 프레임
메시지는 흡연 중단, 피부암 예방, 신체활동 증진과 같은 '예방
행동'에 특히 효과적인 것으로 나타났다. 반면, 건강검진이나 연
례 검사 같은 '발견 행동'에는 이득 프레임 메시지와 손실 프레
임 메시지 모두 효과가 있을 수 있다. 예를 들어, 의료진은 환자
에게 "매일 30분씩 걷기를 시작하면 어떤 이득을 얻을 수 있을까
요?", "매년 유방 촬영술을 받음으로써 얻고 싶은 것 혹은 피하고
싶은 것은 무엇인가요?"라고 물을 수 있다.

- **자기효능감을 평가하고 지원한다.** 3장에서 논의한 바와 같이,

상황적 유혹에 직면했을 때 목표를 달성할 수 있다는 자신의 능력에 대한 확신은 동기를 유지하고 성공을 이루는 데 필수적이다. 자기효능감 평가는 구체적인 실행 계획을 수립할 때 중요한 요소로 작용한다. 의료진은 척도 평가 같은 동기면담 도구를 활용하여 환자의 자기효능감을 평가하고 지원할 수 있다. 예를 들어, "1점부터 10점까지의 척도에서, 매일 다섯 가지의 과일과 채소를 먹을 수 있다는 자신감은 몇 점 정도인가요?"라고 물을 수 있다. 환자가 "4점"이라고 답한다면, 이는 그 환자의 자기효능감 수준을 나타내는 수치다. 이때 의료진은 "2점이 아니라 4점이라고 답한 이유는 무엇인가요?"와 같은 질문을 던짐으로써, 긍정적인 연상을 유도하고 자기효능감을 높일 수 있도록 도울 수 있다.

• **환자가 상충되거나 반대되는 목표를 인식하고 이를 해결할 전략을 세울 수 있도록 돕는다.** 앞서 언급했듯이, 이러한 부조화(dissonance)는 매우 흔하게 발생하며, 명시되지 않은 모순된 목표들이 명시된 목표를 달성하는 데 강력한 방해 요인이 될 수 있으므로 이를 인식하는 것이 중요하다. 의료진은 실행 계획 수립 과정 중 어느 때든 반대 목표를 파악하기 위한 질문을 할 수 있으며, 이러한 목표가 드러났을 때 이에 어떻게 대처할지 환자와 함께 계획할 수 있다. 예를 들어, 환자가 하루에 세 번 규칙적으로 건강한 식사를 하겠다고 결심했다고 가정해 보자. 의료진은 환자에게 식사 시간에 하고 싶어 하는 다른 일이 있는지 물어볼 수 있다. 예를 들어 환자가 "계속 일하고 싶다"거나 "TV를 보고 싶

다"고 답한다면, 의료진은 이러한 상황에 어떻게 대비할 수 있을 지 물어볼 수 있다. 이에 환자는 "식사를 미리 준비해 둘 수 있다" 고 답할 수도 있다.

- **실행 의도(implementation intention), 즉 대처 계획을 수립한다.** 반 대 목표를 다루는 것과 유사하게, 의료진은 환자가 예측 가능한 다양한 장애 요인(예: 아픈 자녀, 궂은 날씨, 업무량 증가 등)에 대비한 대처 계획을 세울 수 있도록 도와야 한다. 환자가 전략적 낙관주 의자인지 아니면 비현실적 낙관주의자인지 인식하는 것도 대처 계획 수립 시 유용하다.

    * 실행 의도는 전략적 낙관주의자에게 가장 효과적으로 작동한 다.[11] 전략적 낙관주의자는 불안감이 낮은 편이며, 도전을 자 동적인 실패로 여기기보다는 가능성을 제시하는 기회로 받아 들인다. 이들은 높은 기대치를 설정하면서도, 간단한 계획을 통해 좌절에 대비할 수 있다. 이들은 실행 계획을 세울 때 잠 재적인 장애 요인을 인식하고, 이러한 장애가 실제로 발생했 을 때 스스로 대처 방안을 마련할 수 있다. 만약 환자가 전략 적 낙관주의자의 특성을 보인다면, 도전을 인내심, 자기 조직 력(personal organization), 개인적 가치에 대한 헌신 등 자신의 강 점을 발휘할 기회로 바라보는 이러한 관점을 지지해 주는 것 이 좋다.

    * 전략적 낙관주의자와는 대조적인 비현실적 낙관주의자가 더 흔한 유형이다. 많은 환자들이 매우 어려운 목표를 설정하면

서도, 극복해야 할 커다란 장애 요인에 대해 거의 대비하지 않은 채 이를 달성할 수 있다고 믿는다. 이러한 비현실적인 태도는 목표에 도달하지 못하는 결과로 이어지기 쉽다. 4장에서 다룬 동기면담 기법은 비판보다는 개방형 질문을 사용하여, 환자가 자신이 설정한 목표와 비현실적인 실행 계획 간의 괴리를 스스로 인식하도록 돕는 데 효과적이다.

- **성공 가능성에 대해 부정적인 예측을 하는 환자에게는 방어적 비관주의(defensive pessimism) 전략을 포함시킨다.** 비관주의는 성공적인 목표 설정과 달성에 방해가 되는 또 다른 성향이다. 비관주의자들은 주로 장애 요인에만 집중하며, 이를 극복할 수 있다는 자기효능감이 낮다. 이들은 목표를 달성할 수 있는 자신의 능력을 의심한다. 특히 건강에 중요한 목표일 경우(예: 심장마비 후 심장 재활)에는 불안을 더욱 강하게 느낀다. 방어적 비관주의 전략은 환자가 처음부터 강하게 가지고 있는 부정적인 예측을 해결하는 데 유용할 수 있다.[12] 의료진은 환자에게 미래에 목표를 성공했을 때의 감정뿐만 아니라 실패했을 때 어떤 기분이 들지 상상해 보도록 유도해야 한다. 이 과정에서 환자는 성공적인 변화의 긍정적인 측면을 더 깊이 인식하게 되며, 실패했을 때 발생할 수 있는 문제에 대해서도 미리 대비할 수 있다. 비관주의적 태도가 뚜렷한 경우에는 비교적 쉬운 목표와 실행 계획을 세우도록 격려하는 것이 성공 가능성을 높이는 데 도움이 된다.
- **과정 관리를 포함한다.** 실행 계획은 고정된 것이 아니라 유동적

이며 지속적인 과정이다. 초기 계획이 실행에 옮겨진 이후에는 과정 관리를 통해 계획을 지속적으로 모니터링하고, 동기를 유지하기 위해 유연하게 수정하는 것이 필요하다(8장 참고). 환자가 직접 설정한 자기모니터링 시스템(예를 들어, 스마트폰 앱을 이용한 모니터링 시스템)이 효과적인 도구로 활용될 수 있다. 의료진이나 의료기관에서 진행 상황을 모니터링하고 피드백을 제공하는 것도 유용하다. 전반적으로 의료진은 인지적 유연성과 적응력을 장려하고 지원해야 하며, 실행 계획이 상황에 따라 발전하고 변화할 수 있도록 도와야 한다. 실행 계획이 시작된 후에는 실패나 좌절을 긍정적으로 재구성하는 과정이 모든 환자에게 중요하다. 이상적으로는, 자기효능감이 높게 유지되고, 환자는 자신의 건강 행동 변화 목표의 중요성에 계속해서 몰입할 수 있어야 한다.

7.4 이론적 사례 연구

75세의 마사(Martha)는 연례 건강검진을 위해 인(Yin) 박사를 만나게 되었다. 그녀의 키는 167cm이고, 몸무게는 82kg이며, 혈압은 158/92로 측정되었다. 마사는 이틀 전, 실버타운의 새 아파트에서 넘어져 엉덩이에 타박상을 입고 다리를 약간 절뚝거리고 있다. 마사는 고혈압, 골다공증, 위식도역류 질환 외에는 별다른 질환이 없다. 과거에 신장결석을 제거하기 위한 요관경 시술을 받았고, 골관절염으로 무릎 인공관절 수술을 받은 경험이 있다. 그녀는 고혈압, 골다공증, 위식도역류에 대한 약을 매일 복용 중이며, 정신질환 병력은 없고 특별히 불안하거나 우울하다고 느낀 적도 없었다. 수면 시간은 젊었을 때보다 다소 줄었지만, 오후에 낮잠을 자고 나면 상쾌함을 느낀다.

마사는 은퇴한 초등학교 교사로, 6년 전 남편이 세상을 떠난 후 혼자 살고 있다. 일주일에 2~3회 운전해서 근처에 사는 아들네 집을 방문하며, 가능한 선에서 집안일도 돕는다. 하지만 이런 방문 외에는 주로 앉아서 생활한다. 식사는 대부분 실버타운 내 식당에서 해결하며, 특히 그곳에서 제공되는 호화로운 디저트를 즐긴다고 인정한다.

인 박사는 마사의 체질량지수가 29로, 비만 범위에 거의 도달했다는 점과 혈압이 작년에 비해 크게 상승했다는 사실을 알려 주었다. 인 박사는 마사의 생활습관 변화에 대한 준비도를 평가하기 위해 고혈압, 체중 증가, 낙상 위험 증가에 대처하기 위한 건강 습관에 대해 이야기해 보고 싶은지 물어보았다. 마사는 자신의 생활습관에 대해 기꺼이 이야기할 의향이 있다고 답했으며, 인 박사는 마사가 변화의 '숙고' 단계에 있다는 사실을 긍정적으로 평가했다.

인 박사는 마사에게 인생에서 가장 중요한 것이 무엇인지 질문함으로써, 그녀의 '존재(BE)' 목표를 명확히 설정하도록 돕고자 했다. 마사는 가족, 특히 아들과 손주들과의 관계가 가장 중요하다고 답했다. 그녀는 가능한 한 많은 시간을 아들과 며느리의 자녀 양육을 돕고, 자라나는 손주들에게 사랑 가득한 멘토가 되고 싶다고 말했다. 인 박사는 마사의 이야기에 진심으로 공감하며, 자신의 생활습관에 대해 기꺼이 이야기해 준

것에 감사를 표하고, 가족과의 관계를 소중하게 여기는 점이 매우 존경스럽다고 말했다. 인 박사는 마사의 잠재적 낙관주의와 자기효능감을 지지하며, 그녀가 편안하게 추구할 수 있는 목표를 함께 세워 보자고 격려했다. 이에 마사는 그렇게 함으로써 오랫동안 스스로를 잘 돌볼 수 있고 가족에게 짐이 되지 않을 수 있다면 기꺼이 해 보겠다고 말했다.

　이후 코칭 세션은 '행동(DO)' 목표 설정 단계로 이어졌다. 인 박사는 구체적인 계획을 세우기에 앞서, 마사가 스스로 할 수 있기를 바라는 일들에 대해 좀 더 이야기해 보는 것이 도움이 될 것이라고 말했다. 그는 마사에게 스스로를 잘 돌보고 가족에게 짐이 되지 않는다는 것이 어떤 활동을 의미하는지 물었다. 마사는 손주들을 학교와 경기장에 안전하게 운전해서 데려다줄 수 있도록 민첩하고 기민하기를 원하며, 요리와 청소도 조금씩 하면서 다섯 살, 일곱 살 난 손주들을 따라잡을 수 있을 정도의 에너지를 갖고 싶다고 말했다. 인 박사는 마사의 말을 경청하고, 그녀가 더 강하고 민첩하며 기민하고 에너지가 넘치는 상태가 되기를 원한다는 점을 요약해 주었고, 마사는 그 말이 맞다고 동의했다.

　인 박사는 마사에게 더 강하고, 민첩하고, 기민하며, 에너지가 넘치는 상태가 되기 위해 어떤 방법들이 떠오르는지 물었다. 마사는 아무래도 운동을 해야 할 것 같다고 말하며, 자신이 사는 실버타운의 피트니스 센터에서 수업이 열리고 있고, 건강 습관을 개선하려면 운동이 가장 좋은 방법일 것 같다고 이야기했다. 하지만 운동 자체는 그다지 좋아하지 않는다고 솔직히 털어놓았다. 인 박사는 운동이 좋을 것 같다는 그녀의 생각에 동의하며, 일주일에 몇 번만이라도 가볍게 신체활동을 하는 것이 건강에 큰 도움이 된다는 연구 결과가 많다는 사실을 공유했다. 동시에 마사가 운동을 좋아하지 않는다는 점에 대해서도 공감하며 인정했다.

　인 박사는 운동하겠다는 목표가 마사 본인에게서 나온 생각이었기 때문에 그대로 유지하기로 하며, 마사에게 과거에 신체활동을 즐긴 적이 있었는지 물었다. 이에 마사는 젊었을 때, 퇴근 후 동료 교사들과 함께 줌바 수업에 가는 것을 좋아했다고 답했다. 인 박사가 그때 어떤 점이 좋았냐고 묻자, 마사는 신나는 음악과 친구들과 함께 웃고 즐기는 것이 좋았다고 말했다. "아무도 너무 진지하게 하지 않았어요. 그냥 음악에 맞춰 장난스럽게 움직였죠. 진짜 운동처럼 느껴지진 않았어요." 인 박사는 마사의 이야기에 공감을 표하며, 지금도 그렇게 진지한 운동처럼 느껴지지 않고, 음악과 즐거운 그룹 분위기가 있는 수업에 참여할 수 있는 기회가 있다면 관심이 있는지 물었다.

　마사는 센터에서 편안하고 재미있는 운동 수업을 찾아보고 싶지만, 그런 수업이 실제로 있는지 회의적이며, 자신의 체중과 동작이 서툴 것이라는 점이 신경 쓰인다고 말했다. 인 박사는 마사의 비관적인 우려에 즉시 초점을 맞추기보다는, 자신의 취향에 맞는 수업이 있는지 알아볼 의향이 있다는 점을 칭찬했다. 그는 마사가 건강을 지키면서도 재미있게 운동할 수 있는 새로운 방법에 마음이 열려 있다는 점이 매우 긍정적이라고 말했다. 마사는 아직 어떤 것도 확실히 하겠다고 약속할 수는 없지만, 적어도 피트니스 센터에 가서 어떤 프로그램이 있는지 알아볼 수는 있을 것 같다고 말했다. 이에 인 박사는 아주 좋은 생각이라며, 어떻게 그렇게 할 수 있을지 함께 이야기해 보자고 제안했다.

　이후 인 박사와 마사는 함께 스마트(SMART) 실행(ACT) 목표, 즉 적절한 행동 계획을 구체화해 나갔다. 마사는 피트니스 센터에 가서 직원에게 자신은 음악이 있고 분위기가 편안하며 재미있는 수업에만 참석하고 싶다는 의사를 전하겠다고 말했다(Specific: 구체적). 그녀는 이 일을 마친 후에는 친구에게 알려서 완료 여부를 기록하겠다고 했다(Measurable: 측정 가능한). 그녀는 직원과 대화를 나눠야 하고(Action-Oriented: 행동 지향적), 이는 쉽게 할 수 있는 일이며(Realistic: 현실적), 이를 월요일 오후에 하겠다고 정했다(Time-Sensitive: 기한이 있는).

　인 박사는 환자들이 실행 목표를 세울 때 다양한 장애물이 발생할 수 있다는 점을 잘 알고 있으며, 마사가 이미 약간의 회의감과 자신감 부족을 표현한 바 있기에, 마사에게 피트니스 센터 직원과 대화를 하는 데 방해가 될 수 있는 요소가 무엇인지 물어보았다. 마사는 피트니스 시설 자체가 어색하게 느껴지고, 월요일이 되면 직원에게 다가가 말을 걸기가 부끄러워질 수도 있을 것 같다고 말했다. 이에 인 박사는 마사의 말을 잘 들었고, 그 감정을 이해한다고 공감하며, 어떻게 하면 조금 더 편안하게 대화할 수 있을지 물었다. 마사는 피트니스 센터가 아닌 다른 장소에서 직원과 이야기하면 좀 더 편할 것 같고, 친구와 함께라면 더 용기가 날 것 같다고 답했다. 인 박사는 마사의 이런 훌륭한 아이디어를 칭찬하였고, 마사는 친구와 함께 식당에서 피트니스 센터 직원과 이야기하는 것이라면 자신 있게 할 수 있을 것 같다고 말했다. 인 박사는 이것이 매우 훌륭한 실행 계획이라는 점을 강조했다. 그는 마사에게 노인의 신체활동에 관한 정보가 담긴 환자용 유인물을 주면서, 원한다면 따라 해 볼 수 있다고 안내해 주었다. 그들은 다음 주에 짧은 화상 상담을 진행하기로 약속하고 오늘의 상담을 마무리했다.

　# 참고: 이 이론적 사례 연구에서는 운동을 목표로 설정했지만, 실제 실행 계획은 단순히 피트니스 수업 옵션을 탐색해 보는 것이었다. 이는 마사의 필요와 변화에 대한 준비 단계에 부합하는 간단한 단일 실행 계획이다. 인 박사는 항상 마사의 자기효능감을 높게 유지하고, 마사의 자율성을 존중하는 것이 중요하다는 점을 염두에 두었다. 그는 목표 설정이 복잡한 과정이며, 마사가 아직 규칙적인 운동을 실천할 준비가 되어 있지 않다는 점을 인식했다. 이 짧은 초기 코칭 세션을 진행하면서 인 박사는 이 장에서 논의한 여러 근거기반의 권장 사항을 잘 활용했으며, 이는 마사가 운동에 대해 보다 긍정적인 태도를 갖도록 돕는 데 도움이 될 것이다. 이처럼 작은 단계부터 시작함으로써 마사는 보다 건강한 생활 습관을 점차적으로 받아들이고 유지할 수 있을 것이다.

7.5 측정 전략

≫ 7.5.1 범이론모델 준비 단계

환자의 변화에 대한 준비 상태를 이해하는 것은 목표 설정 및 행동 변화 과정의 모든 측면에서 핵심이 된다. 2장에는 프로차스카 박사가 제시한 변화의 단계를 평가하기 위한 다양한 옵션이 나타나 있다.

7.5.2 자기효능감 평가

자기효능감을 평가하기 위해 실무자는 이 장의 앞부분에서 설명한 동기면담 척도 질문을 사용할 수 있다. 범이론모델, 그 평가 방법, 목표 설정 워크시트에 대한 유용한 추가 정보는 심혈관질환예방간호사협회(Preventive Cardiovascular Nurses Association) 홈페이지(https://pcna.net/wp-content/uploads/2018/12/16_models_of_behavior.pdf)에서 확인할 수 있다.

끝으로, 더 많은 자기효능감 측정 전략에 대해서는 이 책의 3장을 참고하기 바란다.

7.6 요약

목표 설정은 변화 과정에서 중요한 부분이다. 존재(BE) 목표는 자신이 되고자 하는 사람이나 상태를 명확히 하는 것이며, 행동(DO) 목표는 존재 목표에 도달하기 위해 수행해야 할 행동을 포함한다. 그다음에는 실행(ACT) 목표, 즉 실행 계획이 있다. 이는 스마트(SMART) 목표에 해당한다. 목표를 설정하는 것은 실무자와 환자가 한 팀이 되어 함께 완성할 수 있는 즐거운 과정이다. 목표 설정은 계속되는 과정이다. 인생의 새로운 단계와 새로운 장애물이 발생하면서 존재 목표, 행동 목표, 실행 목표를 새롭게 설정해야 할 필요가 계속해서 생긴다.

7.7 요점

- 목표, 목표 설정, 실행 계획 수립은 복잡한 과정이다. 건강 행동 코칭의 이러한 구성 요소에 충분한 시간을 할애하는 것이 중요하다.

- 최적의 목표 설정과 실행 계획은 제공자(실무자)와 환자 간의 협업을 통해 이루어진다.

- 스마트(SMART) 실행(ACT) 목표는 존재(BE) 목표 및 행동(DO) 목표와 함께 설정되므로 환자에게 가치 있고 중요한 것이 항상 반영된다.

- 목표 설정 및 실행 계획은 개인의 변화에 대한 준비 단계, 의사결정 균형, 자기효능감 수준과 일치해야 현실적인 목표가 설정되고 동기가 높게 유지된다.

- 성공을 방해하는 장벽, 특히 명확하게 드러나지 않거나 명시되지 않은 상충되는 반대 목표는 명시된 목표를 달성하는 데 있어 동기를 약화시킬 수 있다. 이런 경우에 대비한 대처 계획과 실행 의도가 필수적이다.

- 목표 설정과 실행 계획은 일회성 과정이 아니며, 선형적이거나 단순한 체크리스트 방식이 아니다. 오히려 유동적이며, 때로는 우회적이고, 지속적인 관심과 피드백, 수정이 필요한 과정이다.

7.8 참고자료

7.8.1 환자용 자료

- 미국 보건복지부 산하 질병 예방 및 건강 증진국(USDHHS Office for Disease Prevention and Health Promotion)의 'Move Your Way(당신 방식대로 움직이기)'는 신체활동을 장려하는 온라인 자료로, 목표 설정 및 실행 계획을 위한 상호작용 도구들이 포함되어 있다: https://health.gov/moveyourway.

- 질병통제예방센터와 국립보건원 등 미국의 여러 정부 기관에서는 의료진이 임상 현장에서 활용하거나 환자와 공유할 수 있는 동영상, 인포그래픽, 팟캐스트 및 간행물을 무료로 제공한다. 이러한 자료는 만성질환에 대한 일반적인 교육과 동기를 유발하는 메시지를 담고 있으며, 특히 변화를 준비하는 초기 단계의 환자에게 유용할 수 있다. 일부 자료는 스페인어로도 제공된다. 자료는 다음 링크에서 확인할 수 있다: https://www.cdc.gov/chronicdisease/ resources/multimedia.htm 또는 https://order.nia.nih.gov/.

- <하버드 멘스 헬스 워치(Harvard Men's Health Watch)>에 실린 이 글은 스마트(SMART) 실행 계획 및 이 장의 주요 내용을 간략하게 설명한다: https://www.health.harvard.edu/mens-health/an-easier-way-to-set-and-achieve-health-goals.

❯ 7.8.2 목표 설정 앱

행동 변화를 위한 모바일 앱의 절반 이상은 목표 설정 기능을 포함하고 있다.[16, 17] 또한 일단 목표가 설정되면 사용할 수 있는 다양한 목표 추적 앱도 쉽게 이용할 수 있다. 그러나 대부분의 연구에 따르면, 모바일 앱을 사용하는 것이 앱을 사용하지 않는 것에 비해 행동 변화에 유의미한 이점을 제공하지는 않는 것으로 나타났다. 그럼에도 앱 사용자의 피드백은 대체로 긍정적이며,[16] 실제로 앱을 사용하는 사람들은 앱이 마음에 든다고 말하는 경우가 많았다. 따라서 이러한 앱은 일부 환자에게는 바람직하고 궁극적으로 유용할 수 있다. 앱의 개발과 마케팅은 끊임없이 진화하고 있으며, 선호도는 매우 개인적이기 때문에 환자가 목표 설정 또는 목표 추적 앱을 사용하고 싶다고 한다면, 환자와 함께 다양한 옵션을 탐색해 보는 것이 좋다.

참고문헌

1. Mann, Traci and de Ridder, Denise. 2013. "Self-Regulation of Health Behavior: Social Psychological Approaches to Goal Setting and Goal Striving. - PsycNET." *Health Psychology* 32 (5): 487–498. https://doi.org/10.1037/a0028533.

2. Lenzen, Stephanie Anna, Ramon Daniëls, Marloes Amantia van Bokhoven, Trudy van der Weijden, and Anna Beurskens. 2017. "Disentangling Self-Management Goal Setting and Action Planning: A Scoping Review." *PLoS One* 12 (11): e0188822. https://doi.org/10.1371/journal.pone.0188822.

3. Bailey, Ryan R. 2019. "Goal Setting and Action Planning for Health Behavior Change." *American Journal of Lifestyle Medicine* 13 (6): 615–618. https://doi.org/10.1177/1559827617729634.

4. Michie, Susan, Michelle Richardson, Marie Johnston, Charles Abraham, Jill Francis, Wendy Hardeman, Martin P. Eccles, James Cane, and Caroline E. Wood. 2013. "The Behavior Change Technique Taxonomy (v1) of 93 Hierarchically Clustered Techniques: Building an International Consensus for the Reporting of Behavior Change Interventions." *Annals of Behavioral Medicine: A Publication of the Society of Behavioral Medicine* 46 (1): 81–95. https://doi.org/10.1007/s12160-013-9486-6.

5. Locke, Edwin A., Gary P. Latham, Ken J. Smith, Robert E. Wood, and Albert Bandura. 1990. *A Theory of Goal Setting & Task Performance.* Englewood Cliffs, NJ: Pearson College Div.

6. Spring, Bonnie, Champion, Katrina, Acabchuk, Rebecca, and Hennessy, Emilie. 2021.021. "Self-Regulatory Behaviour Change Techniques in Interventions to Promote Healthy Eating, Physical Activity, or Weight Loss: A Meta-Review." *Health Psychology Review* 15 (4): 508–539. https://doi.org/10.1080/17437199.2020.1721310.

7. Epton, Tracy, Sinead Currie, and Christopher J. Armitage. 2017. "Unique Effects of Setting Goals on Behavior Change: Systematic Review and Meta-Analysis." *Journal of Consulting and Clinical Psychology* 85 (12): 1182–1198. https://doi.org/10.1037/ccp0000260.

8. Ryan, Richard, and Deci, Edward. 2000. "Self-Determination Theory and the Facilitation of Intrinsic Motivation, Social Development, and Well-Being." *American Psychologist* 55 (1): 68–78. https://doi.org/10.1037/0003-066X.55.1.68.

9. Grant, A. 2012. "An Integrated Model of Goal-Focused Coaching: An Evidence-Based Framework for Teaching and Practice." *International Coaching Psychology*

Review 7 (2): 146–165.

10. Gallagher, Kristel M., and John A. Updegraff. 2012. "Health Message Framing Effects on Attitudes, Intentions, and Behavior: A Meta-Analytic Review." *Annals of Behavioral Medicine* 43 (1): 101–116. https://doi.org/10.1007/s12160-011-9308-7.

11. Spencer, Stacie M., and Julie K. Norem. 1996. "Reflection and Distraction Defensive Pessimism, Strategic Optimism, and Performance." *Personality and Social Psychology Bulletin* 22 (4): 354–365. https://doi.org/10.1177/0146167296224003.

12. Gasper, Karen, Regina H. Lozinski, and Lavonia Smith LeBeau. 2009. "If You Plan, Then You Can: How Reflection Helps Defensive Pessimists Pursue Their Goals." *Motivation and Emotion* 33 (2): 203–216. https://doi.org/10.1007/s11031-009-9125-5.

13. Martin, Andrew J., Herbert W. Marsh, and Raymond L. Debus. 2001. "A Quadripolar Need Achievement Representation of Self-Handicapping and Defensive Pessimism." *American Educational Research Journal* 38 (3): 583–610. https://doi.org/10.3102/00028312038003583.

14. Dineen-Griffin, Sarah, Victoria Garcia-Cardenas, Kylie Williams, and Shalom I. Benrimoj. 2019. "Helping Patients Help Themselves: A Systematic Review of Self-Management Support Strategies in Primary Health Care Practice." *PLoS One* 14 (8): e0220116. https://doi.org/10.1371/journal.pone.0220116.

15. Faries, Mark D. 2016. "Why We Don't 'Just Do It': Understanding the Intention-Behavior Gap in Lifestyle Medicine." *American Journal of Lifestyle Medicine* 10 (5): 322–329. https://doi.org/10.1177/1559827616638017.

16. Milne-Ives, Madison, Ching Lam, Caroline De Cock, Michelle Helena Van Velthoven, and Edward Meinert. 2020. "Mobile Apps for Health Behavior Change in Physical Activity, Diet, Drug and Alcohol Use, and Mental Health: Systematic Review." *JMIR MHealth and UHealth* 8 (3): 976–980. https://doi.org/10.2196/17046.

17. Payne, Hannah, Lister, Cameron, West, Joshua and Bernhardt, Jay. 2015. "Behavioral Functionality of Mobile Apps in Health Interventions: A Systematic Review of the Literature." *JMIR MHealth and UHealth* 3 (1): e20. https://doi.org/10.2196/mhealth.3335.

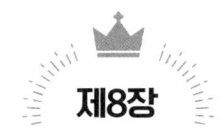

동기 유지

8.1 동기 유지

이 책에서는 행동 변화를 다루는 다양한 근거기반의 이론과 연구, 도구들을 살펴볼 수 있다. 모든 내용은 각 분야에서 혁신을 주도해 온 전문가들이 집필한 것으로, 습관을 바꾸고 행동을 변화시키는 일이 얼마나 복잡하고 어려운지를 잘 보여 준다. 각 장은 변화를 개념화하고, 건강에 해로운 생활습관을 바꾸고 새로운 습관을 익히기 위한 동기를 유지하는 방법에 대해 고유하면서도 서로 보완적인 관점을 제공한다.

2016년 프레이츠(Frates)와 보네트(Bonnet)는 이러한 이론과 의사소통 기술을 통합해 적용할 수 있는 "코치(COACH)" 접근법을 제시하였다. 이 접근법은 의료인의 개성, 선호하는 방식, 자기 표현, 창의성, 의료인과 내담자 간의 치료적 상호작용을 중요하게 여기는 유연한 행동 변화 모델이다. 코치 접근법은 협력적이고 고객 중심적인 파트너십으로 정의되며, 다음과 같이 설명된다. "생활습관의학 의료인과 환자 사이에서 이루어지는 목적 있는 상호작용이자 강력한 연결로, 단순히 정보를 제공하는 것을 넘어서 환자가 스스로 건강한 생활습관을 계획하고 실천할 수 있도록 동기를 북돋고 자율성을 강화하는 과정이다. 이 연결성과 자율성이야말로 지속적인 행동 변화를 만들어 내는 핵심 요소이다." 1장에서는 이 코치 접근법에 대해 자세히 설명하고 있다.

의료인과 내담자 사이에 연결 관계를 형성하는 것은 매우 중요하지만, 처음 만남에서 의미 있는 상호작용을 만들고, 이를 통해 행동 변화를 수용하는 과정에서 동기를 유지하도록 돕는 일은 생각보다 어렵게 느껴질 수 있다. 그래서 이 장에서는 '내담자가 주도하게 하라'라는 단순한 원칙을 제안한다. 이 원칙은 저자들이 임상 현장에서 경험한 바를 토대로 만들어졌고, 4장에서 피필드(Fifield)와 스즈키(Suzuki)가 공유한 내용과도 연결된다. 그 내용은 질 높고 진정성 있는 연결이 내담자가 행동 변화 프로그램을 계속 이어 나가려는 결심을 어떻게 이끌어 내거나 약화시킬 수 있는지를 잘 보여 준다. 내담자와의 만남에서 긍정적인 상호작용을 피하거나 잘 이끌어 내지 못하면 내담자의 동기가 저하될 수 있고, 상호 신뢰나 솔직한 대화, 협력도 어려워질 수 있다.

'내담자가 주도하게 하라'는 원칙은 의료인과 내담자 사이에 강력한 관계를 형성하고 강화하며 유지하기 위한 전략을 탐구하는 데 목적이 있다. 그리고 그런 관계 안에서 내담자가 건강한 생활습관을 만들고 유지

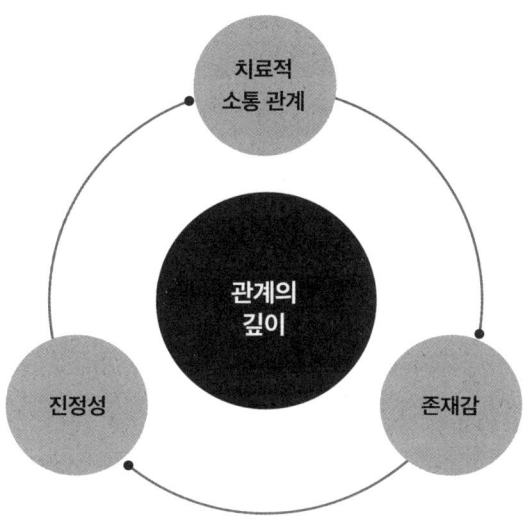

그림 8.1 내담자가 주도하게 하라: 존재감, 진정성, 치료적 소통 관계의 상호작용을 통한 깊이 있는 관계 구축

할 수 있도록 동기를 부여하는 데 도움을 줄 수 있다. 이 과정에서는 '현재에 존재하기(being present)', '진정성 있게 행동하기(being authentic)', '치료적 소통 관계를 형성하기(being in rapport)'의 세 가지 핵심 행동이 상호작용하면서 '관계의 깊이(relational depth)'를 만들어 가는 것이 목표이다(<그림 8.1> 참고).

8.2 근거 검토

8.2.1 관계의 깊이

관계의 깊이는 치료적 관계 안에서 의료인과 내담자 모두가 생동감, 만족감, 몰입감을 느끼는 순간을 의미한다.[8-11] 녹스(Knox)는 이런 순간을 "식별 가능하고, 깊이 있는 몰입과 연결의 순간"이라고 설명하며, 이러한 경험은 관계가 끝난 이후에도 지속적인 웰빙 감각을 지원하는 긍정적인 촉매 역할을 할 수 있다고 밝혔다.[11] 또한 녹스의 연구 결과는 내담자들이 관계의 깊이를 실제 결과에 긍정적으로 기여하는 요소로 인식하고 있음을 보여 준다. 이는 의료인이 그러한 순간이 발생할 경우를 대비해 준비해야 하고, 주의를 기울여야 하며, 내담자와 더 깊은 차원에서 조율하고 관계를 맺을 의지가 있어야 함을 시사한다.[11]

이러한 경이로운 순간은 다른 사람과 함께 '몰입' 상태에 있는 것과 유사하다. 몰입 상태에 들어가면 의료인과 내담자 모두 만족감이 높아지고, 대화가 자연스럽게 이어진다.[12-14] 현상학적 관점에서 보면, 몰입 경험은 우리에게 "완전한 참여를 요구하고, 우리의 역량을 확장시키는 환경과의 상호작용으로 기꺼이 이끈다."라고 설명된다.[15] 이때 중요한 요소는 '관련성'이다. 의료인이 내담자에게 무조건적인 긍정적 존중을 보이고, 공통의 관심사를 찾으며, 코칭 과정과 내담자의 목표에 진심으로 몰두할 때 내담자의 몰입을 촉진할 수 있다.[13]

관계의 깊이는 의료인과 내담자 간에 자발적으로 형성되는 강력한 연결의 경험이며, 내담자가 행동 변화를 지속할 수 있도록 동기를 부여한다. 이러한 깊은 연결은 내담자에게 신뢰와 진정성을 경험하게 하여 동맹(alliance) 관계를 지속시키는 데 기여한다. 이러한 경이로운 순간은 양측 모두에게 자발적인 자기성찰을 일으킨다. 내담자는 '몰입'의 경험을 통해 자신의 강점과 장애물에 대해 새로운 통찰을 얻을 수 있다. 또한 보상과 목표를 재평가함으로써 전략을 조정할 수 있으며, 책임을 가질 수 있다. '존재감의 실천'은 '관계의 깊이'를 더해 주는 것으로 보인다.

⟩ 8.2.2 존재감

현재에 존재하는 것은 신체적, 정서적, 인지적, 관계적 차원에서 그 순간에 온전히 존재하는 경험을 말한다.[16] 의료인은 자신 안에서, 내담자와의 상호작용에서, 그리고 대화가 이루어지는 환경에서 어떤 일이 일어나고 있는지를 명확히 인식하고 있어야 한다.[16-18] 이런 '존재감'은 '몰입' 상태와 겹칠 수 있으며, 두 경험 모두 자의식의 일시적 소멸, 시간 감각의 왜곡, 행동과 인식의 융합이라는 특징을 지닌다.[12]

존재감이 깊어질수록 의료인은 내담자와의 관계 안에서 언어적·비언어적 신호를 민감하게 알아차리게 되며, 이는 관계의 깊이를 형성하는 데 기여한다. 또한 내담자의 변화 단계를 파악하고,[19] 적절한 시점에 '개방형 질문'을 제시하며, '긍정적 인정', '반영', '요약'을 사용하고, 변화에 대해 이야기할 준비를 갖추고, 양가감정을 다루고, 신념과 행동 간의 불일치를 해소하는 등 치료적 소통의 전반에 긍정적 영향을 미친다.[20] 의료인이 현재에 온전히 존재할수록 '타이밍' 감각이 예민해져, 내담자의 이야기를 이끌어 내고, 듣고, 탐색할 시점을 정확히 판단할 수 있다.[1,21]

겔러(Geller)와 포지스(Porges)는 의료인이 자기 자신과 조율되어 있어야 내담자와의 조율도 자연스럽게 이루어지며, 이로 인해 내담자가 평온함과 안전함을 느끼게 된다고 설명한다. 이러한 안전한 공간 안에서 내담자는 자기성찰 작업에 열려 있게 되며, 건강하지 않은 행동을 바꾸려는 내담자의 동기를 유지하는 데도 큰 도움이 된다.[22] 순간순간 연결된 상태를 유지하려는 태도는 내담자가 느끼는 안전함을 강화할 뿐만 아니라 자신의 감정이 받아들여지고, 자신의 말을 경청해 준다고 느끼게 하며, 감정과 생각, 욕구를 자유롭게 표현할 수 있도록 격려한다.[16, 17]

이러한 수준의 참여는 내담자와 의료인 간의 저항 가능성과 엇갈리는 대화를 줄이고, 관계 안에서의 유연성과 개방성을 높인다.[23] 의료인이 '현재'에 집중하겠다는 선택을 할 때, 자신의 주의력이 흐트러지는 순간을 민감하게 포착할 수 있으며, 다시 집중 상태로 돌아갈 수 있는 여유를 갖게 된다. 내담자가 거리감을 느끼고 반응하지 않을 경우, 의료인은 그 반응을 열린 마음으로 받아들이고 피드백을 요청할 수 있다. 이러한 태도는 의료인과 내담자 간의 개방적인 교류를 촉진하여 서로에 대한 신뢰 형성에 중요한 역할을 한다. 내담자는 자신이 돌봄을 받고 있고, 판단 없이 받아들여지며, 자신의 말에 귀를 기울여 준다고 느끼고, 불안이나 두려움 없이 의료인에게 자유롭게 질문할 수 있을 때, 비로소 관계를 유지하고 자신의 계획을 실천하고자 하는 동기를 갖게 된다.

존재감 함양은 세션 시작 전부터 준비되어야 한다.[17, 23] 현재에 존재하는 의료인은 자기 자신과 통합되고 진정성 있는 (건강한) 자아에 뿌리를 두고 연결되어 있다는 느낌을 보고하며, 순간에 열려 있고 수용적이며 몰두한 상태라고 말한다.[24] 콜로시모(Colosimo)와 포스(Pos)가 제안했듯이, "내담자와 함께하고, 내담자를 위해 존재하고, 내담자와 교감하려는" 의도와 함께 인식과 감각의 확장이 이루어지는 넓은 공간이 형성되며, 이 확장된 공간 안에서 내담자는 자신이 무조건적으로 수용되며 안전하다고 느낀다. 이런 조건이 갖춰질 때 더 깊은 관계, 관계의 깊이, 긍정적인 치료 결과가 가능해진다.[16,17]

심리학자 칼 로저스(Carl Rogers)는 《존재의 방식(A Way of Being)》(1980)과 《사람이 되어 간다는 것(On Becoming a Person)》(1961)에서 의료인과 내담자의 연결을 깊게 하고, 몰입을 촉진하며, 관계를 유지하려는 동기를 부여하는 '존재감'의 힘을 보여 준다.[25,26]

"내가 치료사로서 최상의 상태에 있을 때는 내면의 직관적인 자아와 깊이 연결되어 있고, 무언가 초월적인 것과 접촉하고 있다는 느낌이 들며, 내가 하는 모든 일이 치유로 가득 차 있는 듯하다. 그 순간에는 내가 존재한다는 것만으로도 다른 사람에게 자유를 주고 도움을 줄 수 있는 것처럼 느껴진다. 이 경험을 억지로 만들어 낼 수는 없지만, 내가 긴장을 풀고 내 안의 초월적인 핵심과 가까워질 때 자연스럽게 일어나며, 나는 관계 안에서 논리적으로 설명할 수 없는 방식으로 충동적으로 행동하게 되는데, 그 이상한 행동이 묘하게도 적절하게 작용한다. 마치 나의 내면의 영혼이 상대방의 영혼을 어루만지는 것처럼 느껴진다. 그 순간, 우리의 관계는 그 자체를 초월하여 더 큰 무언가의 일부가 된다. 그 안에는 깊은 성장, 치유, 에너지가 존재한다."

- 로저스, 1980, p. 129[25]

콜로시모와 포스는 임상 현장에서 존재감의 미묘함을 인식하고 실천하는 데 도움이 되는 모델을 제시한다.[17] 이들은 '여기에 있는 것(being here)', '지금에 있는 것(being now)', '열려 있는 것(being open)', '내담자와 함께하고 내담자를 위해 있는 것(being with and for the client, 즉 교감)'이라는 네 가지 상호 연결된 차원을 제시하며, 이 네 가지 차원은 아래에서 자세히 설명된다.

8.2.2.1 여기에 있는 것

'여기에 있는 것'이란 대화가 이루어지는 물리적 환경, 즉 실내이든 실외이든 그 장소에 주의를 집중하며 "오직 이곳, 지금 이 순간"에 존재하는 것을 뜻한다. 이는 의료인이 자신의 신체적 감각에서 일어나는 일, 내담자가 몸으로 표현하는 신호, 그리고 두 사람이 있는 공간에서 벌어지는 일에 민감하게 반응하는 태도를 말한다. 만약 주의가 흐트러졌다면, 가능한 한 빨리 그 사실을 알아차리고 다시 현재 순간으로 돌아와야 한다. 의료인은 피로, 머릿속 잡념, 주의 산만, 신체적 통증, 감정적 경험(예: 스트레스, 분노, 불안, 지루함, 자기의심, 내담자에 대한 두려움), 과도한 지적화(예: 식습관, 운동, 시간 활용법 등에 대해 강의해야 한다는 강박), 이전 내담자에 대한 미련 등 다양한 방해 요소에 노출된다.[16, 17] 이때 다시 '여기에 있는 것'으로 돌아오는 일은 생각보다 단순할 수 있다. 예를 들어, 내담자에게 "방금 말씀하신 내용을 다시 한번 말씀해 주시겠어요? 잠시 집중이 흐트러졌어요." 또는 "음식 이야기를 할 때면 괜히 흥분이 돼요. 혹시 이 주제에 관심 있으시다면 계속 말씀해 주세요."라고 솔직하게 말하는 것이 한 가지 방법이 될 수 있다.

8.2.2.2 지금에 있는 것

'지금에 있는 것'이란 방금 일어난 일(과거)이나 앞으로 일어날 수 있는 일(미래)에 대한 생각에 휘둘리지 않고, 바로 지금 이 순간에 집중하는 상태를 말한다. 이는 '몰입'과 유사하며, "현재성(nowness)"은 의료인이 시간이나 피로, 그 외의 모든 것을 잊고 오직 활동 자체에 완전히 몰두하고 있을 때의 주관적인 상태이다. 웨슨(Wesson)은 이를 다음과 같이 설명한다.

"몰입이란 잘 쓰인 소설을 읽거나, 좋아하는 스포츠를 하거나, 자극적인 대화에 빠져들 때 느끼는 감정입니다. 몰입은 순간순간의 활동에 강렬하게 몰두하는 경험적 관여 상태로, 주의는 현재 활동에 온전히 쏟아지고, 그 사람은 자신의 역량을 최대치로 발휘하게 됩니다."

－ 웨슨, 2010, p. 54

'지금에 있는 것'은 바로 이 순간에 몰입하는 것으로, 반응의 '타이밍'에 대한 민감함을 높여 준다. 의료인이 내담자의 말에 반응하는 타이밍이 부적절하면, 의료인과 내담자 모두 어색함을 느끼게 된다. 그 결과, 연결된 상태와 단절된 상태 사이의 미묘한 불일치가 드러난다. 예를 들면, 의료인이 반응 없이 무표정한 얼굴과 굳은 몸으로 있거나, 내담자의 말의 흐름이나 속도와는 무관하게 기계적으로 고개를 끄덕이는 행동 등의 비언어적 신호가 있다. [16,17]

이처럼 대화가 자주 끊기거나 타이밍이 어긋나면, 의료인이 지루해하거나 내담자의 행복에 크게 관심이 없다는 신호로 비칠 수 있다. 그로 인해 상담에서의 연결이 단절되고, 내담자는 좌절을 경험하게 된다. 앞서 말했듯, 강력한 연결감은 내담자의 동기를 유지하게 하고, 건강한 생활습관을 실천하기 위한 계획에 더 적극적으로 참여하도록 유도해 지속적인 행동 변화를 이끌 수 있다.[1] '지금에 있는 것'은 바로 이 연결 상태를 유지하도록 역동성과 변동성에 유연하게 반응할 수 있게 도와주며, 그 과정에서 내담자와 의료인 모두에게 활력과 에너지를 북돋아 준다.

8.2.2.3 열려 있는 것

'열려 있는 것', 또는 '받아들일 준비가 되어 있는 것'은 지금 이 순간에 존재하는 것을 인식하고 받아들일 수 있는 준비 상태를 유지하는 능력을 의미하며, 내담자에게서 나오는 모든 신호를 감지할 준비가 되어 있는 상태를 말한다.[16] 이는 선입견 없이 마음을 여는 태도로, 무조건적인 긍정적 관심과 존중의 어조를 동반한다. 이때 의료인은 말을 끊지 않고 공감적으로 경청하며, 개방형 질문과 반영을 활용해 내담자와의 소통이 제대로 이루어지고 있음을 확인한다.[17] 진정한 개방성은 내담자의 민족성, 성적 지향, 경제적 및 사회적 지위, 외모 등의 요소들이 의료인의 무의식적인 편견이나 태도를 통해 치료적 동맹 관계를 방해할 수 있다는 점을 인식하는 것을 포함한다. 개방성을 실천한다는 것은 의미 있는 상호작용을 방해할 수 있는 의료인과 내담자 양측의 고정된 신념이 드러나는 순간을 알아차릴 수 있는 기회를 갖는 것이다.

반대로, '닫힌' 상태에서는 앞서 언급한 의료인의 존재감을 방해하는 요소들(예: 의료인의 편견이나 고정관념, 두려움, 지루함, 피로감 등)이 작용하여, 내담자가 보내는 중요한 신호를 놓칠 가능성이 커진다.[16, 17] 그렇게 되면 내담자는 의료인이 자신을 진심으로 이해하고 돌보는 신뢰할 수 있는 파트너인지 의문이 들게 되고, 결과적으로 행동 변화를 유지하려는 동기도 약화된다.

8.2.2.4 내담자와 함께하고 내담자를 위해 있는 것

'내담자와 함께하고 내담자를 위해 있는 것'은 신뢰, 자기발견, 자기확신을 촉진하는 정서적으로 안전한 공간을 만들겠다는 의도를 담고 있는 '교감'의 표현이다.[17, 20, 26] 이때 의료인은 언어적 표현뿐 아니라 신체 언어를 통해 내담자의 경험과 일치하는 방식으로 적극적이고 온전한 참여를 전달하게 된다. 예를 들어, 의료인의 표정이 내담자와 함께 과정을 공유하고 있다는 느낌을 주거나, 주고받는 대화가 유연하고 편안하며 자연스러운 경우가 해당된다. 이러한 대화의 본질은 협력과 존중, 공감, 내담자의 자율성을 인정하는 태도로 나타난다.

반면, 의료인의 반응이 내담자의 경험과 맞지 않을 경우, 내담자의 관점을 알아차리지 못하거나 공감하지 못한 것으로 여겨질 수 있다.[17] 이런 상황에서 내담자는 불편함을 느끼고, 지지를 받지 못한다고 생각할 수 있으며, 논쟁하거나 철회하거나 화제를 바꾸는 등 다양한 방식으로 반응할 수 있다. 이럴 때 의료인에게 필요한 것은 바로 통제하려는 욕구를 내려놓을 수 있는 역량이다. 즉, 의도적으로 지금 이 순간에 집중하여 존재하기로 선택하는 것은 유대감을 강화하고, 회복력 있는 파트너십을 만들어 가며, 관계 속 연결의 변화와 흐름을 유연하게 수용하는 데 기여한다. 이처럼 '내담자와 함께하고, 내담자를 위해 있는 것'은 현재 순간에 머무르며 내담자의 피드백을 받아들이고, 오해를 풀며, 관계를 회복하고, 변화를 지속할 수 있도록 동기를 북돋아 주는 역할을 한다.[26]

존재의 네 가지 차원(신뢰, 자기발견, 자기확신, 정서적 안전)은 통합적으로 작용하며, 내담자를 알아가는 과정 속에서 의료인과 내담자 모두에게 에너지와 활력을 불어넣는다. 내담자의 이야기를 경청하고,[21] 그들이 주도할 수 있도록 선택권을 주는 과정은 내담자의 자율성(자기결정), 자기확신, 그리고 내적인 역량을 키워 준다.[27] 코칭의 관점에서 본다면, '지금 여기'에 존재하겠다는 선택과 더불어 불확실성과 격한 감정을 함께 견디며, 모든 가능성에 대해 '열린' 마음으로 수용하는 자세는 스스로의 취약성을 기꺼이 받아들이는 태도를 함양한다. 결국, 내담자와 '함께 존재'하려는 노력은 다음과 같은 내담자에 관한 근본적인 질문에 대한 의료인의 믿음 정도와 밀접하게 연결된다.[27, 28]

1. 내담자는 그 자신의 삶에 대한 전문가라고 여기는가?

2. 내담자는 선택할 자유와 의지를 가지고 있다고 보는가?

3. 내담자가 적절한 시기에 안내나 지원을 받으면, 스스로 해결책을 탐색하고 발견할 수 있다고 신뢰하는가?

》 8.2.3 진정성 있게 행동하기

내담자와 함께할 때, 진실하고 진정성 있고 정직하며 진심 어린 태도로 존재한다는 것은 무엇을 의미할까? 이 질문은 단순히 정의 내릴 수 없는, 여러 차원을 포함하는 복잡한 개념이다.[29, 30] 이 글의 맥락에서 '진정성'은 특정 행동이 개인의 태도, 신념, 가치, 동기 및 기타 성향과 얼마나 일치하거나 일관되게 유지되는지를 의미한다.[31, 32] 이런 개념을 가리켜 흔히 '자기일치성(self-congruence)'이라고 부른다. 연구자들은 '자기일치성'을 다양한 관점에서 개념화하고 측정해 왔는데, 크게 다음과 같은 세 가지 차원으로 나눌 수 있다.[31, 33]

1. '진정한 자아(true self)'와의 일치
2. 신념, 태도, 가치와의 일치
3. 특정 상황에서의 일치 - 즉, 다양한 상황이나 역할 간에도 일관
   성을 유지하는 것

진정성이 '일치하는 행동'과 연결될 때, 그 핵심 본질은 3C, 즉 '일관성(Consistency)', '준수(Conformity)', '연결(Connection)'로 설명된다. 다만스(Dammanns)와 동료들은 여기에 '연속성(Continuity)'이라는 네 번째 C를 추가한 4C 관점을 제시하여 진정성을 보다 역동적으로 이해할 수 있게 했다.[35]

예를 들어, 친구 사이의 신뢰가 중요한 가치라면, 말과 행동의 일관성을 유지하는 것은 필수다. 흔히 쓰이는 표현인 "말한 대로 행동하고, 행

동한 대로 말하라." 또는 "스스로 한 말을 지켜라."와 같은 문장들은 진정
성을 판단할 수 있는 핵심 행동 지표로 여겨진다. 반대로, 말과 행동 사
이에 일관성이 부족하면 신뢰를 약화시키고 관계를 해칠 수 있다.

8.2.3.1 진정성 있는 의료인

내담자 중심의 치료적 파트너십은 의료인이 매 세션 동안 내담자와
일치된 대화를 나누고 일치된 행동을 하겠다고 결심하는 맥락 위에 세워
진다.[23, 26] 로저스(Rogers)는 우리가 서로에게 '진실된 모습'을 보여 줄 때
신뢰와 소통이 증진된다고 말했다. 그 결과, 동맹은 더욱 깊어지고, 내담
자는 자신의 목표를 향해 나아갈 수 있다는 자신감을 유지할 수 있게 된
다. 일치성(진실한 태도), 공감, 무조건적인 긍정적 존중, '존재감'은 분리될
수 없는 실천 요소이며, 강력한 내담자-의료인 관계를 형성하고 행동 변
화 프로그램에 지속적으로 참여할 수 있게 한다.[23]

이러한 내담자 중심 모델에서 '진정한 자아'로 존재한다는 것은, 의
료인이 자기 자신을 알아가고자 하는 의지를 가지고 있느냐에 달려 있
다.[31, 32, 36] 이러한 관계의 맥락 안에서 지금 여기에 존재하겠다는 명확한
의도를 세움으로써, 의료인은 세션 동안 '비어 있고', '열린' 상태로, 판단
을 유보한 채 관계에 임하겠다고 다짐하게 된다. 이로부터 자연스럽고
정직한 교류가 생겨나며, 개방성이 또 다른 개방성을 낳고, 신뢰와 수용,
내담자-의료인 간의 상호성을 깊게 만든다.[17] 이는 알지 못함에서 오는
불확실성과 취약함을 기꺼이 받아들이는 태도를 포함하며, 결과적으로
내담자와 의료인 모두가 이 교류를 통해 자기발견의 여정에 함께 나아가

게 된다.

'지금 여기에 있는 것'은 모든 상호작용의 질을 향상시키지만, 진정성 있는 행동에 대한 기대는 상황에 따라 달라질 수 있다. 예를 들어, '정직함'이라는 개념이 직장, 가정, 친구, 의료, 코칭 등 각각의 맥락에서 다르게 해석될 수 있다. 하지만 임상 현장에서는 개인의 건강과 동기 유지에 초점을 두기 때문에, 신뢰와 연결을 유지하는 것이 내담자의 변화 여정에 동반자로서 함께하는 데 필수적이다. 이러한 상황에서 '진정성 있게 행동하기'란 '일치된 행동'과 동의어로, 즉 "의미하는 바를 말하고", "말한 대로 실천하며", "말과 행동으로 내담자에게 해를 끼치지 않는 것"을 뜻한다.[37]

8.2.3.2 일치하는 대화와 행동

진정성이 실현되기 위해서는 의료인이 실제 진료 현장에서 일치하는 대화를 나눠야 하며, 여기에는 다음의 두 가지 요소가 포함된다.[23,37]

1. 인지(내적인 요소)
2. 투명성(외적인 요소)

'인지(Awareness)'란 자신의 내적 경험, 내담자에게 일어나고 있는 일, 현재 순간에서 물리적 환경이 미치는 영향을 인식할 수 있는 능력을 의미하며, 이는 곧 '지금 여기에 존재'하는 것을 뜻한다.[17]

'투명성(Transparency)'은 개방성과 정직함으로 정의되며, 의료인이 현재의 즉각적인 상호작용 속에서 자신에게 일어나고 있는 진정한 내적 경험을 내담자와 공유하고자 하는 의지를 의미한다. 여기에는 내담자 안에서 일어나고 있는 것으로 보이는 현상에 주의를 기울이고, 투명한 소통이 도움이 되는 상황에서는 내담자에게 상태를 확인하는 것도 포함된다.[23] 이는 '열려 있는' 태도를 유지하며, '내담자와 함께하고 내담자를 위해 존재'하려는 자세이다.[17] 이러한 내담자와 의료인 간의 투명한 교류는 상호 호혜적인 관계를 가능하게 한다.[23]

'존재감'을 일치성 및 진정성과 조화시키는 과정에서 의료인과 내담자는 불일치한 상호작용을 인지하고, 그 순간에 함께 존재하게 된다. 이들은 언어적·비언어적 행동 간의 불일치 또는 이전 세션과 현재 세션의 이야기 흐름 또는 목표의 변화 같은 '일치하지 않는' 상호작용을 인식하게 된다. 이들이 완전히 현재에 집중하고 있을 때, 이러한 불일치는 본능적으로 감지되어 무시하기 어려울 정도로 강하게 다가온다. 그러나 의료인과 내담자가 자신이 듣고 본 것을 자유롭게 표현하고 존중하는 내담자 중심의 협력적 환경에서는 이러한 불협화음이 비록 불편하거나 불쾌하게 느껴질 수 있더라도, 솔직하고 개방적으로 다룰 수 있다. 이 과정은 신뢰가 끊임없이 새롭게 구축되는 역동적인 상호 교류의 대화를 강화한다. 나아가, 의료인과 내담자는 자신의 모습을 있는 그대로 수용하고, 그 과정에서 의식적 혹은 무의식적인 의도를 탐색할 수 있는 힘을 얻게 된다.[17, 37, 38]

일치하지 않는 대화는 내담자가 건강에 해로운 행동을 변화시키거나 새로운 건강 행동을 시도하려는 과정에서 양가감정을 겪고 있다는 신호일 수 있다.[20] 동기면담 관점에서 보면, 대화 중에 내담자의 불일치를 인식하는 것은 변화에 대한 동기를 자극하는 촉진제로 작용할 수 있다.[20, 39-41] 피필드와 스즈키는 4장에서 내담자의 불일치한 언어를 자기주도적인 '변화 대화'로 전환시키고,[39] 양가감정을 자기발견과 깊은 통찰로 변화시키는[42] 동기면담의 구체적인 의사소통 기술을 설명하고 있다.

'존재감'과 '진정성'은 의료인이 우선시해야 할 두 가지 핵심 요소이다. 이 두 요소는 관계의 깊이, 몰입, 치료적 소통 관계를 이룰 수 있게 하며, 내담자가 치료적 동맹 관계를 유지하려는 동기를 강화한다.[16] 이는 행동 변화든, 개인적 성장의 여정이든 긍정적인 결과로 이어진다. '현재에 존재하려는 실천'은 의료인으로 하여금 불확실성 속에서도 편안함을 유지하고, 유연한 태도를 가지며, 행동 변화의 여정을 하나의 모험처럼 경험할 수 있도록 돕는다. 이러한 선택은 의료인이 자신의 행동이 내담자에게 미치는 영향을 보다 세밀한 수준에서 관찰할 수 있게 한다. 이를 통해 자기인식을 높이고, 자기성찰을 장려하며, '교정 반사(righting reflex)', 즉 내담자의 문제를 해결하려 하거나, 전문가로서 통찰이나 지혜를 제공하려 하거나, 건강을 위한 조언을 과도하게 제공하려는 충동을 억제하는 데 도움이 된다.

의료인이 현재에 집중하고 내담자에게 진정성 있게 다가가는 것은 다음과 같은 여러 방식으로 도움이 된다. (1) 배려, 진정한 관심, 공감, 연민 등 동기면담의 핵심 정신을 실천하게 하고,[20, 40, 41] (2) 긍정 탐구에 참여하도록 이끌며,[43, 44] (3) 일치하지 않는 대화를 활용하여 내담자의 내재된 동기를 탐색할 수 있도록 한다.[27] (4) 범이론모델의 틀 안에서 내담자의 변화에 대한 준비 수준을 인식하게 하며,[19] (5) 개방형 질문, 긍정적 인정, 반영적 경청, 요약과 같은 동기면담 의사소통 기술을 익힐 수 있게 하고, 변화 대화 신호를 듣고, 저항에 유연하게 대응하며, 양가감정을 동기로 전환하여 내담자가 프로그램을 지속할 수 있도록 도울 수 있다.[20, 40]

▷ 8.2.4 치료적 소통 관계: 지금 여기에, 열린 상태로 존재하기

치료적 소통 관계(rapport, 라포)는 종종 가까우면서도 조화로운 관계로 묘사되며, 이는 흔히 자발적으로 형성되고, 관계를 맺는 사람들이 서로의 감정이나 생각을 잘 이해하며 원활하게 소통하는 상태를 의미한다.[4] 때로는 이러한 연결을 "잘 통한다", "호흡이 잘 맞는다", 혹은 "궁합이 잘 맞는다" 등으로 표현하기도 한다.[45] 티클리-데그넌(Tickley-Degnan)은 치료적 소통 관계의 본질을 상호 집중, 긍정적인 태도, 균형, 조화의 경험으로 정의한 바 있다. 보건의료 분야 전반의 연구자들과 임상가들은 치료적 소통 관계를 형성하고 유지하는 것이 강력한 관계적 유대감을 구축하며, 이는 곧 환자의 만족도와 치료 순응도를 높인다는 데 의견을 같이한다.[2, 4, 6, 27, 46-49] 이 같은 관계적 유대감은 환자의 지속적인 참여 의지로 표현되는 동기 부여에 직접적으로 영향을 미친다. 세션마다 치료적 소통 관계를 우선시할 때, '몰입'과 '관계의 깊이'를 경험할 수 있다.

반면, 매 세션에서 치료적 소통 관계가 제대로 형성되지 않으면, 내담자에게서 저항, 무표정, 말하지 않으려는 태도, 반박, 방어적인 행동 등 다양한 부정적 행동이 나타날 수 있다. 더 나아가, 내담자가 예약을 자주 취소하는 것 역시 치료에 대한 관심이 낮아지고 동기가 줄어들고 있음을 나타내는 신호이다. 즉, 치료적 소통 관계의 질은 내담자가 치료적 관계를 지속하려는 동기에 결정적인 영향을 미치게 된다.[1, 4, 41]

8.2.4.1 치료적 소통 관계를 형성하는 방법

내담자와 치료적 소통 관계를 형성하는 방법은 리치(Leach)와 밀러 (Miller)에 의해 심도 있게 논의되었다.[4, 20] 이 과정은 앞서 다룬 '현재에 존 재하기'와 '진정성 있게 소통하기'를 실천하는 것에서 자연스럽게 이어지 며, 다음과 같은 요소들을 포함한다.[23, 26]

1. 솔직한 태도, 정직함, 존중
2. 내담자를 고유한 존재로 인정하기
3. 가식 없이 자연스럽게 사회적으로 교류하기
4. 배려와 유대감 형성

8.2.4.2 정직한 소통과 정서적 안전

정직하고 일치하는 소통은 의료인이 설정해야 할 기본적인 기준이 다. 내담자와 함께 '현재에 존재하고 열린 태도'를 실천하는 것은[17] 진실 되게 하고, 치료적 소통 관계를 구축하며, 정서적으로 안전한 환경을 조 성하는 데 기여한다. 의료인이 개방적인 태도를 선택하려는 의지를 가 질 때, 인지적이고 투명한 대화에 기꺼이 참여하려는 용기를 낼 수 있 다.[16, 23] 그 결과, 의미 있는 상호작용이 가능한 조건이 형성되며, 반복적 인 만남 속에서 상호 존중과 신뢰가 쌓이게 된다. 정서적으로 안전한 공간을 조성하면, 내담자가 비판을 받을까 두려워하거나, 원치 않는 조언이나 지시를 받을까 걱정하지 않고 편안하게 상담 과정에 참여할 수 있다. 이러한 '정서적 안전'은 인간의 신경생리학적 구조에 기반을 두고 있으며, 다양한 언어적·비언어적 소통 방식이 시상하부-뇌하수체-부신(hypothalamic-pituitary-adrenal, HPA) 축에 영향을 미쳐 회복탄력성을 높이고 신경계를 안정시키는 중요한 역할을 한다. [17, 23, 27, 50]

8.2.4.3 치료적 소통 관계는 역동적이다

치료적 소통 관계는 동기와 마찬가지로 역동적이고 끊임없이 변화하는 특성을 지닌다. 즉, 이러한 관계는 형성될 수도 있고, 잃어버릴 수도 있으며, 다시 회복되기도 하고, 때로는 영원히 사라지기도 한다. [45] 〈표 8.1〉은 치료적 소통 관계를 유지하기 위한 가이드로, 의료인이 역할극에 참여해 처음 만나는 내담자와 연결감을 형성하는 장면을 상상해 보도록 제안한다. 이때 핵심은 '지금 이 순간에 존재하며, 개방적이고 수용적인 태도'를 갖는 것이다. [17]

역할극: 온전히 현재 순간에 집중하고, 있는 그대로의 모습으로 참여한다. 상대방이 자신의 문제로 선택한 주제 외에는 다른 어떤 의제도 두지 않고, 처음 만나는 사람을 대하듯 상대를 맞이한다. 이는 이전에 배운 코칭의 모든 이론과 기법을 잠시 내려놓고, 진심 어린 대화를 나누는 경험에 몰입할 수 있는 기회다. 의료인은 단지 대화를 즐기고, 스스로를 판단하지 않으면서 자기관찰을 연습하고, 필요하다고 느낄 때 자연스럽게

표 8.1 현재에 존재하고 열린 마음 유지하기 - 매 순간, 세션마다 치료적 소통 관계를 유지하기 위한 가이드

치료적 소통 관계 형성하기	
따뜻한 인사	• 개방적이고, 반갑게 맞이하기 • 눈을 자주 마주치기 • 미소 짓기 • 자신의 이름 소개하기 • 상대방의 이름을 자주 불러 주기 • 자연스럽게, 있는 그대로의 모습으로 있기
진정한 호기심을 보이기	• 무엇에 관심이 있으신가요? 무엇에 열정을 느끼시나요? 자유 시간에는 주로 무엇을 하시나요? 요즘 어떤 생각을 하시나요? 현재 어떤 일을 하고 계신가요?
그들의 이야기를 듣기	• 개방형 질문하기 - 어떻게? 언제? 누가? 무엇을? 어디서? • 진정으로 경청할 때(지금 이 순간에 집중할 때) 이어지는 개방형 질문은 상대방이 말하는 내용에 자연스럽게 연결된다. • "좀 더 이야기해 주세요."와 같은 표현으로 질문을 통해 대화를 확장해 나간다. • 진정한 질문은 내담자의 자기발견을 촉진하며, 이를 위해 자신의 자아를 내려놓는 태도가 필요하다. • "예" 또는 "아니요"로 답할 수 있는 폐쇄형 질문은 피한다. 이런 질문은 대화를 막히게 만든다.
치료적 소통 관계 유지하기	
자신과 내담자의 불안을 줄이고 신뢰를 쌓기	• 안심시키기 • 질문해도 괜찮다는 점을 다시 확인시켜 주기 • 검사 결과와 같은 객관적인 데이터를 공유하고, 그것이 의미하는 바를 설명해 주기 • 내담자가 당신에게 바라는 점과 필요한 것을 묻기
공감적으로 경청하기	• 말하는 내용에 집중하기 - 자신이 반응을 어떻게 할지 고민하며 생각이 다른 데로 흘러가는 것을 알아차리기 • 내담자의 마지막 말이 끝난 뒤 잠시 멈추기 - 말을 하는 도중에 끼어들고 싶은 충동이 얼마나 자주 드는지 인지하기 • 적절한 타이밍과 인정의 표현을 연습하기 - 적절한 시점에 내담자의 이야기를 대화 속에 자연스럽게 녹여 내기 • 사실뿐만 아니라 감정도 함께 듣고 느끼기

치료적 소통 관계 상실

단절을 느끼고,
   듣고,
   관찰하기

- 대화 중 자신의 집중이 흐트러진 순간을 알아차리기
- "방금 하신 말씀을 한 번 더 반복해 주실 수 있을까요?" 같은 간단한 말로 대화로 다시 주의를 돌린다.
- 내담자가 "닫히는" 듯한 반응을 보일 때 이를 알아차리고, 그에 대한 자신의 반응도 함께 살펴본다.

동기를
   저하시키는
   일반적인
   행동들

- 원치 않는 조언 제공하기
- 전문가 함정에 빠지는 것:
  판단적인 언어와 행동 사용 - "좋다", "나쁘다", "옳다", "틀리다" 같은 단어를 얼마나 자주 사용하는가? 이러한 단어로 표현하면 내담자의 말에 대해 판단을 내리고 있다는 인상을 줄 수 있으며, 그들의 경험을 열린 마음으로 듣지 못하는 태도로 보일 수 있다.
  강의하듯 말하거나 과도하게 이야기하기 - 너무 많은 정보를 전달하기
- 지나치게 응시하거나, 눈을 제대로 맞추지 못하는 것
- 의도치 않은 모호한 표현 - 예: 기대치에 대한 혼란
- 감정적으로 부담이 되는 "왜?" 질문
- 개인 공간 침해 - 미묘하게 느껴지는 성급한 신체 접촉
- 혼란스러운 환경 - 배경 소음, 접수처 직원의 불만스러운 대응, 어수선한 공간 등
- 위생 불량
- 전문성 부족 - 예: 기밀 유지 실패, 방음이 되지 않는 불안전한 공간 등
- 문화적 차이가 발생했을 때 이를 인지하지 못하거나 인정하지 않는 것

치료적 소통 관계 회복하기

단절을 인정하기

- 당신이 불편함을 느낀다면, 내담자도 단절감을 느끼는지 확인한다.
- 대화 중에는 주의를 기울이고, 산만함 없이 경청하며, 현재 순간에 집중한다. 그러면 단절감을 해결하고 이해를 깊이 있게 확장할 수 있는 질문이 자연스럽게 떠오를 것이다.

효과적인 방법

- 단절이 있었음을 간단히 인정하는 것만으로도 충분하며, 상대방이 오히려 그것을 고맙게 받아들이는 경우가 많다.
- 만약 대화 중 잠시 흐트러졌거나 놓친 부분이 있다면, 그에 대해 정중히 사과하고 다시 말씀해 달라고 요청한다.

도움이 되지
않는 행동들
	• 다시 되돌릴 수는 없다고 받아들임 - 이전에 형성된 연결과
	  친밀함은 사라졌고 그냥 앞으로 나아간다.
	• 자신이 왜 그렇게 행동했는지 설명하려고 시도하는 것
	• 자신의 입장을 고수하며 논쟁하는 것
	• 내담자를 교정하려고 하는 것
	• 그들의 문제가 과장되었다거나 잘못 표현되었다는 식으로
	  말하는 것
	• "옳고 그름"을 따지려는 태도

질문을 던지며 경청한다. 만약 피드백을 요청하고 싶다면, "제 말이 잘 전달되었나요?"와 같은 간단한 표현으로 충분하다. 이후에는 대화의 흐름에 따라 자연스럽게 이어 가면 된다. 이 과정에서 자신을 의식하게 되는 순간이나, 교정 반사(즉, 원치 않는 조언을 해 주려는 충동)가 얼마나 자주 나타나는지, 혹은 대화에서 잠시 이탈하는 순간이 언제 찾아오는지 알아차리는 것이 중요하다. 그럴 때는 "방금 하신 말씀을 다시 한번 해 주실 수 있을까요? 제가 잠시 놓쳤습니다."와 같은 간단한 인정의 말을 통해 다시 현재로 돌아오는 연습을 해 볼 수 있다. 무엇보다 이 과정을 즐기고, 웃고, 유쾌한 태도로 임하는 것이 중요하다.[51, 52] 이렇게 치료적 소통 관계의 역동적인 본질을 몸소 체험하고, 상대와의 연결감을 유지하는 경험을 통해, 의료인은 지금 이 순간에 온전히 몰입하고 상대방을 진심으로 알아가려는 태도가 내담자에게 생활습관 변화에 대한 지속적인 동기를 부여하는 데 얼마나 큰 영향을 미치는지 자연스럽게 깨닫게 된다.

8.3 실제 적용 및 사례 연구

8.3.1 내담자와 함께하고 내담자를 위해 존재하기

의료인이 배운 내용을 실제 진료 현장에서 적용할 수 있도록 돕기 위해, 우리는 실무에서의 네 가지 존재 방식을 다시 한번 강조하고, 이를 탐색해 볼 기회를 제공하고자 한다. 특히 〈표 8.2〉는 이 네 가지 존재 방식 간의 상호작용이 의료인으로 하여금 내담자의 만족도, 양가감정의 표현, 불일치한 대화에서 드러나는 미묘한 언어적·비언어적 신호를 더 잘 듣고, 보고, 느낄 수 있도록 민감성을 높여 주는 방식을 보여 준다. 이러한 감각적 조율은 내담자의 변화 단계(2장),[19] 변화 대화를 할 준비 상태(4장)[20]를 인식하는 데에도 중요한 역할을 하고, 다양한 코칭 방법(1장, 12장)과 동기면담(4장),[20] 긍정 탐구(6장), 자기결정성이론(5장), 목표 설정(7장) 등을 아우르는 도구 및 기법을 내담자에게 적합하게 개인화하여 통합 적용하는 데에도 도움이 된다.

물론 〈표 8.2〉에 의료인-내담자 관계에서 나타나는 모든 미묘한 요소들이 담겨 있지는 않지만, 의료인이 '현재에 존재하려는' 명확한 의도를 가지고 매 세션에 임하면, 치피자(Chipidza)와 동료들이 언급한 바와 같이 "무심함, 감정적 소진, 직업적 성취감 결여 상태"인 의료인의 번아웃을 줄이는 데 도움이 된다.[53] 세션을 이어 가며 내담자를 더 깊이 알아가는 과정은 내담자의 생활습관 변화 목표를 성공적으로 달성하기 위해 협업하고자 하는 의지를 북돋는 에너지를 이끌어 냄으로써 의료인과 내담자 모두에게 새로운 영감과 활력을 불어넣을 수 있다.

표 8.2 내담자와 함께하고 내담자를 위해 존재하기

여기에 있는 것 - 자신을 가다듬기	• 현재에 온전히 존재하겠다는 의도를 설정하고, 자신과 　타인에 대한 판단을 유보한다. • 사전에 준비한다 - 자신의 몸에 집중하며 중심을 잡고, 　만남에 몰입할 준비를 한다. • 보고, 듣고, 냄새 맡고, 맛보고, 만지는 감각들이 몰입할 　준비 상태에 어떤 영향을 주는지 인식한다. • 물리적 공간을 신경 쓴다 - 사적이고 편안하며 방해 　요소가 없는 공간을 마련한다. • 외모를 단정하게 유지한다. • 충분한 에너지를 가지고 만남에 임할 준비가 되었는지 　에너지 수준을 점검한다. • 내담자의 이름을 알고 기억한다. • 세션에 필요한 적절한 도구를 준비한다. • 대화에 임하기 전에 마음을 정리한다 - 몇 차례 　심호흡을 한다.
지금에 있는 것 - 따뜻하게 인사하기	• 마음을 열고, 환영하는 태도로, 눈을 맞추고 미소를 　지으며 친근하게 다가간다. • 자신의 이름을 알려 준다. • 내담자의 이름을 불러 준다. • 자연스럽게 있는 그대로의 모습을 보여 준다. • 친절하게 대한다. • 100% 집중했을 때 어떤 느낌이 드는지 인식한다. • 오감을 사용해 내담자와 주변 환경에 주의를 기울인다.
열려 있는 것 - 치료적 소통 관계 구축하기	• 내담자의 방문 이유를 물어보고, 그들의 말을 그대로 　받아 적는다. • 경청하고, 의미 있는 질문과 대화를 할 기회를 놓치지 　않도록 집중한다. • 내담자가 말하는 내용에 집중한다 - 어떻게 응답할지 　생각하느라 집중이 흐트러진 순간을 알아차린다. • 사실뿐만 아니라 감정도 귀 기울여 듣고 공감한다. • 상담 이유를 공유하고, 내담자와 의료인/코치 간 이해의 　차이를 논의한다. • 겸손한 태도를 유지한다 - 방심하거나 집중하지 　못했다는 지적을 받을 경우, 집중력이 흐트러졌음을 　솔직히 인정하고 다시 대화로 돌아가도 괜찮다. • 내담자의 말이 끝난 후 잠시 멈추는 여유를 갖는다.

- 내담자를 "고쳐 주고 싶은" 욕구가 생길 때를
  알아차린다 - 자신의 분야에서는 전문가 역할을 하되,
  내담자의 삶에 대해서는 그들이 전문가임을 인정한다.
- 내담자를 판단하려고 하는 순간을 알아차린다.
- 내담자 중심적 관계를 설명하고, 그에 맞게 행동한다.
- 말에 책임을 진다 - 말한 대로 실행한다: 약속
  시간을 지키고, 기사나 참고도서, 레시피 등 자료를
  제공하겠다고 했으면 반드시 이행한다.

**내담자와 함께하고
내담자를 위해
존재하기 -
내담자가 있는
곳에서 만나기**

- 내담자가 변화하려는 동기를 이해한다.
- 현재의 대화와 연결된 의미 있는 개방형 질문을 한다.
- 내담자의 인지적, 감정적, 정신적 강점과 기술 및 성취를
  경청한다.
- 내담자의 말을 긍정적으로 인정하고 반영하고
  요약함으로써 대화를 자연스럽게 이어 간다.
- 반영하고 요약할 때 자신의 직관을 신뢰한다 - 내담자의
  가능성에 귀를 기울이고 열린 마음을 갖는다.
- 대화의 타이밍을 연습한다 - 내담자가 말하는 중에
  끼어들고 싶은 빈도를 인식한다.
- "공통 기반"을 발견한다 - 내담자의 이야기를 적절하게
  대화에 녹여 낸다.
- 내담자가 표현한 목표와 실제 행동 사이의 불일치를
  알아차린다.
- 내담자의 양가감정이 개인적으로 불편하게 느껴지는지
  인식한다.
- 내담자의 불편함을 자신이 어떻게 내면화하는지
  인식한다.
- 대화에서 진실을 말한다 - 불일치를 드러냄으로써
  차이를 인식하도록 돕고, 질문과 반영을 통해
  양가감정을 명확히 하며 인식을 높인다.
- 내담자가 감정을 표출할 기회를 준다 - 눈물, 좌절, 분노
  등 다양한 방식일 수 있다. 감정이 다 표현된 뒤에는
  가볍고 정중하게 지금 실제로 어떤 감정이 작동하고
  있는지 물어본다.
- 내담자의 격한 감정을 마주할 때 어떤 느낌이 드는지
  인식한다.
- 내담자가 "이제 행동할 때가 되었다"라는 신호를 보내는
  순간을 포착한다.
- 그 신호가 포착되었을 때만 계획 수립과 목표 설정에
  대한 탐색을 시작한다.

》 8.3.2 제나와의 만남을 들여다보며

제나(Jenna)의 이야기는 의료인(코치)과 내담자의 여러 차례의 만남, 분석, 그리고 코치의 성찰을 통해 '존재감', '진정성', '치료적 소통 관계'의 모든 요소가 어떻게 매끄럽게 통합되어 강력하고 지속적인 연결을 형성하는지 보여 준다. 이 연결은 제나가 건강하지 않은 행동을 변화시키고, 새로운 행동을 발견하고 채택할 수 있는 동기를 유지하도록 돕는다.

〈표 8.3〉에 나타난 바와 같이, 각 세션은 다음의 세 가지 흐름으로 구성된다. (1) 자신을 가다듬기 - 즉, '여기에 있는 것'으로, 만남을 준비하는 과정, (2) 치료적 소통 관계/연결 구축 - '지금에 있는 것'과 '열려 있기'를 통해 연결이 이루어지는 순간, (3) 내담자가 있는 곳에서 만나기 - '내담자와 함께하고, 내담자를 위해 존재하는' 상태로 전환되는 과정이다. 이러한 흐름 속에서 의료인은 자신의 세션 성찰을 곳곳에 엮어 넣음으로써 제나의 반응에 대한 통찰을 제공하고, 대화 속에서 예상치 못했던 의료인 자신의 개인적인 어려움이 드러난 순간을 솔직하게 공유한다. 이러한 맥락에서, 모든 만남은 하나의 여정으로 비유될 수 있고, 모든 대화는 하나의 춤과 같다. 어떤 만남은 내담자와 의료인 모두에게 극적인 돌파구와 해소가 일어나는 흥미진진한 모험이 될 수 있다. 또 다른 만남에서는 조용한 성찰과 잠시 멈춤, 침묵의 순간이 이어지며, 깊은 통찰로 연결되기도 한다. 어떤 대화는 탱고처럼 역동적이고, 어떤 대화는 왈츠처럼 부드럽게 흐른다. 주고받는 말들 사이에는 '관계의 깊이'와 변화를 이끄는 통찰의 순간들이 살아 숨 쉬고 있다.

표 8.3 제냐: 그 만남 속에서

	첫 번째 만남
코치의 성찰	스스로를 가다듬으며, 지금 여기에 집중하기: • 준비: 오디오와 비디오 연결 상태를 점검함. • 방문 이유 재검토: 제나의 어머니가 제나의 불안과 우울증을 해결하기 위해 제나에게 맞춤화된 식단 계획을 세우고자 예약함. • 선입견: 제나는 감정적으로 고통받고 있고, 계속 무시당한다고 느끼며 감정을 털어놓고 싶어 할 것 같음. 어머니는 분노를 유발하는 존재. 제나는 냉소적이거나 화를 낼 것으로 예상됨. • 나의 도전 과제: 제나의 어머니를 통제적인 인물로 섣불리 판단하는 내 안의 강한 목소리를 잠재우기. 제나와 어머니의 관계를 논의하거나 어머니를 "고치려는" 시도를 하지 않기. • 현재에 집중하기: 몇 차례 심호흡을 하며, 이 순간 내가 느끼는 감정을 알아차리기. • 의도 설정: 제나와 연결 관계를 만들고, 신뢰를 구축하며, 제나가 주도하도록 하고, 제나가 어떤 사람인지, 제나의 우선순위는 무엇인지, 제나의 삶에 의미를 부여하는 것이 무엇인지 "온전히" 경청하기.
제나	알아 두셨으면 해서 말씀드리는데, 저는 여기에 오고 싶지 않았어요. 제가 건강 코치를 만나야 한다고 생각한 건 저희 엄마예요. 엄마는 건강에 엄청 신경 써요. 저는 단지 엄마의 잔소리를 멈추게 하려고 온 거예요. 이번이 처음이자 마지막 방문일 거예요.
코치의 성찰	제나는 화면에 나타난 내 얼굴을 보자마자 반감을 드러냈다. 나를 소개할 기회조차 없었다. 처음에는 제나에게서 분노가 느껴졌다. 제나는 눈을 거의 마주치지 않았고, 자꾸 아래를 쳐다보았다. 제나는 결코 물러서지 않겠다는 자신의 결심을 지키려고 분노를 표현하는 것처럼 보였다. 순간적으로 불편함이 느껴졌다. 나는 숨을 들이쉬었다.
코치	여기에 오고 싶지 않았다고 솔직하게 말씀해 주셔서 고맙습니다. 그래도 이렇게 와 주셨네요.
제나	이번 한 번뿐이에요. 다시는 안 올 거예요.
코치의 성찰	긍정적 인정의 말은 진정 효과가 있었다. 제나는 조언을 받고 싶어 하지 않으며, 자신의 감정을 쏟아내고 싶어 한다는 것을 인정한다. 이번 만남의 주제는 그녀의 분노와 함께 있어 주는

	것이다. 나는 대화의 속도가 빠르고, 목소리가 크며, 숨 가쁘게 진행되고 있음을 알아차렸다. 나는 제나의 목소리에 집중하며, 느긋하고 편안한 말투로 응답함으로써 대화의 속도를 늦춘다. 눈을 마주치려 하고 미소를 지어 본다.
코치	앞으로 계속할지 말지 어떤 결정을 내리셔도 존중합니다. 그런데 왜 당신의 어머니께서는 당신이 저를 만나 보길 원하신다고 생각하시나요?
제나	엄마는 제가 먹는 음식이 저를 불안하고 우울하게 만든다고 말도 안 되는 생각을 해요. 그리고 제가 엄마처럼 하루에 10시간씩 운동을 하지 않아서 우울하고 화가 나는 거라고 말해요. 그게 이유가 아니에요! 엄마는 제가 직장에서 해고된 것 때문에 화가 난 거예요. 하지만 그건 제 잘못이 아니었어요. 게다가 저는 이미 제 치료사와 이런 문제들을 해결하려고 노력하고 있어요. 저는 건강 코치가 필요하지 않아요.
코치	네, 잘 들었습니다. 당신은 건강 코치가 필요하지 않다고 생각하시는군요. 혹시 괜찮으시다면, 건강 코치가 어떤 일을 한다고 생각하시는지 말씀해 주실 수 있나요?
제나	물론이죠. 제가 뭘 먹어야 하는지 알려 주고, 음식에 관한 모든 정보를 제공해 주는 사람이잖아요. 저희 엄마한테 하시는 것처럼요.
코치	알겠습니다. 제가 어떤 일을 하는지 말씀드려도 괜찮을까요?
제나	네.
코치의 성찰	개방형 질문, 선택적 요약, 반영적 경청을 통해 제나의 방어적인 태도가 누그러지기 시작했다.
코치	저를 찾아오시는 분들은 자신이 원하는 것과 필요한 것을 말씀해 주십니다. 제 전문 분야는 특수 식단, 음식 갈망부터 외상 후 스트레스까지 다양한 건강 문제를 다룹니다. 저의 접근 방식은 당신의 편이 되어 주는 것이에요. 만약 관심이 있으시다면, 생활습관 변화와 관련해 당신의 관심사를 함께 탐색해 볼 수 있어요. 혹시 다뤄 보고 싶은 것은 무엇인가요?
코치의 성찰	나는 제나에게 건강 코치와 함께하고 싶은지 묻기보다는, 나와 함께 다뤄 보고 싶은 것이 있는지를 물어보았다. 조금 이른 질문이었을지도 모른다. 하지만 이 질문은 제나가 계속해서

감정을 털어놓고, 그동안 그녀가 받아왔던 제안들을 이야기하는
계기가 되어 주었다. 나는 계속해서 그녀의 분노와 자신이
괴롭힘을 당한다고 느끼는 불만을 있는 그대로 받아들이고
함께하려는 자세를 보이며 제나의 편에 서 있다는 것을 보여
주었다. 나는 판단을 유보하고, 그녀를 "고쳐 주려는 충동(교정
반사)"을 억누르려고 노력했다.

제나	(화난 어조로) 저는 사람들이 저에게 뭘 하라고 지시하고, 이런저런 제안을 하는 게 정말 지긋지긋해요. 제 치료사는 명상 앱을 쓰라고 했는데, 전 그게 정말 싫어요. 명상은 이렇게 해야 한다고 말하는 걸 들으면서 명상하는 게 싫어요. 저희 엄마는 글루텐도 안 먹고, 유제품도 안 먹고, 완전 이상한 식단을 하고 있는데, 저는 그걸 따라 하고 싶지도 않고, 엄마가 만들어 준 음식을 먹고 싶지도 않아요. 진짜 짜증 나요. 그리고 솔직히, 여기에 오는 것도 싫었어요. 이 사람 저 사람 찾아다니는 것도 이제 지쳤어요.
코치	솔직하게, 거리낌 없이 말씀해 주셔서 정말 감사해요. 그리고 지금 당신이 겪고 있는 감정이 어떤 건지 저도 충분히 이해해요. 저도 누군가가 저에게 뭘 하라고 지시하는 거 정말 싫거든요. 저는 코치로서 당신에게 뭘 하라고 지시하지 않을 거예요. 오히려 저는 당신이 뭘 하고 싶은지 알고 싶어요. 당신이 원하는 모습과 느끼고 싶은 상태에 도달하기 위한 계획은 당신 스스로 세워 나가는 거예요. 당신의 어머니께서는 당신이 불안을 다뤄 보면 좋겠다고 하셨지만, 당신은 무엇을 다뤄 보고 싶나요? 당신에게 가장 중요한 것은 무엇인가요?
제나	(오랜 침묵 후) 음, 제 외모가 마음에 안 들어요. 특히 이렇게 뱃살이 많은 게 너무 싫어요. 청바지를 사는 것도 정말 힘들고요. 그리고 요즘 팔에 조그만 뾰루지 같은 게 엄청 많이 생겼는데, 그걸 가리려고 긴 소매 옷을 입어요. 엄마처럼 말라야 한다고는 생각하지 않지만, 대학 때 친구들이 제 몸을 평가하면서 놀리고 수치스럽게 했던 일이 정말 상처가 됐고, 그때부터 제 자신이 싫어졌어요.
코치의 성찰	대화의 속도가 느려졌다. 나는 몇 차례 깊은 숨을 들이쉬면서 편안한 자세로 "온전히 경청"하려 했다. 수많은 잡생각이 떠올라 현재에 집중하기 어려웠다. 제나의 학창 시절 경험에 대해 위로하며 "끼어들고 싶은 충동"을 억눌렀다. "수치스럽다"는 단어가 나의 학창 시절 기억을 자극하는 것을 느꼈다. 다시 한번 숨을 들이쉬었다. 또 다시 제나의 어머니를 "고쳐 주고" 싶은

> 충동을 느꼈다. 그러나 다시 제나가 원하는 것에 귀를 기울이며
> 대화 중에 떠오른 질문을 던졌다. 나는 계속해서 제나와
> 함께하며, "조언하지 말라"는 그녀의 요구를 존중했다. 이는
> 연결을 유지하고 신뢰를 쌓는 데 매우 중요하다. 그녀의
> 자율성을 지지하며, 스스로 계획을 세우도록 격려했다.

코치   예전에 해 보셨던 것들 중에 성공적이었던 건 무엇인가요?

제나   음, 성공적이지 않았던 건 말씀드릴 수 있어요. 저는 그 명상 앱이 정말 싫었고, 치료사가 하라고 했던 이미지 연상 훈련 같은 것도 싫었어요. 그런 것들이 오히려 저를 더 화나고 불안하게 만들었어요. 때로는 그냥 내 몸에 집중하고 싶을 때가 있는데, 그럴 땐 집 근처 숲길로 산책을 나가요.

코치의 성찰   참 아이러니하다. 나의 전문 분야인 심신의학이 오히려 거부감을 주다니. 사실 이미지 연상 기법도 제나가 받아들일 수 있도록 바꿔서 소개할 자신이 있다. 다시 나의 주의가 흐트러진 것을 알아차리고, 재빨리 대화로 돌아와 집중했다.

코치   정말 멋진 방법이네요. 스스로 긴장을 푸는 좋은 방법을 개발하신 것 같아요. 혹시 심호흡이 실제로 어떻게 신경계에 도움을 주거나 변화를 줄 수 있는지 관련 정보를 들어 보고 싶으신가요?

제나   아니요, 저는 그 어떤 정보도 듣고 싶지 않아요. 저는 사람들이 저에게 무엇을 하라고 하거나 정보를 주는 게 정말 싫어요.

코치의 성찰   우리의 연결을 신뢰하며, 제나가 혹시 심신 관련 정보를 들어 볼 마음이 열렸을지도 모른다고 생각하여 조심스럽게 제안해 봤다. 공유하고 싶은 마음에 설레었지만, 판단을 잘못했음을 깨달았다. 계속해서 그녀의 솔직한 반응에 감사를 표했다.

코치   네, 괜찮아요. 솔직하게 말씀해 주셔서 정말 고맙습니다. 이곳은 당신이 주도하는 공간임을 아셨으면 합니다. 저는 단지 당신의 바람을 지지하고 당신만의 계획을 세우는 데 도움을 드리기 위해 여기 있을 뿐입니다. 당신의 몸에 어떻게 집중하는지 더 들어 보고 싶어요.

제나   그건 움직이는 거예요. 걸을 때면 마음이 차분해지거든요.

코치   이렇게 긴장을 풀기 위해 하루에 몇 번 정도 걷고 싶으신가요?

제나	아침에 한 번, 잠자리에 들기 전에 한 번 할 수 있을 것 같아요. 그리고 낮에는 점심을 먹고 나서 걸어 보면 어떨까 싶어요. 밥을 먹고 나면 복부 팽만감이 생기고 기분이 별로 안 좋아지는데, 그때가 괜찮을 것 같아요.
코치의 성찰	나는 그녀가 "자신의 몸에 몰입하는" 루틴을 만들고 있다는 점을 인정해 주었다. 이는 그녀의 신경계를 진정시키는 데 도움이 되었다. 그 뒤 우리는 대화를 주고받으며 그녀가 평온해지기 위해 하는 루틴을 구체적으로 확장시켜 나갔다. 빈도와 시간대 등을 포함시켰고, 현재 루틴에 추가할 수 있는 것이 있는지도 물어보았다. 그녀의 소화 문제 관련 언급을 활용하여 질문을 이어 갔다. 나는 이것을 음식과 연결할 수 있는 기회로 보았다.
코치	정말 훌륭한 계획인 것 같아요. 그런데 복부 팽만감의 원인이 무엇이라고 생각하시나요?
제나	점심에는 엄마가 집에 안 계셔서 주로 패스트푸드와 탄수화물이 많은 음식을 먹거든요. 아마 그게 원인일지도 모르겠네요.
코치	정확히 알고 계시네요. 그런 음식이 팔에 생긴 뾰루지나 복부 비만에도 영향을 줄 수 있어요. 이 두 가지가 지금 가장 신경 쓰이는 부분이라고 하셨죠? 이 부분을 함께 탐구해 보면 어떨까요?
코치의 성찰	나는 "반영적 바꾸어 말하기"와 "요약"을 사용하여 그녀가 공유한 우려 사항을 스스로 돌아볼 수 있도록 돕고, 내가 그녀의 말을 경청하고 이해하고 있다는 것을 전달하고자 했다.
제나	(잠시 생각한 뒤에) … 네, 알아보고 싶어요. 팔의 뾰루지도 부끄럽고, 배가 나와서 임신한 것처럼 보이는 제 모습이 정말 싫어요. 불안하거나 우울한 건 그렇게 신경 쓰이지 않아요. 오히려 이 뾰루지가 없어지고 복부 팽만감이 나아지면 불안감도 줄어들 것 같고, 제 자신을 그렇게 미워하지 않을 것 같아요. 우울함도 덜할 것 같고요.
코치의 성찰	이제 우리의 대화는 훨씬 자연스럽게 흘러갔다. 대화 중간중간 "아하!" 하는 인식의 순간들이 등장했다. 그녀가 있는 그대로의 자신으로 존재할 수 있고, 판단 없이 분노를 표현하며, 자신의 계획을 공유할 수 있는 안전한 공간을 만들어 주자, 그녀는 내가 그녀를 진심으로 지지하고 있다는 믿음을 갖기 시작했다. 전환점은 음식이 팔에 생긴 뾰루지와 복부 비만에 어떤 영향을

미치는지 알아보고 싶다고 한 순간이었다. 이 두 가지가 그녀의 가장 큰 고민거리였기 때문이다. 그녀는 또래 집단과 어울리기 위해 특정한 외모를 갖고 싶어 했다. 이는 외적인 동기이지만, 그와 동시에 스스로 결정하고 지시받지 않기를 원하는 내적인 동기도 가지고 있었다. 세션이 끝날 무렵, 대화 중 처음으로 그녀는 나에게 정보를 제공받는 것에 마음을 열었다.

코치	식단을 어떻게 바꾸고 싶으신가요?
제나	엄마처럼 먹고 싶진 않아요. 과일과 채소를 더 많이 먹고, 패스트푸드는 좀 줄일 수 있을 것 같아요. 채식주의자가 되는 것도 생각 중이었어요. 한 달 동안 고기를 끊어 볼까 해요.
코치	레시피와 식단 계획 같은 건 어떠세요? 관심이 있으시다면 몇 가지 공유해 드릴 수 있어요.
제나	물론이죠. 정말 좋을 것 같네요.

두 번째 만남

코치의 성찰	두 번째 세션을 앞두고, 다른 내담자들에 대한 생각으로 머릿속이 복잡했다. 나 자신을 가다듬기 위해 3분간 호흡에 집중했고, 이전에 제나와 만난 첫 세션의 기록을 검토하며 현재에 집중하기로 했다. 제나와 다시 만났을 때, 그녀는 자신이 계획한 모든 변화를 실행에 옮겼다고 보고했다. 그녀는 산책하면서 "자신의 몸에 몰입하는" 시간을 가졌고, 식단도 변경하여 채식주의자가 되었다고 했다. 점심 식사 후의 복부 팽만감은 사라졌지만, 팔의 뾰루지는 여전히 남아 있었다. 나는 제나에게 또 어떤 것을 다뤄 보고 싶은지 물었다. 그녀는 식단을 더 정교하게 다듬고, 호흡법에 대해 더 배우고 싶다고 했다. 그래서 우리는 복식호흡과 하루 중 여러 차례 짧게 실천하는 "마이크로 명상(micro meditations)"이 장시간 명상만큼 신경계에 변화를 줄 수 있다는 점에 대해 이야기를 나눴다. 그녀는 온라인 수업에서 한 강의가 끝나고 다음 강의로 넘어갈 때, 앉아서 가만히 있기보다는 집 안을 걸으며 심호흡하는 방식을 실천해 보기로 했다. 제나는 자신의 식단이 잘 진행되고 있다고 했으며, 에너지가 더 많아지고, 복부가 더 평평해졌으며, 배변 활동도 더 활발해졌다고 했다. 그녀는 이 계획을 계속 유지하기로 했고 글루텐 섭취를 줄이기로 했다. 불과 3주 사이에, 두 번째 만남에 이르러 제나는 스스로 자신의 계획을 설계하고 스스로 결정을 내렸다.

	세 번째 만남
코치의 성찰	제나를 다시 만나게 되어 정말 기대가 되었다. 한 달이 지나 세 번째 세션에 온 그녀는 자신감이 넘쳤다. 팔의 뾰루지가 호전되기 시작해 그녀에게 큰 희망을 주었고, 그 결과 식단을 철저히 유지하고 스스로 개발한 이완 기법도 계속 실천하고자 하는 동기가 더욱 강해졌다. 그녀는 코칭 과정에 적극적으로 참여했고, 대화 중 내내 미소를 짓고 있었다. 우리는 그녀의 여정을 되짚어보며 그간의 성취를 함께 축하했다.

	네 번째 만남
코치의 성찰	한 달 뒤 마지막 세션에서 제나는 복부가 더 평평해지고 팔의 뾰루지도 줄어들면서 자신감이 생겨 친구들과도 더 활발하게 어울리고 있다고 말했다. 제나는 계속해서 스스로 계획을 세우고 스스로 결정을 내렸다. 우리는 공식적인 세션을 종료하였고, 언제든 대화를 원하거나, 지원이 필요하거나, 자신의 진전 상황을 나누고 싶을 때 나에게 전화나 문자로 연락할 수 있다는 것을 분명히 하며 마무리했다.

8.3.2.1 제나의 이야기

제나와의 첫 만남은 화상 상담으로 진행되었다. 그녀는 시작하자마자 "딱 이번 한 번만" 오기로 했다고 단호히 말했다. 이번 방문은 그녀의 어머니를 달래기 위한 것이었다. 제나의 어머니는 내가 제나에게 식단 계획을 제공해 주길 바랐다. 당시 제나는 23세였고, 제나의 어머니는 제나가 겪고 있는 불안, 우울, 습진 및 기타 건강 문제들이 모두 그녀의 식습관과 관련되어 있다고 굳게 믿고 있었다. 제나는 매우 화가 나 있었고, 자신이 억지로 끌려온 것 같다고 느끼고 있었다.

첫 번째 만남은 감정의 분출이 중심이 된, 강렬한 만남이었다. 제나가 적극적으로 참여한 덕분에, 그녀가 강렬한 감정을 표현하며 생겨난 에너지는 변화와 자기발견을 이끌어 낼 수 있는 강력하고 잠재적인 동력이 되었다. 첫 만남에서의 가장 큰 도전 과제는 치료적 소통 관계를 형성하고 충분한 신뢰를 쌓는 것이었다. 그래야만 제나가 우리의 관계를 지속해야 할 이유와 그 이점을 스스로 그려 볼 수 있기 때문이었다.

이 코치-내담자 간의 대화는 '현재에 존재하기로 한 선택'이 방해 요소를 인식하고, 온전히 경청하는 능력에 어떤 영향을 주는지를 잘 보여 준다. 대화 중 집중력은 다양한 형태로 흐트러질 수 있었다. 배경 소음부터 내면의 잡생각에 이르기까지 말이다. 제나의 이야기를 들으면서 그녀의 삶의 경험이 나 자신의 기억을 자극하고 있다는 걸 느꼈고, 그녀의 감정적 고통과 좌절에 깊이 공감하게 되었다. 그 공감은 점차 동정심으로 변해 갔고, '제나의 어머니를 고쳐 주고 싶다'는 생각과 '제나를 고쳐 주고 싶다'는 생각이 오가며 머릿속을 방해했다. 특히 음식과 감정의 관계에 대해 제나가 원하지 않는 조언을 하지 않으려고 애쓰는 것이 쉽지 않았다. 하지만 나는 각 세션이 시작될 때마다 집중을 방해하는 요소를 빠르게 알아차리고, 즉시 온전히 경청하는 상태로 돌아가겠다는 명확한 의도를 세움으로써 제나와의 연결을 지속할 수 있었다. 첫 번째 세션이 끝날 무렵, 제나는 내가 그녀의 어머니의 기대를 충족시키려는 것이 아니라, 오로지 그녀 자신의 바람에만 관심을 두고 있다는 것을 진심으로 믿게 되었다.

제나는 어떤 방식으로든 협조하지 않겠다고 단단히 마음먹고 첫 만남에 왔지만, 이 첫 만남은 결국 총 네 번의 만남으로 이어졌다. 이 코칭 관계는 제나에게 있어서, 누군가가 "당신은 무엇을 원하나요?"라고 묻고,

그녀의 말을 진심으로 귀 기울여 들어준 첫 관계였다. 변화 단계의 관점에서 보면, 제나는 처음에 '숙고 전 단계'에 있었지만, 첫 만남을 진행하며 '실행 단계'로 빠르게 전환했고, 그 이후에도 큰 후퇴 없이 지속적으로 진전해 나갔다. 제나는 자신이 직접 주도하는 유연한 관리 계획을 세웠으며, 그 계획은 관찰 가능한 긍정적인 결과를 바탕으로 세부적으로 조정되었다. 그녀는 첫 만남부터 끝까지 주도권을 가지고 있었고, 의사결정에 대한 통제권은 그녀에게 내적인 동기를 부여했다. 그로 인해 제나는 변화의 여정에 완전히 몰입할 수 있었다. 이전까지 그녀는 모든 사람이 자신에게 "무엇을 하라고" 말했기 때문에 강하게 저항해 왔다. 나는 그녀의 결정권을 전적으로 존중하고 어떠한 수준에서도 간섭하지 않기로 선택했다. 이러한 상호 존중과 신뢰를 기반으로 형성된 우리의 관계는 결국 제나의 삶 전체에 긍정적인 파급 효과를 주었다. 이 과정에서 나에게 가장 어려웠던 점은 세션 때마다 끊임없이 떠오르는 "교정 반사", 즉 고쳐 주고 싶은 충동을 조용히 억누르는 것이었다.[1]

▶ 8.3.3 맺는 말

영감을 얻고 동기 부여된 내담자는 "내담자가 주도하도록 하는" 의료인의 태도를 반영한다. 이러한 관계는 쌍방향적이고, 역동적이며, 유동적이다. 의료인과 내담자 사이에 서로 주고받는 상호성을 존중하는 것이 강력하고 지속 가능한 연결을 만들어 내며, 행동 변화를 지속해 나갈 동기를 유지할 수 있는 힘의 원천이 된다.

우리의 임상 경험은 시미노 비치(Siminovitch)와 반 에론(Van Eron)이 제시한 열정적인 주장과도 깊이 닿아 있다. 그들은 이렇게 말한다. "코치는 탄탄한 지식 기반, 감성적 지능, 그리고 내담자와의 깊은 공감과 연결을 바탕으로 코칭을 이끌어 가야 한다. 코치의 '존재감' 자체와 성장 여정은 매우 중요한데, 이는 코치가 어떻게 존재하느냐, 혹은 존재하려는 태도가 내담자의 학습을 촉진하는 힘이 되기 때문이다. 존재감은 도구나 기법보다 훨씬 강력한 변수이고, 코치가 불확실한 순간에도 독창적이고 투명한 방식으로 대응할 수 있도록 하며, 이는 궁극적으로 타인에게 영감을 주는 힘이 된다."[18]

8.4 요점

1. 강력하고 내담자 중심적인 의료인-내담자 간의 연결을 구축하고 강화하며 유지하는 것은 내담자가 건강한 생활습관을 성취하고, 이를 지속하기 위한 동기를 고취하고 유지하는 핵심적인 방법이다.

2. 의미 있는 초기 참여와 역동적인 연결에 기여하는 특정 요소들은 의료인에게 때때로 모호하고 명확하지 않게 느껴질 수 있다.

3. '내담자가 주도하게 하라'는 원칙은 실용적인 접근법으로, 강력한 몰입과 참여, 관계의 깊이를 만들어 내는 전환적 순간에 기여하는 핵심 요소들, 즉 '존재감, 진정성, 치료적 소통 관계' 간의 상호작용을 식별하고 이해하도록 돕는다.

4. '존재감'이란 의료인이 자신의 내면에서, 내담자와의 관계 안에서, 그리고 대화가 이루어지는 환경 안에서 현재에 완전히 머무르며 일어나는 모든 것을 온전히 인식하는 경험이다.

5. '진정성' 또는 '있는 그대로의 자신이 되는 것'은 코칭 대화라는 맥락 안에서 의료인의 말과 언어적·비언어적 행동이 자신이 표출하는 태도, 신념, 가치관, 동기, 기타 성향과 일관되게 일치하는 정도를 말한다.

6. '치료적 소통 관계(라포)'는 서로의 감정과 생각을 잘 이해하고, 원활하게 소통하는 가깝고 조화로운 관계를 의미하며, 종종 자발적으로 형성된다. 코칭 대화 안에서는 이러한 관계의 자연스러운 특성이 만남을 거듭할수록 더욱 역동적이고 유동적으로 발전한다. 치료적 소통 관계를 형성하고 유지하려면 존재감과 진정성이 반드시 필요하다.

7. 온전히 '현존'하며, 진정성 있고 의식적이고 투명한 대화에 참여하기로 선택하는 것은 의도적인 행동이며, 이는 신뢰, 상호 존중, 협력, 공감적 경청, 창의성, 용기, 기쁨, 동기가 자라나는 역동적인 연결과 치료적 소통 관계를 구축하는 전제 조건이 된다.

8.5 참고자료

• Functional Medicine Coaching Academy.

https://functionalmedicinecoaching.org

- Motivational Interviewing: https://motivationalinterviewing.org. Motivational Interviewing Network of Trainers (MINT), Training for New Trainers (TNT), Resources for Trainers.

- Houston E. 2020. 12 Best Compassion Training Activities and Exercises. https://positivepsychology.com/compassion-training/ Accessed January 19, 2022.

참고문헌

1. Frates, E.P., and J. Bonnet. 2016. Collaboration and negotiation: the key to therapeutic lifestyle change. *American Journal of Lifestyle Medicine* 10(5):302–312.

2. Dang, B.N., R.A. Westbrook, S.M. Njue, and T.P. Giordano. 2017. Building trust and rapport early in the new doctor-patient relationship: a longitudinal qualitative study. *BMC Medical Education* 17(1):1–10.

3. Harkey, J., C. Sortedahl, M.M. Crook, and P.V. Sminkey. 2017. Meeting people "where they are". *Professional Case Management* 22(1):3–9.

4. Leach, J. 2005. Rapport: a key to treatment success. *Complementary Therapies in Clinical Practice* 11(4):262–265.

5. Fluckiger, C., A.C. Del Re, B.E. Wampold and A.O. Horvath. 2018. The alliance in adult psychotherapy: A meta-analytic synthesis. Psychotherapy, 55(4), p.316.

6. Hamovitch, E.K., M. Choy-Brown, and V. Stanhope. 2018. Person-centered care and the therapeutic alliance. *Community Mental Health Journal* 54(7):951–958.

7. Pinto, R.Z, M.L. Ferreira, V.C. Oliveira et al. 2012. Patient-centred communication Is associated with positive therapeutic alliance: a systematic review. *Journal of Physiotherapy* 58(2):77–87.

8. Cooper, M. 2005. Therapists' experiences of relational depth: a qualitative interview study. *Counselling and Psychotherapy Research* 5(2):87–95.

9. Knox, R., and M. Cooper. 2011. A state of readiness: an exploration of the client's role in meeting at relational depth. *Journal of Humanistic Psychology* 51(1):61–81.

10. Kim, J., S. Joseph, and S. Price. 2020. The positive psychology of relational depth and its association with unconditional positive self-regard and authenticity. *Person-Centered & Experiential Psychotherapies*, 19(1):12–21.

11. Knox, R. 2011. Clients' Experiences of Relational Depth, PhD diss., University of Strathclyde, Glasgow Scotland.

12. Csikszentmihalyi, M., and J. Nakamura. 2018. Flow, altered states of consciousness, and human evolution. *Journal of Consciousness Studies* 25(11–12):102–114.

13. Wesson, K.J. 2010. Flow in coaching conversation. *International Journal of Evidence Based Coaching & Mentoring* 4:53. http://www.business.brookes.ac.uk/research/areas/coaching&mentoring/.

14. Nakamura, J., and M. Csikszentmihalyi. 2002. The concept of flow. In *The Handbook*

of Positive Psychology, ed. C.R. Snyder and S.J. Lopez, 89–105. England: Oxford University Press.

15. Tse, D.C.K., J. Nakamura, and M. Csikszentmihalyi. 2022. Flow experiences across adulthood: preliminary findings on the continuity hypothesis. *Journal of Happiness Studies*, 23(6), pp.2517-2540.

16. Geller, S.M., and L.S. Greenberg. 2012. The experience of therapeutic presence. In *Therapeutic Presence: A Mindful Approach to Effective Therapy*, ed. S.M. Geller and L.S. Greenberg, 109–131. American Psychological Association. https://www.apa.org/pubs/books/4317278

17. Colosimo, K.A., and A.E. Pos. 2015. A rational model of expressed therapeutic presence. *Journal of Psychotherapy Integration*. 25(2):100. https://doi.org/10.1037/a0038879.pdf.

18. Siminovitch, D., and A. Van Eron. 2008. The power of presence and intentional use of self: coaching for awareness, choice and change. *International Journal of Coaching in Organizations* 3:90–111.

19. Prochaska, J.O. 2008. Decision making in the transtheoretical model of behavior change. *Medical Decision Making* 28(6):845–849.

20. Miller, WR. 2015. Enhancing motivation for change in substance abuse treatment: treatment improvement protocol (TIP) series 35. Motivation for Change in Substance Abuse - Treatment Improvement Protocols (TIPS). HHS Publication No. (SMA) 12-4212.

21. Spencer, A.C. 2016. Stories as gift: patient narratives and the development of empathy. *Journal of Genetic Counseling* 25(4):687–690.

22. Geller, S.M., and S.W. Porges. 2014. Therapeutic presence: neurophysiological mechanisms mediating feeling safe in therapeutic relationships. *Journal of Psychotherapy Integration* 24(3):178.

23. Greenberg, L.S., and S. Geller. 2001. Congruence and therapeutic presence. *Rogers' Therapeutic Conditions: Evolution, Theory and Practice* 1:131–149.

24. Abravanel, M. 2018. Coaching Presence: A Grounded Theory from the Coach's Perspective. PhD diss., Concordia University, Montreal, Quebec, Canada.

25. Rogers, C.R. 1980. *A Way of Being*. Boston, MA: Houghton Mifflin.

26. Rogers, C.R. 1961. *On Becoming a Person*. Oxford, England: Houghton Mifflin.

27. Deci, E.L, and R.M. Ryan. 2012. Motivation, personality, and development within embedded social contexts: an overview of self-determination theory. In *Oxford*

Handbook of Human Motivation, ed. R.M. Ryan, 85–107. Oxford, UK: Oxford University Press.

28. Ntoumanis, N., J.Y.Y. Ng, A. Prestwich et al. 2021. A meta-analysis of self-determination theory-informed intervention studies in the health domain: effects on motivation, health behavior, physical, and psychological health. *Health Psychology Review* 15(2):214–244.

29. Sutton, A. 2020. Living the good life: a meta-analysis of authenticity, well-being And engagement. *Personality and Individual Differences* https://doi.org/10.1016/j.paid.2019.109645.

30. Kernis, M.H., and B.M. Goldman. 2006. A multicomponent conceptualization of authenticity: theory and research. *Advances in Experimental Social Psychology* 38:283–357.

31. Jongman-Sereno, K.P., and M.R. Leary. 2019. The enigma of being yourself: a critical examination of the concept of authenticity. *Review of General Psychology* 23(1):133–142.

32. Sutton, A. 2018. Distinguishing between authenticity and personality consistency in predicting well-being: a mixed method approach. *European Review of Applied Psychology* 68(3):117–130.

33. Chen, S. 2019. Authenticity in context: being true to working selves. *Review of General Psychology* 23(1):60–72.

34. Lehman, D.W., K. O'Connor, B. Kovacs, and G.E. Newman. 2019. Authenticity. *Academy of Management Annals* 13(1):1–42.

35. Dammann, O., K.M. Friederichs, S. Lebedinski, and K.M. Liesenfeld. 2021. The essence of authenticity. *Frontiers in Psychology* 11:4021.

36. Butt, M.F. 2021. Approaches to building rapport with patients. *Clinical Medicine* 21(6):e662–e663.

37. Greenberg, L.S. 2014. The therapeutic relationship in emotion-focused therapy. *Psychotherapy* 51(3):350.

38. Leleko, M. 2020. Exploring Coaches' Perceptions of Authenticity in Their Coaching Practice: An Interpretative Phenomenological Analysis, 1–34. London: School of Psychology, University of East London.

39. Dobber, J., M. Snaterse, C. Latour, R. Peters, G. Ter Riet, W. Scholte op Reimer, L. De Haan, and B. van Meijel. 2021. Active ingredients and mechanisms of change in motivational interviewing for smoking cessation in patients with coronary artery

disease: a mixed methods study. *Frontiers in Psychology* 11:78.

40. Cook, P.F., S. Manzouri, L. Aagaard, L. O'Connell, M. Corwin, and B. Gance-Cleveland. 2017. Results from 10 years of interprofessional training on motivational interviewing. *Evaluation & the Health Professions* 40(2):159–179.

41. Widder, R. 2017. Learning to use motivational interviewing effectively: modules. *The Journal of Continuing Education in Nursing* 48(7):312–319.

42. Apodaca, T.R., K.M. Jackson, B. Borsari, M. Magill, R. Longabaugh, N.R. Mastroleo, and N.P. Barnett. 2016. Which individual therapist behaviors elicit client change talk and sustain talk in motivational interviewing? *Journal of Substance Abuse Treatment* 61:60–65.

43. Hung, L., A. Phinney, H. Chaudhury, P. Rodney, J. Tabamo, and D. Bohl. 2020. "Appreciative inquiry: bridging research and practice in a hospital setting." International Journal of Qualitative Methods 17(1):1–10.

44. Naude, L., T.J. van den Bergh, and I.S. Kruger. 2014. "Learning to like learning": an appreciative inquiry into emotions in education. *Social Psychology of Education* 17(2):211–228.

45. Tickle-Degnen, L., and R. Rosenthal. 1990. The nature of rapport and its nonverbal correlates. *Psychological Inquiry* 1(4):285–293.

46. Abendroth, K.J., and J.E. Whited. 2021. Motivation, rapport, and resilience: three pillars of adolescent therapy to shift the focus to adulthood. *Perspectives of the ASHA Special Interest Groups* 6(5):1254–1262.

47. Ackerman, S.J., and M.J. Hilsenroth. 2003. A review of therapist characteristics and techniques positively impacting the therapeutic alliance. *Clinical Psychology Review* 23(1):1–33.

48. Baier, A.L., A.C. Kline, and N.C. Feeny. 2020. Therapeutic alliance as a mediator of change: a systematic review and evaluation of research. *Clinical Psychology Review* 82:10:1921.

49. Tahan, H.A., and P.V. Sminkey. 2012. Motivational interviewing: building rapport with clients to encourage desirable behavioral and lifestyle changes. *Professional Case Management* 17(4):164–172.

50. Williamson, J.B., E.C. Porges, D.G. Lamb, and S.W. Porges. 2015. Maladaptive autonomic regulation in PTSD accelerates physiological aging. *Frontiers in Psychology* 5:Article 1571. https://doi.org/10.3389/fpsyg.2014.01571.pdf.

51. Yim, J.E. 2016. Therapeutic benefits of laughter in mental health: a theoretical

review. *The Tohoku Journal of Experimental Medicine* 239(3):243–249

52. Wheeler, S. 2020. An exploration of playfulness in coaching. *International Coaching Psychology Review* 15(1):45.

53. Chipidza, F.E., R.S. Wallwork, and T.A. Stern. 2015. Impact of the doctor-patient relationship. *The Primary Care Companion for CNS Disorders* 17(5):27354.

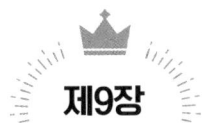

장애물 극복

9.1 서론

　장애물이란 누군가의 길을 막거나, 방해하거나, 진전을 가로막는 것으로, 이는 건강한 생활습관 처방을 시작하거나 채택하려 할 때 마주치는 장벽을 적절하게 표현하는 말이다. 장벽은 건강신념모델(Health Belief Model), 사회인지이론(Social Cognitive Theory), 사회생태학모델, 범이론모델 등 행동 변화를 다루는 주요 이론적 접근 방식에서 핵심 요소로 간주된다. 또한, 거의 모든 이론적 모델에는 '장벽'이라고 명확히 정의되지는 않더라도, 건강 행동 변화를 방해하거나 저지할 수 있는 요소들(예: 태도, 행동 신념, 결과 기대, 유혹, 원인에 대한 인식, 사회적 규범이나 압력, 자율성 부족 등)이 포함되어 있다.

　　장벽은 개인의 삶에서 개인적, 사회적, 환경적, 경제적, 영적/종교적 요인을 포함한 다양한 차원에서 영향을 미친다. 이 장에서는 의료인이 어떻게 하면 환자가 건강한 생활습관 처방을 시작하고 유지하는 데 있어 장애물(장벽)을 극복하도록 도울 수 있는지 이야기하고자 한다. 이를 간단히 하기 위해, 이 장에서는 성인을 대상으로 두 가지 핵심 생활습관 요소를 강조한 문헌고찰에 중점을 둘 것이다. 이 두 가지 생활습관 요소는 신체활동과 건강한 식습관으로, 만성질환의 예방과 치료 및 역전에 중요한 요소들이다.

9.2 근거 요약

▶ 9.2.1 장애물은 흔하다

　　전반적으로, 건강한 식습관과 신체활동에 대해 사람들이 자기보고 (self-report)한 가장 흔한 장벽은 다음과 같다. [1-6]

　　1. 동기 부족

　　2. 시간 부족

　　3. 흥미 또는 즐거움 부족

　　4. 에너지 또는 의지력 부족

　　5. 비용 부담

국가 차원의 대규모 연구들은 연령, 성별, 사회경제적 지위, 지리적 요인을 불문하고 공통적으로 나타나는 장벽들에 대한 일치된 견해를 제시하고 있다. 다음은 몇 가지 예시를 강조한 것이다.

9.2.1.1 건강한 식습관

스위스에서 진행된 전국적 단면 연구(cross-sectional study)에 따르면, 건강한 식습관을 방해하는 주요 장벽(응답자의 약 30~40%가 보고)은 가격, 맛있는 음식에 대한 선호, 시간 제약, 일상적인 습관 및 제약으로 나타났다. 또한, 성인의 약 20%가 의지력 부족을 장벽으로 보고하였다.[1] 이후 수행된 15년간의 전국적 종단 연구(longitudinal study)에서는 건강한 식습관에 대한 장벽이 여전히 널리 퍼져 있으며(20% 이상), 성별, 연령, 교육 수준, 소득에 따라 유사한 패턴으로 변화하는 경향이 있음을 발견했다.[7]

스페인 전국 표본 조사에서는 건강한 식습관의 주요 장벽으로 불규칙한 근무 시간(30%), 의지력 부족(30%), 식욕을 돋우지 않는 음식(21%)이 보고되었다. 과일과 채소를 섭취하는 건강한 식습관과 관련하여, 스코틀랜드 건강 조사(N=8,319)에서는 남녀 모두 주요 장벽으로 의지력 부족(여성 35%, 남성 29%), 높은 비용(여성 17%, 남성 15%), 쾌락적 이유(예: 건강한 음식은 밋밋하거나 맛이 없고 식욕이 당기지 않음; 여성 10%, 남성 16%), 식품 구입 가능성 부족(여성 11%, 남성 11%), 준비 시간 부족(여성 7%, 남성 7%)을 보고하였다.[3]

이러한 예시를 종합해 보면, 건강한 식습관과 관련하여 가장 흔히 보고되는 장벽은 다음과 같다.

- 비용 부담
- 시간 부족
- 의지력 부족
- 맛/즐거움 부족(건강한 음식의 맛에 대한 불만, 건강하지 않은 음식이 주는 쾌락)

최근의 문헌고찰을 살펴보면, 응답자들이 보고한 건강한 식습관을 방해하는 가장 흔한 장벽은 다음과 같다.[2,8]

- 비용 부담
- 시간 부족(계획, 장보기, 음식 준비 등)
- 동기 부족, 무관심
- 지식 부족
- 자신감 또는 능력 부족(장보기, 요리, 음식 준비 능력)
- 건강하지 않은 음식의 가용성 또는 접근성(저렴함, 편리함, 쉽게 구할 수 있음)
- 건강한 음식의 가용성 또는 접근성 부족(비쌈, 슈퍼마켓 접근성 부족, 건강 식품을 구하기 힘든 지역)
- 사회적 환경(사교적인 식사, 친구 또는 가족의 건강하지 않은 식습관)

9.2.1.2 신체활동

포르투갈에서 2천 명 이상의 성인을 대상으로 진행된 표본 조사에 따

르면, 55%가 시간 부족을 신체활동의 장벽으로 꼽았으며, 그다음으로
비용(20%), 다른 활동을 하고 싶은 욕구(15%), 스스로를 운동하는 사람이
라고 생각하지 않는 것(15%), 거주지 근처의 운동 시설 부족 등이 주요 장
벽으로 나타났다.[23] 또한, 이 표본 조사에서 신체활동 권장 수준을 충족
한 사람은 전체의 31%에 불과했다. 이와 비슷하게, 호주에서 25~54세의
성인들을 대상으로 실시한 조사에서는 50%가 시간 부족을 신체활동에
대한 주된 장애물로 꼽았으며, 그 뒤를 이어 운동의 즐거움 부족(44%), 다
른 활동 선호(43%), 자신감 부족(21%), 함께 운동할 사람이 없음(19%), 비
용 부담(16%) 순으로 나타났다.[9] 이러한 사례들을 종합해 볼 때, 신체활
동에 대해 가장 흔히 보고되는 장벽은 다음과 같다.

- 시간 부족
- 즐거움 부족
- 다른 활동 선호
- 자신감 부족
- 가용성/접근성 문제

최근의 문헌고찰을 살펴보면, 응답자들이 보고한 신체활동을 방해하
는 가장 흔한 장벽은 다음과 같다.[2, 10, 11]

- 비용 부담
- 시간 부족

- 동기 및 결심 부족, 피로
- 지식 부족
- 자신감 또는 역량 부족
- 외모에 관한 우려(사회적 체형불안, 자의식 과잉, 사회적 시선)
- 건강 및 신체 상태에 대한 우려 (신체적/만성 질환, 부상에 대한 두려움)
- 거주 지역의 안전 문제, 날씨
- 접근성(운동 장소, 시설, 교통)
- 생활/일/가족에 대한 의무
- 사회적 지원 부족 또는 롤모델 부재

≫ 9.2.2 장애물은 인식된 것이다

　장벽은 대부분 개인의 인식에 따라 정의되며, 특정 생활습관을 실천할 때 느끼는 어려움을 스스로 평가한 것이다. 예를 들어, 200명 이상의 여성에게 최소 10분 이상 지속한 모든 활동을 7일 동안 기록하도록 요청한 연구가 있었다. 흥미롭게도 대부분의 여성, 심지어 '시간 부족'을 장벽으로 인식한 여성들조차도 주당 대략 28시간의 여가 시간이 있었으며, 이 시간은 대부분 앉아서 하는 활동(예: TV 시청, 독서, 낮잠, 가만히 앉아 있기 등)에 소비되고 있었다.[12]

　젊은 성인들을 대상으로 한 또 다른 연구에서는 주당 근무 시간이 증가할수록(특히 주 40시간 초과 시) 건강한 식습관을 방해하는 시간 관련 장벽에 대한 인식도 함께 증가하는 것으로 나타났다. 예를 들면, 건강한 식사를 하기에는 너무 바쁘다거나, 건강한 아침 식사를 하기에는 너무 다급하다거나, 건강한 식사를 준비하는 데 너무 많은 시간이 걸린다는 등의 인식이 증가했다.[13] 그러나 주당 40시간 미만으로 근무하는 사람들과 40시간 이상 근무하는 사람들 간의 실제 식이 섭취(예: 패스트푸드, 과일과 채소 섭취)에는 유의미한 차이가 없었다. 이러한 결과는 인식된 장벽의 어려움을 강조한다. 같은 장벽이라 하더라도 그것이 실제 행동에 미치는 영향은 개인마다 다르며, 어떤 사람에게는 건강한 생활습관을 채택하는 데 방해가 될 수 있지만, 또 어떤 사람에게는 전혀 그렇지 않을 수 있기 때문이다.

》 9.2.3 장애물은 어렵다

"인식된 장벽의 주요한 특징은 특정 건강 행동을 수행하는 데 방해가 될 수 있는 다양한 요인(장벽)의 '난이도'에 대한 개인적 판단이라는 점이다."[14] 장애물의 유형과 난이도(혹은 강도)에 따라 행동 변화를 방해하는 정도가 다른데, 작은 불편에서부터 강력한 장애물까지 다양하다.

한 국제 연구에 따르면, 심리적 장벽(예: 식습관과 의지력)은 건강한 식습관 행동에 강한 영향을 미치는 것으로 나타났으며(β = -0.39), 부정적인 방향이긴 하지만 그 영향력은 일반적인 동기 요인(β = 0.41; 체중 감량/조절, 매력적인 외모, 질병 예방, 건강 유지, 기분 개선, 삶의 질 향상, 기존 문제 관리, 자신을 더 좋아하기)과 비슷한 수준이었다.[15] 반면, 물리적 장벽(예: 시간 부족, 음식 준비, 비용, 접근성, 건강한 식습관에 대한 정보의 양과 질, 영양 정보)은 두 국가 표본 모두에서 행동을 예측하는 데 통계적으로 유의미한 요인이 아닌 것으로 나타났다.

호주 남성을 대상으로 한 한 연구에서는 과일과 채소 섭취량 또는 신체활동이 권장 기준을 충족하는지 여부에 따라, 자기보고한 '주요 장벽'이 어떻게 달라지는지를 보여 주었다.[16] 예를 들어, 과일과 채소 섭취가 하루 3회 이하인 그룹의 34%가 '건강한 음식의 맛이 싫다'를 주요 장벽으로 보고했으며, 이는 과일과 채소 섭취가 하루 3회를 초과하는 그룹의 경우(12%)보다 더 높았다. 반면, 사회적 영향(배우자, 가족, 친구가 건강하게 먹지 않음)을 주요 장벽으로 보고한 비율은 8%로, 3회 초과 섭취 그룹의 경우(28%)보다 낮았다. 또한, 신체활동 권장 기준을 충족하지 못한 그룹에서는 권장 기준을 충족한 그룹에 비해 다음과 같은 장벽들을 더 높은 비율로 보고하였다. 예를 들어, 운동에 대한 동기 부족(77% vs. 60%), 위축감이나 부끄러움(36% vs. 19%), 기술 또는 지식 부족(23% vs. 9%) 등이다. 이러한 결과는 건강 권장 기준을 충족하지 못하는 사람들이 특정 장벽을 더 크게 느낄 수 있음을 보여 준다. 또한, 건강한 생활습관을 실천하면 장벽을 덜 느끼게 되는 상호작용도 나타났다. 또한 흥미로운 점은 권장 기준을 충족한 그룹에서도 여전히 장벽이 보고되었으며, 그중 가장 많이 보고된 장벽은 운동에 대한 동기 부족이었다. 이러한 결과는 개인별로 장벽을 식별하고, 장벽 관리 계획을 마련하고, 관리 기술을 훈련하는 것이 필요함을 강조한다.

중재와 관련하여, 건강한 식습관에 관한 인식된 장벽이 체중 감량에 미치는 영향을 24개월 동안 연구한 결과, 평균 지방 섭취량, 에너지 섭취량, 또는 체중이 증가하거나 감소함에 따라 건강한 식습관에 대한 인식된 장벽 또한 거울처럼 정확하게 변화하였다.[17] 장벽은 건강 중재의 효과에도 영향을 미칠 수 있다. 예를 들어, 전반적인 건강 상태, 우울 증상, 거주 지역의 범죄율, 기타 개인적 및 인식된 장벽 등 특정 장애물은 교육적 중재가 신체활동 행동에 미치는 효과를 조절하는 요소로 밝혀졌다.[18] 또한 인식된 장벽의 수와 신체활동 수준 또는 건강한 식습관 간에는 용량-반응(dose-response) 관계가 존재할 수 있다는 연구도 있다.[4, 19, 20] 이러한 결과들은 인식된 장벽의 강도가 약해지지 않으면, 건강한 생활습관 채택을 어렵게 만든다는 사실을 재확인시켜 준다. 물론, 각 장애물이 개인의 행동에 미칠 수 있는 영향력이나 인식된 강도는 사람마다 다를 수 있으므로, 장애물은 개인 수준에서 평가하고 대응하는 것이 가장 효과적임을 강조하고자 한다(9.3절 참고).

▶ 9.2.4 장애물은 시간이 지나면서 변화한다

신체활동과 건강한 식습관 모두와 관련해서, 연령대에 따라 인식되는 장벽이 다르다는 연구 결과들이 보고되었다. 예를 들어, 드 메스트랄(de Mestral)과 동료들의 연구에서는 연령대에 따라 시간 제약, 일상 습관으로 인한 제약, 맛있는 음식에 대한 선호, 풍부한 식사에 대한 선호, 의지력 부족 등 건강한 식습관에 대한 인식된 장벽에 유의미한 차이가 있음을 밝혔다.[1] 일반적으로 연령이 증가할수록 인식된 장벽은 약간 감소하는 경향을 보였지만, 맛있는 음식에 대한 선호는 예외적으로 증가하였는데, 여성의 경우 18~35세에서는 35%였던 반면 65세 이상에서는 54%로 증가하였고, 남성의 경우에도 각각 45%에서 65%로 증가하였다.

생애 전환기, 책임, 직업, 필요, 동기, 환경, 사회적 영향 등은 새로운 도전과 장애물을 함께 가져오며, 어떤 장애물은 강화되고 다른 장애물은 약화되기도 한다. 예를 들어 7천 명 이상의 성인 여성들의 일생을 대상으로 한 연구에서, 젊은 여성의 경우 결혼 및 출산과 함께 신체활동 수준이 일반적으로 감소하는 경향이 있었으며, 고령 여성의 경우 건강 상태가 악화됨에 따라 신체활동이 줄어드는 경향이 나타났다. 반면, 중년 여성의 경우 은퇴하거나 배우자가 사망한 후 신체활동 수준이 증가하는 경향이 보고되었다.[21] 이에 반해, 젊은 성인, 중년층, 노년층을 포함한 한국계 미국인 성인을 대상으로 한 연구에서는 신체활동에 대한 장벽이 연령대에 따라 유의미한 차이를 보이지 않았으며, '시간이 너무 많이 든다'는 것과 '피곤하다'는 것이 주요 장벽으로 보고되었다.[22] 결국, 의료인은 인식된 장벽이 시간에 따라 변화할 수 있으며, 그 변화는 생애 전환기에 더욱 두드러질 수 있다는 점을 인지하는 것이 중요하다.

9.2.5 장애물은 개인별로 다르게 나타난다

9.2.5.1 성별

남성과 여성 간에 인식된 장벽에 대한 개인차가 보고된 바 있다. 신체활동의 경우, 여성은 비용을 장벽으로 더 자주 보고한 반면(12%, 25%), 남성은 거주 지역 내 운동 인프라 부족을 더 자주 보고했다(14%, 9%, $p < 0.001$).[23] 그러나 호어(Hoare)와 동료들의 연구에 따르면, 호주 성인 남녀(N=894)를 대상으로 한 조사에서 응답자가 보고한 신체활동에 대한 장벽에는 다음과 같이 남성과 여성 간에 통계적으로 유의미한 차이가 없는 것으로 나타났다.[9]

- 시간 부족: 남성 47%, 여성 54%

- 즐거움 부족: 남성 39%, 여성 49%

- 다른 활동을 더 선호함: 남성 39%, 여성 48%

- 자신감 부족: 남성 22%, 여성 19%

- 함께 운동할 사람이 없음: 남성 17%, 여성 21%

- 경제적 여유 부족: 남성 15%, 여성 18%

건강한 식습관과 관련하여, 스위스에서 진행된 전국적 단면 연구에서는 여성의 43%와 남성의 36%가 음식 가격을 건강한 식습관의 가장 큰 장벽으로 보고했으며, 맛있는 음식에 대한 선호(여성 39%, 남성 16%), 시간 제약(여성 35%, 남성 29%), 의지력 부족(여성 22%, 남성 21%)이 그 뒤를 이었다.[1]

9.2.5.2 체질량지수

과도한 체중(또는 체지방)은 특히 여성 그리고 체질량지수 기준으로 "비만"으로 분류된 사람들에게서 흔히 보고되는 장벽일 수 있다.[24] 웨스트버지니아주에 거주하는 700명 이상의 여성들을 대상으로 시행한 한 표본 연구에서는, "정상 체중(Normal Weight, NW)"으로 분류된 그룹과 "비만(Obesity, OB)" 그룹 간에 자기보고한 신체활동에 대한 장벽이 뚜렷하게 차이가 났다.[25]

- 시간 부족: 40% (NW), 26% (OB)

- 의지력 부족: 43% (NW), 55% (OB)

- 더 이상의 운동이 필요하지 않음: 15% (NW), 5% (OB)

이 결과에서 알 수 있듯이, 비만으로 분류된 여성들은 '의지력 부족'을 더 많이 보고했지만, '시간 부족'과 '더 이상의 신체활동이 필요하지 않다' 는 응답은 정상 체중 여성들보다 적게 보고했다. 앞서 언급한 스위스 전국 건강 조사에서도 건강한 식습관에 대한 장벽과 관련하여, 체질량지수 기준 "저체중/정상 체중" 및 "비만"으로 분류된 남성과 여성 간에 통계적으로 유의미한 차이가 발견되었다.[1]

여성
- 맛있는 음식에 대한 선호: 34% (NW), 50% (OB)

- 의지력 부족: 22% (NW), 28% (OB)

- 시간 제약: 36% (NW), 30% (OB)

- 일상 제약: 41% (NW), 37% (OB)

남성
- 맛있는 음식에 대한 선호: 44% (NW), 63% (OB)

- 시간 제약: 31% (NW), 25% (OB)

- 일상 제약: 40% (NW), 35% (OB)

맛있는 음식에 대한 선호와 의지력 부족은 저체중/정상 체중 그룹보다 비만 그룹에서 더 자주 보고된 반면, 시간 제약과 일상적 제약은 더 낮은 빈도로 보고되었다. 이러한 결과는 체질량지수가 높은 사람이 낮은 사람보다 반드시 더 많은 장벽을 가지고 있을 것이라고 단정 지어서는 안 되며, 인식된 모든 장벽이 건강한 체중 관리를 방해하는 것은 아닐 수 있음을 의료 전문가가 신중하게 고려해야 함을 강조한다.

참고로 로지스틱 회귀 분석 결과, 여성의 경우 비만일 때 '풍부한 음식에 대한 선호'(OR = 1.86), '일상 습관에 따른 제약'(OR = 1.78), '맛있는 음식에 대한 선호'(OR = 1.63), '사회적 지원 부족'(OR = 1.62)과 같은 장벽을 자기보고할 가능성이 증가하는 것으로 나타났다. 반면, 남성의 경우에는 비만일 때 '맛있는 음식에 대한 선호'(OR = 2.02)와 '풍부한 음식에 대한 선호'(OR = 1.64) 두 가지 장벽만이 증가하였다. 이러한 분석은 건강에 해로운 음식 섭취의 쾌락적 측면(즉, 즐거움을 추구하는 경향)이 얼마나 강력한지 시각적으로 보여 주며, 이는 이론적으로 내재적 동기를 부여하고 보상감을 주어 건강한 식습관을 방해하는 장벽으로 작용한다. 또한, 건강한 음식이 즐겁고 보상적인 것으로 인식되지 않는다면, 단순히 건강한 식단을 처방하는 것만으로는 건강에 해로운 음식이 주는 쾌락과 보상을 이겨내기에 충분하지 않을 수 있음을 강조한다.

9.2.5.3 사회인구학적 요인

사회경제적 계층에 따라 인식되는 장벽에 개인차가 존재한다는 점도 관찰되었다. 유럽연합을 대상으로 한 대규모 연구(N=9,829)에서는 고소득층, 중산층, 저소득층 간의 차이가 확인되었다.[26] 신체활동이 부족한

표 9.1 결혼 여부 및 교육 수준에 따른 신체활동 장벽 인식 가능성(Odds)

장벽	결혼 여부 배우자 있음 또는 동거 중인 경우 vs. 싱글 또는 배우자 없음 (OR)	교육 수준 초등/중등 교육 vs. 고등 교육 (OR)
동기 부족	0.54	1.76
부상에 대한 두려움	0.44	2.70
자원 부족	0.38	2.78
에너지 부족	0.37	2.56
기술 부족	0.35	3.27
사회적 지원 부족	0.29	3.81

출처: 에라소 벨트란과 동료들의 연구[27]에서 데이터 발췌
OR: 오즈비(odds ratio)

저소득층 및 중산층 여성의 약 55%가 '차별을 받는다는 느낌'을 장벽으로 인식한 반면, 고소득층에서는 그 비율이 90%에 달했다. 반대로, '운동에 너무 많은 비용이 든다'는 응답은 저소득층 및 중산층에서는 50~60%로 보고된 반면, 고소득층에서는 10% 미만으로 나타났다. 또한 이 연구는 여러 장벽에서 성별에 따른 차이가 존재함을 강조했는데, '시간 부족'만은 예외적으로 남녀 모두에서 50~60%로 유사하게 나타났으며, 세 소득 계층 모두에서도 비슷하게 나타났다.

2천 명 이상의 성인을 대상으로 한 대규모 단면 연구에서는 사회인구학적 변수가 신체활동에 대한 장벽의 인식에 어떻게 영향을 미치는지를 분석하였다.[26] 연구 결과, 결혼 여부와 교육 수준이 여러 인식된 장벽을

예측하는 가장 강력한 요인으로 나타났다. 구체적으로는, 배우자가 있는 사람과 교육 수준이 높은 사람일수록 장벽을 더 적게 인식하는 경향을 보였다. 〈표 9.1〉에서 볼 수 있듯이, 결혼 여부는 장벽 인식의 가능성을 가장 크게 낮추는 요인으로 작용한 반면, 교육 수준은 특정 장벽을 인식할 가능성을 높이는 요인으로 작용했다.

9.2.5.4 지리적 위치

신체활동에 대한 인식된 장벽은 지리적 위치에 따라 다르게 나타날 수 있다. 예를 들어, 농촌 지역에서는 성인의 대다수가 신체활동에 대한 특정한 장벽을 더 많이 경험하는 것으로 나타났다. 이러한 장벽에는 들개에 대한 두려움, 안전하게 운동할 수 있는 장소 부족, 무료 또는 저렴한 운동 시설에 대한 접근성 부족, 주변인의 만류, 돌봄 의무 또는 보육 시설 부족 등이 포함된다.[4,28,29] 농촌 지역에서 하루 30분 이상 신체활동을 하는 사람들과 그렇지 않은 사람들을 비교한 결과, 30분을 채우지 못한 사람들은 낮이든 밤이든 동네를 걷는 것이 안전하지 못하다고 느껴지며, 차량 통행이 많아서 불편하다고 보고했다.[30] 과일과 채소의 권장 섭취량을 충족한 사람들과 그렇지 못한 사람들을 비교했을 때, 권장 섭취량을 충족하지 못한 사람들은 거주 지역에서 건강한 음식을 저렴하게 구입하기가 어렵다고 언급한 반면, 그 외의 접근성과 경제적 부담 관련 장벽에서는 두 그룹 간에 유의미한 차이가 나타나지 않았다.

도시 지역에서 하루 30분 이상 신체활동을 하는 사람들과 그렇지 않은 사람들을 비교한 결과, 접근성 및 이용 가능성 관련 장벽이 유사하게 보고되었다.[30] 그러나 과일과 채소의 권장 섭취량을 충족하지 못한 사람들은 권장 섭취량을 충족한 사람들에 비해 신선한 과일과 채소의 선택 폭이 좁고, 건강한 음식을 구매할 기회가 적으며, 대중교통이 부족하여 식료품점 선택이 제한된다고 언급하는 경향을 보였다.

흥미롭게도, 지리적 위치와 소득 수준의 상호작용을 분석한 결과, 도시에 거주하는 저소득층($0~$29,900) 성인은 농촌에 거주하는 성인보다 신체활동에 대한 장벽으로 '즐거움 부족'을 더 자주 보고하는 것으로 나타났다.[28] 그러나 농촌과 도시 거주자 모두 앞서 언급한 "흔한 장벽"에 대해서는 상당 부분 겹치는 모습을 보였다. 직접 비교한 결과, 두 그룹 모두 외모에 대한 의식, 시간 부족, 피로감, 궂은 날씨, 건강 상태 불량, 에너지 부족, 안전 문제, 신체활동에 대한 선호 부족 또는 자신감 부족 등의 장벽을 비슷한 비율로 보고했다.[28, 30, 31]

9.2.5.5 경험과 행동

마지막으로, 행동 채택 과정에서 개인이 어느 단계에 있는지에 따라 인식하는 장벽이 달라질 수 있고, 현재나 과거의 행동 경험도 영향을 미친다. 예를 들어, 미국 신체활동 연구(U.S. Physical Activity Study)에서 아이러(Eyler)는 현재의 걷기 수준에 따라 인식되는 장벽이 다를 수 있음을 발견했다. 특히 걷지 않는 그룹(Never Walkers, NeW)은 규칙적으로 걷는 그룹(Regular Walkers, ReW)보다 특정 장벽을 더 높은 빈도로 보고했다.[32] 구체적인 결과는 다음과 같다.

- 보도 없음: 43% (NeW) vs. 34% (ReW)
- 시간 부족: 26% (NeW) vs. 10% (ReW)
- 너무 피곤함: 23% (NeW) vs. 15% (ReW)
- 에너지 부족: 22% (NeW) vs. 6% (ReW)
- 동기 부족: 21% (NeW) vs. 11% (ReW)
- 부상에 대한 두려움: 12% (NeW) vs. 6% (ReW)

모든 걷기 그룹에서 가장 많이 보고된 장벽은, 걷거나 조깅할 수 있는 산책로 없음(56%~66%), 운동하는 사람을 보지 못함(52%~64%), 방치된 들개(40%~45%)였다. 흥미롭게도, 규칙적으로 걷는 그룹에서 걷지 않는 그룹에 비해 상대적으로 더 많이 보고한(28% vs. 16%) 특정 장벽이 있었는데, 이는 '직장에서 일하면서 이미 충분히 신체활동을 하고 있다'는 이유로 더 이상 운동이 필요하지 않다고 느끼는 것이었다.

또한, 몇몇 연구에서는 행동 변화의 단계에 따라 인식된 장벽이 어떻게 다르게 나타나는지를 조사하였다. 예를 들어, 라이(Rye)와 동료들의 연구에서는 신체활동과 관련된 특정 장벽과 행동 변화 단계 간의 독특한 상호작용을 강조하였다(〈그림 9.1〉 참고).[25]

'추가적인 신체활동이 필요하지 않다'는 장벽은 행동 변화 단계별로 큰 차이를 보이지 않았지만, '시간 부족'은 실행 단계와 유지 단계에서 더 많이 보고되었다. 한편, '의지력 부족'은 숙고 전 단계, 숙고 단계, 준비 단계에서 더 높은 비율로 인식되었고, 신체활동을 실제로 시작하면서(실행, 유지 단계) 점차 감소하는 경향을 보였다.

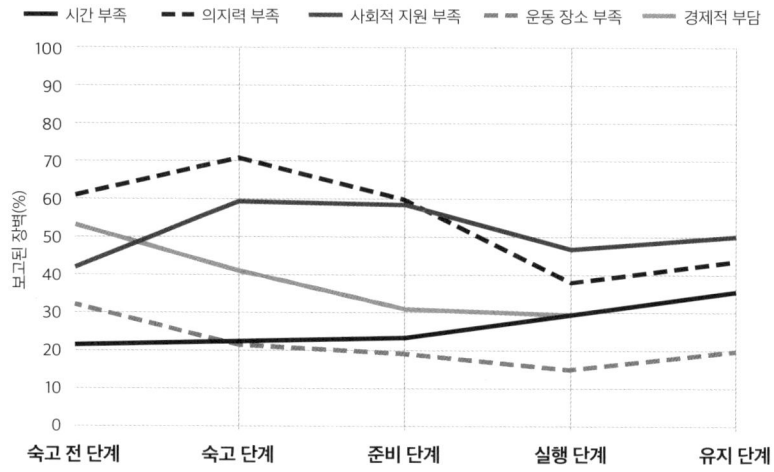

그림 9.1 행동 변화의 단계에 따른 신체활동에 대한 인식된 장벽(라이와 동료들의 연구[25]에서 제시된 데이터를 재구성함)

노르웨이에서 실시된 전국 단위 연구에서 쇠렌센(Sørensen)과 길(Gill)은 운동 행동과 관련하여 행동 변화 단계에 따라 다음의 네 가지 유형의 장벽이 어떻게 다르게 나타나는지를 조사하였다.[33]

- 건강 관련 장벽: 건강 문제, 더 많은 휴식/이완 필요, 어지러움으로 인한 불편
- 현실적인 장벽: 기회 부족, 함께할 사람이 없음, 교통수단 부족, 비용 부담
- 정서적/인지적 장벽: 운동이 별로 도움이 될 것이라고 생각하지 않음, 건강에 중요하지 않다고 여김, 신체활동을 좋아하지 않음,

　　　스스로를 활동적인 사람으로 보지 않음
　　　• 우선순위 장벽: 다른 일을 하고 싶은 마음, 시간과 에너지 부족

　　예상할 수 있듯이, 연구진은 전반적으로 변화 단계가 진행될수록 인식된 장벽의 평균 개수가 줄어드는 경향을 발견했다. 숙고 전 단계에서는 평균 약 4.5개의 장벽이 보고된 반면, 유지 단계에서는 약 3개로 감소하였다. 그러나 행동 변화 단계별로 다양한 장벽의 전체적인 평균 차이는 크지 않았으며, 각 단계에서 약 2개 정도의 장벽 차이가 나타났고, 연령대에 따라서는 장벽의 다양성에 조금 더 큰 차이가 있었다. 흥미롭게도, 남성과 여성 모두 '실행 단계'에서 인식된 장벽이 급증하는 양상을 보였으며, 이는 생활습관 처방을 실제로 실행하면서 이전에는 인식하지 못했던 새로운 장벽이 인식될 수 있음을 시사한다.

❯ 9.2.6 요약
　　이러한 연구 결과들은 장벽이 개인마다 다르게 나타난다는 점 그리고 건강한 생활습관 행동을 실천하는 데 장애물이 된다고 인식하게 만드는 요인들은 매우 복합적이라는 점을 다시금 확인시켜 준다. "흔한 장벽"들은 상호 배타적인 것이 아니라, 오히려 서로 결합되어 인식과 행동에 복합적인 영향을 미치는 경향이 있다. 또한, 모든 환자나 내담자가 전통적으로 알려진 동일한 장벽이나 장애물에 의해 동일한 방식으로 방해를 받을 것이라는 가정을 비판하며, 그로 인해 생활습관 개선을 위한 처방 제공을 아예 포기하는 결과로 이어질 수 있다는 점도 지적한다. 따라서 장

벽에 대한 일반적인 이해는 출발점으로서 도움이 될 수는 있지만, 실제 현장에서는 환자 및 내담자의 개별적인 장벽을 평가하는 것이 필수적임을 강조한다. 그래야만 실제 임상에서 생활습관 처방을 개인에게 맞춰 적용하고 조정하는 것이 가능해진다.

9.3 응용 및 사례 연구

장애물 극복은 대개 반복적인 과정일 수 있으며, 모든 사람에게 통하는 획일적인 방법은 없다. 아래에는 실무에서 고려해야 할 핵심 단계를 간략히 제시한다.

9.3.1 1단계: 개별적 장벽 파악하기

9.3.1.1 파악

첫 번째 단계는 환자 또는 내담자가 자신에게 가장 큰 장벽을 파악하도록 돕는 것이다. 이를 위해 특정 행동(예: 건강한 식습관에 대한 장벽, 신체활동에 대한 장벽)에 대한 기존의 측정 도구[1]를 사용할 수도 있고, 자체적으로 측정 도구를 만들 수도 있고(9.4절 참고), 환자나 내담자에게 특정 생활습관 처방에 대한 장벽을 목록으로 작성하도록 요청할 수도 있다(예: 온라인 설문 작성 또는 대기실에서 작성).

• 대기실에서 환자 캐런(Karen)은 〈표 9.2〉에 나와 있는 '신체활

동 장벽 척도'를 작성하였으며, 신체활동에 참여하는 데 가장 큰 장벽으로 '시간 부족'을 꼽았다. 그녀는 선호하는 신체활동으로 '걷기'를 선택하였다.

9.3.1.2 강도

각 장벽을 파악할 때는 일반적으로 그 강도를 함께 평가하며, 이는 해당 장벽이 진전을 방해하는 정도를 명확히 이해하는 데 도움을 준다. 예를 들어, '시간 부족'이 장벽으로 파악되었다면, 이어지는 질문을 통해 그 장벽이 개인에게 얼마나 큰지/작은지, 강한지/약한지, 영향이 큰지/작은지를 평가할 수 있다. 대부분의 장벽 평가 척도에는 이러한 강도 평가가 포함되며, 이는 9.4절의 예시 척도에서도 확인할 수 있다.

- 캐런은 〈표 9.2〉의 척도를 사용하여 '시간 부족'을 가장 강력한 장벽으로 간주하고 "극도로 중요한 문제"로 평가하였다.

9.3.1.3 원인

장벽의 구체적인 근본 원인도 평가할 수 있다. 예를 들어, 어떤 사람이 처음에는 단순히 '시간 부족'을 장벽으로 보고하더라도, 그 배경을 더 깊이 탐색할 수 있다.

고정된 원인은 개인의 삶에 깊이 자리 잡고 있어 상대적으로 안정적이며 변화하기에는 덜 유연한 요인을 의미한다. 따라서 이러한 어려운 장벽(예: 장시간 근무해야 하는 경우, 자녀의 등교 준비를 해야 하는 경우, 노부모를

표 9.2 신체활동 및 건강한 식습관에 대한 장벽 평가 예시

신체활동
설명: 아래에는 신체활동과 관련해 흔히 나타나는 장벽들이 나열되어 있습니다. 각 장벽이 자신의 신체활동 행동에 얼마나 문제가 되는지 평가해 주세요.

장벽	전혀 문제가 되지 않음	약간 중요한 문제가 됨	어느 정도 중요 한 문제가 됨	꽤 중요한 문제가 됨	극도로 중요한 문제가 됨
시간 부족	0	1	2	3	4
동기 부족	0	1	2	3	4
흥미/즐거움 부족	0	1	2	3	4
자신감 부족	0	1	2	3	4
지식 부족	0	1	2	3	4
지원 부족	0	1	2	3	4
선택지 부족	0	1	2	3	4
가용성/접근성 문제	0	1	2	3	4
외모에 대한 걱정	0	1	2	3	4
안전에 대한 걱정	0	1	2	3	4
비용 부담	0	1	2	3	4
건강/통증/불편	0	1	2	3	4
삶/일에 대한 의무	0	1	2	3	4
궂은 날씨	0	1	2	3	4

* 위에 나열되지 않은 신체활동에 대한 다른 장벽들이 있나요? 그렇다면 아래 빈칸에 장벽을 각각 적고 중요도를 평가해 주세요.

장벽	전혀 문제가 되지 않음	약간 중요한 문제가 됨	어느 정도 중요 한 문제가 됨	꽤 중요한 문제가 됨	극도로 중요한 문제가 됨
	0	1	2	3	4
	0	1	2	3	4
	0	1	2	3	4

건강한 식습관
설명: 아래에는 건강한 식습관과 관련해 흔히 나타나는 장벽들이 나열되어 있습니다. 각 장벽이 자신의 식습관 행동에 얼마나 문제가 되는지 평가해 주세요.

장벽	전혀 문제가 되지 않음	약간 중요한 문제가 됨	어느 정도 중요한 문제가 됨	꽤 중요한 문제가 됨	극도로 중요한 문제가 됨
시간 부족	0	1	2	3	4
동기 부족	0	1	2	3	4
흥미/즐거움 부족	0	1	2	3	4
자신감 부족	0	1	2	3	4
지식 부족	0	1	2	3	4
지원 부족	0	1	2	3	4
선택지 부족	0	1	2	3	4
가용성/접근성 문제	0	1	2	3	4
비용 부담	0	1	2	3	4
준비 시간	0	1	2	3	4
건강한 음식의 맛을 좋아하지 않음	0	1	2	3	4
건강하지 않은 음식의 맛을 좋아함	0	1	2	3	4
가족/친구들이 건강하지 않게 먹음	0	1	2	3	4

* 위에 나열되지 않은 건강한 식습관에 대한 다른 장벽들이 있나요? 그렇다면 아래 빈칸에 장벽을 각각 적고 중요도를 평가해 주세요.

장벽	전혀 문제가 되지 않음	약간 중요한 문제가 됨	어느 정도 중요 한 문제가 됨	꽤 중요한 문제가 됨	극도로 중요한 문제가 됨
	0	1	2	3	4
	0	1	2	3	4
	0	1	2	3	4

돌봐야 하는 경우)을 보다 잘 다루기 위해서는 고정된 원인을 인식하고, 개인의 자율성과 자기조절 능력을 지원해 주는 것이 필요하다.

유동적인 원인은 개인의 삶에서 보다 일시적이거나 특정한 상황에서 발생하는 주요 요인을 의미하며, 따라서 조기에 수정할 수 있는 가능성이 더 높다(예: 업무가 바쁠 때, 연중 특정 시기, 휴일, 또는 여행 중일 때).

참고로 앞서 언급했듯이, 인식된 장벽은 행동 변화의 단계 중 실행 단계에서 급격히 증가할 수 있다. 따라서, 초기의 장벽 인식만으로는 환자 또는 내담자가 실제로 행동을 실천할 때 경험하는 장벽을 충분히 설명하지 못할 수 있다. 행동 변화 과정의 여러 시점에서 반복적으로 장벽을 재평가하면 인식된 장벽의 증가, 추가, 또는 변화를 파악하는 데 도움이 될 수 있다.

• 캐런의 주요 장벽이 '시간 부족'임을 파악한 의료인은 "왜 시간이 그렇게 큰 장벽이 되나요?"라고 질문한다. 이에 캐런은 요즘 야

근이 잦고, 오후에는 자녀의 방과 후 활동을 챙겨야 하며, 가족 식사를 준비해야 하고, 아이를 재울 준비를 하느라 시간이 부족하다고 답한다.

▷ 9.3.2 2단계: 계획 세우기

생활습관 처방을 개개인에게 맞추면 장애물을 극복하기 위한 적절한 실행 계획을 수립하는 데 도움이 된다. 이때 환자 개인에게 가장 의미 있고, 변화 가능성이 있으며, 환자 스스로가 변화시킬 수 있다고 가장 자신감을 갖는 장벽부터 시작하는 것이 효과적이다.

- 캐런은 출근 전 아침에 주 3회 15~30분씩 걷는다는 일반적인 계획을 세웠다. 하지만 아침에 일찍 일어나는 것도 하나의 장애물이 될 수 있다고 판단하여, 당분간은 토요일 아침과 일요일 오후에 걷는 계획도 함께 세웠다.

9.3.2.1 실행 계획과 대처 계획

실행 계획과 대처 계획은 이 단계에서 유용하게 활용될 수 있다(7장 참고). 특히, 대처 계획은 환자가 생활습관 처방을 실행하는 데 방해가 될 수 있는 장벽을 미리 예상하고 대비하도록 도와준다.

- 캐런의 다음 주 실행 계획: "나는 목요일 아침 6시에 일어나면, 준비를 마친 후 즉시 동네를 15분간 걷겠다."

- 일찍 일어나는 것이 주요 장벽이 될 수 있음을 예상하여 세운 캐런의 대처 계획: "목요일 아침에 늦잠을 잔다면, 대신 토요일 아침에 동네를 15분간 걷겠다."

9.3.2.2 도움 시트(Help sheet)

의지적 도움 시트(Volitional help sheets)는 계획 수립 단계에서 환자에게 다양한 상황(예: 유혹, 장벽)을 제시하고, 이에 대한 해결책(적절한 대응)을 선택할 수 있도록 지원하는 도구로 활용되어 왔다. 이러한 도움 시트는 신체활동 개선에 효과적인 것으로 입증되었으며, 환자가 상황을 인식하고, 스스로 해결책을 선택하는 것의 중요성을 강조한다.[34]

- 캐런에게 제시된 상황: "만약 시간이 없다고 느껴져서 신체활동을 하고 싶지 않은 유혹에 빠진다면⋯"
- 캐런이 선택한 해결책들: (아미타지(Armitage)와 아든(Arden)이 제공한 의지적 도움 시트 참고[34])
  - "...그럴 때 나는 신체활동 부족이 건강에 미치는 위험에 대한 경고가 얼마나 마음에 와닿았는지를 떠올릴 것이다."
  - "...그럴 때 나의 신체활동 부족이 나와 가까운 사람들에게 어떤 영향을 줄지 생각해 볼 것이다."
  - "...그럴 때 나는 신체활동을 더 많이 하면 내가 더 건강하고 행복한 사람이 되어, 주변 사람들에게 긍정적인 영향을 줄 것이라고 스스로에게 말할 것이다."

- "...그럴 때 나는 이렇게 내 몸을 돌보는 것이 결국 나를 위한 일임을 상기시킬 것이다."
- "...그럴 때 나는 어쨌든 신체활동을 하겠다. 왜냐하면 신체활동을 하고 나면 기분이 더 좋아질 것을 알기 때문이다."
- "...그럴 때 나는 뭐라도 할 것이다. 왜냐하면 아무것도 안 하는 것보다는 조금이라도 움직이는 게 낫기 때문이다."

또한, 드 메스트랄과 동료들의 연구에서는 의료 전문가가 환자들이 건강한 식습관을 방해하는 흔한 장벽들을 극복하도록 도울 수 있는 여러 가지 팁을 제시하였다.[1]

- 영양 가치는 비슷하면서 더 건강하고 저렴한 대체 식품을 제공한다.
- 치료 및 예방의 일환으로 의학영양요법(Medical Nutrition Therapy)을 포함시킨다.
- 건강한 즉석 조리 식품을 제공한다.
- 식사 준비에 할애하는 시간을 늘리도록 장려한다.
- 특히 환자를 위해 요리와 식사 시간을 별도로 마련한다.
- 건강하면서도 맛있는 식사의 선택지를 늘린다.
- 건강한 음식도 맛있는 음식이라는 인식을 확산시킨다.
- 음식 맛을 돋우는 요리법을 소개하고 장려한다.
- 보건의료기관에서 행동 변화를 위한 상담과 조언을 제공한다.

- 다양한 건강 식품과 섭취 방법을 홍보하고 권장한다.
- 행동 변화를 더 건강하고 즐거운 삶의 일부로 여기도록 장려한다.
- 환자와 긴밀히 협력하여 자신감을 키워 주고 더 건강한 식습관을 실천할 수 있도록 자율성을 높여 준다.

9.3.3 3단계: 피드백 제공하기

환자에게 유용한 피드백을 제공하면, 환자가 세운 특정 계획이 장애물을 극복하는 데 효과가 있었는지 없었는지를 진단하는 데 도움이 된다. 이는 문제 해결을 가능하게 하고, 장애물을 직면한 상황에서도 생활습관 처방을 지속하거나 수정할 수 있다는 자신감(자기효능감)을 구축할 수 있게 한다.

9.3.4 4단계: 지역사회 파트너와 연계하기

환자와 내담자가 생활습관 처방을 시작하고 유지하는 과정에서 장애물을 극복하도록 돕는 일은 간단하지 않으며, 시간과 생활습관의학팀의 지원이 필요하다. 가능한 경우, 실제 임상 환경에서 의료 보조 인력, 건강 코치, 운동 생리학자 등의 도움을 받을 수 있다. 또한 지역사회 연계 서비스(Extension service)에서 제공하는 건강한 생활습관 프로그램 또는 장벽 관리 교육을 목표로 하는 공중보건 프로그램과 연계하는 것도 큰 도움이 된다.

9.4 측정 전략

건강한 생활습관을 방해하는 장벽을 측정하는 방법은 매우 다양하다. 연구를 읽을 때는 연구자마다 장벽을 개념화하고 측정하는 방식이 각기 다르다는 점을 염두에 두어야 한다. 따라서 연구 기반 접근 방식을 활용할 때는 어떤 장벽이 어떻게 측정되었는지를 아는 것이 임상 현장에서 연구 결과를 적용하는 데 도움이 되며, 의료 전문가가 실제 진료에서 활용할 수 있는 측정 도구를 찾는 데에도 중요한 정보가 된다.

또한, 신체활동과 건강한 식습관(특히 과일과 채소 섭취)에 대한 인식된 장벽 및 이점을 측정하는 여러 가지 검증된 척도가 존재한다. 이러한 척도들은 좋은 출발점이 될 수 있지만, 측정하는 장벽의 수와 유형이 제한적이라는 한계를 가진다. 따라서, 자신의 진료와 가장 관련 있는 장벽을 포함시키는 것이 더 효과적일 수 있다. <표 9.2>에서는 이 장에서 다룬 가장 대표적인 장벽들을 포함한 장벽 평가 예시를 제공하고 있으며, 이 도구는 진료 환경에 맞춰 쉽게 수정하여 사용할 수 있다.

- 건강한 식습관 장벽 척도(Barriers to Healthy Eating Scale)[35]
- 운동의 이점/장벽 척도(Exercise Benefits/Barriers Scale)[36]
- 운동 장벽 자기효능감 척도(Exercise Barriers Self-Efficacy Scale) [www.epl.illinois.edu/barse][37, 38]

9.5 요약

　행동 변화를 온전히 이해하려면, 변화를 방해하는 장애물과 장벽을 인정하고, 해결하며, 이를 편안하게 받아들이는 태도가 필요하다. 모든 사람은 각기 다른 장벽과 장애물을 가진 고유한 행동 변화 여정을 경험한다. 건강한 생활습관을 채택하고 유지하도록 돕는 일을 하는 사람이라면, 이러한 장벽에 대해 편안하게 이야기할 수 있어야 한다. 연구 결과들은 장벽에 대해서 환자들과 효과적으로 상담하는 방법을 제시하며, 진료 현장에서 장벽을 평가할 수 있는 척도를 제공한다. 장벽을 파악하는 것은 매우 중요하며, 장벽을 극복할 수 있는 전략을 함께 찾는 것 또한 그에 못지않게 중요하다. 장벽의 강도와 원인을 알면, 주어진 장벽을 해결하기 위한 구체적인 계획을 세우는 데 도움이 된다. 개인의 변화를 유도하기 위해서는 의료 전문가가 장벽의 구체적인 내용과 그것을 극복할 수 있는 다양한 방법들에 대해 편안하게 대화할 수 있는 역량을 갖춰야 한다. 다음은 의료 전문가를 위한 요점이다.

9.6 요점

- 인식된 장벽은 연령, 성별, 결혼 여부, 교육 수준 등 여러 요인에 따라 달라질 수 있음을 항상 염두에 두어야 한다.
- 개개인의 장벽과 그 강도를 파악한다.

- 생활습관 처방 내에서 인식된 장벽을 해결할 수 있도록 실행 계획을 수립하고, 이에 대한 건설적인 피드백을 제공하여 장벽 극복에 대한 자기효능감을 구축할 수 있도록 돕는다.
- 환자나 내담자가 인식된 장벽을 관리하기 시작할 때는 다시 한 번 확인해 보는 것이 중요하다. 행동 변화 과정에서 장벽은 완전히 바뀔 수도 있고, 강도가 완전히 달라질 수도 있기 때문이다.

9.7 참고자료

우리는 모든 하위 그룹에 대한 특정 장애물(장벽)을 다룬 연구를 모두 검토하지는 못했다. 그러나 최근 연구는 일반적인 장벽을 넘어서 특정 그룹을 대상으로 한 보다 세분화된 연구로 발전하고 있으며, 이는 의료 현장에서 개별적이고 질환별로 나타나는 장벽을 이해하는 데 도움이 될 수 있다. 참고자료로서 〈표 9.3〉에 이러한 연구들의 최신 목록을 수록하였다.

표 9.3 의료 현장에서 특정 하위 그룹의 신체활동 및 건강한 식습관 장벽에 대한 근거 검토 목록

신체활동	
관절염	
류머티즘 관절염	벨드이젠 외(Veldhuijzen et al., 2015)[39]
무릎관절/엉덩관절 골관절염	카나바키 외(Kanavaki et al., 2017)[40]

자폐증	힐리 외(Healy et al., 2021)[41]
자가면역질환	샤리프 외(Sharif et al., 2018)[42]
암	
유방암(치료 중)	라발레 외(Lavallée et al., 2019)[43]
난소암	모리슨 외(Morrison et al., 2020)[44]
전립샘암	폭스 외(Fox et al., 2019)[45]
유방암/자궁내막암 병력	버스 외(Burse et al., 2020)[46]
암 전문의 상담	키오 외(Keogh et al., 2017)[47]
아동/청소년	
유아	헤스키스 외(Hesketh et al., 2017)[48]
장애	맥켄지 외(McKenzie et al., 2021)[49]
낭성 섬유증	덴포드 외(Denford et al., 2020)[50]
지적장애	맥가티와 멜빌(McGarty and Melville, 2018)[51]
치매	반 알펜 외(van Alphen et al., 2016)[52]
당뇨병	
1형당뇨병	브레넌 외(Brennan et al., 2021)[53]
임신	
임신중	해리슨 외(Harrison et al., 2018)[54], 콜 외(Coll et al., 2017)[55]
산후	라이언 외(Ryan et al., 2021)[56]
폐 재활	로빈슨 외(Robinson et al., 2018)[57]
건강한 식습관	
아동/청소년	셰퍼드 외(Shepherd et al., 2006)[58]
임신-산후	라이언 외(Ryan et al., 2021)[56]
신체적 어려움	웨더릴 외(Wetherill et al., 2021)[59]

* 참고: 일부 측정 도구는 저작권 보호를 받으며, 사용 또는 복제하기 위해서는 허가가 필요하다.

참고문헌

1. de Mestral, Carlos, Silvia Stringhini, and Pedro Marques-Vidal. "Barriers to Healthy Eating in Switzerland: A Nationwide Study." *Clinical Nutrition*, 35, no. 6 (2016): 1490–1498.

2. Kelly, Sarah, StevenMartin, IslaKuhn, AndyCowan, CarolBrayne, and Louise Lafortune. "Barriers and Facilitators to the Uptake and Maintenance of Healthy Behaviours by People at Mid-life: A Rapid Systematic Review." *PLoS One*, 11, no. 1 (2016).

3. McMorrow, Liam, Anne Ludbrook, Jennie I. Macdiarmid, and Damilola Olajide. "Perceived Barriers towards Healthy Eating and Their Association with Fruit and Vegetable Consumption." *Journal of Public Health*, 39, no. 2 (2017): 330–338.

4. Osuji, Thearis, Sarah Lovegreen, Michael Elliott, and Ross C. Brownson. "Barriers to Physical Activity among Women in the Rural Midwest." *Women & Health*, 44, no. 1 (2016): 41–55.

5. de Pinho, Maria Gabriela Matias, Joreintje Mackenbach, Hélène Charreire, Jean-Michel Oppert, Helga Bárdos, Ketevan Glonti, Harry Rutter, Sofie Compernolle, Ilse De Bourdeaudhuij, Joline W.J. Beulens, Johannes Burg, Jeroen Lakerveld. "Exploring the Relationship between Perceived Barriers to Healthy Eating and Dietary Behaviours in European Adults." *European Journal of Nutrition*, 57, no. 5 (2018): 1761–1770.

6. Sogari, Giovanni, Catalina Velez-Argumedo, Miguel I. Gómez, and Cristina Mora. "College Students and Eating Habits: A Study Using an Ecological Model for Healthy Behavior." *Nutrients*, 10, no. 12 (2018): 1823.

7. de Mestral, Carlos, Saman Khalatbari-Soltani, Silvia Stringhini, and Pedro Marques-Vidal. "Fifteen-year Trends in the Prevalence of Barriers to Healthy Eating in a High- income Country." *The American Journal of Clinical Nutrition*, 105, no. 3 (2017): 660–668.

8. Munt, Alex E., Stephanie R. Partridge, and M. Allman-Farinelli. "The Barriers and Enablers of Healthy Eating Among Young Adults: A Missing Piece of the Obesity Puzzle: A Scoping Review." *Obesity Reviews*, 18, no. 1 (2017): 1–17.

9. Hoare, Erin, Bill Stavreski, Garry L. Jennings, and Bronwyn A. Kingwell. "Exploring Motivation and Barriers to Physical Activity among Active and Inactive Australian Adults." *Sports*, 5, no. 3 (2017): 47.

10. Joseph, Rodney P., Barbara E. Ainsworth, Colleen Keller, and Joan E. Dodgson.

"Barriers to Physical Activity among African American Women: An Integrative Review of the Literature." *Women & Health*, 55, no. 6 (2015): 679–699.

11. Spiteri, Karl, David Broom, Amira Hassan Bekhet, John Xerri de Caro, Bob Laventure, and Kate Grafton. "Barriers and Motivators of Physical Activity Participation in Middle-aged and Older Adults—A Systematic Review." *Journal of Aging and Physical Activity*, 27, no. 6 (2019): 929–944.

12. Heesch, Kristiann C., and Louise C. Mâsse. "Lack of Time for Physical Activity: Perception or Reality for African American and Hispanic Women?" *Women & Health*, 39, no. 3 (2004): 45–62.

13. Escoto, Kamisha Hamilton, Melissa Nelson Laska, Nicole Larson, Dianne Neumark-Sztainer, and Peter J. Hannan. "Work Hours and Perceived Time Barriers to Healthful Eating Among Young Adults." *American Journal of Health Behavior*, 36, no. 6 (2012): 786–796.

14. Glasgow, Russell E. *Perceived Barriers to Self-management and Preventive Behaviors*. National Cancer Institute, Bethesda, MD. (2008). Retrieved from: https://cancercontrol. cancer.gov/sites/default/files/2020-06/barriers.pdf.

15. Michaelidou, Nina, George Christodoulides, and Katerina Torova. "Determinants of healthy eating: A cross-national study on motives and barriers." *International Journal of Consumer Studies*, 36, no. 1 (2012): 17–22.

16. Ashton, Lee M., Melinda J. Hutchesson, Megan E. Rollo, Philip J. Morgan, and Clare E. Collins. "Motivators and Barriers to Engaging in Healthy Eating and Physical Activity: A Cross-sectional Survey in Young Adult Men." *American Journal of Men's Health*, 11, no. 2 (2017): 330–343.

17. Wang, Jing, Lei Ye, Yaguang Zheng, and Lora E. Burke. "Impact of Perceived Barriers to Healthy Eating on Diet and Weight in a 24-month Behavioral Weight Loss Trial." *Journal of Nutrition Education and Behavior*, 47, no. 5 (2015): 432–436.

18. Schoeny, Michael E., Louis Fogg, Susan W. Buchholz, Arlene Miller, and JoEllen Wilbur. "Barriers to Physical Activity as Moderators of Intervention Effects." *Preventive Medicine Reports*, 5 (2017): 57–64.

19. Reichert, Felipe F., Aluísio JD Barros, Marlos R. Domingues, and Pedro C. Hallal. "The Role of Perceived Personal Barriers to Engagement in Leisure-time Physical Activity." *American Journal of Public Health*, 97, no. 3 (2007): 515–519.

20. Ross, Anna M., and Trish Melzer. "Beliefs as Barriers to Healthy Eating and Physical Activity." *Australian Journal of Psychology*, 68, no. 4 (2016): 251–260.

21. Brown, Wendy J., Kristiann C. Heesch, and Yvette D. Miller. "Life Events and

Changing Physical Activity Patterns in Women at Different Life Stages." *Annals of Behavioral Medicine*, 37, no. 3 (2009): 294–305.

22. Shin, Cha-Nam, Young-Shin Lee, and Michael Belyea. "Physical Activity, Benefits, and Barriers across the Aging Continuum." *Applied Nursing Research*, 44 (2018): 107–112.

23. Sequeira, Sebastião, Cristina Cruz, Diogo Pinto, Luís Santos, and Adilson Marques. "Prevalence of Barriers for Physical Activity in Adults According to Gender and Socioeconomic Status." *British Journal of Sports Medicine*, 45, no. 15 (2011): A18–A19.

24. Ball, Kylie, David Crawford, and Neville Owen. "Obesity as a Barrier to Physical Activity." *Australian and New Zealand Journal of Public Health*, 24, no. 3 (2000): 331–333.

25. Rye, James A., Sheila L. Rye, Irene Tessaro, and Jay Coffindaffer. "Perceived Barriers to Physical Activity According to Stage of Change and Body Mass Index in the West Virginia Wisewoman Population." *Women's Health Issues: Official Publication of the Jacobs Institute of Women's Health*, 19, no. 2 (2009): 126–134.

26. Moreno-Llamas, Antonio, Jesús García-Mayor, and De la Cruz-Sánchez. "Physical Activity Barriers According to Social Stratification in Europe." *International Journal of Public Health*, 65, no. 8 (2020): 1477–1484.

27. Herazo-Beltrán, Yaneth, Yisel Pinillos, José Vidarte, Estela Crissien, Damaris Suarez, and Rafael García. "Predictors of Perceived Barriers to Physical Activity in the General Adult Population: A Cross-sectional Study." *Brazilian Journal of Physical Therapy*, 21, no. 1 (2017): 44–50.

28. Pelletier, Chelsea A., Nicole White, Annie Duchesne, and Larine Sluggett. "Barriers to Physical Activity for Adults in Rural and Urban Canada: A Cross-sectional Comparison." *SSM-Population Health*, 16 (2021).

29. Reed, Jill R., Bernice C. Yates, Julia Houfek, Wayne Briner, Kendra K. Schmid, and Carol Pullen. "A Review of Barriers to Healthy Eating in Rural and Urban Adults." *Online Journal of Rural Nursing and Health Care*, 16, no. 1 (2016): 122–153.

30. Becker, Tyler Brian, Dawn Contreras, and Olivia Porth. "Differences in Eating and Physical Activity Behaviors, and Perceived Accessibility and Availability Barriers between Midwestern Rural and Urban Adults." *Journal of Hunger & Environmental Nutrition*, (2021): 1–16.

31. Wilcox, Sara, Cynthia Castro, Abby C. King, Robyn Housemann, and Ross C. Brownson. "Determinants of Leisure Time Physical Activity in Rural Compared

with Urban Older and Ethnically Diverse Women in the United States." *Journal of Epidemiology & Community Health*, 54, no. 9 (2000): 667–672.

32. Eyler, Amy A. "Personal, Social, and Environmental Correlates of Physical Activity in Rural Midwestern White Women." *American Journal of Preventive Medicine*, 25, no. 3 (2003): 86–92.

33. Sørensen, Marit, and Diane L. Gill. "Perceived Barriers to Physical Activity across Norwegian Adult Age Groups, Gender and Stages of Change." *Scandinavian Journal of Medicine & Science in Sports*, 18, no. 5 (2008): 651–663.

34. Armitage, Christopher J., and Madelynne A. Arden. "A Volitional Help Sheet to Increase Physical Activity in People with Low Socioeconomic Status: A Randomised Exploratory Trial." *Psychology and Health*, 25, no. 10 (2010): 1129–1145.

35. Sun, Ran, Jeffrey M. Rohay, Susan M. Sereika, Yaguang Zheng, Yang Yu, and Lora E. Burke. "Psychometric Evaluation of the Barriers to Healthy Eating Scale: Results from Four Independent Weight Loss Studies." *Obesity*, 27, no. 5 (2019): 700–706.

36. Sechrist, Karen R., Susan Noble Walker, and Nola J. Pender. "Development and Psychometric Evaluation of the Exercise Benefits/Barriers Scale." *Research in Nursing & Health*, 10, no. 6 (1987): 357–365.

37. McAuley, Edward. "The Role of Efficacy Cognitions in the Prediction of Exercise Behavior in Middle-Aged Adults." *Journal of Behavioral Medicine*, 15, no. 1 (1992): 65–88.

38. Rogers, Laura Q., Kerry S. Courneya, Steve Verhulst, Steve Markwell, Victor Lanzotti, and Prabodh Shah. "Exercise Barrier and Task Self-Efficacy in Breast Cancer Patients during Treatment." *Supportive Care in Cancer*, 14, no. 1 (2006): 84–90.

39. Veldhuijzen, van Zanten, J. C. S. Jet, Peter C. Rouse, Elizabeth D. Hale, Nikos Ntoumanis, George S. Metsios, Joan L. Duda, and George D. Kitas. "Perceived Barriers, Facilitators and Benefits for Regular Physical Activity and Exercise in Patients with Rheumatoid Arthritis: A Review of the Literature." *Sports Medicine*, 45, no. 10 (2015): 1401–1412.

40. Kanavaki, Archontissa M., Alison Rushton, Nikolaos Efstathiou, Asma Alrushud, Rainer Klocke, Abhishek, and Joan L. Duda. "Barriers and Facilitators of Physical Activity in Knee and Hip Osteoarthritis: A Systematic Review of Qualitative Evidence." *BMJ Open*, 7, no. 12 (2017): e017042.

41. Healy, Sean, Benjamin Brewer, Paige Laxton, Brittany Powers, Julie Daly, Joseph

McGuire, and Freda Patterson. "Brief Report: Perceived Barriers to Physical Activity among a National Sample of Autistic Adults." *Journal of Autism and Developmental Disorders*, (2021): 1–9.

42. Sharif, K., A. Watad, N. L. Bragazzi, M. Lichtbroun, H. Amital, and Y. Shoenfeld. "Physical Activity and Autoimmune Diseases: Get Moving and Manage the Disease." *Autoimmunity Reviews*, 17, no. 1 (2018): 53–72.

43. Lavallée, Jacqueline F., Shanara Abdin, James Faulkner, and Margaret Husted. "Barriers and Facilitators to Participating in Physical Activity for Adults with Breast Cancer Receiving Adjuvant Treatment: A Qualitative Metasynthesis." *Psycho-Oncology*, 28, no. 3 (2019): 468–476.

44. Morrison, Kittani S., Catherine Paterson, Celeste E. Coltman, and Kellie Toohey. "What Are the Barriers and Enablers to Physical Activity Participation in Women with Ovarian Cancer? A Rapid Review of the Literature." *Seminars in Oncology Nursing*, 36, no. 5 (2020): 151069.

45. Fox, Louis, Theresa Wiseman, Declan Cahill, Katharina Beyer, Nicola Peat, Elke Rammant, and Mieke Van Hemelrijck. "Barriers and Facilitators to Physical Activity in Men with Prostate Cancer: A Qualitative and Quantitative Systematic Review." *Psycho-Oncology*, 28, no. 12 (2019): 2270–2285.

46. Burse, Natasha R., Nishat Bhuiyan, Scherezade K. Mama, and Kathryn H. Schmitz. "Physical Activity Barriers and Resources among Black Women with a History of Breast and Endometrial Cancer: A Systematic Review." *Journal of Cancer Survivorship*, 14, no. 4 (2020): 556–577.

47. Keogh, Justin WL., Alicia Olsen, Michael Climstein, Sally Sargeant, and Lynnette Jones. "Benefits and Barriers of Cancer Practitioners Discussing Physical Activity with Their Cancer Patients." *Journal of Cancer Education*, 32, no. 1 (2017): 11–15.

48. Hesketh, Kathryn R., Rajalakshmi Lakshman, and Esther MF van Sluijs. "Barriers and Facilitators to Young Children's Physical Activity and Sedentary Behaviour: A Systematic Review and Synthesis of Qualitative Literature." *Obesity Reviews*, 18, no. 9 (2017): 987–1017.

49. Mckenzie, Georgia, Claire Willis, and Nora Shields. "Barriers and Facilitators of Physical Activity Participation for Young People and Adults with Childhood-Onset Physical Disability: A Mixed Methods Systematic Review." *Developmental Medicine & Child Neurology*, 63, no. 8 (2021): 914–924.

50. Denford, Sarah, Samantha van Beurden, Paul O'Halloran, and Craig Anthony Williams. "Barriers and Facilitators to Physical Activity among Children,

Adolescents, and Young Adults with Cystic Fibrosis: A Systematic Review and Thematic Synthesis of Qualitative Research." *BMJ Open*, 10, no. 2 (2020): e035261.

51. McGarty, Arlene M., and Craig A. Melville. "Parental Perceptions of Facilitators and Barriers to Physical Activity for Children with Intellectual Disabilities: A Mixed Methods Systematic Review." *Research in Developmental Disabilities*, 73 (2018): 40–57.

52. van Alphen, Helena J.M., Tibor Hortobagyi, and Marieke JG van Heuvelen. "Barriers, Motivators, and Facilitators of Physical Activity in Dementia Patients: A Systematic Review." *Archives of Gerontology and Geriatrics*, 66 (2016): 109–118.

53. Brennan, Marian C., Janie A. Brown, Nikos Ntoumanis, and Gavin D. Leslie. "Barriers and Facilitators of Physical Activity Participation in Adults Living with Type 1 Diabetes: A Systematic Scoping Review." *Applied Physiology, Nutrition, and Metabolism*, 46, no. 2 (2021): 95–107.

54. Harrison, Anne L., Nicholas F. Taylor, Nora Shields, and Helena C. Frawley. "Attitudes, Barriers and Enablers to Physical Activity in Pregnant Women: A Systematic Review." *Journal of Physiotherapy*, 64, no. 1 (2018): 24–32.

55. Coll, Carolina VN, Marlos R. Domingues, Helen Gonçalves, and Andréa D. Bertoldi. "Perceived Barriers to Leisure-Time Physical Activity during Pregnancy: A Literature Review of Quantitative and Qualitative Evidence." *Journal of Science and Medicine in Sport*, 20, no. 1 (2017): 17–25.

56. Ryan, Rachel A., Hope Lappen, and Jessica Dauz Bihuniak. "Barriers and Facilitators to Healthy Eating and Physical Activity Postpartum: A Qualitative Systematic Review." *Journal of the Academy of Nutrition and Dietetics*, 122, no. 3 (2021): 602–613.

57. Robinson, Hayley, Veronika Williams, Ffion Curtis, Christopher Bridle, and Arwel W. Jones. "Facilitators and Barriers to Physical Activity Following Pulmonary Rehabilitation in COPD: A Systematic Review of Qualitative Studies." *NPJ Primary Care Respiratory Medicine*, 28, no. 1 (2018): 1–12.

58. Shepherd, Jonathan, Angela Harden, Rebecca Rees, Ginny Brunton, Jo Garcia, Sandy Oliver, and Ann Oakley. "Young People and Healthy Eating: A Systematic Review of Research on Barriers and Facilitators." *Health Education Research*, 21, no. 2 (2006): 239–257.

59. Wetherill, Marianna S., Ashten R. Duncan, Hartley Bowman, Reagan Collins, Natalie Santa-Pinter, Morgan Jackson, Catherine M. Lynn, Katherine Prentice, and Mary Isaacson. "Promoting Nutrition Equity for Individuals with Physical

Challenges: A Systematic Review of Barriers and Facilitators to Healthy Eating." *Preventive Medicine*, 153 (2021): 106723.

제10장

강점 활용

10.1 서론

 생활습관 처방과 같은 목표에 부합하도록 행동을 모니터링하고 바꾸는 과정은 가장 단순한 형태의 자기조절(self-regulation)이다. 보다 복잡한 형태의 "자기조절은 개인이 설정한 목표를 달성하기 위해 내부의 신호, 환경적 자극, 타인의 피드백에 따라 자신의 행동, 주의력, 감정 및 인지 전략을 유연하게 활성화하고, 모니터링하고, 억제하고, 인내하며 조정하는 능력"이다.[1] 자기조절은 톱니바퀴 시스템으로 시각화할 수도 있는데, 이는 환자가 습득하고 활성화하며 유지해야 하는 자기통제 능력이나 기술을 나타낸다. 이러한 능력과 기술에는 자기모니터링, 목표 설정 및 검토, 실행 의도, 행동 및 대처 계획, 장벽 및 문제 해결, 시간 관리, 개인화된 피드백 수용, 억제력, 감정 조절 및 통제, 자기대화, 인지적/긍정적 리프레이밍(cognitive/positive reframing)이 포함된다.

이상적으로, 의료인과 생활습관의학팀은 환자가 자기조절 능력을 갖추고, 개발하고, "원활하게" 작동시킬 수 있도록 도와주어야 한다. 하지만 시간은 제한되어 있다. 또한, 식습관과 신체활동을 포함한 건강 행동을 개선하기 위한 중재의 결과를 종합한 2건의 메타분석에 따르면, 자기조절을 통해 행동을 변화시키는 기법의 효과는 낮거나 중간 정도였으며 일관성도 없었다.[2, 3] 일부 일관성이 없는 것은 제한된 연구의 방법론적 문제 때문이기도 하지만, 이러한 결과는 건강 행동을 성공적으로 자기조절하는 데 많은 어려움이 따르며, 새로운 해결책이 필요하다는 것을 강조한다. 이 장에서는 환자와 의료인이 만날 수 있는 시간이 제한적일 때, 생활습관 처방의 자기조절 성공률을 높일 수 있는 보다 단순화된 두 가지 접근법, 즉 '계기(trigger)'와 '반응(response)'에 대해 살펴보고자 한다.

10.2 근거 요약

▷ 10.2.1 계기

자기조절을 정상성(normalcy, 나의 일정, 습관 등 일정한 상태 - 역자 주)이 방해받았을 때 행동을 모니터링하고 변화시키는 과정으로 본다면, 환자-의료인 간 상호작용, 선별 검사, 임상적 또는 행동적 진단은 개인적 불일치(personal discrepancy)를 인식시킴으로써 환자의 정상성을 방해할 수 있다. 자기조절의 피드백처리모델(feedback processing model)에 따르면, 변화하고자 하는 욕구는 자신이 어떤 기준에 못 미친다는 불일치를 인식할 때 시작된다.[4] 예를 들어, 혈액검사 수치가 기준에 도달하지 못했거나, 식이 섭취 또는 신체활동 수준이 부족하거나, 과체중이나 고혈압 또는 당뇨병을 진단받은 경우 등이 해당된다. 이러한 불일치는 이후 불일치 자체 또는 이와 관련된 부정적인 감정을 줄이거나 긍정적인 감정을 회복하려는 노력의 불씨, 즉 '계기'가 된다고 여겨진다. 인지부조화이론(Dissonance theory)이나 자기결정성이론(예: 동기면담)에 기반한 다른 주요 접근법들도 행동 변화를 촉발하기 위해 불일치를 찾아내는 것이 중요하다고 강조한다.

의학적 계기(medical triggers)란, 질병의 진단이나 건강상의 염려와 관련되어 변화를 촉발하는 불씨를 말한다. 실제로 체중의 10% 이상을 감량하고 1년 이상 유지한 사람들의 사례에서 의학적 계기가 체중 감량을 위한 성공적인 계기로 작용했음이 보고된 바 있다.[5] 금연 관련 연구에서도 의학적 계기(예: 심근경색)가 금연할 가능성을 크게 높인 것으로 나타났다.[6] 그러나 인식된 불일치가 모두 긍정적인 변화의 계기가 되는 것은 아니다. 예를 들어, 환자 A와 B는 혈당 수치가 110mg/dL로 당뇨병전단계에 해당한다는 동일한 불일치를 인식했고, 이것이 건강하지 않은 식습관과 연관되어 있다는 설명을 동일하게 들었지만, 환자 A는 행동 변화를 결심한 반면, 환자 B는 그렇지 않았다. 우리는 이렇게 질문할 수 있다.

왜 어떤 불일치는 변화의 계기로 인식되지만, 어떤 것은 그렇지 않을까?

긍정적인 행동 변화와 행동의 자기조절을 촉발하는 불일치는 개인이 생각하는 의미, 가치관, 신념과 연결되어 있을 가능성이 높다. 이와 관련해 의학적 계기는 특정 환자에게 더욱 깊은 의미나 이유와 연결될 때 더 효과적이라는 이론도 제시된다.[7] 예를 들어, 행동을 조절하게 하는 가장 흔한 계기가 되는 사건은 개인이 염려했던 건강상의 문제가 진단되거나, 외모를 개선하고 싶거나, 감정적 또는 지속적인 불만과 관련된 경우이다.[5, 8, 9]

의료인의 다음 과제는 어떤 건강 문제나 불일치가 환자에게 개인적으로 어떤 의미가 있는지 파악하는 것이다. 이는 그러한 불일치나 건강 문제를 건강한 행동 변화를 유발하는 의학적 계기로 전환하기 위한 전제조건이 된다. 우리는 다시 이런 질문을 던질 수 있다.

왜 어떤 불일치는 의미 있게 인식되지만, 다른 것은 그렇지 않을까?

이 질문에 대한 수많은 답변이 제시되어 있다. 그러나 환자와 의료인이 만나는 시간이 제한되어 있는 상황에서 임상에 적용할 수 있는 실질적인 해법은 매우 드물다. 이에 우리는 세 가지 고려사항을 제안한다. 즉 욕구(Needs), 가치(Values), 과거의 경험(Past Experiences)이다.

10.2.1.1 욕구

매슬로우의 욕구위계이론에 따르면, 사람들은 '생리적 욕구'에서 '자아실현 욕구'에 이르기까지 점진적으로 더 높은 수준의 욕구를 충족시키기 위한 행동을 추구하고 자기조절한다. 매슬로우는 이렇게 말한다. "건강한 사람은 본질적으로 자신의 잠재력과 역량을 최대한으로 개발하고 실현하려는 욕구에 의해 동기 부여되어 있다고 간단히 말할 수 있을 것이다."[10] 욕구 충족을 통한 발전은 총체적으로 이루어지며, 특정 시점에 개인은 각 단계별 욕구가 일정 비율만큼 충족된 상태에 있다.

- 생리적 욕구: 항상성 유지(예: 혈액 내 수분 함량, 영양, 체온 등); 특히 성적 욕구와 생존을 위한 생리적 충동(예: 음식과 음료, 주거, 의복 등)
- 안전 욕구: 자신과 가족의 안전에 대한 관심; 위험 요소(예: 자연환경, 범죄, 공포 등)로부터의 보호; 재정적 안정; 비상 상황(예: 전쟁, 질병, 자연재해 등)에 대한 염려
- 애정 욕구: 사랑(섹스와 동의어가 아님)을 주고받고, 애정을 느끼고, 소속감과 유대감을 경험하려는 욕구
- 존중 욕구: 자신에 대한 안정적이고 높은 평가, 존중, 가치, 자존감에 대한 열망; 자신감, 성취감, 유능감; 명예, 명성에 대한 욕구
- 자아실현 욕구: 자아 성취, 자신의 잠재력과 능력을 실현하는 것; 자신에게 맞는 일을 하는 것, "사람은 무엇이든 될 수 있고, 반드시 되어야 한다"는 욕구

안타깝게도 욕구위계이론을 임상 또는 건강 코칭 실무에 활용한 연구는 제한적이다. 단, 호스피스 치료,[11] 혈액 투석 치료,[12] 1형당뇨병,[13] 약학 모델,[14] 의료 종사자[15]와 전공의의 웰니스,[16] 관상동맥질환 수술 중재[17] 등

에서는 예외적으로 적용된 바 있다. 요약하면, 생활습관 처방은 하위 수준의 욕구 충족에만 국한되지 않고, 상위 수준의 욕구 충족을 돕기 위해 조정될 수 있다. 예를 들어 다음과 같다.

'생리적 욕구' 및 '안전 욕구'의 경우, 생활습관 처방은 질병 위험 요인을 개선하거나 재정적 부담(예: 약값 절감, 예산에 맞는 건강한 식단)을 완화함으로써 이러한 욕구를 충족시키는 데 도움이 될 수 있다. 그러나 다른 측면에서 생리적 욕구의 충족, 예를 들어 고지방, 고당분 음식에 대한 갈망이나 에너지를 소모하지 않으려는 성향은, 건강하지 않은 음식을 먹고 신체활동이 부족한 일상적 행동을 (지방과 당분이 적은) 건강한 음식을 먹고 (에너지를 소모하는) 신체활동을 하도록 바꾸기 어렵게 만들 수 있다.

'애정 욕구'의 경우, 생활습관 처방은 사랑과 소속의 욕구를 충족시키는 데 도움이 될 수 있다(예: 그룹 활동이나 요리 교실, 걷기 모임, 사회 활동, 가족과 함께하는 요리, 지역사회 봉사에 적극적으로 참여하기 등). 또한 지역 모임이나 행사, 종교 활동과 같이 의미 있는 사회적 상호작용을 처방하는 것도 긍정적인 효과를 가져온다.[18-20] 특히 교회 예배 참석이 모든 원인에 의한 사망률을 낮추는 효과 크기(effect size, 여기서는 예배에 참석하는 사람과 참석하지 않는 사람 간의 차이 - 역자 주)가 신체활동, 금연, 과일과 채소 섭취 등 중요한 예방적 생활습관 처방에 따른 효과 크기와 유사하다는 점이 주목된다.[21]

'존중 욕구'와 '자아실현 욕구'의 경우, 생활습관 처방이 환자의 현재 상태에 맞게 조정되면, 이러한 상위 욕구를 충족시키는 데 도움이 될 수 있다. 또한, 도전에 직면했을 때 자신감과 희망을 키워 주고, 자존감(self-esteem)과 자신의 가치, 개인적 강점을 성장시킬 수 있는 연결과 기회를 제공함으로써, 각자가 인생에서 가장 의미 있다고 여기는 목적을 달성하도록 도울 수 있다. 주의할 점은, 여기서 말하는 자존감은 고대의 '부정적인' 자존감 개념(예: 자만심, 자기애)과는 다르다는 것이다. 고대의 자존감은 자신의 자아와 육체에 대한 맹목적이고 열렬한 사랑으로서, 교만을 낳고 쾌락과 격정을 통해 지배와 통제를 표현하는 것으로 여겨졌다. 여기서 말하는 자존감은 반드시 영적 차원을 포함할 필요는 없다(예: 신이 아닌 인간을 기쁘게 하기 위한 자기영광 추구). 그러나 자아실현을 향한 과정을 성장의 과정으로 보는 사람들, 즉 도토리가 참나무로 자라듯이 자신의 잠재력을 최대한 발휘하여 자유롭게 성장하는 과정으로 바라보는 사람들에게는 영적 차원이 포함될 수도 있다.

10.2.1.2 가치

욕구위계이론과 마찬가지로, 자기인식(자기개념), 자기평가(자존감), 자기가치(자부심)는 여러 영역으로 구성된 계층 구조의 맨 위에 놓이는 것으로 개념화된다. 예를 들어, 전반적인 또는 총체적인 자존감은 직업적 역량, 사회적 역량, 신체적 자부심과 같은 여러 가지 하위 영역으로 구성된다.[22] 신체적 자부심 영역은 다시 신체 상태, 운동 능력, 신체적 매력, 체력, 인지된 건강 상태와 같은 하위 영역으로 나뉜다. 이러한 계층 구조는 더 확장되어, 하위 영역에 대한 환자의 태도, 타인 또는 이상적 자아와의 비교, 하위 영역에 부여하는 중요도까지 포함될 수 있다.[23]

일반적으로, 우리가 자신에 대해 갖는 전반적인 인식과 평가는 자신이 가치 있게 여기는 하위 영역에서 자신만의 특정 기준을 충족하느냐에 따라 달라진다. 크로커(Crocker)와 동료들이 요약한 것처럼, "자부심의 조건성(contingency)은 자기조절을 촉진할 수 있다. 왜냐하면 사람들은 특정 조건이 되는 영역에서 성공하려 하고, 실패를 피하려고 하는 동기가 매우 강하기 때문이다. 하지만 자존감의 상승은 즐겁고, 자존감의 하락은 고통스럽기 때문에 자존감을 보호하고, 유지하고, 높이려는 것 자체가 우선적인 목표가 될 수 있다. 이로 인해 자기조절을 함에 있어 여러 함정에 빠질 수 있으며, 특히 과제가 어렵고 실패할 가능성이 높을 때 그 위험은 더 커진다."[24]

일반적인 선별 검사상의 이상, 건강 문제, 질병의 진단은 만약 그것이 계층 구조에서 개인이 가치 있게 여기는(즉, 개인적으로 의미 있는) 하위 영역을 위협한다고 인식될 경우, 자부심의 조건성을 활성화시킬 수 있다. 사회적자기보존이론(Theories of social self-preservation)에 따르면, 이처럼 자부심이 위협받는 상황에서는 자신이 인식하는 자아의 온전함과 자아관을 회복하기 위해 행동을 자기조절하게 된다.[25, 26] 이러한 관점에서 볼 때 의료인은 이 회복 과정을 도와 환자의 과거, 현재, 미래의 자아관에 긍정적인 영향을 줄 수 있다. "경험으로부터 의미를 만들어 내고자 하는 우리의 욕구는 우리의 자기개념을 형성하고, 자기개념에 의해 형성되기도 한다."[27]

이를 위한 한 가지 방법은 진단에 따른 불일치를 환자가 가치 있게 여기는 하위 영역과 연결하여 건강을 회복하는 과정으로 이어지게 하는 것이다. 예를 들어, 어떤 환자가 이상적인 체중보다 15파운드가 더 나간다는 진단을 받았다면, (1) 이 진단이 하위 영역들 중 어느 하나에라도 위협이 되는지, (2) 만약 그렇다면 어떤 하위 영역인지 파악한다. 의료인이 환자의 건강에 대한 위협을 강조하는데, 건강은 그 환자가 가치 있게 여기는 하위 영역이 아니라면, 그 환자는 생활습관 처방을 따를 동기가 생기지 않을 수 있다. 반면에 환자가 신체적 매력과 신체 상태(또는 직업, 사회적 지위, 영성 등)를 가치 있는 영역으로 여긴다면, 과체중 진단은 해당 영역에 대한 위협으로 인식될 수 있다. 이 경우, 환자는 자아관을 회복하기 위한 수단으로 행동을 자기조절하기로 선택할 것이며, 비록 그 선택이 항상 건강한 방식으로 이루어지는 것은 아닐지라도, 의료인이 주의를 기울여야 할 부분이다.[7, 28]

요약하면, 일상적인 진료 과정에서 발생하는 의학적 계기는 환자의 전반적인 가치관 및 자부심과 연결된 자아의 하위 영역을 위협할 수 있다. 의료인은 환자가 가장 가치 있게 여기는 자부심의 (하위) 영역이 무엇인지 파악함으로써 환자의 자기조절을 도울 수 있으며, 생활습관 처방을 지지적이고 환자와 조화로운 방식으로 제시할 수 있고, 환자가 자부심을 회복하기 위해 선택할 수 있는 건강하지 않은 행동에 대응할 수 있다. 또한, 생활습관 처방에 참여하는 경험은 계층 구조의 하위 수준에서 인식된 가치 자체를 긍정적으로 변화시킬 수 있다. 신체활동 참여가 신체적 자부심을 향상시키고, 그 결과 성인과 청소년 모두에서 전반적인 자존감 향상으로 이어진다는 연구 결과들이 이를 뒷받침한다.[29-31]

10.2.1.3 과거의 경험

환자는 의학적 계기와 생활습관 처방에 대한 자신의 반응을 과거의 경험에 비추어 해석할 것이다. 환자가 이전에 이러한 진단을 받은 적이 있는가? 환자가 이전에 변화를 시도한 적이 있었는가? 있었다면, 그 시도는 성공적이었다고 느꼈는가? 환자는 자신이 변화할 수 있다는 자신감이 있는가? 건강한 생활습관이나 특정 행동에 대한 환자의 태도는 어떠한가? 지루해하는가, 즐거워하는가, 어려워하는가, 쉽게 생각하는가, 도움이 된다고 여기는가 아닌가?

과거의 경험은 쾌락적일 수 있으며, 이는 생활습관 처방을 실천하는 것이 즐거울지 아니면 고통스러울지 판단하는 데 영향을 주고, 이에 따라 환자는 이를 따르거나 피하게 된다. 또한 과거의 경험은 성찰적일 수도 있으며, 가치관, 태도, 감정, 두려움 등이 결합되어 환자의 반응에 영향을 미친다. 기근이나 빈곤을 경험한 기억, 어린 시절 과일과 채소를 거의 먹지 못한 환경, 문화나 전통이 현재의 건강한 식습관에 미치는 영향 등 과거의 사회문화적, 환경적 요인도 해석에 영향을 준다.[32] 과거 경험에 대한 쾌락적 또는 성찰적 해석과 신체활동에 대한 반응은 현재와 미래의 행동을 형성하는 강력한 요인이 된다.[33] 아동기 부정적 경험(Adverse childhood experiences, ACEs)은 다양한 생활습관 행동에 부정적인 영향을 줄 수 있으며, 건강 결과의 독립적인 예측 변수가 되기도 한다(<박스 10.1> 참고).

박스 10.1 아동기 부정적 경험과 생활습관 처방 고려 사항

우리는 환자들이 현재와 과거의 경험을 가지고 진료 현장에 오며, 이는 건강 문제나 인식된 불일치에 대한 반응뿐만 아니라 생활습관 처방에 대한 참여에도 영향을 미칠 수 있다는 점에 주목했다. 최근 생활습관의학에서는 아동기 부정적 경험에 주목하고 있는데, 이는 건강하지 않은 생활습관과 질병 위험으로 이어지는 중요한 원인으로 작용할 수 있기 때문이다.[35, 38, 39] 예를 들면 다음과 같다.

환자 C는 과일과 채소를 즐겨 먹지만, 건강한 식습관에서는 일관성이 부족한(inconsistent) 경험을 해 왔다. 그녀는 건강한 식품에 대한 접근성이 중간 정도 수준인 유리한 환경에서 살고 있지만, 어린 시절 부정적인 트라우마를 경험했다(원격 원인). 그녀는 현재 스트레스를 많이 받고 있고, 체중 감량에 실패한 경험에서 기인한 학습된 무력감을 가지고 있으며, 혼란스러운 해리 상태에 있다(중간 원인). 그녀는 정크푸드 섭취로 스트레스를 해소하며, 칼로리 제한과 폭식을 반복하면서 체중이 줄었다가 다시 늘어나는 요요 현상을 겪고 있다(근위 원인).

아동기 부정적 경험은 생활습관 처방에 있어 복잡하고 상처받기 쉬운 상황을 만들어 내기 때문에 환자 또는 내담자의 강점을 활용하기 위해서는 더욱 세심하고 정교한 대응이 필요하다. 아동기 부정적 경험은 건강에 해로운 행동을 하고 치료에 순응하지 않는 성향과도 연관된다.[38] 아동기 부정적 경험을 극복한 성인을 대상으로 건강 개선을 위한 일차 진료 중재 효과를 검토한 결과,[40] 가장 일관된 긍정적인 결과가 나타난 중재는 인지행동치료(cognitive behavioral therapy, CBT)였으며, 특히 아동기 부정적 경험을 위해 특별히 개발된 인지행동치료가 효과적이었다. 일반적으로 인지행동치료는 부적절하게 적용된 사고와 행동을 파악하고 수정하여 전반적인 심리적 건강을 개선하고, 나아가 생활습관 변화를 통한 신체 건강을 개선하고자 한다.

이 장에서는 아동기 부정적 경험에 특화된 인지행동치료 및 더 전문적인 치료까지 다루지는 않지만, 이를 기회로 아동기 부정적 경험에 대한 추가 연구의 필요성과 생활습관의학 실무에서 강점 기반 접근법을 확대할 필요성을 강조하고자 한다. 이에 대한 출발점으로, 트라우마가 생활습관과 관련된 질환의 원인이 될 수 있는 환자나 내담자를 대할 때 의료인이 고려해야 할 여섯 가지 기본 원칙을 제시한다.

트라우마 기반 접근법	의료 전문가 (의사, 간호사, 전문간호사 등)	기타 건강 전문가 (물리치료사, 영양사, 피트니스 전문가 등)
안전	안전함과 평온함을 느낄 수 있는 환경을 조성한다. 직원과 내담자 모두 신체적, 심리적으로 안전하다고 느낀다. 전문가는 환자/내담자의 신체를 접촉하기 전에 동의를 구해야 한다.	

트라우마 기반 접근법	의료 전문가 (의사, 간호사, 전문간호사 등)	기타 건강 전문가 (물리치료사, 영양사, 피트니스 전문가 등)
신뢰성 및 투명성	환자의 치료와 관련된 결정은 투명하게 이루어져야 하고, 신뢰 형성 및 유지를 목표로 삼는다.	
협력 및 상호성	권력 역학 관계를 최소화하고, 치료 계획 및 목표 설정 과정에서 환자/내담자의 우려 사항을 묻고, 그 의견을 반영한다.	
권한 부여, 환자의 목소리, 선택권	환자의 강점과 경험을 기반으로 한다. 전문가는 환자를 "치료의 대상"이 아니라, 자신의 목소리로 생활습관 수정 계획을 설계하는 파트너로 보아야 한다. 환자에게는 선택지가 주어져야 하며, 스스로 선택할 수 있도록 자율성을 지지한다.[a]	
과거 경험 및 개인적 차이	개인적 차이(예: 연령, 종교, 문화, 지역, 경제적 지위, 인종/민족, 성별/젠더, 성적 지향 등)와 관련된 과거의 부정적인 경험, 편견, 고정관념, 트라우마에 대해 인식하고 이해한다. 이와 관련된 우려와 요구에 대응할 수 있는 정책, 시스템, 절차를 통합한다.	
동료 지원	의료기관 내에서 운영되거나 협약을 맺은 정신 및 행동 건강 기관에서 제공하는 적절한 동료 지원 그룹에 환자를 연계한다.	내담자가 특정한 우려나 경험을 털어놓는 경우, 의료 제공자와 함께 동료 지원 옵션에 대해 논의하도록 권유한다.

a 차이콥스카 외(Czajkowska et al., 2017)[41]

따라서 생활습관의학이 질병의 "진정한 원인을 치료"하는 것을 목표로 할 때, 그 의미는 위험 요인(예: 혈압, 고혈당, 고콜레스테롤혈증)을 치료하는 것을 넘어서며, 위험을 증가시키는 생활습관 행동들의 근위 원인(proximal cause; 흡연, 잘못된 식습관, 신체활동 부족, 수면 부족 등)까지 폭넓게 다룬다. 더 나아가 중간 원인(예: 과거 경험, 심리적 요인, 스트레스)과 원격 원

인(distal cause; 환경, 기술, 재정 상황, 기타 사회적 결정 요인 등)을 포함한 현재
및 과거의 요인들로 이루어진 계층 구조가 존재한다. 환자는 의료인과
상호작용할 때 이 모든 요소를 가지고 온다.[34-37]

예를 들어, 환자 A와 B는 의료진에게서 혈중 콜레스테롤 수치가 높다
(위험 요인)는 얘기를 들었으며, 이는 주로 건강하지 않은 식습관(근위 원
인)의 결과라는 설명을 들었다고 해 보자.

- 환자 A는 과거에 건강한 식습관과 관련하여 "끔찍한" 경험을 했고,
  그로 인해 채소의 맛에 대한 거부감이 있지만(중간 원인), 건강한 식
  품을 쉽게 구할 수 있는 교외에 거주하고 있다(원격 원인).
- 환자 B는 과거에 건강한 식습관과 관련하여 "어려움"을 겪었고, 그
  로 인해 건강한 식습관을 가질 수 있다는 자신감이 낮고(중간 원인),
  과일과 채소 등 건강한 식품을 구하기가 어려운 시골에 거주하고
  있다(원격 원인).

두 환자를 위한 건강한 식습관 처방을 다음과 같이 조정해 볼 수 있을
것이다.

- 환자 A: 이 환자는 과거의 "끔찍한" 경험이 아마도 어렸을 때 맛없는
  세 가지 채소를 강제로 반복해서 먹었던 데서 비롯된 것 같다고 이
  야기한다. 환자는 지금 모든 채소가 "골판지나 풀처럼" 맛이 없다고
  생각한다. 이에 의료인은 환자에게 간단하면서도 맛있는 채소 요

리 레시피 몇 가지와 채소 요리를 잘하는 식당 몇 곳을 소개해 주고, 직접 먹어 본 뒤 맛있다고 느낀 순서대로 순위를 매겨 보라고 한 뒤, 다음 진료 때 그 결과를 함께 이야기해 보자는 계획을 세운다.

- 환자 B: 이 환자는 "어려웠던" 경험이 아마도 자신의 능력에 대한 확신 부족에서 비롯된 것 같다고 말한다. 이에 따라 자기효능감을 높일 수 있도록 다음과 같이 접근한다. (1) 환자와 함께 상의하여, 다음 주에 아침, 점심, 간식, 저녁 식사로 새로운 레시피 한 가지를 시도해 보는 "도전적이지만 실현 가능한" 과제를 정하고(성공적 수행 경험을 쌓기 위해), (2) 똑같이 건강한 식품을 구하기 어려운 지역에 살고 있지만 건강한 식생활을 잘 실천하고 있는 다른 환자와 연결해 주고(대리 경험을 제공하기 위해), (3) 다음 진료 시 조금 더 시간을 들여, 효과가 있었던 전략과 그렇지 못한 전략을 함께 검토하고 피드백을 제공한다(언어적 설득을 촉진하기 위해).

❯ 10.2.2 반응

환자가 의학적 계기를 긍정적으로 받아들인다면, 복잡한 삶 속에서도 생활습관의학 처방을 받아들이고 실천하려는 동기를 갖게 될 것이다. 하지만 환자가 처방된 생활습관을 실천해 나가기 시작할 때, 즉 말 그대로 "약을 복용하기 시작할 때" 또 다른 차원의 도전 과제들이 환자의 진전을 방해할 수 있다. 비유하자면, 어떤 약은 맛이 좋지만 어떤 약은 쓰다. 큰 알약도 있고 작은 알약도 있다. 처방과 함께 제공되는 지침도 때로는 간단하고 명확하지만, 때로는 복잡하고 혼란스러울 수 있다.

그러나 생활습관 처방은 환자의 선호와 강점에 맞춰 조정할 수 있다는 장점이 있어서, 환자의 현재 상태에 맞게 접근할 수 있고, 생활습관이 곧 약이 되는 상황에서 복약 순응도를 극대화할 수 있다.

10.2.2.1 두 가지 마음

건강 행동 실천 및 연구에서 중요하게 고려되는 것은 어떤 요인들이 행동에 영향을 미치고 행동을 통제하는지 파악하는 것이다. 이러한 문제에 오랫동안 적용되어 온 접근 방식은 행동이 '인지의 부산물'이라는 기본 전제를 바탕으로 한 이론들을 적용하는 것이다. 여기서 인지는 사고와 경험에 관련된 정신적 처리 과정으로 정의된다. 이러한 인지 행동 이론들은 다양한 개별적 요인들(예: 동기, 자기효능감, 의사결정 균형, 사회적 맥락)을 다루고 있지만, 행동의 주요한 결정 요인은 '인지'라는 공통 전제를 공유하고 있다. 이러한 이론과 개념들의 중요성은 분명하지만, 모두 인지에 기반을 두어, 인간의 의사결정이 주로 정보를 합리적으로 평가한 결과에 따라 이루어진다고 가정하고 있다. 그러나 실제로는 그렇게 해야 할 명확한 이유가 있음에도 불구하고 많은 건강 행동이 실행되지 않는 경우가 많으며, 이로 인해 '인간은 합리적으로 행동한다'는 핵심 전제 자체가 도전을 받는다.

이는 생활습관 처방에서도 마찬가지다. 환자가 생활습관 지침을 인식하고 있다고 해서 그것을 이해하고 있다는 뜻은 아니며, 정보 출처(의료 제공자)가 신뢰할 만하다고 여겨도 그 지침을 실제로 따른다는 보장이 없다.[42] 또한 '의도-행동 격차(intention-behavior gap)'라는 다루기 어려운 문

제도 잘 알려져 있다. 즉, 단지 의도만으로는 신체활동이나 식이 행동을 확실하게 예측하기 어렵다.[43]

　이러한 접근법들은 대체로 감정적이고 자동적인 처리 과정의 중요성을 간과하고 있으며, 이러한 변수들을 고려하는 것은 생활습관 처방의 채택을 이해하는 데 매우 중요하다. 이에 대한 대응책으로 등장한 것이 이른바 '이중처리과정이론(dual-process theories)'이다. 이 이론의 핵심 전제는 인간은 "두 가지 마음"을 가지고 있으며, 각각 서로 다른 처리 과정을 통해 행동에 영향을 미친다는 것이다.[44] '제1유형 처리 과정'은 빠르고, 자동적이며, 충동적이고, 노력이 필요 없으며, 무의식적이고, 감정적인 것으로 여겨진다. 이와 대조적으로, '제2유형 처리 과정'은 느리고, 성찰적이며, 의식적이고, 노력이 필요하며, 신중하고, 냉철한 것으로 여겨진다. 제1유형 처리 과정은 대체로 우리의 인식 밖에서 작동하는 반면, 제2유형 처리 과정은 평가적이며 고도의 인지적 작용으로 이루어진다. 이러한 핵심 원칙은 "빠르게 생각하기와 느리게 생각하기"라는 개념으로 잘 요약되는데,[44] 이는 인간의 행동이 단지 정교한 이성적 사고의 결과만으로는 설명될 수 없으며, 훨씬 복합적인 과정을 통해 형성된다는 것을 시사한다.

　신체활동 행동은 이러한 이론이 실제로 어떻게 실현될 수 있는지 보여 주는 훌륭한 예시와 모델을 제공한다. 예를 들어, 한 의료 전문가가 환자 또는 내담자와 상담을 진행하면서 규칙적인 운동에 참여하는 것이 환자에게 유익할 것이라는 판단을 내렸다고 가정해 보자. 이러한 상호작용은 상담 또는 코칭 세션의 성격을 띠며, 대화의 내용과 소통 방식은 환자가 실제로 운동을 시작할지 여부를 결정짓는 핵심 요소가 될 수 있다. 예를 들어, 환자의 자율성을 지지하고 지원을 제공하는 상호작용은 전문가가 일방적으로 운동 처방을 지시하고 강요하는 방식보다 행동 변화로 이어질 가능성이 훨씬 높다.[5, 46] 이처럼 유용한 과정은 사려 깊게 이루어지며, 이는 앞서 설명한 제2유형 처리 과정을 잘 보여 주는 사례이다.

논리적으로 본다면, 운동의 가치를 자율적으로 인식한 사람은 운동을 시작하고 유지할 가능성이 높다고 결론 내릴 수 있다. 그러나 앞서 언급한 것처럼, 인간의 행동은 전적으로 이성적 사고와 목표에 의해서만 이루어지는 것이 아니라, 그 외에 다양한 요인들에 의해서도 영향을 받는다. 따라서 객관적으로 보기에 긍정적인 환자-의료인 간 상호작용이 큰 행동 변화로 이어질 수도 있지만, 반대로 긍정적인 결과를 만들어 내지 못할 수도 있다. 이러한 현상을 이중처리과정이론의 관점에서 설명하려면, 환자가 생활습관 처방을 실천(즉, 약을 복용하는 것과 같은 행위)하는 데 어떻게 반응하는지를 더 깊이 이해해야 한다. 나아가 의료인이 생활습관 처방 내용을 어떻게 조정하면 순응 가능성, 즉 실천 가능성을 높일 수 있는지에 대한 통찰이 필요하다. 비록 건강한 식습관에 관한 연구는 아직 제한적이지만, 운동 관련 문헌에서의 연구 성과는 이러한 복합적인 행동 반응을 이해하는 데 도움이 된다.

10.2.2.2 운동 후의 기분

운동 영역에서 특히 중요한 하나의 요소는 정서와 감정 같은 심리적

요인의 영향이며, 이 글에서는 이를 '기분(mood)'이라고 지칭한다. 운동
에 대한 기분 반응이 중요한 요소라는 점은 점점 더 분명해지고 있다. 운
동을 마친 후의 기분이 운동 전의 기분보다 대체로 더 긍정적이라는 것
은 대부분의 사람들이 오랫동안 알고 있던 사실이다.[47] 물론, 운동 중 특
별히 불쾌하거나 고통스러운 일이 있었다면 운동 후 기분이 나빠질 수도
있다. 그러나 일반적으로 운동은 사람들의 기분이 좋아지게 만드는 경
향이 있다. 그 결과 사람들은 쾌감과 만족감을 주는 운동을 반복하려고
할 것으로 예상되며, 실제로도 그렇다. 하지만 운동이 끝난 후의 기분에
만 초점을 맞추는 것으로는 부족하다.

10.2.2.3 운동 중의 기분

운동 후의 기분뿐만 아니라 운동 중에 느끼는 기분도 운동 경험에서
중요한 또 하나의 요소다. 운동을 마친 후에 기분이 좋아지는 것은 거의
보편적인 현상이지만, 운동 중에 느끼는 기분은 다양하며 여러 요인에
따라 달라진다. 아마도 그중 가장 중요한 요인은 운동 강도로, 이는 단순
히 몸으로 느껴지는 힘듦의 정도와 관련되거나 심혈관계 또는 대사적 부
하와 관련될 수도 있다. 쉽거나 중간 강도의 운동은 대체로 긍정적인 기
분을 일으키는 반면, 다소 강도 높은 운동은 좀 더 복합적인 기분이 들게
하며, 매우 높은 강도의 운동은 일관되게 부정적인 감정을 유발한다.[48]
비교적 쉬운 운동은 그 자체로 편안하고, 우리 몸에 좋은 일을 하고 있다
는 인식이 더해지면서 운동하는 중에도 기분이 좋게 느껴진다. 반면, 강
도가 매우 높은 운동은 과호흡과 대사 부산물(예: 젖산)의 축적 같은 불쾌

한 생리적 반응과 연결되기 때문에 운동 중에 부정적인 기분을 느끼게 하는 경향이 있다.

아마도 고려해야 할 가장 흥미로운 운동 강도는 너무 쉽지도 않고 너무 힘들지도 않은 중간 강도일 것이다. 이 중간 강도는 무산소성 역치(anaerobic threshold) 또는 젖산 역치(lactate threshold)라고 불리는 지점과 가까우며, 중간 강도의 운동을 하며 느끼는 기분 반응은 운동하는 사람의 생각과 인식에 따라 크게 달라진다.[48] 구체적으로 말하면, 운동을 잘 관리할 수 있다는 자신감이 높고 운동하려는 동기가 높은 사람일수록 긍정적으로 평가할 가능성이 크고, 반대로 자신감이나 동기가 낮을수록 부정적인 반응을 보일 가능성이 크다. 한 연구에서는 중간 강도의 운동과 무산소성 역치를 살짝 넘는 강도의 운동을 비교했다. 그 결과, 중간 강도의 운동은 쾌감을 유발한 반면, 고강도 운동은 평균적으로는 중립적인 기분 상태를 만들었지만 개인차가 크게 나타났다.[49] 또한, 매우 격렬하거나 최대 수준의 유산소 운동 중에는 부정적인 기분 반응이 나타날 수도 있다. 기분이 어느 정도는 긍정적으로 유지된다 하더라도, 그 기분이 현저히 저하되었다면 그 자체로 운동 경험을 덜 선호하게 만들 수 있다.

운동 중에 느끼는 기분 반응이 향후 운동 행동을 결정짓는 비교적 강력한 요인이라는 사실이 점점 더 분명해지고 있다. 즉, 운동 후에 긍정적인 기분을 느끼는 것은 바람직하고 좋은 일이지만, 그보다는 운동 중에 어떤 기분을 느꼈는지가 향후 운동 참여 행동과 더 밀접하게 연관되어 있다는 연구 결과가 있다.[50] 이 연구에서는 운동 중의 쾌감이 1단위만 증가해도, 12개월 후에 주간 신체활동 시간이 40분 이상 늘어난다고 추정했다. 이러한 연구 결과는 우리가 운동을 하는 동안 느끼는 좋은 기분이 얼마나 강력하고 중요한 요인인지 잘 보여 준다.

　결론적으로, 운동의 종류와 강도에 상관없이, 운동 후에 인지적으로 형성되는 긍정적인 기분보다는, 운동 중에 느끼는 직접적이고 즉각적인 기분이 더 중요한 것으로 보인다. 이러한 사실은 보다 빠르고 자동적인 '제1유형 처리 과정'과 보다 느리고 숙고적인 '제2유형 처리 과정'의 차이로 연결될 수 있다. 인간의 행동은 부분적으로 정교하고 매우 인지적인 요인들에 의해 영향을 받기도 하지만, 동시에 유쾌함과 불쾌함에 대한 즉각적이고 본능적인 요인, 즉 더 원초적이고 무의식적인 요인에 의해 크게 좌우되기도 한다. 운동 처방을 조정하고 모니터링하는 방법에 대한 논의는 10.3절에서 다룬다.

10.3 임상 적용

　임상 적용을 위해 "강점 활용"에 초점을 맞출 것이다. 개인의 강점은 자아실현 수준을 높이는 데 핵심적인 개인의 특성이나 자질로 여겨진다. 이러한 강점은 의학적 계기와 생활습관 처방이 개인에게 의미 있는 욕구, 가치관, 자부심, 자기결정과 연결될 때 성공적인 자기조절을 가능하게 하는 자원으로 활용될 수 있다.

　자아의 위계 구조와 욕구 충족 단계를 따라 발전해 나가는 과정은 곧 가치관, 자율성(자기결정), 목적, 건강, 웰빙이 함께 향상되는 과정으로도 여겨지며, 이를 '충족된 건강(gratification health)'이라 부른다. 이러한 관점에서 의료인의 역할은 환자가 자아실현과 자기결정을 향해 성장해 나가도록 장애물을 제거하고, 희망을 제공하며, 약점을 보완해 주고, 처방된 생활습관을 환자 스스로 조절할 수 있는 지식과 기술을 갖추도록 돕는 것이다. 이러한 접근 방식은 긍정심리학의 기본 원칙과 일치하며, 개인의 잘못된 부분을 고치거나 최악의 특성에만 집중하는 것이 아니라, 개인이 성장하고 번영할 수 있도록 하는 긍정적인 특성(과거에 대한 안녕감, 평온함, 만족감; 현재의 몰입과 행복; 미래에 대한 희망과 낙관)을 구축하는 데 초점을 맞춘다.[51]

10.3.1 강점 활용

VIA(Values in Action, VIA) 강점 분류는 6개의 '덕목'과 그에 속한 24개의 '성격 강점'으로 구성된다(<표 10.1> 참고). 강점을 평가할 때, 환자는 각 강점에 대해 현재 자신이 그 강점을 얼마나 가지고 있다고 느끼는지 표현한다. 일반적으로 성격 강점은 삶의 만족도와 건강에 긍정적인 영향을 미친다(관련된 최신 연구 결과는 viacharacter.org에서 확인할 수 있다). 그러나 이를 임상에 적용하려면, 성격 강점이 건강한 생활습관과 상관관계가 있는지 살펴보아야 한다. 아직 더 많은 연구가 필요한 영역이지만, 프로이어(Proyer)와 동료들은 여러 성격 강점이 환자가 자기보고한 활동적인 생활습관과 양의 상관관계를 보인다는 점을 발견했다. 그중 가장 높은 상관관계를 보인 성격 강점은 열정($r = 0.56$), 희망($r = 0.42$), 유머($r = 0.41$), 호기심($r = 0.40$), 용기($r = 0.39$)였다.[52] 흥미롭게도, 환자가 자기보고한 건강

표 10.1 VIA 성격 강점 분류

1. 지혜와 지식(Wisdom and knowledge): 지식을 획득하고 활용하는 것과 관련된 인지적 강점
  • 창의성(creativity): 새롭고 생산적인 방식으로 무언가를 해내는 사고력
  • 호기심(curiosity): 현재 진행 중인 모든 경험에 관심을 갖는 태도
  • 개방성(open-mindedness): 사안을 다각도로 생각하고 검토하는 자세
  • 배움에 대한 열정(love of learning): 새로운 기술, 주제, 지식을 익히려는 태도
  • 통찰력(perspective): 다른 사람에게 현명한 조언을 제공할 수 있는 능력

2. 용기(Courage): 외적 또는 내적 저항에도 불구하고 목표를 달성하기 위해 의지를 발휘하는 정서적 강점
  • 진정성(authenticity): 진실을 말하고 진심 어린 방식으로 자신을 표현하는 태도
  • 용감성(bravery): 위협, 도전, 어려움, 고통에 위축되지 않는 자세
  • 끈기(persistence): 한번 시작한 일은 끝까지 완수하는 능력
  • 열정(zest): 열의와 에너지를 가지고 삶에 임하는 태도

3. 인간성(Humanity): 다른 사람을 "보살피고 친구가 되어 주는" 대인 관계의 강점
  • 친절(kindness): 타인에게 호의와 선행을 베푸는 태도
  • 사랑(love): 다른 사람과의 친밀한 관계를 소중히 여기는 마음
  • 사회적 지능(social intelligence): 자신과 타인의 동기와 감정을 알아차리는 능력

4. 정의(Justice): 건강한 공동체 생활의 근간이 되는 시민적 강점
  • 공정성(fairness): 공정과 정의의 개념에 따라 모든 사람을 동등하게 대하는 태도
  • 리더십(leadership): 그룹 활동을 조직하고 실행하도록 이끄는 능력
  • 팀워크(teamwork): 집단 또는 팀의 일원으로서 잘 협력하는 태도

5. 절제(Temperance): 지나침으로 인한 문제로부터 보호해 주는 강점
  • 용서(forgiveness): 잘못한 사람을 용서하는 마음
  • 겸손(modesty): 자신의 성과를 스스로 과시하지 않고 담백하게 드러내는 태도
  • 신중함(prudence): 선택에 신중을 기하고, 나중에 후회할 수 있는 말이나 행동을 하지 않는 것
  • 자기조절(self-regulation): 자신의 감정과 행동을 조절하는 능력

6. 초월(Transcendence): 더 큰 세계와 연결되고 의미를 부여하는 강점
  • 아름다움과 우수성에 대한 감상력(appreciation of beauty and excellence): 삶의 모든 영역에서 나타나는 아름다움, 탁월함, 뛰어난 성과를 알아보고 감상하는 능력
  • 감사(gratitude): 일어난 좋은 일들에 대해 인식하고 고마워하는 것
  • 희망(hope): 최선을 기대하며 그것을 이루기 위해 노력하는 태도
  • 유머(humor): 웃고 농담하기를 좋아하고, 다른 사람을 웃게 만드는 능력
  • 영성(spirituality): 삶의 더 높은 목적과 의미에 대한 일관된 신념을 갖는 태도

출처: 피터슨(Peterson, 2006)[66]

한 식습관과 유의미한 상관관계를 보인 성격 강점은 단 하나, 자기조절 (r = 0.40)이었다. 이러한 특정 강점들이 임상 적용의 주안점이 될 것이다.

10.3.1.1 강점 기반 처방

VIA 강점 분류는 본격적인 처방에 앞서 환자에게 실시할 수 있으며, 이를 통해서 의료인은 환자를 가장 잘 나타내는 3~7개의 "대표 강점 (signature strengths)"을 포함한 모든 강점을 확인할 수 있다. 이 정보를 바탕으로 생활습관 처방은 환자의 현재 강점에 맞춰 조정될 수 있다. 예를 들어, 신체활동과 관련해서는 다음과 같이 적용할 수 있다.

- 환자가 '팀워크' 강점이 높다면, 먼저 그룹 운동 참여를 처방할 수 있다.
- 환자가 '사랑'의 강점이 높다면, 누군가를 돕는 활동적인 자원봉사를 처방할 수 있다.
- 환자가 '호기심' 강점이 높다면, 환자가 평소 해 보고 싶어 했던 새로운 활동 3가지를 선택해서 시도해 보도록 처방한다.

10.3.1.2 강점을 위한 처방

의료인은 일상생활에서 환자가 가진 강점을 직접적으로 활용할 수 있도록 강점을 위한 처방을 내릴 수 있다(즉, 강점 연습; <표 10.2> 참고). 간더 (Gander)와 동료들은 각각의 강점이 어떤 용도로 사용되는지를 보여 주는 성격 강점의 주요 "기능들(functions)"을 요약했다.[53] 각 기능의 일상적

표 10.2 강점을 위한 처방

강점	연습	기능
열정	누가 시켜서가 아니라 스스로 원해서 무언가(예: 신체활동)를 하기; 아침에 10분 정도 빠르게 걷기; 평소 좋아하거나 해 보고 싶었던 신체활동 시도하기	숙련도, 건강, 몰입, 즐거움, 낙관주의
희망	중요한 기회가 닫힌 후 새롭게 열린 가능성을 적어 보기; 매일 내 삶에 긍정적인 영향을 미칠 그날의 다짐을 기록하기; 자신을 용서하기; 부정적인 생각을 알아차리고 긍정적인 생각으로 대응하기; 자신을 다독이기; 다가올 도전 과제를 마음속으로 미리 연습하기	낙관주의, 즐거움, 숙련도
유머	누군가를 미소 짓게 만들기; 우울한 친구를 위로하기; 새로운 농담 배우기; 재미있는 영화 보기; 유머 감각이 좋은 친구와 함께 산책하기; 신나게 몸을 움직여 보기	즐거움, 인간성, 낙관주의
호기심	예전부터 배우고 싶었던 것을 배우기; 새로운 신체활동에 도전하기; 건강에 좋은 새로운 요리법 배우기	지혜, 몰입, 낙관주의
용감성	다른 의견을 존중하되 자신의 의견을 굽히지 않기; 새로운 사람에게 자신을 소개하기; 이번 주에 운동하는 날을 하루 더 늘리기, 3일 연속 정크푸드나 패스트푸드 끊기; 더 어려운 요리법이나 운동에 도전하기	용기, 긍정적 사고, 성취감, 자기효능감
자기조절	의도적으로 자신의 행동과 감정에 주의를 기울이기; 새롭고 작은 목표를 세우고 실천하기; 3일간 식단과 신체활동을 기록하기; 부정적인 상황에서 긍정적인 면을 찾기	용기, 성취감, 지혜

'기능' 출처: 간더 외(Gander et al., 2021).[53]

'연습' 예시 출처: 하이트(Haidt, 2002)[67] 및 https://www.utsc.utoronto.ca/projects/flourish/building-your-strengths/에서 수정 발췌.

* 참고: 각 강점과 가장 높은 상관관계를 보인 기능을 첫 번째로 제시하였음(상관계수 범위: $r \approx 0.20{-}0.40$).

실천은 일기 작성을 통해 평가되었으며, 하루 동안 더 많은 기능을 경험하는 것을 목표로 하였다(<표 10.3> 참고). 특정 강점의 점수가 높을수록 실천과의 상관관계가 높았다. 따라서 이러한 기능들은 강점을 구축하기 위한 생활습관 처방의 간단하고 유용한 체크리스트가 될 수 있으며, 생활습관 처방의 자기조절을 이끌고 개선하는 데 활용될 수 있다.

〉 10.3.2 가르칠 수 있는 순간

'가르칠 수 있는 순간(Teachable Moment, 이하 TM)'은 의료인이 환자의 건강 문제, 의학적 계기, 생활습관 처방을 그들에게 의미 있는 가치, 욕구, 과거 경험과 연결시킬 때 활용할 수 있는 유용한 접근법이 된다. 이를 통해 행동 변화에 대한 환자의 의지와 헌신을 높이는 것이 목표이다. 일반적으로 TM은 개인이 자신의 행동을 긍정적으로 변화시키는 계기가 되는 특정 사건이나 상황을 의미한다. 이때 의료인과 환자 간의 상호작용이 건강 행동 변화를 위한 TM을 만들어 내는 데 핵심적인 역할을 한다고 강조되어 왔다.[54-56] 실제로 TM은 생활습관 관련 요인(예: 흡연, 운동, 과일/채소 섭취, 키, 체중 등)에 관한 의료인과 환자 간 상호작용의 10~15% 정도에서만 발생하는 것으로 보고되었다. 그러나 이러한 TM이 있었을 때와 그렇지 않았을 때를 비교해 보면, 건강 정보에 대한 환자의 기억과 변화 단계의 진전 비율에서 유의미한 차이가 나타났다.[54,57]

일차 진료 현장에서의 TM은 환자와 의료인의 상호작용 중 다음의 세 가지 핵심 요소가 충족될 때 발생하는 것으로 설명되고 평가되어 왔다.[57]

표 10.3 성격 강점의 기능 설명

기능	설명
지혜	오늘 나는 기존의 지식을 적용하거나 새로운 지식을 습득했다.
용기	오늘 나는 목표를 이루기 위해 의지력으로 내적/외적 저항을 극복했다.
인간성	오늘 나는 다른 사람들과 따뜻한 교류를 나누었다.
정의	오늘 나는 지역사회의 복지에 기여했다.
절제	오늘 나는 과도한 행동을 억제했다.
초월성	오늘 나는 더 큰 무언가와 연결되어 있음을 느꼈고 의미를 경험했다.
의미	오늘 나는 더 큰 목적을 위해 나의 잠재력을 사용했다.
몰입	오늘 나는 어떤 활동에 완전히 빠져들어 나 자신을 잊을 만큼 몰입했다.
즐거움	오늘 나는 즐겁고 행복했으며 기쁨을 느꼈다.
건강	오늘 나는 몸 상태가 좋고 건강하다고 느꼈다.
낙관주의	오늘 나는 앞으로 일어날 일에 대해 낙관적이고 긍정적으로 생각했다.
성취감	오늘 나는 개인적으로 중요한 일을 진전시켰다.
숙련도	오늘 나는 일상 속 도전에 쉽게 대처할 수 있었다.
긍정적 사고	오늘 나는 나 자신, 타인 또는 세상을 긍정적으로 바라보기 위해 나의 인식이나 생각을 바꾸려 했다.
독립성	오늘 나는 자유롭고 독립적인 기분을 느꼈다.
이해	오늘 나는 나 자신과 타인 그리고 세상을 이해함으로써 유능함과 통제감을 경험했다.
자기효능감	오늘 나는 내 행동으로 변화를 만들 수 있다는 것을 경험했다.

출처: 간더 외(Gander et al., 2021).[53] 성격 강점 기능 평가(Character Strengths Functions Rating, CSFR) 척도.
각 항목은 1점("전혀 그렇지 않다")부터 7점("항상 그렇다")까지의 7점 리커트 척도로 평가됨.

1. 환자가 가장 우려하는 문제와의 연관성: 진료 중 논의된 증상, 걱정 또는 삶의 문제가 환자에게 의미 있는 것이며, 건강 위험 요인(예: 흡연, 운동 부족)과 연관되어 그로 인해 악화되거나 영향을 받는 문제인 경우

2. 변화에 대한 동기를 부여하는 대화: 의료인이 환자의 건강 행동 변화를 설득하고, 동기를 부여하고, 변화 결정을 지지하려는 목적으로 나누는 대화

3. 변화에 대한 의지: 환자가 행동 변화를 실천하려는 의지와 참여 의사를 보이는 경우

코언(Cohen)과 동료들은 실전에서의 효율성을 높이기 위한 유용한 질문 체크리스트를 제공하였다. [54]

1. 환자에게 중요한 걱정거리가 있으며, 그것이 건강에 해로운 행동과 명백히 관련이 있거나 대화를 통해 관련성이 드러나는가?

2. 환자의 걱정과 건강 행동 사이에 연관성이 있으며, 이를 통해 환자가 변화하도록 동기를 부여하려고 시도했는가?

3. 환자가 기꺼이 행동 변화를 논의하고 실천하려는 반응을 보이는가?

코언과 동료들이 제시한 실제 일차 진료 현장에서의 성공적인 TM 사례, 시도된 사례, 그리고 기회를 놓친 사례를 검토해 볼 것을 권장한다. [54]

▶ 10.3.3 연결-갈등-선택

행동을 조절하기 위한 동기 유발에 대한 자기결정성이론 관점에서, '내면화'란 특정 행동을 자신의 가치관, 정체성, 자아 개념에 부합한다고 여겨 받아들이고 삶의 일부로 통합하는 과정을 말한다. 실제 진료 현장에서 내면화를 어떻게 촉진할 수 있을지에 대해서는 여전히 의문이 있지만, 데시(Deci)와 동료들[58]은 세 가지 맥락적 사건(연결, 갈등, 선택)을 제안한다.

10.3.3.1 연결

환자에게 개인적으로 의미 있는 근거를 연결하면, 해당 생활습관 처방을 따르는 것이 왜 자신에게 유용하고 이로운지 이해하도록 도울 수 있다. 예를 들어, 환자가 설탕 섭취를 줄이고 싶어 하지 않을 경우, "복용하는 약을 줄일 수 있기 때문"이라는 의미 있는 근거를 제시할 수 있다. 이상적으로, 의료인은 환자와의 지속적인 상호작용을 통해 환자 개인에게 의미 있는 근거를 점차 확장해 나갈 수 있다.

> "… 그래서 약을 줄일 수 있고, 그에 따른 경제적 부담과 스트레스도 덜 수 있죠."
>
> "… 그래서 약을 줄일 수 있고, 특히 요즘 당신을 괴롭히던 부작용도 없앨 수 있어요."
>
> "… 그래서 약을 줄일 수 있고, 그렇게 아낀 돈을 자녀를 위해 쓸 수 있겠네요."

10.3.3.2 갈등

이 단계에서 의료인은 환자의 현재 행동이 그의 가치관과 신념에 어긋난다는 점을 행동 변화를 위한 의미 있는 근거로서 제시할 때, 그로 인해 환자에게 생겨나는 내적 갈등과 긴장감, 복잡한 감정들을 인정한다.

10.3.3.3 선택

행동 변화를 위한 자율성을 촉진하려면 자유로운 선택이 반드시 필요하다. 따라서 이 시점에 의료인은 환자에게 생활습관 처방을 어떻게 조정하고 실천해 나갈 것인지에 대한 선택지를 제시하여 환자 개인의 선택권과 자율성, 감정, 가치관을 지지할 수 있다.

❯ 10.3.4 반응

환자가 운동 중과 운동 후에 긍정적인 경험을 극대화할 수 있도록 운동 처방을 조정하는 데 도움이 되는 몇 가지 간단한 권장 사항이 있다.

10.3.4.1 운동 강도 처방

비교적 가벼운 수준이나 중간 강도의 운동은 누구에게나 좋은 선택이 될 수 있다. 특히 의료 현장에서 흔히 볼 수 있는, 상대적으로 체력이 약하고 비활동적인 환자들에게는 더욱 그렇다. 이러한 강도의 운동은 견딜 만하고 반복될 가능성이 높기 때문에 "더 안전한" 선택이 된다. 중간 강도는 여러 방식으로 정의될 수 있지만, 이런 강도의 운동을 처방할 때의 핵심은 운동 후 탈진하게 만들거나 대화를 이어 갈 수 없을 정도의 운동은 권하지 않는 것이다.

더 높은 강도의 운동은 건강한 마음가짐을 가진 사람에게는 적합할 수 있으며, 극도의 고강도 운동은 신중하게 고려되어야 하고, 피트니스 애호가나 운동선수처럼 고강도 운동에 단련된 사람들에게 가장 적합하다.

10.3.4.2 운동 강도 조절

다음으로, 환자에게 운동 중 강도를 조절하는 방법을 알려 주면 운동 처방의 순응도를 높이는 데 효과적일 수 있다. 기존의 운동 처방은 심박수나 대사율 같은 생리학적 지표를 기준으로 운동 강도를 조절하는 것에 거의 전적으로 초점을 맞춰 왔다. 예를 들어, 환자는 특정 운동 강도 및 대사율에 해당하는 특정 심박수 값을 확인하고 이에 맞추어 운동할 수 있지만, 이러한 방식은 많은 사람에게 부담스럽게 느껴질 수 있다.

보다 최근의 지침에서는 자각적 요인(perceptual factors)을 통한 운동 강도 조절의 가치를 명확히 인정하고 있다.

1. 운동 자각(Perceived Exertion): 생리학적 신호와 자각적 신호를 결합하여 운동 강도를 통합적으로 평가하는 자기보고 방식이다. 운동 자각도를 평가하는 다양한 척도가 있으며, 현재 일반적으로 권장되는 중간 강도의 운동은 건강에 유익한 효과를 주면서도 불편한 생리적 반응을 유발하지 않는 수준이다. 임상 환경에서 특히 유용할 수 있는 척도 중 하나는 '옴니 0~10 척도(OMNI

0~10 scale)'로, 언어 및 그림 설명이 모두 포함되어 있으며, 5~7 구간이 중간 강도의 운동을 나타낸다.[59]

2. 기분 모니터링(Mood Monitoring): 기분 반응을 모니터링하여 운동 강도를 조절하는 방식은 운동 자각과 유사한 방식으로 작동한다. 이 접근 방식은 긍정적인 기분 상태를 이끌어 내기 위해 운동 강도를 상향 또는 하향 조정할 것을 권장한다. 이는 최적의 운동이란 '기분이 좋은 상태에서 감당 가능한 최대 강도'와 연관되어 있다는 것을 의미하며, 운동 시작부터 종료 시점까지 긍정적인 기분이 유지되도록 강도를 조절해야 한다. 기분을 측정하는 데는 흔히 단일 항목으로 구성된 '기분 척도(Feeling Scale)'가 사용되며, -5점은 매우 불쾌한 상태, +5점은 매우 유쾌한 상태를 나타낸다(10.4절 참고).[60] 긍정적인 기분을 유지하기 위한 조정만으로도 운동 강도를 조절하고 유지할 수 있다는 연구 결과를 고려할 때, 이 기분 측정 도구는 의료인과 환자 모두에게 유용할 수 있다.[61]

인간의 행동은 정교한 인지적 작용과 기본적인 본능 모두를 포함한 심리적 과정에 의해 영향을 받는다는 우리의 이해가 깊어짐에 따라, 이러한 새롭고 혁신적인 접근 방식은 충분히 시도해 볼 만한 가치가 있다.

10.4 측정 전략

핵심 전략은 이 장에서 논의된 주요 개념들을 평가하는 데 도움이 되는 기존의 측정 도구들을 활용하는 것이다. 이는 의료인과 환자가 만나기 전에 사전 평가(예: 대기실에서의 작성하는 문진표, 방문 전 온라인 설문 등)의 일환으로 시행할 수 있다.

- 성격 강점: 현재 성인을 대상으로 한(아동용 버전도 있음) 표준 측정 도구는 'VIA 성격 강점 검사'이다. 이 자기보고식 설문지는 240개 문항(24개 강점, 각 10개 문항)으로 구성된다. 요약은 <표 10.1>을 참고하고, 더 자세한 정보는 https://www.authentichappiness.sas.upenn.edu에서 확인할 수 있다.

- 성격 강점의 기능: <표 10.3>에 제시된 기능들은 성격 강점 기능 평가(CSFR) 척도에서 일부를 가져온 것으로, 각 기능의 수행 정도를 7점 리커트 척도로 평가한다(1점="전혀 그렇지 않다"에서 7점="항상 그렇다"까지).

- 삶의 가치: 삶의 가치 설문지(Valued Living Questionnaire)[62]는 가족, 결혼/연인 관계, 육아, 친구/사회생활, 직장 생활, 학업, 여가/오락, 영성/종교, 공동체 생활, 신체적 자기관리 등 특정 영역들의 중요도를 평가한다(1점="전혀 중요하지 않음"에서 10점="매우 중요함"까지). 이 결과는 의료인에게 환자의 주요 가치를 빠르게 파악할 수 있는 자료로 제공되며, 환자와의 관계 속에서 (환자를 조종하려는 것이 아니라) 환자

의 가치를 존중하고 자율성을 지지하는 접근을 가능하게 한다.

- 운동 중 기분 모니터링: 기분 척도[60]는 운동과 신체활동 중 특정 시점에서의 기분을 모니터링하여 적절한 운동 강도를 조절하는 데 사용할 수 있다. 이 척도는 매우 불쾌함을 나타내는 -5점에서 매우 유쾌함을 나타내는 +5점까지의 범위로 구성되며, 모두 홀수 척도점으로 제공된다(+5=매우 좋음, +3=좋음, +1=약간 좋음, 0=중립, -1=약간 나쁨, -3=나쁨, -5=매우 나쁨).

10.5 요약

사람들이 변화하도록 돕고자 할 때, 그들의 강점을 파악하는 것은 행동 변화 여정에 활력을 더해 줄 수 있다. 자기조절은 이러한 여정을 시작하는 데 중요한 요소로, 현재 자신이 있는 위치와 원하는 위치(또는 되고 싶은 모습) 사이의 불일치를 인식할 때 촉발된다. 이러한 불일치는 무해하지 않으며, 흔히 환자의 건강이 악화되거나 건강 행동에 대한 임상 지침상 기준에 미치지 못했을 때 발견된다. 환자가 자신의 현재 상태나 상황에 대해 느끼는 감정을 인정해 주면, 그들이 변화의 여정을 더 깊이 탐색할 수 있는 시간과 여유를 제공해 주게 된다. 더 깊고 멀리 나아가기 위해 개인에게는 강점이 필요하다. 이러한 강점을 찾는 것이 핵심이며, 환자의 현재 위치를 고려하면서도 강점을 강화하고 활용하는 긍정적인 방식으로 생활습관 처방을 조정하는 것이 중요하다.

10.6 요점

의료인은 강점 활용 접근 방식을 이용하여 다음과 같이 할 수 있다.

- 자기조절은 목표(예: 생활습관 처방)에 부합하도록 행동을 모니터링하고 조정하는 과정이다. 보통 자기조절은 건강 문제에 대해 인식하거나 개인적 또는 임상적 기준과의 차이로 불일치를 인식하게 되면서 정상성이 방해받을 때 시작된다.
- 건강 문제, 불일치, 진단 및 (비)건강 행동에 대해 환자가 느끼는 감정과 반응을 인식하고, 이를 토대로 피드백을 안내하고 생활습관 처방을 조정한다.
- 환자의 약점이나 부족한 점보다는 강점에 집중한다.
- 긍정적인 태도를 유지한다. 의료인의 말투와 태도는 매우 중요하다. 손실 프레임 메시지(loss-framed messages, 변화하지 않거나, 참여하지 않거나, 행동을 채택하지 않을 때의 손해나 위험을 강조하는 메시지)보다는 증진 또는 이득 프레임 메시지(gain-framed messages, 변화하고, 참여하고, 행동을 채택할 때의 이점을 강조하는 메시지)를 더 많이 사용한다.[63, 64] 예를 들면 다음과 같다.
  - 이득 프레임: "신체활동을 늘리면 체중을 줄이고 질병 위험을 낮출 수 있습니다."
  - 손실 프레임: "신체활동을 충분히 하지 않으면 체중이 늘거나 질병 위험이 증가할 수 있습니다."

- 획일적이고 경직된 방식(예: 조정 없이 "이상적인 시나리오"를 기준으로 한 표준적 생활습관 권장안만 제시하는 방식)을 고수하는 대신, 환자 개개인의 상황에 맞게 생활습관 처방을 유연하게 조정한다.
- 혁신확산이론(Diffusion of Innovation Theory)에 따라, 생활습관 처방을 환자가 채택해야 할 하나의 혁신으로 간주하고, 특히 (1) 환자의 가치관, (2) 과거의 경험, (3) 현재의 필요와의 호환성을 고려한다.
- 생활습관 처방을 어떻게 수정하고 실천할지 자유롭게 선택할 수 있도록 선택지를 제공하여 환자의 자율성을 지지한다.
- 처방할 때 환자의 "대표 강점"을 활용한다.
- 생활습관 처방의 일부로 "강점 활용"을 처방하고, 환자가 선택할 수 있는 강점 예시 옵션을 제공한다. [65]
- 긍정적인 반응을 극대화하려면, 체력이 약하고 활동량이 적은 환자가 적당하다고 느낄 수 있는 중간 강도의 운동을 처방하고, 환자에게 '운동 자각'과 '기분 모니터링'을 이용해 운동 중에 강도를 조절할 수 있도록 가르친다.

10.7 참고자료

- https://www.authentichappiness.sas.upenn.edu
- https://www.utsc.utoronto.ca/projects/flourish/building-your-strengths

참고문헌

1. Moilanen, Kristin L. "The adolescent self-regulatory inventory: The development and validation of a questionnaire of short-term and long-term self-regulation." *Journal of Youth and Adolescence* 36, no. 6 (2007): 835–848.

2. Hennessy, Emily A., Blair T. Johnson, Rebecca L. Acabchuk, Kiran McCloskey, and Jania Stewart-James. "Self-regulation mechanisms in health behavior change: A sys tematic meta-review of meta-analyses, 2006–2017." *Health Psychology Review* 14, no. 1 (2020): 6–42.

3. Spring, Bonnie, Katrina E. Champion, Rebecca Acabchuk, and Emily A. Hennessy. "Self-regulatory behaviour change techniques in interventions to promote healthy eat ing, physical activity, or weight loss: A meta-review." *Health Psychology Review* 15, no. (2021): 508–539.

4. Carver, Charles S., and Michael F. Scheier. *On the Self-regulation of Behavior*. Cambridge: Cambridge University Press, 2001.

5. Wing, Rena R., and Suzanne Phelan. "Long-term weight loss maintenance." *The American Journal of Clinical Nutrition* 82, no. 1 (2005): 222–225.

6. Wray, Linda A., A. Regula Herzog, Robert J. Willis, and Robert B. Wallace. "The impact of education and heart attack on smoking cessation among middle-aged adults." *Journal of Health and Social Behavior* (1998): 271–294.

7. Faries, Mark D., and John B. Bartholomew. "Coping with weight-related discrepancies: Initial development of the WEIGHTCOPE." *Women's Health Issues* 25, no. 3 (2015): 267–275.

8. Gorin, Amy A., Suzanne Phelan, James O. Hill, and Rena R. Wing. "Medical trig gers are associated with better short-and long-term weight loss outcomes." *Preventive Medicine* 39, no. 3 (2004): 612–616.

9. LaRose, Jessica Gokee, Tricia M. Leahey, James O. Hill, and Rena R. Wing. "Differences in motivations and weight loss behaviors in young adults and older adults in the National Weight Control Registry." *Obesity* 21, no. 3 (2013): 449–453.

10. Maslow, Abraham Harold. "A theory of human motivation." *Psychological Review* 50, no. 4 (1943): 370–396.

11. Zalenski, Robert J., and Richard Raspa. "Maslow's hierarchy of needs: A framework for achieving human potential in hospice." *Journal of Palliative Medicine* 9, no. 5 (2006): 1120–1127.

12. Shih, Chiung-Yu, Chiu-Ya Huang, Mei-Lun Huang, Chyong-Mei Chen, Chih-Ching Lin, and Fu-In Tang. "The association of sociodemographic factors and needs of hae modialysis patients according to Maslow's hierarchy of needs." *Journal of Clinical Nursing* 28, no. 1–2 (2019): 270–278.

13. Beran, David. "Developing a hierarchy of needs for type 1 diabetes." *Diabetic Medicine* 31, no. 1 (2014): 61–67.

14. Poirier, Therese I., and Radhika Devraj. "Pharmacy in an improved health care deliv ery model using Maslow's hierarchy of needs." *American Journal of Pharmaceutical Education* 83, no. 8 (2019): 1664–1667.

15. S,tefan, Simona Cătălina, S,tefan Cătălin Popa, and Cătălina Florentina Albu. "Implications of Maslow's hierarchy of needs theory on healthcare employees' perfor mance." *Transylvanian Review of Administrative Sciences* 16, no. 59 (2020): 124–143.

16. Hale, Andrew J., Daniel N. Ricotta, Jason Freed, C. Christopher Smith, and Grace C. Huang. "Adapting Maslow's hierarchy of needs as a framework for resident wellness." *Teaching and Learning in Medicine* 31, no. 1 (2019): 109–118.

17. Xu, Ji-Xue, Lin-Xue Wu, Wei Jiang, and Gui-Hong Fan. "Effect of nursing intervention based on Maslow's hierarchy of needs in patients with coronary heart disease interven tional surgery." *World Journal of Clinical Cases* 9, no. 33 (2021): 10189–10197.

18. Idler, Ellen L., ed. *Religion as a Social Determinant of Public Health*. New York: Oxford University Press, 2014.

19. Idler, Ellen, John Blevins, Mimi Kiser, and Carol Hogue. "Religion, a social determi nant of mortality? A 10-year follow-up of the Health and Retirement Study." *PLoS One* 12, no. 12 (2017): e0189134.

20. VanderWeele, Tyler J. "Religious communities and human flourishing." *Current Directions in Psychological Science* 26, no. 5 (2017): 476–481.

21. Lucchetti, Giancarlo, Alessandra LG Lucchetti, and Harold G. Koenig. "Impact of spir ituality/religiosity on mortality: Comparison with other health interventions." *Explore* 7, no. 4 (2011): 234–238.

22. Fortes, Marina, Grégory Ninot, and Didier Delignières. "The hierarchical structure of the physical self: An idiographic and cross-correlational analysis." *International Journal of Sport and Exercise Psychology* 2, no. 2 (2004): 119–132.

23. Moore, Justin B., Nathanael G. Mitchell, Marcus W. Kilpatrick, and John B. Bartholomew. "The physical self-attribute questionnaire: Development and initial

vali dation." *Psychological Reports* 100, no. 2 (2007): 627–642.

24. Crocker, Jennifer, Amara T. Brook, Yu Niiya, and Mark Villacorta. "The pursuit of self-esteem: Contingencies of self-worth and self-regulation." *Journal of Personality* 74, no. 6 (2006): 1749–1772.

25. Gruenewald, Tara L., Margaret E. Kemeny, Najib Aziz, and John L. Fahey. "Acute threat to the social self: Shame, social self-esteem, and cortisol activity." *Psychosomatic Medicine* 66, no. 6 (2004): 915–924.

26. Lamarche, Larkin, Gretchen Kerr, Guy Faulkner, Kimberley L. Gammage, and Panagiota Klentrou. "A qualitative examination of body image threats using social self preservation theory." *Body Image* 9, no. 1 (2012): 145–154.

27. Frazier, Leslie D., Bennett L. Schwartz, and Janet Metcalfe. "The MAPS model of self regulation: Integrating metacognition, agency, and possible selves." *Metacognition and Learning* 16, no. 2 (2021): 297–318.

28. Faries, Mark D., Elizabeth Espie, Erik Gnagy, and Kyle P. McMorries. "Experiences with weight loss triggers in women prescribed to lose weight by their physician." *Women's Health Bulletin* 3, no. 1 (2015): e30166.

29. Dionigi, Rylee A., and Jack Cannon. "Older adults' perceived changes in physical self worth associated with resistance training." *Research Quarterly for Exercise and Sport* 80, no. 2 (2009): 269–280.

30. Fernández-Bustos, Juan Gregorio, Álvaro Infantes-Paniagua, Ricardo Cuevas, and Onofre Ricardo Contreras. "Effect of physical activity on self-concept: Theoretical model on the mediation of body image and physical self-concept in adolescents." *Frontiers in Psychology* 10 (2019): 1–11.

31. Haugen, Tommy, Reidar Säfvenbom, and Yngvar Ommundsen. "Physical activity and global self-worth: The role of physical self-esteem indices and gender." *Mental Health and Physical Activity* 4, no. 2 (2011): 49–56.

32. Govindaraju, Thara, Alice J. Owen, and Tracy A. McCaffrey. "Past, present and future influences of diet among older adults–A scoping review." *Ageing Research Reviews* 77 (2022): 1–11.

33. Stevens, Courtney J., Austin S. Baldwin, Angela D. Bryan, Mark Conner, Ryan E. Rhodes, and David M. Williams. "Affective determinants of physical activity: A con ceptual framework and narrative review." *Frontiers in Psychology* 11 (2020): 1–19.

34. Egger, Garry. "Defining a structure and methodology for the practice of lifestyle medi cine." *American Journal of Lifestyle Medicine* 12, no. 5 (2018): 396–403.

35. Egger, Garry J., Andrew F. Binns, Bob Morgan, and John Stevens. "Adverse child hood experiences as "upstream" determinants of lifestyle-related chronic disease: A scoping perspective." *American Journal of Lifestyle Medicine* 16, no. 6 (2021): 15598276211001292.

36. Egger, Garry J., Andrew F. Binns, and Stephan R. Rossner. "The emergence of "life style medicine" as a structured approach for management of chronic disease." *Medical Journal of Australia* 190, no. 3 (2009): 143–145.

37. Egger, Garry, John Stevens, Andrew Binns, and Bob Morgan. "Psychosocial deter minants of chronic disease: Implications for lifestyle medicine." *American Journal of Lifestyle Medicine* 13, no. 6 (2019): 526–532.

38. Godoy, Lucas C., Claudia Frankfurter, Matthew Cooper, Christine Lay, Robert Maunder, and Michael E. Farkouh. "Association of adverse childhood experiences with cardiovascular disease later in life: A review." *JAMA Cardiology* 6, no. 2 (2021): 228–235.

39. Spencer, Rhonda, Fatimah Alramadhan, Alaa Alabadi, and Nichola Seaton Ribadu. "The call for lifestyle medicine interventions to address the impact of adverse child hood experiences." *The Journal of Family Practice* 71, no. 1 Suppl Lifestyle (2022): eS73-eS77.

40. Korotana, Laurel M., Keith S. Dobson, Dennis Pusch, and Trevor Josephson. "A review of primary care interventions to improve health outcomes in adult survivors of adverse childhood experiences." *Clinical Psychology Review* 46 (2016): 59–90.

41. Czajkowska, Zofia, Hui Wang, Nathan C. Hall, Maida Sewitch, and Annett Körner. "Validation of the English and French versions of the brief health care climate question naire." *Health Psychology Open* 4, no. 2 (2017): 2055102917730675.

42. Boylan, Sinead, Jimmy Chun Yu Louie, and Timothy P. Gill. "Consumer response to healthy eating, physical activity and weight-related recommendations: A systematic review." *Obesity Reviews* 13, no. 7 (2012): 606–617.

43. Faries, Mark D., Wesley C. Kephart, and Devin Graham. "The intention–behavior gap." In *Lifestyle Medicine*, edited by James M. Rippe, 241–252. Boca Raton: CRC Press (in press; first print in 2019).

44. Kahneman, Daniel. *Thinking, Fast and Slow*. London: Penguin Books, 2011.

45. Mossman, L.H., G. R. Slemp, K. J. Lewis, R. H. Colla, and P. O'Halloran. "Autonomy support in sport and exercise settings: A systematic review and meta-analysis." *International Review of Sport and Exercise Psychology* (2022): 1–24. doi:10.1080/1750 984X.2022.2031252.

46. Moustaka, Frederiki C., Symeon P. Vlachopoulos, Chris Kabitsis, and Yannis Theodorakis. "Effects of an autonomy-supportive exercise instructing style on exercise motivation, psychological well-being, and exercise attendance in middle-age women." *Journal of Physical Activity and Health* 9, no. 1 (2012): 138–150.

47. Yeung, Robert R. "The acute effects of exercise on mood state." *Journal of Psychosomatic Research* 40, no. 2 (1996): 123–141.

48. Ekkekakis, Panteleimon, Eric E. Hall, and Steven J. Petruzzello. "Variation and homo geneity in affective responses to physical activity of varying intensities: An alternative perspective on dose–response based on evolutionary considerations." *Journal of Sports Sciences* 23, no. 5 (2005): 477–500.

49. Kilpatrick, Marcus, Robert Kraemer, John Bartholomew, Edmund Acevedo, and Denise Jarreau. "Affective responses to exercise are dependent on intensity rather than total work." *Medicine and Science in Sports and Exercise* 39, no. 8 (2007): 1417–1422.

50. Williams, David M., Shira Dunsiger, Joseph T. Ciccolo, Beth A. Lewis, Anna E. Albrecht, and Bess H. Marcus. "Acute affective response to a moderate-intensity exer cise stimulus predicts physical activity participation 6 and 12 months later." *Psychology of Sport and Exercise* 9, no. 3 (2008): 231–245.

51. Seligman, Martin EP, and Mihaly Csikszentmihalyi. "Positive psychology: An intro duction." In *Flow and the Foundations of Positive Psychology*, edited by Mihaly Csikszentmihalyi, pp. 279–298. Dordrecht: Springer, 2014.

52. Proyer, René T., Fabian Gander, Sara Wellenzohn, and Willibald Ruch. "What good are character strengths beyond subjective well-being? The contribution of the good charac ter on self-reported health-oriented behavior, physical fitness, and the subjective health status." *The Journal of Positive Psychology* 8, no. 3 (2013): 222–232.

53. Gander, Fabian, Lisa Wagner, Lukas Amann, and Willibald Ruch. "What are character strengths good for? A daily diary study on character strengths enactment." *The Journal of Positive Psychology* 17, no. 5 (2021): 1–11.

54. Cohen, Deborah J., Elizabeth C. Clark, Peter J. Lawson, Brad A. Casucci, and Susan A. Flocke. "Identifying teachable moments for health behavior counseling in primary care." *Patient Education and Counseling* 85, no. 2 (2011): e8–e15.

55. Lawson, Peter J., and Susan A. Flocke. "Teachable moments for health behavior change: A concept analysis." *Patient Education and Counseling* 76, no. 1 (2009): 25–30.

56. Pierce, John P., and Alice L. Mills. "Using teachable moments to improve nutrition and physical activity in patients." *American Family Physician* 77, no. 11 (2008): 1510–1511.

57. Flocke, Susan A., Elizabeth Clark, Elizabeth Antognoli, Mary Jane Mason, Peter J. Lawson, Samantha Smith, and Deborah J. Cohen. "Teachable moments for health behav ior change and intermediate patient outcomes." *Patient Education and Counseling* 96, no. 1 (2014): 43–49.

58. Deci, Edward L., Haleh Eghrari, Brian C. Patrick, and Dean R. Leone. "Facilitating internalization: The self-determination theory perspective." *Journal of Personality* 62, no. 1 (1994): 119–142.

59. Robertson, Robert J. *Perceived Exertion for Practitioners: Rating Effort with the OMNI Picture System.* Champaign: Human Kinetics, 2004.

60. Hardy, Charles J., and W. Jack Rejeski. "Not what, but how one feels: The measurement of affect during exercise." *Journal of Sport and Exercise Psychology* 11, no. 3 (1989): 304–317.

61. Rose, Elaine A., and Gaynor Parfitt. "Can the feeling scale be used to regulate exercise i ntensity." *Medicine and Science in Sports and Exercise* 40, no. 10 (2008): 1852–1860.

62. Wilson, Kelly G., Emily K. Sandoz, Jennifer Kitchens, and Miguel Roberts. "The val ued living questionnaire: Defining and measuring valued action within a behavioral framework." *The Psychological Record* 60, no. 2 (2010): 249–272.

63. Gallagher, Kristel M., and John A. Updegraff. "Health message framing effects on attitudes, intentions, and behavior: A meta-analytic review." *Annals of Behavioral Medicine* 43, no. 1 (2012): 101–116.

64. Updegraff, John A., and Alexander J. Rothman. "Health message framing: Moderators, mediators, and mysteries." *Social and Personality Psychology Compass* 7, no. 9 (2013): 668–679.

65. Schueller, Stephen M. "Preferences for positive psychology exercises." *The Journal of Positive Psychology* 5, no. 3 (2010): 192–203.

66. Peterson, Christopher. *A Primer in Positive Psychology.* New York: Oxford University Press, 2006.

67. Haidt, Jonathan. "It's more fun to work on strengths than weaknesses (but it may not be better for you)." Accessed March 6 (2002). http://people.stern.nyu.edu/ jhaidt/strengths_ analysis.doc

제11장

책임

"당신의 미래 모습은 정해진 것이 아니다. 스스로 선택한 사람이 되는 것이다."

– 랠프 월도 에머슨(Ralph Waldo Emerson)

11.1 서론

사람들은 '책임(accountability)'이라는 단어를 들으면 종종 "책임 파트너(accountability partner)"를 떠올린다. 이는 중독 회복 프로그램이나 금주 프로그램 그리고 그와 관련된 자기계발서에 자주 등장하는 개념으로, 최근 서디카(Surdyka)의 저서에서도 다뤄진 바 있다.[1] 이러한 책임 또는 "후원(sponsorship)"의 개념은 권력 관계의 불균형을 암시할 수 있다. 즉, 여기서 책임을 지는 사람은 회복 과정의 특정 단계에 있는 것으로 여겨지는 반면, "후원자"는 이 여정에서 훨씬 더 앞서 나가고 있는 사람으로 간주된다.

책임이라는 개념은 "지지자(cheerleader)", 즉 "내 편이 되어 주는 사람"을 연상시키기도 한다. 그러나 이 개념은 본질적으로 외적 동기 부여에 의존하며, 때로는 처벌적인 성격을 나타낼 수도 있다. 예를 들어, 어떤 사람이 당면한 과제를 성공적으로 수행하고 있을 때는 책임 파트너(이 또한 외적 동기 부여)로부터 응원과 지지를 받을 수 있다. 그러나 그 노력이 실패했을 때는 책임 파트너로부터 평가를 받는 듯한 느낌이나 수치심을 느낄 수 있다. 결국 행동 변화를 위한 "응원"은 긍정적으로 보일지라도 본질적으로는 평가의 일종이며, "긍정적인 평가"가 존재한다면 "부정적인 평가"도 존재할 수 있다.

이 장에서는 자기결정성이론[2]에서 강조하는 자율성과 같은 인간 행동 변화의 원칙들에 따라, 환자 개인이 원하는 목표에 지속적으로 전념할 수 있도록 돕는 최선의 방법을 탐구하고자 한다.

11.2 책임이란 무엇인가?

책임이란 개인이 자신의 행동이나 무행동(행동하지 않은 것)에 대해 정당한 이유를 설명할 수 있어야 한다는 개념을 의미한다.[3-5] 이 개념은 건강 행동 변화 과정의 다른 요소들과 즉각적으로 충돌한다. 예를 들어, 행동 변화 목표는 의료 제공자가 아니라 내담자가 설정하는 것이 이상적이라는 점[6], 인간의 기본적 욕구인 자율성이 변화의 주요 원동력이라는 점[7], 개인 외부에서 부여된 동기는 지속적인 행동 변화를 유도할 가능성이 낮다는 점에서 충돌한다.[8] 다른 사람이 해당 행동을 확인하거나 검증할 것이라는 기대에 기반한 책임은 사실상 순응에 가깝다. 이는 20세기 초 산업 현장에서 처음 관찰된 연구 현상[11]인 "호손 효과(Hawthorne Effect, 자신의 행동이 누군가에게 관찰되고 있음을 인식했을 때 더 나은 행동을 하게 되는 현상 - 역자 주)"[9,10]의 한 예이다. 호손 효과를 건강 행동 변화 상황에 적용하면, 통제된 진료실이나 치료 환경에서는 의료 제공자에게 순응하는 모습을 보일 수 있지만, "현실 세계"에서는 다시 이전의 행동으로 돌아갈 수 있음을 시사한다.

실제로 우세딕(Oussedik)과 동료들[10]은 앤더슨 행동모형(Andersen's Behavioral Model)[12], 건강신념모델(Health Belief Model)[13], 통합행동모델(Integratived Behavior Model)[14], 계획된행동이론(Theory of Planned Behavior)[15], 합리적행동이론(Theory of Reasoned Action)[15] 등 주요 건강 행동 변화 및 동기 이론에서 대체로 책임 개념이 결여되어 있다고 주장한다. 그렇다면 책임을 가장 잘 이해하는 방법은 무엇인가?

책임은 "통제된 책임"에서 "자율적 책임"까지의 연속선상에 놓인 개념으로 생각할 수 있다.[10] 통제된 책임은 전적으로 외부 요인에 의한 것으로, 의료 제공자나 후원자, 심지어 가족, 친구, 지인에게 책임을 느끼는 형태이다. 이 개념 자체에 본래 내포된 것은 아니지만, 통제된 책임은 처벌적인 성격을 띠기도 한다. 마치 진행 상황을 정기적으로 점검하고 목표 미달성 시 굴욕감을 주고 비난하거나 처벌을 가하는 엄격한 감독자와 같다.

자율적 책임은 전적으로 행동 변화를 시도하는 개인에게 내재된 것이다. 언뜻 보기에는 이상적인 형태로 보일 수 있다. 목표 행동이 자율적으로 추진되기 때문에 환자나 내담자가 자신의 결과를 다른 사람과 자발적으로 공유할 가능성이 있기 때문이다. 내담자의 노력은 특정 방식으로 행동하려는 개인적 선택을 나타내며, 더 넓은 비전이나 목적 의식 또는 개인적 가치의 표현과 맞닿아 있을 가능성이 크다. 그러나 환자나 내담자가 "스스로에게 가장 가혹한 적"이 되어, 목표 달성에 실패했을 경우 지나친 자기비판이나 자기비난에 빠질 수 있다. 게다가 외부적 책임이 치료에 대한 지속성을 높인다는 일부 연구 결과도 있다.[16]

책임의 유형에 관계없이 어떤 형태의 책임이든, 존재하기 위해 반드시 필요한 요소는 바로 '관계'이다.

지원적책임(Supportive Accountability)모델[17]은 치료적 동맹 관계를 통해 환자의 자율성을 강화하면서 책임 과정을 이해하고 실행할 수 있는 방법을 제공한다. "치료 중단"이나 "치료 비순응"의 주요 원인 중 하나가 불충분한 치료적 동맹 관계라는 사실은 오래전부터 입증된 바 있다.[18]

지원적책임모델에서 책임은 한 사람이 다른 사람에게 행동에 대한 해명을 요구하는 것이 아니다. 오히려 한 사람이 다른 사람이 설정한 비전, 목표, 과정, 구조, 지원 체계를 유지하도록 도와서 그들이 설정한 목표를 달성할 수 있게 하는 과정이다. 이 모델에서 환자의 건강 행동은 비전, 명확한 목표, 진행 상황 및 성과 모니터링, 책임을 함께할 타인의 존

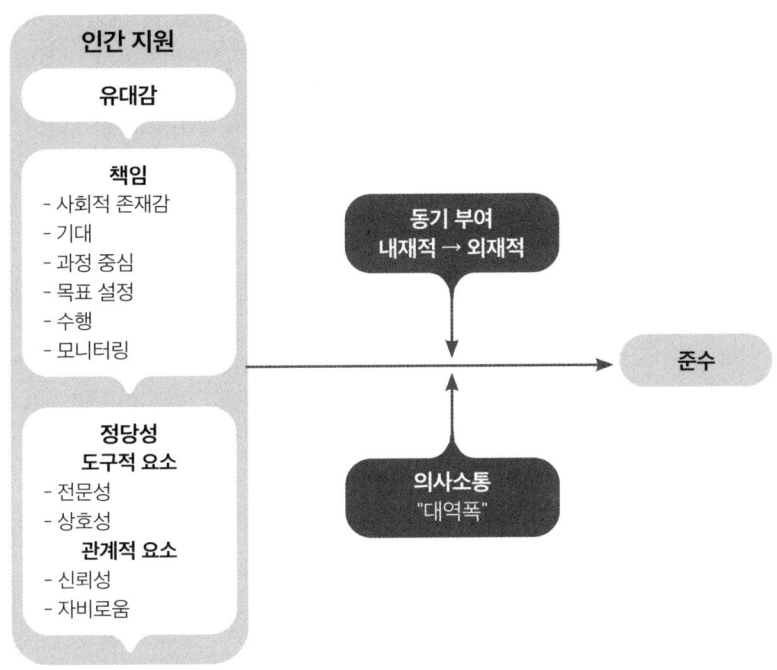

그림 11.1 지원적책임모델(모어와 동료들의 논문[17]에서 수정 인용)

재 인식을 통해 즉각적인 지지를 받는다. 이러한 요소들은 다시 "정당성 (legitimacy)"[17]과 "유대감(bond)"이라는 개념에 의해 뒷받침되는데, "정당 성"은 치료적 동맹과 유사한 개념이며, "유대감"은 환자가 책임을 공유하 는 상대방에게 느끼는 정서적 애착을 말한다. 이러한 인간적 요소들은 환자 자신의 동기와 "대역폭(bandwidth)" 개념, 즉 특정 매체에서 이용할 수 있는 의사소통 단서의 수(그리고 해당 매체가 행동 변화를 지원할 수 있는 잠 재적 효과의 강도)에 의해 지지된다. 이 모든 요소는 궁극적으로 자신이 설 정한 목표를 "준수하도록" 돕는다(<그림 11.1> 참고).

11.3 책임은 어떻게 개념화하는 것이 가장 적절한가?

책임에 대한 일반적인 개념, 즉 '개인이 자신의 행동이나 무행동에 대해 정당한 이유를 설명할 수 있다는 암묵적 또는 명시적 기대'로 보는 개념은 효과적인 치료적 동맹 관계의 핵심 요소인 자율성, 협력적 의사결정, 공유된 권한이라는 개념들과 즉각적으로 충돌한다.[19] 이러한 책임 개념은 목표를 달성하지 못했을 경우, 평가받는 것에 대한 두려움이나 실패했다는 수치심을 불러일으키기 쉽다. 또한 책임을 지는 대상이 언제든지 그 사람에게 정당성에 대한 해명을 요구할 수 있다는 인식을 초래한다. 그 결과, 개인은 주도적으로 행동하기보다는 수동적으로 반응하는 위치에 놓이게 된다.

11.4 귀속, 과실 및 수정 가능성

책임에 대한 논의는 원인 귀속(causal attribution), 특히 기본적 귀속 오류(fundamental attribution error)에 대한 이해에서 출발해야 한다.[20] 기본적 귀속 오류는 어떤 결과에 대해 개인의 과실(culpability)을 과도하게 강조하고, 그에 영향을 미쳤을 수 있는 환경적, 상황적, 사회적 요인을 과소평가하는 경향을 말한다. 이러한 맥락에서 귀속 오류는 의료 제공자가 비만이나 당뇨병 또는 특정 질환을 가진 사람을 바라볼 때, 그 질환의 발

생과 관리 및 궁극적인 퇴치까지 전부 그의 책임이라고 무의식적으로 인
식하게 만들 수 있다. 이러한 경향은 연구를 통해 실증적으로 입증된 바
있다. 예를 들어, 에버스-케이시(Evers-Casey)와 동료들[21]은 임상의들이 흡
연과 관련된 문제를 인식할 때 "무죄(innocence)"보다는 "죄책감(guilt)"이
라는 단어와 더 강하게 연관 짓는 경향이 있음을 보여 주었다. 비슈와나
트(Vishwanath)의 연구[22]에서도 소아 당뇨병에 관해 많은 사람이 그 원인
을 잘못 귀속하고 있으며, 그 책임을 개인에게 돌리는 경향이 있음을 밝
혀냈다.

개인이 통제할 수 없는 요소들을 근거로 행동 변화를 요구하는 것은
적절하지 않다. 대신, 책임을 논할 때는 "수정 가능성(modifiability)"이라
는 개념을 포함시켜야 한다. 개인이 자신의 행동에 대해 책임질 수 있으
려면, 그 행동이 개인이 수정 가능한 영역에 속해야만 의미가 있기 때문
이다. 만약 건강 행동이 개인 외부의 요인에 의해 크게 영향을 받는다면,
그러한 사실은 질병의 발생 원인에 대한 인과적 이해에 반드시 반영되어
야 한다. 나아가 건강 행동 변화를 유도하고 평가하는 접근 방식에도 이
러한 관점이 반영되어야 한다.

11.5 과정으로의 책임

건강 행동 변화를 위해(그리고 다른 상황에서도 마찬가지로), 책임은 개인
이 목표 진행 상황을 자신의 삶에서 중요한 사람에게 설명하고자 하는

명시적인 욕구로 개념화하는 것이 더 적절할 수 있다. 이때 개인은 진행 상황을 보고할 책임을 스스로 질 뿐만 아니라, 언제 어떻게 보고할지를 스스로 결정하게 되는데, 이러한 책임이 목표 진행과 달성에 미치는 역할을 가치 있게 여기게 된다.

책임은 단순한 전략이나 행동으로 간주되기보다는 개인의 목표 설계 및 환경에 얽혀 있는 일련의 통합된 구조와 실천으로 여기는 것이 가장 적절하다. 이를 통해 목표 진행 상황과 발전 과정을 지속적으로 인식하도록 지원할 수 있다.

나아가 책임은 개인이 취할 수 있는 단일 행동이 아닌, 목표 진행 과정에 대한 지속적인 인식을 유지할 수 있도록 해 주는 프로세스, 구조 및 지원 시스템으로 간주하는 것이 가장 적합하다. 이러한 관점에서 책임은 치료적 동맹 관계, 목표 설계, 사회적 지원, 환경적 지원 그리고 목표 지향적 행동에 대한 긍정 탐구(6장 참고)를 모두 포함할 수 있다.

11.6 책임과 건강의 결정 요인

글래넌(Glannon)[23]과 같은 일부 학자들은 특정 질병(예를 들어, 음주로 인한 간질환)에 대해서는 개인에게 책임을 부여하는 것이 타당하다고 주장한다. 반면, 프리젠(Friesen)[24]과 같은 다른 학자들은 의료 정책에 개인 책임을 포함시키는 것은 "비윤리적이고 비효율적"이라고 주장한다. 프리젠은 특히, 이러한 근거에 따른 의료자원의 배분은 환자 수준의 건강 행동 변화에 긍정적인 영향을 주지 못할 뿐 아니라, 시간이 지남에 따라 불평등을 심화시키고 결과를 악화시킬 것이라고 주장한다. 개인적 책임의 관점으로는 중요한 건강 결정 요인들이 다루어지지 않기 때문이다. 또한, 프리젠은 개인 책임에 대한 논의가 인과적 또는 도덕적 책임의 원칙에 근거하지 않고, 낙인 찍힌 행동에 대한 개인적 편견에서 비롯된다고 주장한다. 이러한 상반된 입장은 환자가 자신의 행동에 대한 책임을 스스로 수용하고 발전시킬 수 있도록 돕는 책임 프레임워크를 개발하는 것이 중요함을 보여 준다. 이는 책임을 지지 않았을 때 실제로 발생하거나 예상되는 부정적인 결과를 내세워 책임을 강요하는 것이 아니라, 자연스럽게 책임을 형성할 수 있도록 지원하는 접근 방식이어야 한다.

11.7 근거 요약

목표 설정과 책임에 관하여 가장 널리 인용되는 연구 두 가지가 있다. 1953년 예일대학 연구(Yale Study)와 1979년 하버드대학 연구(Harvard Study)[25]이다. 특히, 하버드대학 연구에서는 당시 MBA 졸업생 그룹 중 오직 3%만이 자신의 목표를 종이에 기록했는데, 졸업 후 10년이 지난 시점에서 이들은 나머지 97%의 졸업생 전체의 소득을 합한 것보다 10배나 더 많은 수입을 올렸다는 놀라운 결과가 나왔다고 보고하였다!

그러나 크라우스(Kraus)[26]와 매튜스(Matthews)[27]의 철저한 조사 결과, 이러한 연구는 존재한 적이 없는 신화적 연구였음이 밝혀졌다. 이에 매튜스[27]는 목표를 글로 적는 것과 목표 달성을 위한 실행 계획 및 책임이 어떤 영향을 미치는지 직접 연구를 수행했다.

이 연구를 위해 기업, 기관 및 비즈니스 네트워킹 그룹에서 모집된 267명의 참가자 중 149명이 연구를 완료하였다. 이들의 연령은 23세부터 72세까지 다양했고, 성비는 남성 37명, 여성 112명이었으며, 참가자들의 국적은 미국, 벨기에, 영국, 인도, 호주, 일본 등이었다. 이들은 무작위로 다양한 실험 목표 조건에 배정되었는데, 그 조건들은 다음과 같았다. 목표를 적지 않는 그룹, 목표를 적는 그룹, 목표를 적고 실행을 계획하는 그룹, 목표를 적고 실행 계획을 친구와 공유하는 그룹, 목표를 적고 실행을 계획하고 그 진행 상황을 친구에게 보고하는 그룹이었다.

연구 결과, 목표를 단순히 글로 적는 행위만으로도 목표 달성률이 높아진 것으로 나타났다(목표를 적지 않은 그룹은 평균 4.28개의 목표를 달성하였고, 목표를 적은 그룹은 평균 6.08개의 목표를 달성하였다). 또한 목표를 글로 적고 실행을 계획한 그룹(평균 5.08개의 목표 달성)보다 목표를 적고 실행 계획을 친구에게 공유한 그룹은 더 높은 목표 달성률을 보였다(평균 6.41개의 목표 달성). 가장 높은 목표 달성률을 보인 그룹은 목표를 적고 실행을 계획하고 주간 진행 상황을 친구에게 보고한 그룹으로, 평균 7.6개의 목표를 달성한 것으로 나타났다. 이로써 책임이 목표 달성에 긍정적인 영향을 미친다는 근거가 뒷받침되었다.

건강 행동 변화를 위한 디지털 접근 방식에 대한 최근 연구[28]에 따르면, 디지털 및 온라인 플랫폼이 환자들로 하여금 행동 변화를 실행하고 목표를 달성하도록 도움을 줄 수 있는 것으로 나타났다. 디지털 행동 변화 중재의 모든 "가상(virtual)" 요소에는 반드시 책임이 따라야 한다는 점이 강조되지만, 디지털 접근 방식을 통해 이러한 책임을 효과적으로 구축하는 것도 가능하다. 그러나 책임이 형성되고 적용될 수 있다는 사실이 항상 그렇게 된다는 것을 의미하지는 않는다. 현재 수많은 디지털 및 온라인 접근 방식이 존재하고, 지속적으로 새로운 기술이 개발되고 있는 만큼, 의료 및 건강 관리 전문가들은 특정 디지털 솔루션의 효과에 대한 근거를 신중히 검토해야 하며, "디지털 헬스(digital health)"라는 분야 전체를 유일한 해결책으로 간주해서는 안 된다.

밀른-아이브스(Milne-Ives)와 동료들[29]은 신체활동, 식습관, 약물 사용 및 음주, 정신건강 등과 관련된 건강 행동 변화 중재에 대한 52건의 무작위 대조연구를 체계적 문헌고찰을 통해 분석한 결과, 환자들의 인식은 대체로 긍정적이었으나, 다양한 모바일 앱을 사용한 실험군과 대조군 간에는 유의미한 차이를 입증할 만한 강력한 근거가 발견되지 않았다고 보고하였다. 이는 디지털 행동 변화 플랫폼에 대한 추가 연구의 필요성을 분명하게 시사하고 있으며, 이때 책임의 역할은 매우 중요한 요인으로 고려되어야 한다(<표 11.1> 참고).

11.8 책임과 심리적 안전감

건강 행동 변화 분야의 여러 개념들(예: 긍정 탐구)과 마찬가지로, 심리적 안전감(psychological safety)이라는 개념은 50여 년 전 조직 운영 분야에

표 11.1 연구 요약

연구	연구 초점	연구 결과
매튜스(Matthews)[27]	책임이 목표 달성에 미치는 영향	목표를 기록하지 않고 책임이 없는 그룹(평균 4.28개) 대비 평균 7.6개의 목표를 달성함
산타로사 외 (Santarossa et al.) [28]	목표 진행을 연구했으나, 책임과의 직접적인 연관성은 다루지 않음	책임의 구체적인 기여를 설명할 수 없음
침마루스티와 가메로 (Cimmarusti and Gamero)[35]	거주 환경에서의 공감적 책임	관계 개선 및 트라우마 증상에 대한 통제력 향상
밀른-아이브스 외 (Milne-Ives et al.)[29]	목표 진행을 연구했으나, 책임과의 직접적인 연관성은 다루지 않음	책임의 구체적인 기여를 설명할 수 없음
마이어호프 외 (Meyerhoff et al.)[39]	지원적 책임	검증된 '지원적 책임 평가 도구' 개발

서 처음 등장했다.[30] 이 개념은 이후 1990년대부터 다시 중요한 연구 주제로 떠올랐다.[31] 심리적 안전감은 조직 구성원들이 자기 의견을 말하거나, 새로운 아이디어를 제안하거나, 다른 사람의 작업을 비판하는 것과 같은 특정 행동을 할 때, 그것이 그들의 업무 관계에 미칠 위험에 대해 가질 수 있는 믿음과 인식을 의미한다. 이는 한 사람이 솔직하고 꾸밈없이 행동할 수 있다고 느끼는 정도, 그리고 수치심, 굴욕감, 존중감 상실, 지위 상실에 대한 두려움 없이 행동할 수 있는 정도를 포함한다.

심리적 안전감 개념은 이후 의료계에 도입되었으며, 특히 의료 시스템의 운영과 그것이 어떻게 환자의 안전과 긍정적인 결과를 더 잘 보장할 수 있는지를 연구하는 데 사용되고 있다.[32, 33]

조직적 구성 개념은 종종 "시스템적 구성 개념"으로 보는 것이 더 적절한데, 이는 이러한 개념이 일반적으로 특정 결과를 만들어 내기 위해 시스템의 요소들이 상호 의존적으로 작동하는 방식을 설명하기 때문이다. 물론, 의사와 환자의 관계 또한 관계적 시스템으로 볼 수 있다. 여기에 사회적 지원, 사회적 기대와 관습, 환경적 및 맥락적 구조의 요소들이 추가되면, 의사와 환자 간의 의료 시스템은 매우 복잡해진다.

대인 관계에서는 종종 "정서적 안전감(emotional safety)"[34]이라는 용어가 사용된다. 김(Kim)과 화이트(White)[34]가 수행한 광범위한 체계적 문헌 고찰에 따르면, 의료 결과를 개선하는 대인 간의 의사소통에 있어서 중요한 세 가지 주제가 확인되었다. 그중 하나는 신뢰와 정서적 안전감으로, 이는 개방적이고 적극적인 의사소통을 촉진하였으며, 책임을 형성하기 위한 필수적 전제 조건이다.

의료 환경에서는 환자가 자신의 목표 진행 상황을 보고할 수 있는 "친구" 역할을 해 줄 적절한 사람을 찾기 어려운 경우가 종종 있다. 노인, 사회적으로 고립된 환자, 홀어버이, 새로 이주하여 신뢰할 만한 네트워크를 아직 구축하지 못한 사람 등이 그 예다. 이러한 상황에서는 의료 제공자가 환자의 책임 형성 과정에서 중요한 역할을 수행할 수도 있다.

따라서 모든 의료 제공자와 실무자는 심리적 또는 정서적 안전감이 행동 변화에 얼마나 중요한 역할을 하는지 항상 염두에 두어야 한다. 이는 환자가 새롭거나 불확실한 행동에 도전할 만큼의 충분한 자신감을 느

끼는 것부터, 계획대로 되지 않았거나 기대에 미치지 못한 시도를 의료
진에게 솔직히 이야기하는 것까지 이어진다.

의사에게 있어서, 진정한 신뢰, 긍정적 존중, 환자가 발견하고 있는
변화 결과에 대한 호기심 그리고 환자가 자신의 역량 내에서 자신의 가
치관에 부합하는 방식으로 변화하기 위해 최선을 다하고 있다는 기본적
인 인식을 바탕으로 환자와의 관계를 형성하는 능력은 매우 중요하다.
의사는 온전히 집중하며 주의를 기울이고, 열린 태도로 호기심 어린 탐
구를 실천하고, 환자에 대한 이해를 반영하고, 환자가 세운 목표를 달성
하지 못했을 때 공감하며 반영해 주고, (그 시도를 "실패"로 보지 않고) 그 경
험에서 배운 점에 대해 함께 논의함으로써 이러한 관계를 시작하고 유지
할 수 있다.

11.9 성숙해지는 책임

앞서 언급한 바와 같이, 다른 사람이 관여하는 책임 구조는 여러 상황
에서 제한될 수 있다. 예를 들어, 환자가 한 달에 두 번씩 정기적으로 의
사나 다른 의료 실무자와 만난다 해도, 이는 여전히 336시간마다 한 번
이루어지는 짧은 교류에 불과하다! 그리고 환자가 장기적이고 지속 가
능한 행동 변화의 여정에서 더 멀리 나아갈수록, 다른 사람에게 자신의
과정을 설명하려는 욕구는 줄어들고, 대신 내면에 책임 시스템을 구축하
려는 욕구가 더 강해질 수 있다. 이는 단순히 건강 행동을 실행하는 것뿐

만 아니라, 그 진행 과정을 추적하고 필요에 따라 조정하며 지속적으로 유지하는 것에서도 숙달감을 경험하려는 욕구가 커지는 것이다.

책임(accountability)이라는 단어는 [다른 사람에게] "보고하다"라는 의미를 지닌 라틴어(computare - 역자 주)와 고대 프랑스어(aconter - 역자 주)에서 유래했다. 앞서 언급한 자율적 책임(autonomous accountability)은 "자기 점검 책임성(auto-countability 자기 스스로에게 보고하는 행위 - 역자 주)"이라는 표현으로 더 잘 설명될 수도 있다. 이는 일반적인 책임 개념(그리고 의료 분야에서의 일반적 책임 관행)과는 다소 차이가 날 수 있지만, 그럼에도 개인의 목표 추구를 돕는 다양한 지원과 구조 중 하나의 중요한 차원임에는 틀림없다. 오랜 기간 새로운 건강 행동을 만들고 유지하는 데 어려움을 겪은 환자의 입장에서, 자기 자신에게 보고한다는 개념은 마치 여우에게 닭장을 지키도록 맡기는 것처럼 여겨질 수도 있다. 실제로 행동 변화 과정의 초기 단계에서는 그런 면이 있을 수 있으며, 이는 마치 운전 면허를 갓 취득한 초보 운전자에게 험난한 도로 조건 속에서 국토를 횡단하도록 요구하는 것과 비슷하다. 그러나 이러한 여정을 시도하고 마침내 완수하는 과정 자체가 외부의 큰 도움 없이 중요한 개인적 도전을 달성해 냈다는 자기효능감과 성취감을 크게 높여 주는 경험이 될 수 있다.

따라서, 행동 변화 과정의 초기 단계에서는 자기 자신에게 보고하는 것, 즉 자율적 책임이 지나치게 부담스러울 수 있지만, 이 개념을 도입하고 점진적으로 익숙해져 가면, 결국 행동 변화 과정을 마칠 때 자신의 행동을 스스로 모니터링하고 조정하며 전략을 세울 수 있는 내부적 역량이 더욱 강해진 상태가 될 수 있다. 자율적 책임을 촉진하는 데에는 모니터링 기법을 활용하는 것이 효과적이다.

11.10 공감적 책임

공감적 책임(compassionate accountability)이라는 개념은 청소년을 위한 거주형 돌봄 및 행동 관리 프로그램[35]과 조직 관리[36] 분야 모두에서 어느 정도 연구되어 왔다. 이 개념은 책임에 대한 초점을 유지하면서도, 책임을 지는 사람의 심리적, 감정적 경험을 이해하려는 태도를 포함한다. 즉, 과제나 목표의 달성을 향해 나아가면서도 상대방의 상황에 공감하고 이해를 표현하려는 접근 방식이다. 실제 상황에서, 흔히 사용되는 일반적 접근법과 공감적 접근법의 차이는 다음과 같이 나타날 수 있다.

[일반적 접근법]

의사: 지난주 목표는 얼마나 이루셨나요?

환자: 솔직히 말하자면, 전혀 못 했어요….

의사: 아… 왜요? 무슨 문제가 있었나요?

환자: 음… 어머니를 돌봐야 했거든요.

의사: 그런데 당신이 스스로를 돌보지 않으면, 누가 당신을 돌보나요?

[공감적 접근법]

의사: 지난주 목표 진행 상황을 말씀해 주실 수 있을까요?

환자: 사실… 전혀 진전이 없었어요.

의사: 그렇군요. 어떤 한 주였는지, 어떻게 흘러갔는지 조금 더 들려주세요.

환자: 월요일에 어머니가 거의 입원할 뻔하셨거든요. 모든 걸 제쳐 두고 어머
      니의 약 복용을 더 꼼꼼히 챙겨 드리면서 겨우 입원을 피했어요.

의사: 당신에게 어머니와의 관계가 얼마나 중요한지, 그 관계를 얼마나 소중
      하게 여기는지 느껴져요.

얼핏 보기에는 그 차이가 미묘하고 미세하게 보일 수 있지만, 일반적
접근법은 환자로 하여금 자신을 변명하거나 방어하는 반응을 유발할 가
능성이 높다. 이는 사실상 "스스로를 정당화하라"는 요구이기 때문이다.
또한, 이러한 접근법은 4장에서 더 자세히 다룬 유지 대화(sustain talk)를
유발할 수도 있다. 목표를 달성하지 못했거나 심지어 시도조차 하지 못
한 이유를 설명하라는 요구를 받으면, 환자는 흔히 변화가 얼마나 어렵
고 감당하기 힘들며 비현실적인지를 말하게 된다. 또한, 이는 의사에게
서 "교정 반사"를 불러일으킬 수도 있다(4장 참고).

공감적 접근법인 두 번째 예시에서는 의사의 반응이 단순히 목표를
달성하지 못한 이유를 묻는 것이 아니라, 환자의 전체적인 경험을 이해
하려는 즉각적 의도로 나타난다. 이를 통해 환자는 자신의 상황에 대한
다른 측면들도 공유할 수 있게 되며, 이는 의사가 환자를 더 효과적으로
지원할 수 있는 정보가 된다. 더 나아가, 환자는 자신이 이해받고 있으
며, 비판받지 않고, 존중받고 있다고 느끼게 된다.

결론적으로, 크리스틴 네프(Kristin Neff)의 중요한 연구[37, 38]를 통해 공

감은 건강과 행복, 특히 심리적 웰빙의 강력한 예측 변수임이 밝혀졌다.

11.11 측정 전략

자신의 공감 수준을 파악하는 유용한 방법 중 하나는 크리스틴 네프 박사가 개발한 검증된 척도와 같은 평가 도구를 활용하는 것이다(https://self-compassion.org/test-how-self-compassionate-you-are/).

추가적으로, 마이어호프(Meyerhof)와 동료들[39]은 디지털 코칭 중재를 지원하기 위한 도구로 지원적 책임 척도(Supportive Accountability Inventory, SAI)를 개발하고 검증하는 중이다. 아직은 개발 초기 단계이지만, 다른 심리측정적 속성(psychometric properties) 가운데 SAI의 내적 일관성은 연구자들에 의해 신뢰도 계수 α=0.68로, "수용 가능한" 수준이라고 평가되었다.

주관적일 수는 있으나, 행동 변화 과정의 다양한 차원을 평가하는 간단한 척도조차도 모든 당사자가 책임과 관련된 강점과 성장할 영역을 파악하는 데 도움을 줄 수 있다. 다음과 같은 자기보고형 척도의 항목들은 모두 "0~10점" 범위로 응답할 수 있으며, 점수가 높을수록 해당 항목에 대한 신념이나 의지가 강함을 의미한다. 이러한 평가 척도는 사람들이 시간에 따른 변화와 성장을 인식하도록 돕는 유용한 방법이다.

- 나는 나의 건강과 웰빙에 대한 뚜렷한 비전을 가지고 있다.

- 이 목표 행동에 대한 책임은 전적으로 내게 있다.
- 나는 이 행동과 나의 비전 사이의 연관성을 이해하고 있다.
- 나는 목표 진행 상황을 정기적으로 확인한다.
- 나는 기술을 발전시킬 기회를 모색한다.
- 나는 필요할 때 다른 사람들에게 도움을 요청한다.
- 나는 다른 사람들로부터 받은 유용한 피드백을 받아들인다.

자가 점검 항목 중에서 "나는 기술을 발전시킬 기회를 모색한다."라는 항목은 "성장형 사고방식(growth mindset)" 개념을 포함하고 있기 때문에 특히 주목할 만하다.[40, 41] 사고방식에 관한 연구에 따르면, 학생들에게 성장형 사고방식을 길러 주면 역경과 도전에 대한 회복탄력성이 강화되는 것으로 나타났다.[42] 또한 성장형 사고방식은 빈곤과 같은 사회적 결정 요인이 학업 성취에 미치는 영향력을 조정할 수도 있다는 사실이 입증되었다.[43] 이러한 결과는 성장형 사고방식이 행동 변화를 방해하거나 제한하는 사회적 결정 요인들의 영향력을 얼마나 매개하고 조정할 수 있는지 추가적인 질문을 제기한다. 예를 들어, 2009년의 한 연구에서는 성장형 사고방식이 금연하려는 흡연자의 동기를 형성하는 데 있어서 니코틴 대체 요법만큼이나 강력한 효과를 가질 수 있음을 입증했다.[44]

11.12 실용적인 팁과 적용법

행동 변화를 논의할 때는 책임이라는 개념을 초기에 도입해야 한다. 이때 개인이 변화에 대한 의지를 지속할 수 있을지에 대한 의구심을 표현하는 방식은 피해야 한다. 의구심을 표현하는 것은 동기를 저하시킨다. 대신, 환자에게 책임이 목표 달성에 도움이 된다는 사실이 입증되었음을 알려 주고, 환자에게 적합한 책임 구조는 어떤 형태일지 함께 논의하는 것이 바람직하다. 이는 변화에 대한 명확한 비전 설정, 구체적으로 명시된 행동 목표, 목표 달성 여부를 평가할 수 있는 이정표 설정, 진행 상황을 공유할 대상 지정, 그리고 앱이나 수기 메모, 시각적 그림 차트 등 진행 상황을 기록하는 수단 등을 포함할 수 있다.

"자율적 책임"이라는 개념 역시 변화 과정 초기 단계에 도입할 수 있다. 이는 '자기효능감'과 '행동 선택의 독립성' 같은 요소들을 포함하는데, 이는 모든 건강 행동 중재의 궁극적인 목표이기도 하다. 의사나 건강 관리 전문가가 환자와의 관계에서 기대할 수 있는 최고의 결과는 결국, 그들 자신의 도움이 더는 필요 없게 되는 것이다!

11.13 사례 연구

G씨는 43세 남성으로, 심혈관질환, 당뇨병, 고혈압, 뇌졸중의 가족력이 있다. 현재 그의 체중은 245파운드(약 111kg)이고, 최근 혈액검사 결과

당뇨병전단계 상태이며, 고지혈증, 고콜레스테롤혈증이 있는 것으로 나타났다. 그는 이러한 질환을 관리하기 위해 처방약을 복용하는 것에 강한 거부감을 보이며, 부모님 모두 건강이 서서히 악화되다가 비교적 이른 나이에 돌아가신 과정을 지켜보았다고 말한다.

그는 지난해 직장에서 전 직원을 대상으로 건강 코칭 상담을 3회 제공해 주었는데, 그 상담이 매우 도움이 되었고, 상담이 모두 종료되었을 때 아쉬웠다고 말한다. 그는 자신의 건강 상태를 관리하기 위해 그와 비슷한 코칭 관계를 다시 맺을 수 있는지 궁금해한다.

당신은 공인 건강 코치로서, G씨가 주치의의 지지와 승인을 받는다면 그와 협력하기로 동의하고, 초기에는 6회 세션이 도움될 것이라고 합의한다.

처음 두 세션 동안, 당신은 G씨와 함께 그의 건강과 웰빙에 대한 비전을 수립하고, 그의 강점과 지원 체계, 과거의 성공 경험 및 지금까지의 최상의 건강 및 웰빙 경험을 식별하도록 돕는다.

세 번째 세션에서 당신은 G씨와 함께 스마트(SMART) 목표 설정을 시작한다. G씨는 자신의 장기적인 건강 비전을 뒷받침할 수 있는 두 가지 목표로, 심폐 지구력을 높이고 초가공식품 섭취를 줄이는 것을 설정했다. 그는 보다 구체적으로 다음과 같은 목표로 설정한다.

1. 매주 평일에는 오후 5시 30분 퇴근 후 집에 도착하면, 저녁 식사를 하기 전에 45분 동안 동네를 걷는다.
2. 일주일 중 5일은 직접 점심과 저녁 식사를 준비하며, 각 식사에

최소 1.5컵의 채소를 포함시킨다.

G씨의 목표는 스마트(SMART) 원칙에 부합하고, 그의 건강 비전과도 일치하며, 당신은 그와 함께 목표 달성 전략을 논의한다. 특히, 목표 진행 상황을 어떻게 모니터링할 것인지에 대해 질문한다. 그래야 필요시 행동을 즉시 조정할 수 있기 때문이다.

그는 목표를 종이에 적는 것이 도움이 될 것 같다고 말한다. 그는 직장에서의 경험을 통해, 머릿속으로만 생각한 일보다는 종이에 적어 둔 일을 훨씬 더 잘 실행해 낼 가능성이 높다는 것을 알고 있다고 말한다. 또, 스마트폰의 "알림" 기능도 언급했지만, 과거 경험상 직장에서는 이 알림을 무시해 버리는 경우가 많았기에 실제로 도움이 될지는 확신이 없다고 덧붙인다.

당신은 G씨에게 도움이 될 만한 정보를 하나 공유해도 괜찮을지 묻는다. 그가 동의하자, 당신은 진행 상황을 친구에게 정기적으로 보고하면 목표 달성률이 높아진다는 연구 결과가 있다는 점을 알려 준다. G씨는 잠시 고민한 뒤, 아내를 보고 대상으로 삼았지만, 만약 목표 달성에 어려움을 겪게 된다면 아내가 자신이 건강을 충분히 중요하게 여기지 않는다고 꾸짖을까 봐 걱정된다고 털어놓는다. 당신은 그 말에 공감하며, 책임이 처벌적 방식으로 적용될 경우 오히려 역효과가 날 수 있다는 점을 강조한다. G씨는 다시 곰곰이 생각한 끝에, 정기적으로 함께 낚시를 다니는 친구에게 진행 상황을 이야기하는 게 더 편하겠다고 말한다. 그러면서 그 친구 역시 2~3년 전에 상당한 체중을 감량한 경험이 있다고 덧붙인다. 당신은 그의 선택을 긍정적으로 평가하며, 개인적으로 의미 있는 사람에게서 배우는 기회 자체가 행동 변화를 위한 기술과 자신감을 기르는 데 매우 유익하다는 점을 강조한다.

3주 후 네 번째 세션에서 당신은 G씨의 목표 진행 상황을 점검한다. G씨는 매주 친구에게 목표 진행 상황을 보고했으며, 친구는 그를 격려해 주었고, 추가적 지원이 필요할 경우 언제든 도움을 요청하라고 말해 주었다고 한다. 그는 이러한 경험이 매우 큰 힘이 되었으며, 더욱 강하고 확고한 의지를 가지고 목표에 몰입할 수 있었다고 말한다.

11.14 요약

책임은 행동 변화를 이끄는 핵심 요소 중 하나이다. 사람들이 변화할 수 있도록 힘을 실어 주는 것은 강요나 정보 전달, 두려움이 아니라 공감이다. 공감 없이 목표에 대한 책임만을 요구하는 것은 오히려 평가를 받는 경험으로 인식될 수 있으며, 변화에 대한 동력을 제공하지 못한다. 궁극적 목표는 자기연민을 바탕으로 스스로에게 책임을 지는 법을 배워 자율적 책임을 키우는 것이다. 목표를 설정하고, 책임 구조를 구축하고, 그 과정을 다른 사람과 공유하는 것은 행동 변화를 위한 강력한 전략이며, 이는 연구를 통해 입증되었다.

11.15 요점

1. 책임은 완전히 외부적인 형태부터 깊이 내면화된 형태까지 이어지는 연속선상에 있다.

2. 의료인은 책임 형성과 관련하여 중심적인 역할을 할 수 있으며, 환자와 형성한 관계 및 치료적 동맹은 책임 전략이 성공하는 데 영향을 미친다.

3. 신뢰와 정서적 안전감이 보장된 환경을 제공하는 것은 개인이 자신의 책임 여정을 시작할 수 있도록 돕는다.

4. 책임을 구축하는 과정에서 공감은 필수 요소이다.

5. 어떤 사람들은 친구나 주변 사람과의 연결을 통해 책임을 유지하고, 어떤 사람들은 자기점검의 기준을 내면화하여 스스로에게 책임을 지는 자율적 책임에 도달하기도 한다.

참고문헌

1. Surdyka, Michael J. 2021. *Fully Alive: Using Your Individuality to Conquer Addiction.* Michael J. Surdyka.

2. Deci, Edward L, and Richard M Ryan. 1985. *Intrinsic Motivation and Self-Determination in Human Behavior.* Berlin: Springer Science & Business Media.

3. Scott, Marvin B, and Stanford M Lyman. 1968. "Accounts." *American Sociological Review* 33(1): 46–62.

4. Tetlock, Philip E. 1992. "The impact of accountability on judgment and choice: Toward a social contingency model." *Advances in Experimental Social Psychology* 25:331–376.

5. Lerner, Jennifer S, and Philip E Tetlock. 1999. "Accounting for the effects of accountability." *Psychological Bulletin* 125 (2):255.

6. Moore, Margaret, Bob Tschannen-Moran, and Erika Jackson. 2016. *Coaching Psychology Manual.* 2nd ed. Wolters Kluwer Health/Lippincott, Williams & Wilkins, Philadelphia, PA.

7. Deci, Edward L, and Richard M Ryan. 2010. "Self-determination." In E. W. Craighead and C. Nemeroff (Eds.). *The Corsini Encyclopedia of Psychology,* Wiley, New Jersey, pp. 1–2.

8. Deci, Edward L, Richard Koestner, and Richard M Ryan. 1999. "A meta-analytic review of experiments examining the effects of extrinsic rewards on intrinsic motivation." *Psychological Bulletin* 125 (6):627.

9. McCarney, Rob, James Warner, Steve Iliffe, Robbert Van Haselen, Mark Griffin, and Peter Fisher. 2007. "The Hawthorne Effect: A randomised, controlled trial." *BMC Medical Research Methodology* 7 (1):1–8.

10. Oussedik, Elias, Capri G Foy, EJ Masicampo, Lara K Kammrath, Robert E Anderson, and Steven R Feldman. 2017. "Accountability: A missing construct in models of adherence behavior and in clinical practice." *Patient Preference and Adherence* 11: 1285.

11. Roethlisberger Fritz J, and William J Dickson. 1939. *Management and the Worker, Management and the Worker.* Harvard University Press, Oxford, England.

12. Andersen, Ronald M. 1995. "Revisiting the behavioral model and access to medical care: does it matter?" *Journal of Health and Social Behavior* 36(1):1–10.

13. Rosenstock, Irwin M. 1974. "Historical origins of the health belief model." *Health Education Monographs* 2 (4):328–335.

14. Fishbein, Martin, and Marco C Yzer. 2003. "Using theory to design effective health behavior interventions." *Communication Theory* 13 (2):164–183.

15. Ajzen, Icek. 1985. "From intentions to actions: A theory of planned behavior". In J.Kuhl and B. Jurgen (Eds.). *Action Control: From Cognition to Behavior*. Springer-Verlag, Berlin, pp. 11–39.

16. van Onzenoort, Hein AW, Frederique E Menger, Cees Neef, Willem J Verberk, Abraham A Kroon, Peter W de Leeuw, and Paul-Hugo M van der Kuy. 2011. "Participation in a clinical trial enhances adherence and persistence to treatment: A retrospective cohort study." *Hypertension* 58 (4):573–578.

17. Mohr, David, Pim Cuijpers, and Kenneth Lehman. 2011. "Supportive accountability: A model for providing human support to enhance adherence to eHealth interventions." *Journal of Medical Internet Research* 13 (1):e30.

18. Mohl, Paul C, Diane Martinez, Christopher Ticknor, Milton Huang, and Linda Cordell. 1991. "Early dropouts from psychotherapy." *Journal of Nervous and Mental Disease* 179(8):478–481.

19. Hubble, Mark. A., Barry L Duncan and Scott D Miller. 2007. "Common factors and the uncommon heroism of youth." *Psychotherapy in Australia* 13 (2):34.

20. Ross, Lee. 1977. "The intuitive psychologist and his shortcomings: Distortions in the attribution process." In L. Berkowitz (Ed.). *Advances in Experimental Social Psychology*. Orlando, FL: Elsevier, pp. 173–220.

21. Evers-Casey, Sarah, Robert Schnoll, Brian P Jenssen, and Frank T Leone. 2019. "Implicit attribution of culpability and impact on experience of treating tobacco dependence." *Health Psychology* 38 (12):1069.

22. Vishwanath, Arun. 2014. "Negative public perceptions of juvenile diabetics: Applying attribution theory to understand the public's stigmatizing views." *Health Communication* 29 (5):516–526.

23. Glannon, Walter. 1998. "Responsibility, alcoholism, and liver transplantation." *The Journal of Medicine and Philosophy* 23 (1):31–49.

24. Friesen, Phoebe. 2018. "Personal responsibility within health policy: Unethical and ineffective." *Journal of Medical Ethics* 44 (1):53–58.

25. Acton, Annabel. 2017. "How To Set Goals (And Why You Should Write Them Down)." Accessed May 17, 2021. https://www.forbes.com/sites/

annabelacton/2017/11/03/how-to-set-goals-and-why-you-should-do-it/?sh=7f16f589162d.

26. Kraus, Stephen. 2002. *Psychological Foundations of Success: A Harvard Trained Scientist Separates the Science of Success from Self-help Snake Oil.* San Francisco, CA: Next Level Sciences, Inc.

27. Matthews, Gail. 2015. "The effectiveness of four coaching techniques: writing goals, formulating action steps, making a commitment, and accountability." *Paper Presented at the 9th Annual International Psychology Conference*, Athens, Greece.

28. Santarossa, Sara, Deborah Kane, Charlene Y Senn, and Sarah J Woodruff. 2018. "Exploring the role of in-person components for online health behavior change interventions: Can a digital person-to-person component suffice?" *Journal of Medical Internet Research* 20 (4):e144.

29. Milne-Ives, Madison, Ching Lam, Caroline De Cock, Michelle Helena Van Velthoven, and Edward Meinert. 2020. "Mobile apps for health behavior change in physical activity, diet, drug and alcohol use, and mental health: Systematic review." *JMIR mHealth and uHealth* 8 (3):e17046.

30. Rogers, Carl R. 1954. "Toward a theory of creativity." ETC: A *Review of General Semantics* 11(4):249–260.

31. Kahn, William A. 1990. "Psychological conditions of personal engagement and disengagement at work." *Academy of Management Journal* 33 (4):692–724.

32. O'Donovan, Róisín, and Eilish McAuliffe. 2020. "Exploring psychological safety in healthcare teams to inform the development of interventions: Combining observational, survey and interview data." *BMC Health Services Research* 20 (1):1–16.

33. Torralba, Karina D, Donna Jóse, and John Byrne. 2020. "Psychological safety, the hidden curriculum, and ambiguity in medicine." *Clinical Rheumatology* 39 (3):667–671.

34. Kim, Bora, and Kate White. 2018. "How can health professionals enhance interpersonal communication with adolescents and young adults to improve health care outcomes?: Systematic literature review." *International Journal of Adolescence and Youth* 23 (2):198–218.

35. Cimmarusti, Rocco A, and Soe L Gamero. 2009. "Compassionate accountability in residential care: A trauma informed model." *Residential Treatment for Children & Youth* 26 (3):181–193.

36. Regier, Nate. 2017. *Conflict without Casualties: A Field Guide for Leading with*

Compassionate Accountability. Oakland, CA: Berrett-Koehler Publishers.

37. Neff, Kristin D. 2004. "Self-compassion and psychological well-being." *Constructivism in the Human Sciences* 9 (2):27.

38. Neff, Kristin D. 2011. "Self-compassion, self-esteem, and well-being." *Social and Personality Psychology Compass* 5 (1):1–12.

39. Meyerhoff, Jonah, Shefali Haldar, and David C Mohr. 2021. "The supportive accountability inventory: Psychometric properties of a measure of supportive accountability in coached digital interventions." *Internet Interventions* 25:100399.

40. Dweck, Carol. 2016. "What having a 'growth mindset' actually means." *Harvard Business Review* 13:213–226.

41. Dweck, Carol. 2017. *Mindset-Updated Edition: Changing the Way You Think to Fulfil Your Potential*. Boston, MA: Hachette.

42. Yeager, David Scott, and Carol S Dweck. 2012. "Mindsets that promote resilience: When students believe that personal characteristics can be developed." *Educational Psychologist* 47 (4):302–314.

43. Claro, Susana, David Paunesku, and Carol S Dweck. 2016. "Growth mindset tempers the effects of poverty on academic achievement." *Proceedings of the National Academy of Sciences* 113 (31):8664–8668.

44. Johnson, Vicki D. 2009. *Growth Mindset as a Predictor of Smoking Cessation*. Doctoral Dissertation, Cleveland State University.

협력을 위한 5단계 사이클

12.1 5단계 사이클

이 책의 각 장에서는 행동 변화의 기본 개념에 대한 배경과 이론 및 근거를 설명하고 있다. 심장병, 당뇨병, 비만과 같은 만성질환은 다양한 요인이 복합적으로 작용하여 발생하지만, 그 근본적 원인 중 하나는 생활습관이다. 따라서 생활습관의학과 그 여섯 가지 핵심 기둥을 이해하고 적용하는 것은 모든 임상의에게 중요한 과제이다. 생활습관의학의 여섯 가지 핵심 기둥은 운동, 균형 잡힌 영양 섭취, 양질의 수면, 스트레스 관리, 건강한 사회적 관계 형성, 위험한 물질(흡연, 과도한 음주 등) 회피이다. 만성질환을 앓고 있는 환자들의 치료에 있어 이러한 여섯 가지 요소를 평가하고 개선하도록 돕는다면, 그들의 고통을 줄이고, 질병의 진행을 멈추거나 심지어 되돌리는 데까지 나아갈 수 있다. 각 기둥에 대한 보다 구체적인 가이드라인은 14장에서 다루고 있다. 사람들은 운동을 해야 하고 채소를 먹어야 한다는 사실을 알고 있지만, 단순한 지식이 실제 행동으로 이어지는 경우는 많지 않다. 따라서 의료 제공자는 사람들이 건강한 변화를 실천할 수 있도록 한 걸음씩 힘을 실어 주는 데 집중해야 한다. 작은 실천이 결국 큰 변화를 만들어 낸다.

건강한 생활습관을 채택하고 지속하도록 돕는 역할을 할 수 있는 사람들은 많다. 예를 들면 의사, 간호사, 치과의사, 물리치료사, 작업치료사, 영양사, 피트니스 전문가, 건강 및 웰니스 코치, 사회복지사, 교사, 멘토, 운동 코치, 부모, 조부모 등이 이에 해당한다. 그러나 건강한 변화를 이끄는 상담이나 코칭이 효과적으로 이루어지려면, 이에 대한 훈련과 연습이 필요하다. 지식은 중요하고 강력한 도구이다. 행동 변화의 원칙, 이론, 실제 적용 방법, 기법, 전략, 기술 등을 아는 것은 필수적인 요건이다. 하지만 무엇보다 중요한 것은 실천이다. 단순한 지식만으로는 대부분의 사람들에게 지속적인 행동 변화를 유도하기 어렵기 때문이다. 따라서 임상의나 변화의 촉진자는 이러한 기술을 꾸준히 연습해야 한다. 이 장에서는 행동 변화 상담 및 코칭을 수행할 때 실질적인 지침이 되어 줄 수 있는 5단계 사이클을 소개한다.

협력에는 강력한 힘이 있다. 의료인과 환자 간의 협력은 환자들이 생활습관을 바꾸고 건강한 변화를 수용하도록 돕는 핵심 요소가 될 수 있다.[1] 이 장에서는 앞선 11개 장에서 다룬 내용을 바탕으로 행동 변화를 위한 협력의 5단계 사이클을 소개한다. 코치(COACH) 접근법보다 전문가

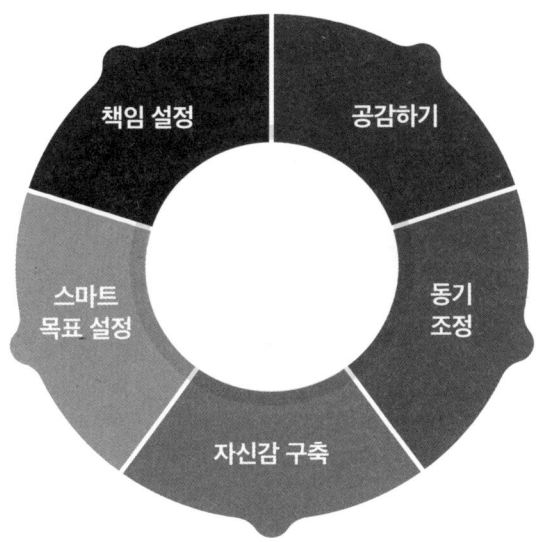

그림 12.1 협력의 5단계 사이클(Frates, B., Bonnet, J., Joseph, R., Peterson, J. 2020. *Lifestyle Medicine Handbook: An Introduction to the Power of Healthy Habits*. Healthy Learning, p. 101에서 허락을 받아 수정 인용)

(EXPERT) 접근법에 익숙한 임상의들도 이 다섯 단계에 집중함으로써 환자와 협력하고, 협상하고, 공동 창조하는 방식으로 나아갈 수 있다. 협력의 5단계 사이클은 공감(Empathy), 동기 조정(Aligning Motivation), 자신감 구축(Building Confidence), 스마트 목표 설정(Setting SMART Goals), 책임 설정(Setting Accountability)이라는 도구들을 활용하여 효과적인 행동 변화를 이끌어 낸다(<그림 12.1> 참고).

▶ 12.1.1 1단계: 공감하기

공감은 "다른 사람의 과거 또는 현재의 감정과 생각, 경험 등을 객관적이고 명시적으로 전달받지 않고도 그것을 이해하고, 인지하며, 민감하게 반응하고, 간접적으로 경험하는 행위"로 정의된다.[2] 반면, 연민(sympathy)은 "다른 사람의 감정이나 관심사를 공유하거나 그 안에 들어가는 행위 또는 능력"으로 정의된다.[3] 두 용어는 미묘한 차이가 있다. "연민은 상대의 감정을 함께 느끼는 것이고, 공감은 그 감정을 이해하지만 반드시 함께 느끼는 것은 아니다."[4]

사람들은 자신이 이해받고 있다고 느끼기를 원한다. 그렇기에 상대방의 상황을 이해하고 있다는 표현은 의사소통의 핵심이다. 공감의 정의에서 주목할 점은 "이해하는 행위"로 시작한다는 것이다. 이러한 행위를 전달하는 방법은 다양하다. 눈 맞춤, 고개 끄덕이기, 얼굴 표정, 몸을 앞으로 기울이는 몸짓, 조용한 경청, 이해를 드러내는 반영적 표현 등은 모두 공감을 전달하는 방법이다.

공감에 관한 연구에 따르면, 의사의 공감 수준이 높을수록 환자의 만족도 점수가 향상된다.[5] 의사는 자기보고(self-report) 척도인 '제퍼슨 공감 척도(Jefferson Scale of Empathy)'를 통해 자신의 공감 능력을 평가할 수 있다. 환자는 '제퍼슨 의사의 공감에 대한 환자 인식 척도(Jefferson Scale of Patient's Perceptions of Physician Empathy)'를 통해 의사의 공감 수준에 대한 인상을 보고할 수 있다.

호자트(Hojat)와 동료들의 연구에 따르면, 의사의 공감은 환자의 건강 결과에 긍정적인 영향을 줄 수 있다.[6] '제퍼슨 공감 척도'에서 높은 점수를 자기보고한 가정의학과 의사들이 치료한 당뇨병 환자들은 자기보고한 점수가 낮은 의사들이 치료한 환자들에 비해 LDL과 당화혈색소 수치가 더 잘 조절되었다.[6] 그러나 몇 년 후, 차이토프(Chaitoff)와 동료들이 동일한 연구를 수행한 결과, 의사의 자기보고 공감 점수와 LDL 또는 당화혈색소 수치 사이에 상관관계가 나타나지 않았다.[7] 즉, 공감이 임상 결과에 직접적인 영향을 주지는 않을 수 있지만, 환자의 만족도에는 분명한 영향을 미치는 것으로 보인다. 대부분의 사람들은 이해받고 존중받기를 원한다. 의료인이 공감을 표현하면, 환자는 자신이 중요하고 가치 있는 존재라는 느낌을 받는다. 환자에게 시간을 내어 온전히 집중해 주는 것만으로도 큰 선물이 된다.

공감은 돌봄 관계를 형성하는 데 중요한 역할을 한다. 환자가 의료인에게 자신의 고통스러운 이야기와 신체적, 정신적 증상을 공유하는 것은 의료인을 신뢰하고 있다는 의미이다. 환자는 비판 없이 이해받기를 원하며, 공감 어린 반응을 기대한다. 의료인이 주의 깊게 경청하고, 다정하게 반응할 때, 환자와 의료인 사이에 신뢰가 형성된다. 공감과 밀접한 개념인 연민은 코치 접근법과 함께 1장에서 논의되었다. 연민은 단순한 감정적 이해를 넘어, 행동하고자 하는 욕구를 포함하는 개념이다. 이 5단계 사이클은 바로 그런 행동 단계들이기 때문에, 이 로드맵을 따라가는 과정 자체가 공감을 표현하고, 실제 행동으로 옮기는 과정이며, 연민의 실천이기도 하다. 그러나 행동을 취하기 전에, 환자가 안전함을 느끼고 신뢰가 형성되는 과정이 선행되어야 한다. 신뢰는 모든 치료적 동맹 관계의 핵심이며, 공감은 신뢰 형성의 필수 요소이다. 이것이 바로 공감이 5단계 사이클의 첫 번째 단계인 이유다.

댄 골먼(Dan Goleman)은 그의 저서 《뇌와 감성지능(The Brain and

Emotional Intelligence)》에서 공감을 세 가지 유형으로 구분하였다.[8] 그것은 인지적 공감, 정서적 공감, 욕구 중심적 공감으로, 의료인은 세 가지 유형을 모두 활용할 수 있다. 인지적 공감은 의료인이 환자의 관점을 보고 이해할 수 있음을 보여 주는 것이다. 정서적 공감은 의료인이 환자의 감정을 공유한다는 것을 보여 주는 것이며, 이러한 유형의 공감은 관계 형성에 도움이 된다. 욕구 중심적 공감은 의료인이 환자가 무엇을 필요로 하는지 감지하고 자발적으로 도울 의향이 있음을 전달하는 것이다.

공감을 표현하려면 주의 깊은 경청(mindful listening)이 필요하다. 다른 사람의 말을 듣기 위해서는 오롯이 그 사람에게 집중해야 한다. 휴대전화, 해야 할 일 목록, 개인적인 걱정과 고민은 모두 잠시 내려놓아야 하며, 가장 중요한 것은 환자이다. 상대를 이해하기 위해 듣는 것과 대답하기 위해 듣는 것은 전혀 다르다. 공감을 표현하기 위해서는 상대를 이해하려고 경청해야 한다.

《코액티브 코칭: 성공적인 삶과 일을 위한 새로운 코칭 기술(Co-Active Coaching: New Skills for Coaching People toward Success in Work and Life)》의 저자들인 로라 위트워스(Laura Whitworth), 캐런 킴지-하우스(Karen Kimsey-House), 헨리 킴지-하우스(Henry Kimsey-House), 필립 샌달(Phillip Sandahl)은 경청을 세 가지 수준으로 구분하였다. 자신에게 초점을 맞춘 내적 경청(Internal listening), 다른 사람에게 초점을 맞춘 상대 중심 경청(Listening focused on others), 모든 감각을 동원해 이해를 깊게 하는 총체적 경청(Global listening)이다.[9] 이 세 가지 경청은 앞서 설명한 공감의 세 가지 유형과도 일맥상통한다.

또한, 반영(reflection) 기법을 활용하면 환자의 필요에 대한 이해가 더욱 깊어진다. 임상의가 반영 기법을 활용하면, 환자의 말을 주의 깊게 듣고 있음을 자연스럽게 보여 줄 수 있다. 의료인이 진정한 호기심과 관심을 보이면, 환자는 진심 어린 배려를 느끼게 되며, 신뢰를 형성하는 데 도움이 된다. 환자들은 과거에 흡연과 같은 건강에 해로운 습관을 바꾸지 않았다는 이유로 의료인에게 무시당하거나, 비판받거나, 병에 걸리거나 사망할 수 있다고 위협을 받은 경험 때문에 의료인을 불신할 수도 있다. 생활습관 변화를 유도하는 상담과 진료가 효과적이기 위해서는 상호 존중과 신뢰가 전제되어야 한다. 환자가 비판 없이 지지를 받고 있다고 느낄 때, 비로소 자신의 진짜 감정과 실제 행동을 의료인에게 솔직하게 털어놓을 수 있다.

공감을 느끼고도 그것을 표현하지 않고 있는 경우가 있을 수도 있다. 이는 상대에게 온전히 집중하지 못하고, 주의가 산만할 때 발생한다. 대화를 나누는 중에 상대의 이야기를 듣다가, 그것을 자신의 경험이나 상황에 빗대어 생각하기 시작한다. 이는 자연스러운 반응이지만, 자칫하면 의료인이 앞에 있는 환자의 말에 집중하지 못하고, 자신의 생각과 문제 속으로 빠져들 수 있다. 그 순간 의료인은 환자로부터 멀어지게 된다. 환자의 말에 집중하고, 환자가 어떤 상황에 놓여 있는지 파악하고, 환자가 어떤 감정을 표현하고 있는지 주의를 기울이면 초점을 잃지 않고 공감할 수 있다. 특히, 들은 내용을 환자에게 다시 어떻게 반영해 줄 수 있을지를 염두에 두면 집중력을 유지하는 데 도움이 된다.

공감을 느끼고도 표현하지 않는 것은 마치 선물을 포장해 놓고 건네지 않는 것과 같다. 이는 윌리엄 아서 워드(William Arthur Ward)의 유명한 인용구인 "감사를 느끼면서도 표현하지 않는 것은 선물을 포장만 해 놓고 주지 않는 것과 같다."라는 말과 비슷하다.[10] 의료인은 환자의 말을 반영하고, 집중해서 경청하고, 눈을 맞추고, 몸을 환자 쪽으로 기울이고, 고개를 끄덕이고, 환자가 전하는 내용에 따라 놀라움, 슬픔, 기쁨, 혼란 등의 감정을 담은 적절한 표정을 지어 주는 것 등의 방식으로 공감을 표현할 수 있다.

만약 환자가 2장에서 논의된 '숙고 전 단계'에 있다면, 의료인이 공감을 표현하는 것은 무엇보다 중요한 행동 중 하나가 된다(<표 12.1>~<표 12.3> 참고).

12.1.2 공감 훈련

비만 관리 교육은 의료 수련의들이 환자의 필요를 지원하는 데 도움이 되는 유용한 도구이다. 비만 관리의 기본적인 틀은 5A 접근법(5A framework)으로, 이는 질문하기(Ask), 평가하기(Assess), 조언하기(Advise), 동의하기(Agree), 지원하기(Assist)로 구성된다.[30, 31] 이 프레임워크는 비만 환자들에 대한 수련의들의 태도를 긍정적으로 변화시키고, 임상적 역량과 자신감을 향상시키며, 비만의 원인을 평가하고 장애 요인을 해결하는 능력을 키우고, 체중 증가에 대한 상담을 효과적으로 수행하는 데 도움이 된다.[31]

환자들은 치료나 상담을 조기에 중단하는 경우가 많으며, 특히 초기 세션에서 이러한 현상이 두드러진다. 따라서 임상의는 초기 세션에서

표 12.1 공감 연구 요약표

연구	참가자 수	주요 결과
베르나르도 외 (Bernardo et al.)[11]	환자 945명과 방사선과, 임상 및 외과 전문의 51명	'제퍼슨 의사의 공감에 대한 환자 인식 척도'를 이용해 환자가 인식한 의사의 공감 수준은 의사가 자기평가한 공감 수준과 양의 상관관계를 보였음(0.56; p > 0.000).
호자트 외 (Hojat et al.)[6]	당뇨병 환자 891명	공감 능력이 높은 의사를 만난 환자의 당화혈색소 조절률(56%)은 공감 수준이 낮은 의사를 만난 환자의 경우(40%)보다 유의미하게 높았음.
차이토프 외 (Chaitoff et al.)[7]	일차 진료 환자 4,176명	의사의 평균 '제퍼슨 공감 척도' 점수는 118.4(표준편차=12)임. 환자의 당화혈색소 중앙값은 6.7%(사분위수 범위=6.2~7.5), LDL 농도 중앙값은 83(사분위수 범위=66~104)임.
메넨데스 외 (Menendez et al.)[12]	신규 환자 112명	손 전문 외과 진료 환경에서 의사의 공감 능력은 환자 만족도의 변동 중 65%를 설명하는 중요한 요인으로 작용함.
머서 외 (Mercer et al.)[13]	환자 3,044명	환자가 인식하는 의사의 공감 수준이 환자의 능력 향상에 중요한 영향을 미침. 이는 환자의 경제적 수준에 관계없이 모든 환자군에서 긍정적인 효과를 보임.
샌더스 외 (Sanders et al.)[14]	종양 환자 89명	종양 환자가 인식하는 의사의 공감(경청과 이해)은 환자 경험 개선에 기여할 가능성이 있음.
시모이스 외 (Simões et al.)[15]	일차 진료 환자 456명	젊고, 교육 수준이 높으며, 직업을 가진 환자일수록 능력 점수가 유의미하게 더 높았음(P < 0.001). 만성질환 약물을 복용 중인 환자가 그렇지 않은 환자보다 공감 점수의 중앙값이 약간 더 높았음(6.70 vs. 6.60, P = 0.049).
슈타인하운젠 외 (Steinhausen et al.)[16]	외상외과 환자 120명	공감 점수가 41점 이상인 환자는 의료 치료 결과가 더 좋을 확률이 20배 높았음. 의사와 환자 간의 원활한 관계가 중요한 역할을 함.

표 12.2 환자 만족도 연구 요약표

연구	참가자 수	주요 결과
김 외 (Kim et al.)[17]	대학병원 외래 환자 550명	환자가 인식하는 의사의 공감 수준이 환자의 치료 순응도 및 만족도에 유의미한 영향을 미침.
나움 외 (Naoum et al.)[18]	외래 진료소 방문 환자 126명	의사의 공감 점수는 매우 높았으며(25점 만점 중 21.2점), 전반적인 환자 만족도에 긍정적인 영향을 미쳤음. 의료인, 간호사, 행정 직원에 대한 환자 만족도와 의사의 공감 간 상관관계도 통계적으로 유의미함($p < 0.001$).
월시 외 (Walsh et al.)[19]	30~70세의 만성 통증 환자 140명	통증 클리닉에서 환자가 인식한 의사의 공감 수준은 환자 만족도와 양의 상관관계를 보였음. 공감적 소통 능력을 향상시키기 위한 의사 교육이 권장됨.
버드 외 (Byrd et al.)[20]	응급의학과 의사 28명과 환자 423명	환자 만족도는 환자가 평가한 의사의 공감 수준과 상관관계를 가짐($p = 0.60$). 그러나 의사가 자기평가한 공감 점수와는 상관관계가 낮았으며($p = 0.11$), 의사의 번아웃 정도와는 상관관계가 없었음($p < 0.1$).
왕 외 (Wang et al.)[5]	응급의학과 레지던트 및 전문의 41명과 환자 1,308명	자기보고 기준에서 선임 의사의 공감 점수가 가장 높았고(매우 만족 69%), 레지던트의 점수가 가장 낮았음(매우 만족 65%). 의사의 자기보고와 환자 만족도 사이에는 보통의 상관관계가 나타남.

표 12.3 환자 평가 공감 vs. 의사 평가 공감 연구 요약표

연구	참가자 수	주요 결과
치템 외 (Chittem et al.)[22]	2형당뇨병 환자 50명과 이들을 진료한 가정의학과 의사 25명	자기모니터링과 복약 순응을 방해하는 요인으로 혼란, 망각, 동기 저하, 가족의 대체요법 권유, 낙인, 인슐린 비용 부담 등이 포함됨. 의사의 공감과 소통 능력 향상을 위한 의학 교육이 필요함.
엘리엇 외 (Elliott et al.)[23]	82개의 독립 표본과 환자 6,138명에 대한 메타분석	치료사의 공감과 환자 치료 결과 간의 관계를 검토한 결과, 환자와 관찰자, 치료사가 인식한 공감 수준이 공감 정확도 측정 도구보다 환자 결과를 더 잘 예측함.
쉬르샤 외 (Surchat et al.)[24]	일차 진료 의사 61명과 환자 244명의 경험 설문지 사용	여성 의사의 자기평가 공감 점수가 남성 의사보다 높았음. 남성 의사는 환자와의 음성 동기화(Vocal synchronization) 수준이 더 높았고, 이 음성 동기화만으로도 환자 결과를 유의미하게 예측할 수 있었음.
스페란데오 외 (Sperandeo et al.)[25]	대면 및 온라인 심리치료를 받은 환자 23명	환자는 대면 상담보다 원격 상담에서 치료사를 더 공감적이고 지지적인 존재로 인식했음. 이는 치료사 자신의 인식과는 차이가 있었음.
파버 외 (Farber et al.)[26]	64개 연구의 메타분석 검토	다층 메타분석 결과, 치료사의 긍정적 태도와 환자의 임상적 결과 사이에 강한 상관관계가 있음(g = 0.36).
한센 외 (Hansen et al.)[27]	일반 개업의 26명과 환자 60명의 공감 평가	CARE 척도(CARE Measure)의 중앙값 점수는 40점이었고, 환자 역량 척도(Patient Enablement Instrument)의 중앙값 점수는 5.5점이었음. 44.9%의 환자가 더 건강한 생활습관을 실천하게 되었으나, 두 척도의 점수와 건강한 생활습관 변화 간의 유의미한 상관관계는 발견되지 않음.
가이어(Geyer)[28]	문헌고찰	임상의의 의사소통은 단순한 의학 정보 전달을 넘어 환자와 환자의 가치관을 이해하는 과정까지 포함됨. 환자가 존중받는다고 느낄수록 치료 권고를 따를 가능성이 높아지며, 이는 건강 향상으로 이어짐.

연구	참가자 수	주요 결과
더르크센 외 (Derksen et al.)[29]	일반의(GP) 수련의 35명으로 이루어진 6개의 포커스 그룹	일반의(GP) 수련의들은 개인적인 정서적 반응과 공감적 개입 및 업무 책임 사이에서 균형을 유지하는 데 어려움을 겪음. 의학 교육 과정에 공감 훈련이 포함될 필요가 있다고 제안함.
메르트 외 (Mert et al.)[30]	의사 70명과 이들이 진료한 환자 420명	내과 의사와 신규 의사가 더 높은 공감 수준을 보임. 환자가 인식하는 공감 수준은 의사가 지닌 공감 능력과 직접적으로 연결되어 있음.

환자가 적극적으로 참여할 수 있도록 세심하게 주의를 기울여야 한다. 이를 위해 임상의와 환자가 함께 목표를 설정하고 달성하는 협력적 관계를 구축하는 것이 중요하다.[32]

초기 세션뿐만 아니라 치료 전 과정에서 신뢰와 상호 존중을 형성하는 것은 필수적이다. 환자가 자신의 치료 계획과 건강 목표에 적극적으로 참여하도록 유도하는 것은 결코 쉬운 일이 아니다. 이를 위해 의료인은 환자에게 가장 효과적인 전략을 가장 잘 알고 있는 전문가는 환자 자신이라는 점을 인정하고, 비판 없는 태도로 그 정보를 이끌어 내야 한다.

한 메타분석에서는 3,599명의 환자를 대상으로 공감과 심리치료 결과 간의 관계를 검토했다.[33] 그 결과, 공감은 치료 결과를 예측하는 강력한 요인으로 나타났다. 그런데 치료사의 공감 수준에 대한 환자와 관찰자의 인식이 치료사 스스로의 인식보다 환자의 치료 결과를 더 정확하게 예측하는 것으로 밝혀졌다. 예를 들어, 치료사는 자신의 공감 수준을 높게 평가할 수 있지만, 환자는 같은 치료사를 낮게 평가할 수도 있다. 반면, 환자가 치료사의 공감 수준을 높게 평가할수록 공감 점수와 치료 결과 간의 긍정적인 연관성이 더욱 강하게 나타났다. 이러한 결과는 환자와 임상의 간의 관계에서 공감이 다르게 경험될 수 있음을 보여 준다.

▶ 12.1.3 2단계: 동기 조정

전문가 접근 방식에서는 임상의가 자신의 계획과 목표에 초점을 맞추는 경우가 많다. 임상의는 환자가 행동을 변화시켜야 하는 이유에 대해 자기 나름의 동기를 가지고 있다. 예를 들어, 금연을 권장할 때 임상의는 심장병이나 암을 예방해야 한다는 이유를 떠올릴 수 있다. 하지만 이것은 변화에 대한 임상의의 동기일 뿐이다. 행동 변화 상담과 코칭의 핵심은 환자만의 동기를 찾는 것이다. 예를 들어, 환자가 금연을 원하는 이유는 손주들이 차에서 담배 냄새가 난다고 같이 타기를 거부하기 때문이거나, 배우자가 담배를 피운 후 샤워하고 옷을 갈아입기 전까지는 포옹을 거부하기 때문이거나, 담뱃값이 너무 비싸서 경제적으로 부담이 되기 때문일 수 있다. 이러한 이유들이 바로 환자의 동기이며, 저마다의 동기가 다르기 때문에 특정 환자의 동기를 미리 예측할 수 없다. 따라서 임상의는 열린 질문을 통해 환자의 동기를 탐색해야 한다. 이 과정에서 동기면담 기법이 중요한 역할을 하며, 이는 5단계 사이클의 핵심 요소 중 하나이다. 동기면담에 대해서는 4장에서 자세히 다루었으므로 참고할 수 있다.

동기면담의 핵심은 환자가 목표를 달성하고 싶어 하는 이유를 탐색하는 것이다.[1, 9] 변화 대화(change talk)를 이끌어 내는 것이 주요 목표 중 하나이다. 변화 대화를 통해 환자는 자신만의 변화 이유를 직접 말하게 되고, 동기를 공유하게 된다. 임상의는 이러한 과정을 통해 환자의 동기를 조정하고, 행동 변화를 유도할 수 있다. 동기를 조정하기 위해 임상의는 "금연한다면 삶이 어떻게 달라질까요?" 또는 "일주일에 다섯 번 운동한다면 어떤 점이 달라질까요?"와 같은 질문을 할 수 있다. 임상의는 환자가 이러한 질문을 탐색할 수 있도록 비판 없이 관심을 가지고 주의 깊게 경청함으로써 환자가 자신의 생활습관을 바꾸고자 하는 동기를 스스로 깨닫도록 안내할 수 있다. 어떤 환자에게는 "금연하려는 동기가 무엇인가요?"라는 직접적인 질문이 강력한 동기를 바로 떠올리게 하지만, 어떤 환자에게는 더 열린 질문이 필요하고 동기 조정에 더 많은 시간이 필요할 수 있다.

라이언과 데시의 자기결정성이론에 따르면, 사람들이 지속적인 동기를 가지기 위해서는 세 가지 핵심 요소가 필요하다. 관계성(연결감), 유능성, 자율성이 그것이다.[34] 특히 환자가 자율성을 가지고 있다고 느끼는 것이 중요하다. 자율성에 대해서는 5장에서 자세히 다루고 있다. 환자는 다양한 선택지를 제공받고, 선택권이 자신에게 있다고 느껴야 한다. 환자가 자신의 목표를 설정하는 과정에서 다양한 방법을 탐색하도록 돕는 것은 5단계 사이클의 네 번째 단계인 스마트(SMART) 목표 설정과 연결된다. 이는 환자의 자율성을 충족시키는 과정이기도 하다. 또한, 환자는 자신이 선택한 스마트 목표가 현실적으로 달성 가능한 목표라고 느낄 때, 유능성을 경험하게 된다. 즉, 목표가 비현실적이지 않고 실현 가능할 때, 환자는 스스로 변화할 수 있다는 자신감을 가질 수 있다. 동기면담과 행동 변화 상담을 수행하는 임상의나 코치와 진정성 있는 관계를 맺는 일은 자기결정성이론에서 강조하는 지속적인 동기의 세 가지 요소(관계성, 유능성, 자율성)를 모두 충족시키는 데 도움이 된다. 무엇보다 환자를 비판 없이 바라보는 태도는 환자의 동기를 조정하는 과정을 원활하게 만들 수 있다.

5단계 사이클의 두 번째 단계인 동기 조정 과정에서는 호기심을 가지고 접근하는 것이 핵심이다. 환자의 변화 동기는 개인적이며 매우 다양하다. 환자만의 동기를 탐색하고, 환자가 현재 자신의 삶에서 우선순위에 두고 소중하게 여기는 것이 무엇인지 완전히 이해하는 것이 가장 중요하다. "지금 이 세상에서 가장 소중히 여기는 것은 무엇인가요?" 또는 "당신의 최우선순위는 무엇인가요?"와 같은 질문을 하는 것도 환자가 변화의 동기를 찾는 데 집중하도록 도와줄 수 있다. 동기 조정 과정에서 임상의는 환자에 대해 많은 것을 배우게 된다(<표 12.4>, <표 12.5> 참고). 이 과정에서 임상의는 1장에서 설명한 코치(COACH) 접근법을 활용하여, 호기심(curiosity), 개방성(openness), 감사(appreciation), 연민(compassion), 정직(honesty)의 태도로 환자를 대하는 것이 중요하다.

▶ 12.1.4 3단계: 자신감 구축

자신감은 "자신의 능력에 대한 느낌이나 인식, 또는 자신의 상황에 대한 신뢰"로 정의된다.[50] 자기효능감은 예를 들어 사교댄스 추기, 스마트 목표 설정하기, 금연하기, 줄넘기하기와 같은 특정한 과제를 성공적으로 수행할 수 있다는 믿음이다. 자존감은 자신이 가치 있는 존재라고 여기며 자신에 대해 긍정적인 감정을 갖는 것이다. 자기효능감과 자존감은

표 12.4 동기면담 연구 요약표

연구	참가자 수	주요 결과
배럿 외 (Barrett et al.)[35]	무작위 대조시험 10건 (1,949명)	인지행동치료(CBT)와 결합된 동기면담이 신체활동을 유의미하게 증가시킴(SMD: 0.18, 95% CI: 0.06-0.31, p < 0.05).
도스턴 외 (Dorstyn et al.)[36]	무작위 대조시험 10건 (성인 987명)	동기면담을 다른 상담 및 재활 기법과 병행했을 때, 진행성 다발성 경화증을 가진 성인의 신체적, 심리적, 사회적 이점이 유의미하게 증가함(g 범위: 0.34-2.68).
에콩 & 카북지언 (Ekong and Kavookjian)[37]	159개 연구 중 14편 선정	동기면담이 식습관 행동 개선에 긍정적인 영향을 미침.
프로스트 외 (Frost et al.)[38]	검토 논문 104편 (메타분석 39편 포함)	동기면담은 과음, 흡연, 약물 남용 등 건강에 해로운 행동을 중단시키는 데 효과적이며, 만성질환 환자의 신체활동 증진에도 효과적임.
헤더고르 외 (Hedegaard et al.)[39]	병원 외래 환자 532명	뇌졸중, 심혈관 사망, 급성 심근경색 발생률이 중재군은 1.3%, 대조군은 3.1%로 나타남. 복약 비순응률은 중재군이 20.3%, 일반 치료를 받은 대조군은 30.2%로 나타남(P = .02).
린드슨-홀리 외 (Lindson-Hawley et al.)[40]	연구 28건 (16,000명)	동기면담이 금연 성공률을 유의미하게 증가시킴(위험비 1.26). 병원 임상의나 간호사, 상담사보다 일차 진료 의사가 동기면담을 제공했을 때 가장 큰 효과를 보임(RR 3.49).
룬달 외 (Lundahl et al.)[41]	의료 환경 내 연구 48건 (9,618명)	동기면담이 환자의 건강 행동 변화와 건강 결과를 유의미하게 개선함. 좌식 행동 감소, 음주와 흡연 감소, 체중 조절, 자기모니터링, 변화에 대한 자신감, HIV 바이러스 수치 감소, 사망률 감소, 치료에 대한 접근 개선 등에 효과적이었음(오즈비 = 1.55, CI: 1.40-1.71, z = 8.67, p < .001).

연구	참가자 수	주요 결과
마스터슨 크레버 외 (Masterson Creber et al.)[42]	심부전 환자 67명	동기면담이 퇴원 후 90일 동안 심부전 환자의 자기관리 유지 능력을 유의미하고 임상적으로 의미 있게 향상시킴.
팔라시오 외 (Palacio et al.)[43]	무작위 임상시험 17건	복약 순응도 향상은 동기면담에 노출된 시간, 상담사의 교육 수준과 관련이 있었음. 동기면담을 받은 집단은 대조군에 비해 복약 순응도가 더 높게 나타남(위험비 1.17; 95% CI 1.05-1.31; $p < 0.01$).
푸드카삼 외 (Pudkasam et al.)[44]	유방암 생존자	변화단계이론, 계획된행동이론, 사회인지이론, 자기결정성이론을 바탕으로 한 동기면담은 유방암 생존자의 신체활동을 증진시키는 데 효과적이었음.
소델룬트 (Soderlund)[45]	2형당뇨병 환자 대상 동기면담 관련 연구 9건	동기면담을 숙련된 상담사가 제공하고, 세션당 최소 30~45분 이상의 시간을 들여 자주 실시하며, 자기관리 행동 몇 가지에만 초점을 맞출 경우, 2형당뇨병 환자의 신체활동을 유의미하게 증가시키는 것으로 나타남.

표 12.5 동기면담과 행동 변화 연구 요약표

연구	연구 유형 및 범위	주요 결과
미하엘센 & 에쉬 (Michaelsen and Esch)[46]	동기와 7단계 행동 변화 과정에 대한 고찰	일상적인 건강 행동은 반성적 사고나 자기통제보다는 자기주도적 동기에 의해 결정되는 경우가 많음. 내부 자원의 역할(예: 기대하는 결과의 중요성)을 이해하는 것이 행동 변화를 이해하고 효과적인 중재를 개발하는 유용한 기회를 제공함.
플래너리 (Flannery)[47]	자기결정성이론에 대한 고찰	동기는 행동 변화를 이루는 데 필수 요소이며, 자율성, 유능성, 관계성이라는 기본적인 심리적 욕구가 충족될 때 내재적 동기가 강화됨. 내재적 동기는 향상된 웰빙과 지속적인 행동 변화를 강화함.
피셔 외 (Fisher et al.)[48]	자기결정성이론에 대한 고찰	자기결정성이론을 활용해 당뇨병 환자의 동기 부여 요구를 해결할 수 있음. 임상 상담에서 자율성, 유능성, 관계성에 대한 욕구를 인식하는 3단계 틀을 활용하면 의료인의 관계 형성 기술과 행동 도구 사용이 향상될 수 있음.
테이셰이라 외 (Teixeira et al.)[49]	실증 연구 66건을 포함한 체계적 문헌고찰	자기결정성이론을 활용하여 동기와 신체활동 간의 연관성을 탐색함. 원하는 활동의 단기적 채택과 내재적 동기는 다양한 표본과 환경에서 신체활동을 예측하는 데 긍정적인 영향을 미침.

자신감에 영향을 미친다. 자신감이란 기본적으로 자신과 자신의 능력을 믿는 것이다. 자신감을 가지려면, 자신의 개인적인 힘을 인식해야 한다. 그 힘은 각자의 고유한 강점에서 비롯되며, 그 강점은 타고난 재능, 갈고 닦은 기술, 또는 목표 달성을 돕는 성격적 특성일 수도 있다. 자신감 구

축에 대해서는 3장에서, 강점 구축에 대해서는 10장에서 다루었다.

5단계 사이클의 세 번째 단계는 자신감 구축에 초점을 맞춘다. 임상의는 어떻게 환자의 자신감을 키울 수 있을까? 가장 간단한 방법은 환자에게 그의 강점에 대해 물어보는 것이다. 예를 들어, "당신의 강점은 무엇인가요?"라는 간단한 질문만으로도 그 정보를 끌어낼 수 있다. 그러나 많은 사람이 자신의 강점에 대해 이야기하는 것을 불편해하며, 어떤 사람들은 자신에게 강점이 없다고 말하기도 한다. 이런 경우에는 다른 방식으로 접근할 수 있다. 예를 들어, "어떤 목표를 이루었던 경험을 이야기해 주세요."라고 요청하는 것이다. 그 이야기가 끝난 후에 임상의는 "그 목표를 이루기 위해 어떤 강점을 사용했다고 생각하나요?"라고 물을 수 있다. 또는 "당신이 정말로 빛났던 순간, 스스로 가장 잘했다고 느꼈던 때를 이야기해 주세요."라고 요청하는 것도 하나의 방법이다.

이러한 유도 질문들도 효과가 없다면, 환자에게 'VIA 성격 강점 검사'를 해 보도록 권할 수 있다. 이 온라인 검사는 무료이며 쉽게 접근할 수 있고 약 10분 정도 소요된다(https://www.viacharacter.org). 환자는 자신의 대표 강점(signature strengths)에 대한 결과 보고서를 제공받게 되며, 이를 바탕으로 강점에 관한 대화를 시작할 수 있다.

사람들은 자신감을 느낄 때, 자부심도 함께 느낀다. 자부심은 창의성을 높여 주는 긍정적인 감정이다. 5단계 사이클의 다음 단계는 스마트 목표를 설정하는 것이며, 이는 자신감뿐만 아니라 창의성도 필요로 한다. 이런 면에서 세 번째 단계는 네 번째 단계로 가는 문을 여는 과정이 된다(〈표 12.6〉 참고).

표 12.6 자기효능감과 자신감 연구 요약표

연구	참가자 수	주요 결과
라벤바우어 (Rabenbauer)[51]	허리 통증 환자 224명	높은 수준의 자기효능감이 건강한 습관의 채택을 유의미하게 증가시킴.
콰르텡 외 (Kwarteng et al.)[52]	과체중/비만 아프리카계 미국인 유방암 생존자 246명	자기효능감, 운동에 대한 접근성 인식, 사회적 지지가 체중 감량 및 식습관 개선과 관련된 행동 변화에 영향을 미침. 특히 자기효능감과 운동 접근성 인식이 사회적 지지보다 더 지속적인 효과를 보임.
후 외 (Hu et al.)[53]	혈액투석 환자 151명	자기효능감이 8주 및 16주 동안의 나트륨 섭취 변화에 유의미한 영향을 미침(p-int = 0.051 및 0.06). 낮은 자기효능감은 젊은 환자와 경제적 어려움을 겪는 환자에게서 더 자주 발견됨.
애윅 외 (Awick et al.)[54]	유방암 생존자 370명	기초 활동 수준이 높은 사람이 장애물 극복 자기효능감(β = 0.29)과 운동 자기효능감(β = 0.23)이 더 높았음. 자기효능감이 높은 여성은 신체적 자아 존중감도 유의미하게 높게 나타났으며(β = 0.26, 0.16), 신체적 자아 존중감이 높을수록 자존감도 높게 나타남(β = 0.47).
쿠도 (Kudoh)[55]	2형당뇨병 환자 198명	자기효능감이 치주질환 환자의 치과 진료 방문율과 양의 상관관계를 보였으며([OR] = 1.26, 95% CI: 1.10-1.45), 치주질환이 없는 환자의 지식 수준 향상과도 관련이 있었음(OR = 1.54, 95% CI: 1.09-2.16).
장 외 (Jiang et al.)[56]	2형당뇨병 성인 환자 265명	자기효능감이 당뇨병 자기관리(DSM) 행동에 가장 강한 직접적 영향을 미침(β = 0.550, p = .000). 자기효능감은 지식을 행동 변화로 연결시키는 데 중요한 역할을 하며, DSM 행동을 예측하는 중요한 변수임.

연구	참가자 수	주요 결과
버거 & 새뮤얼 (Burger and Samuel)[57]	의무 교육을 마친 청소년 5,126명(여성 55.3%)	초기 자기효능감과 스트레스 수준 및 개인 내 변화가 청소년의 삶의 만족도에 영향을 미침. 초기 자기효능감이 스트레스의 부정적 영향을 완화함.
스퍼버 외 (Sperber et al.)[58]	관절염 및 관절 통증이 있는 고령자 339명(생활습관 기반 신체활동 프로그램 참여자)	신체활동 자기효능감 변화(β = .32)는 신체활동 변화(β = .36)와 연관됨. 통증 및 우울감의 변화는 신체활동 자기효능감 변화와 연관됨(β = —.20, —.21). 신체활동 자기효능감은 신체활동과 연관됨(β = .15).
치나르 & 셰우 (Cinar and Schou)[59]	건강 코칭 그룹(77명)과 건강 교육 그룹(109명)에 무작위로 배정된 186명	건강 코칭이 건강 교육보다 당화혈색소 감소와 임상적 부착 손실(clinical attachment loss) 감소에 더 효과적이었음. 건강 코칭은 건강한 생활습관을 유지하는 데 필요한 내적 동기와 자기효능감을 향상시킴.
스트레처 외 (Strecher et al.)[60]	체계적 문헌고찰	검토된 연구들에 따르면, 자기효능감은 건강 행동 변화 및 유지와 관련이 있음. 자기효능감 향상은 건강 행동 변화와 긍정적인 연관성이 있음.

▶ 12.1.5 4단계: 스마트(SMART) 목표 설정

임상의가 공감을 바탕으로 분위기를 조성하고, 환자가 이해받고 존중받는다고 느끼게 되면, 이제 동기를 조정하고, 강점을 파악하며, 자신감을 키운 뒤 목표 설정 단계로 나아갈 준비를 하게 된다. 목표 설정은 사람들이 진전을 이루도록 돕는다. 목표에 대해서는 4장에서 자세하게 다루었다. 동기를 느끼는 것은 변화의 원동력이 된다. 그러나 변화를 이루러면 실행이 필요하다. 목표는 새로운 습관, 실천, 건강한 생활습관을 만들어 가는 실행 단계이다.

사람들이 목표를 달성하면, 뇌의 보상 중추인 복측 피개 영역(ventral tegmental area, VTA)과 측좌핵(nucleus accumbens)에서 도파민이 분비된다. 비디오 게임 개발자들은 이 사실을 잘 알고 있으며, 그래서 대부분의 게임에는 도달해야 할 여러 레벨이 존재한다. 각 레벨을 클리어하는 것은 또 하나의 목표를 달성하는 것과 같으며, 이 과정에서 도파민이 분비된다. 행동 변화 과정도 즐거울수록 지속하기가 쉽다. 목표를 달성하고 도파민이 분비되는 경험은 그러한 행동 변화를 다시 반복하게 만든다.

스마트(SMART) 목표를 설정하면 환자가 성공을 경험하는 데 도움이 된다.[1] 'SMART'라는 약어는 다음을 의미한다: S - Specific(구체적); M - Measurable(측정 가능); A - Action Oriented(행동 지향적); R - Realistic(현실적); T - Time sensitive(기한이 있는). 일부에서는 'A'를 Achievable(달성 가능), 'R'을 Relevant(관련성 있는)로 정의하기도 한다. 이 역시 유효하며, 비즈니스 환경에서 자주 사용된다. 직장에서 목표는 주로 관리자나 상사가 설정하므로, 그 목표가 직원에게 관련 있는 것인지 확인하는 것이 중요하다. 그러나 행동 변화 상담에서는 목표를 환자가 스스로 설정하며, 환자 자신의 삶과 생활습관에 관련 있는 목표를 세운다. 따라서 이 맥락에서의 'R'은 Realistic(현실적)으로 바뀐다. 또한, 직장에서의 스마트 목표의 'A'는 '달성 가능'한 것이어야 하지만, 행동 변화 상담에서는 목표가 '행동 지향적'이어야 한다. 예를 들어, 숙고 단계에 있는 사람에게는 '관련 영화를 보기'가 목표 행동이 될 수 있고, 준비 단계에 있는 사람에게는

'요가 스튜디오를 찾아보기'가 목표 행동이 될 수 있다.

너무 포괄적이고 일반적인 목표는 달성하기 어렵다. 예를 들어, "나는 10kg을 감량할 거야."라는 것은 목표이긴 하지만 스마트 목표는 아니다. 너무 일반적이고 기한도 정해져 있지 않기 때문이다. 기한이 없기 때문에 현실적인지도 알 수 없다. 일주일 안에 10kg을 감량하는 것은 비현실적이지만, 1년이라면 현실적으로 가능할 수도 있다. 무엇보다도 행동 지향적이지 않다. 어떻게 10kg을 감량할 것인가? 운동을 바꿀 것인지, 식단을 조절할 것인지, 수면 패턴을 조정할 것인지, 혹은 다른 방법인지가 전혀 드러나지 않는다.

환자가 실행할 준비가 되었을 때, 상담 세션에서 목표 설정이 다뤄지게 된다. "이번 주에 무엇을 해 보고 싶나요?"라는 질문은 목표 설정을 시작하는 데 좋은 출발점이 된다. 여기서 중요한 것은 목표를 환자 스스로 결정하는 것이다. 환자가 상담 내내 운동에 대해 이야기했더라도, 막상 목표 설정 단계에서 "나는 금연하고 싶어요. 숨을 깊이 쉴 수 있기 전까지는 운동은 무리일 것 같아요. 금연 시작 날짜를 정하고 싶어요."라고 말할 수도 있다. 따라서 임상의는 목표 설정 과정에서 환자가 스스로 목표의 초점을 정하도록 자율성을 존중해야 한다. 임상의는 목표를 스마트 목표로 다듬는 데 도움을 줄 수는 있지만, 어떤 생활습관이나 행동을 다룰지는 환자가 먼저 선택해야 한다. 또한, 스마트 목표의 구체적인 내용 역시 환자의 일정, 욕구, 필요에 맞게 환자가 직접 정해야 한다.

임상의는 환자와 함께 스마트 목표를 설정한 후, 환자의 자신감을 평가함으로써 목표의 현실성을 확인할 수 있다. 예를 들어, "이번 주에 이 목표를 달성할 수 있다는 자신감이 0부터 10까지의 척도 중에 어느 정도 인가요? 10이 완전히 자신 있음을 의미해요."라고 물어볼 수 있다. 만약 환자가 7 미만의 숫자를 말한다면, 이어서 "자신감을 8이나 9로 올리려면 무엇이 필요할까요?"라고 질문할 수 있다. 이를 통해 환자는 목표를 그에 맞게 조정할 수 있다. 이러한 과정은 환자와 임상의 모두에게 연습이 필요하다.

작은 성공이 쌓여야 더 큰 목표를 달성하는 데 필요한 자신감을 키울 수 있다. 특히 처음에는 목표를 단순하고 작게 설정하는 것이 중요하다. 그래야 환자가 계속 참여하고 성취감을 느낄 수 있다. 목표를 달성할 때마다 도파민이 분비된다는 점을 기억해야 한다. 목표는 구체적이고, 측정 가능하며, 행동 지향적이고, 현실적이며, 기한이 있어야 한다. 성공은 또 다른 성공을 낳는다. 작은 목표를 세우고 달성하면서 자연스럽게 도파민이 흐르도록 유지하는 것이 행동 변화를 지속하는 중요한 전략이 될 수 있다(<표 12.7>, <표 12.8> 참고).

▶ 12.1.6 5단계: 책임 설정

책임(accountability)은 "자신의 행동에 대해 설명하거나 그 결과를 감당하려는 의무나 의지"로 정의된다. 책임의 개념은 11장에서 더 자세히 설명하고 있다. '책임져야 하는(accountable)' 것과 '설명해야 하는(answerable)' 것은 종종 같은 의미로 사용된다. 즉, 책임을 진다는 것은 자신의 행동에 대해 설명할 의무가 있다는 것을 의미한다.

책임은 환자의 순응도(compliance)와 관련하여 연구되어 왔다. 문헌

표 12.7 목표 설정 연구 요약표

연구	참가자 수	주요 결과
베일리 (Bailey)[61]	체계적 문헌고찰	임상의는 실행 및 대처 계획을 포함한 목표 설정을 통해 환자의 행동 변화 노력을 도울 수 있음. 목표와 실행 계획은 도전적이고, 접근 및 숙달 중심적으로 설정되어야 하며, 내재적 동기를 유발해야 함. 실행 계획을 세우면 목표 달성에 필요한 단계를 이해할 수 있음. 이 과정은 시간이 많이 걸리지는 않지만, 임상의와 환자 모두의 노력이 필요함.
베이커 외 (Baker et al.)[62]	체계적 문헌고찰	자기신념은 고령자의 목표 달성에 가장 크게 기여하는 요인으로, 의료인의 개인 맞춤 코칭을 통해 향상됨. 목표 관련 용어의 일관성이 부족하면 환자의 참여도가 떨어지고 혼란을 유발함.
애런 외 (Aaron et al.)[63]	전화 기반 천식 자기관리 프로그램에 참여한 아프리카계 미국인 여성 212명	목표 달성은 우울 증상의 감소와 연관이 있으며($p < .01$), 중재 과정에서 더 많은 목표가 달성됨(추정치[SE] = 1.25[0.18]; $p < .001$). 구체적인 목표 달성 방법을 사용하면 효능감이 높아짐.
되르플러 & 쿨닉 (Dörfler and Kulnik)[64]	반구조화 면담(semi-structured interviews)에 참여한 뇌졸중 재활 임상의 11명	재활 전문가들은 목표 설정 전략을 사용하여 환자를 중재 과정에 적극적으로 참여시키려 함. 목표 설정 과정은 환자의 변화하는 요구에 맞추어 진화하는 실천 과정임.
에번스 (Evans)[65]	체계적 문헌고찰	목표 설정 과정에 환자를 참여시키는 데는 많은 자원이 필요하지 않지만, 환자에게 더 의미 있는 목표 설정이 가능해지며, 환자의 전반적인 경험을 향상시킴.
카라마니안 외 (Karamanian et al.)[66]	SNAP(미국의 저소득층 식품 보조 프로그램 - 역자 주) 수혜 대상자 98명이 참여했으며, 이 중 여성이 80%, 흑인/비(非)히스패닉이 75%, 45~54세가 39%를 차지	참가자들의 자기효능감, 지식 및 건강 행동이 크게 향상되었음. 채소(P < 0.05)와 과일(P < 0.05)의 하루 평균 섭취량이 1/3컵 증가함(P < 0.01).

연구	참가자 수	주요 결과
휴즈 외 (Hughes et al.)[67]	그룹 진행자와의 인터뷰 13건, 그룹 참가자와의 인터뷰 20건	진행자들은 참가자의 목표를 지지하며, 이를 동기 부여 및 자기 책임 향상의 핵심 요소로 인식함. 진행자들은 참가자의 목표를 행동 변화 활동으로 전환하는 데 영향을 미침.
니틀 외 (Knittle et al.)[68]	체계적 문헌 검색을 통해 중재 연구 89건을 분석함(k=200; N=19,212)	대면 및 체육관 환경에서 제공된 행동변화기법, 목표 설정, 자기모니터링 또는 연습이 포함된 중재는 동기 부여에 긍정적인 효과를 보임(효과 크기 d=0.12~0.46). 자율적 동기에서는 유의미한 연관이 나타나지 않았지만, 의도 및 변화 단계가 높아질수록 신체활동도 유의미하게 증가함.

에서는 '통제된 책임(controlled accountability)'과 '자율적 책임(autonomous accountability)'이라는 두 가지 유형의 책임이 제시된다.[74] 통제된 책임에서는 임상의가 환자에게 책임을 요구할 수도 있으며, 그 과정에서 수치심, 두려움, 강압적 요소가 포함될 수 있다. 반면, 자율적 책임에서는 임상의와 환자가 파트너십을 형성하며, 환자가 스스로의 만족을 위해 행동을 수행하도록 격려를 받는다. 이 과정에서 임상의를 만족시키려는 심리가 작용할 수도 있다. 책임은 주로 임상의가 중재하는 임상 진료에서 형성된다. 행동 변화 상담과 코칭에서는 자율적 책임과 유사한 방식이 사용된다. 책임은 가족 구성원, 친구, 심지어 온라인 커뮤니티와 함께 설정할 수도 있다. 환자가 직접 기록하고 추적하는 내적 책임(internal accountability)도 또 다른 유형의 책임이다.

환자와의 대면 후속 만남의 빈도는 다양하다. 환자가 건강 코치나 행

표 12.8 목표 설정과 행동 변화 연구 요약표

연구	참가자 수	주요 결과
바렛 외 (Barrett et al.)[69]	과체중/비만 참가자 317명	심장 재활을 받는 과체중/비만 환자들이 행동 기반 체중 감량 수업에 참여하고 체중 감량 목표를 설정했을 때, 단순히 체중 감량 목표만 설정한 경우보다 더 많은 체중 감량을 달성함. 목표를 설정한 참가자가 목표를 설정하지 않은 참가자보다 더 큰 체중 감소 효과를 보였음.
컬렌 외 (Cullen et al.)[70]	문헌고찰	목표 설정은 행동 변화를 유도하는 효과적인 전략임. 목표 설정을 위한 4단계 과정은 1) 변화의 필요성 인식, 2) 목표 수립, 3) 목표 지향적 활동 채택 및 자기모니터링, 4) 목표 달성에 대한 자기보상임. 이러한 목표 설정 전략을 영양 교육 프로그램에 접목하면 행동 변화에 도움이 됨.
엡튼 외 (Epton et al.)[71]	문헌고찰	목표 설정은 행동 변화에 효과적이며, 성공적인 중재의 필수 요소로 간주될 수 있음. 이 문헌고찰은 목표 설정이 행동 변화를 증진시키는 방식에 대한 추가적인 통찰을 제공함.
리스 외 (Ries et al.)[72]	18세 이상 여성 485명	중재 그룹은 식습관 개선 목표와 관련하여 '숙고 단계'에서 '실행/유지 단계'로 더 많이 전환되었음(중재군 58% vs. 비교군 44%, $p = 0.04$). 신체활동 목표와 관련해서도 마찬가지였음(중재군 56% vs. 비교군 31%, $p \le 0.0001$).

동 변화 전문가와 함께하는 경우 매주 대면할 수도 있으며, 당뇨병이나 심장질환과 같은 만성질환을 관리하는 경우에는 8~12주 간격으로 주치의와 만날 수도 있다. 연구에 따르면, 건강 코치와 함께하는 것은 책임을 높이는 한 가지 방법이 될 수 있다.[75] 환자의 책임을 유지시키는 후속

관리는 반드시 대면 방식일 필요는 없다. 건강 코치와의 원격 의료를 통한 정기 관리는 환자의 동기 부여와 책임을 유지하는 데 효과적인 것으로 보고되었다.[76] 이메일이나 문자 메시지를 활용한 전자적 후속 관리 역시 환자의 책임과 실행 지속성을 높이는 데 도움이 될 수 있다. 건선 (psoriasis)을 관리하는 환자들을 대상으로 한 특정 연구에서는, 피부 병변 치료를 위해 국소 약물을 사용할 때, 전자 보고 시스템을 이용해 약물 사용을 보고한 환자들이 약물을 더 꾸준히 잘 사용하는 경향이 있는 것으로 나타났다.[77]

"측정되는 것은 관리된다(What gets measured, gets managed)."라는 말은 현대 경영학의 창시자인 피터 드러커(Peter Drucker)가 한 말이다. 책임은 환자가 목표에 집중하도록 돕는다.[1] 환자가 목표를 설정하면, 집중하게 된다. 변화 과정에서 너무 과하지 않은, 적당한 수준의 스트레스는 사람들을 실제 행동으로 나아가게 만든다. 마치 원고 작성에 마감 기한이 있으면 글을 쓰게 되는 것과 같다. 스마트 목표를 세우면, 최종 결과를 향해 움직이도록 유도하는 적절한 수준의 스트레스가 작용한다. 그러나 그 목표와 결과를 확인하는 사람이 아무도 없다면, 환자는 목표를 계속 실행해 나갈 가능성이 낮아진다. 반대로, 누군가가 목표를 확인하고 피드백을 제공한다면, 환자는 지지를 받고 있다고 느끼게 된다. 책임이 유지될 때 행동을 지속할 가능성이 높아진다. 만약 아무도 목표를 확인하지 않는다면, 환자는 심지어 목표를 잊어버릴 수도 있다.

추적 시스템(tracking system)은 사람들이 책임을 유지하도록 도와준다. 예를 들어, 만보계는 유용한 도구이며, 요즘에는 대부분의 스마트폰과

웨어러블 기기들이 심박수, 수면 시간, 기타 건강 지표들을 함께 추적할 수 있도록 지원하고 있다. 종이와 펜으로 기록하거나 달력에 표시하는 방식을 선호하는 사람도 있고, 스마트폰이나 컴퓨터를 활용해 데이터를 기록하는 방식을 선호하는 사람도 있다. 어떤 환자는 자신의 수면 시간, 섭취한 채소의 개수, 주당 중간 강도 운동 시간 등의 행동 정보를 추적하고 싶어 하기도 하고, 또 어떤 환자는 자신의 진척 상황을 그래프로 만들어 보는 것을 즐기기도 한다. 사람마다 선호는 다르다. 따라서 추적 방식에 관한 다양한 선택지를 제공하는 것은 환자에게 자율성과 주도권을 부여하는 방법이 된다.

책임을 갖기 위해 자신과 비슷한 행동 변화를 시도하고 있는 동료나 친구와 함께하는 것도 하나의 방법이다. 서로의 진행 상황을 점검하는 과정은 즐겁고 동기 부여가 된다. 목표와 변화에 대한 의지를 다른 사람과 공유하는 것은 책임을 유지하는 데 도움이 된다. 이러한 사람들은 진심 어린 관심과 애정으로 변화를 시도하는 사람의 진행 상황을 점검해 주고, 상대방의 목표 달성을 자신의 목표 달성만큼 중요하게 여기며 도와주고 싶어 한다. 이러한 사회적 연결은 강력한 힘이 된다. 13장에서 다루는 그룹 중재는 바로 이 사회적 연결의 힘을 활용하기 위한 방식이다.

임상의 역시 환자가 책임을 유지하는 데 중요한 역할을 한다. 목표를 설정한 이후, 환자는 다음 진료 시 임상의에게 진행 상황을 보고하게 된다. 이 목표는 이전 진료에서 환자와 임상의가 함께 설정한 목표이기 때문에, 임상의는 행동 변화의 진행 상황에 대해 자연스럽게 대화를 주도할 수 있다. 이러한 과정은 반드시 공감을 바탕으로 이루어져야 한다. 환

표 12.9 책임 연구 요약표

연구	참가자 수	주요 결과
맥도너 외 (McDonough et al.)[78]	논문 39편의 정성적 문헌고찰 및 메타 연구	유방암 환자들의 신체활동을 촉진하는 지원적 행동에는 격려 제공과 책임 강화가 포함됨.
롱코 (Ronkko)[79]	스웨덴 헬싱보리의 보호시설에 거주하며, 웨어러블 추적 장치를 사용한 청소년 8명과 사회복지사 12명을 대상으로 한 현장 연구	청소년들은 추적과 즉각적인 피드백을 즐김. 장기적인 목표 설정이 긍정적인 생활습관 변화를 위한 중요한 요인으로 작용함. 추적 장치를 통해 얻은 정보는 풍부한 대화와 상담 기회를 제공하였음.
브라운 외 (Browne et al.)[80]	참가자 56명을 대상으로 12개월 무작위 위약 대조 연구	생체 인식 추적 반지와 앱을 이용한 행동 수정 메시지를 제공한 중재군은 수면 시작 시간, 하루 걸음 수, 조깅 시간 비율, 최대산소섭취량(VO2max), 체지방률, 심박수 변동성에서 웰니스 교육만 받은 대조군보다 유의미한 개선을 보임. 3개월 후 일부 참가자들은 중재를 중단했으나, 이후 9개월 동안 상태를 그대로 유지하였고, 중재를 지속한 그룹은 추가 개선을 경험함.
우세딕 외 (Oussedik et al.)[74]	순응(adherence)에 있어 책임의 중요성에 대한 기술적 논문	사람들에게 순응을 유도하기 위해 강압이 사용되는 가부장적 책임(paternalistic accountability) 또는 통제된 책임(controlled accountability)과, 존경하는 의료 제공자를 기쁘게 하려는 개인의 내적 동기가 행동을 유도하는 자율적 책임(autonomous accountability) 간의 차이를 구분하였음.

연구	참가자 수	주요 결과
리디 외 (Liddy et al.)[75]	2형당뇨병 위험군이거나 진단을 받은 환자를 대상으로 한 파일럿 건강 코칭 프로그램에 참여한 환자 11명에 대한 반구조화 면담	참가자들은 건강 코칭 프로그램을 통해 당뇨병이 건강과 신체에 어떤 영향을 미치는지 더 잘 이해할 수 있었고, 치료 접근성이 향상되었으며, 건강에 영향을 미칠 수 있는 생활습관 행동에 대한 책임을 강화하는 데 도움을 주었다고 보고함.
워너 외 (Warner et al.)[76]	코칭 프로그램에 참여한 만성 신장질환 환자 21명에 대한 반구조화 면담	주요 주제에는 관계의 가치(책임에 의해 동기 부여됨), 편의성에 대한 감사, 실천 가능한 지식의 강화, 의식적인 식습관, 복잡성의 이해가 포함되었음.
왕 외 (Wang et al.)[81]	웹 기반 생활습관의학 중재를 평가하기 위해 전립선암 환자 20명을 대상으로 한 12주간의 무작위 대조시험	참여를 유도한 요인으로는 환경, 동기(책임), 준비 정도, 프로그램 설계, 프로그램 지원 등이 포함되었음.
처치 & 도슨 (Church and Dawson)[82]	개별 수준에서 행동 변화에 대한 책임을 유도하는 데이터 기반 접근 방식인 "Development Check-In" 시스템에 대한 기술적 논문	Development Check-In 시스템은 리더와 관리자에게 목표 지향적이고 긍정적인 피드백을 제공하여 책임을 유지시키고 발전을 지원함.

자가 후속 진료를 위해 방문했을 때, 5단계 사이클이 다시 시작된다. 즉, 공감을 표현하고, 동기를 조정하고, 자신감을 구축하고, 스마트 목표를 설정한 후, 다시 책임을 설정하는 과정이 반복된다(<표 12.9> 참고).

12.2 요약

행동 변화는 생활습관의학의 중요한 부분이다. 운동에 대한 지침, 건강한 식단에 대한 권장 사항, 숙면의 중요성, 스트레스를 줄이는 방법론, 질 높은 인간관계를 형성하는 방법, 금연 및 약물 사용 중단 또는 조절이 가져오는 건강한 결과 등을 아는 것은 생활습관의학을 실천하는 데 있어 매우 중요하다. 그러나 이러한 모든 정보를 알고 있고, 이를 환자에게 전달하는 것만으로는 행동 변화를 이끌어 낼 수 없다.

환자는 이러한 건강 습관이 자신에게 어떤 의미가 있는지에 집중해야 한다. 현재 자신의 생활습관을 인식하고, 미국생활습관의학회와 같은 학술 기관에서 제시하는 근거기반의 권장 사항과 비교해 볼 필요가 있다. 그러고 나서, 자신이 인생에서 진정으로 원하는 것이 무엇인지, 무엇을 갈망하는지, 무엇을 가장 소중히 여기는지, 10년 혹은 20년 후에 어떤 모습이 되고 싶은지를 스스로 정의하고, 그 목표에 어떻게 도달할지 고민해야 한다. 대부분의 사람들은 어떤 방식으로든 변화를 원하고 있다.

생활습관의학 전문가는 환자와 동반자 관계를 맺고 협력하며, 효과적인 행동 변화 이론과 기법을 활용하고, 5단계 사이클을 따라 환자와 시너지 효과를 창출함으로써 환자가 건강한 생활습관을 채택하고 유지하도록 도울 수 있다. 생활습관의학 실천의 핵심 비결은 임상의와 환자 간의 시너지에 있다. 이러한 시너지는 결국 환자가 자신만의 생활습관의학 여정을 즐겁게 지속하면서 자유롭게 성장하고 번영할 수 있게 해 준다.

12.3 요점

협력을 위한 5단계 사이클은 행동 변화를 만들어 가기 위한 단계별 접근 방식을 제공한다.

1. 공감 없이는 5단계 사이클이 시작될 수 없다.
2. 환자에게 공감을 표현하고 주의 깊게 경청한 후, 열린 질문을 통해 환자의 동기를 조정하는 다음 단계로 안내할 수 있다.
3. 환자는 실행 단계로 나아가기 전에 먼저 자신감을 가져야 한다.
4. 스마트(SMART) 목표 설정은 시간이 필요한 과정으로, 환자의 일정, 욕구, 능력, 필요를 세심하게 고려해야 한다.
5. 책임이 뒷받침되지 않으면, 목표는 실행되지 않은 말에 그칠 수 있다. 환자의 목표 이행을 점검하는 방식은 매우 다양하다.
6. 환자가 목표를 향해 어떤 진전을 이루었든, 후속 상담에서 공감을 표현해야만 협력을 위한 5단계 사이클이 계속해서 진행될 수 있다.

참고문헌

1. Frates, E. P., Moore, M. A., Lopez, C. N., McMahon, G. T. 2011. Coaching for behavior change in physiatry. *Am J Phys Med Rehabil* 90(12):1074–1082. doi:10.1097/PHM.0b013e31822dea9a.

2. Merriam Webster Dictionary. Empathy. Online accessed January 1, 2022. https://www.merriam-webster.com/dictionary/empathy.

3. Merriam Webster Dictionary. Sympathy. Online accessed January 1, 2022. https://www.merriam-webster.com/dictionary/sympathy.

4. Merriam Webster Dictionary. Sympathy. What's the difference between 'sympathy' and 'empathy'? Online accessed January 1, 2022. https://www.merriam-webster.com/words-at-play/sympathy-empathy-difference.

5. Wang, H., Kline, J. A., Jackson, B. E. et al. 2018. Association between emergency physician self-reported empathy and patient satisfaction. *PLOS ONE* 13(9):e0204113. doi:10.1371/journal.pone.0204113.

6. Hojat, M., Louis, D. Z., Markham, F. W., Wender, R., Rabinowitz, C., Gonnella, J.S. 2011. Physicians' empathy and clinical outcomes for diabetic patients. *Acad Med* 86(3):359–364. doi:10.1097/ACM.0b013e3182086fe1.

7. Chaitoff, A., Rothberg, M. B., Windover, A. K., Calabrese, L., Misra-Hebert, A. D., Martinez, K. A. 2019. Physician empathy is not associated with laboratory outcomes in diabetes: A cross-sectional study. *J Gen Intern Med* 34(1):75–81. doi:10.1007/s11606-018-4731-0.

8. Goleman, D. 2011. *The Brain and Emotional Intelligence*; New Insights. More Than Sound. Florence, MA.

9. Whitworth, L., Kimsey-House, K., Kimsey-House, H., Sandah, P. 2009. *Co-Active Coaching: New Skills for Coaching People toward Success in Work and Life*. Davies-Black Pub, Mountain View, CA.

10. Pass it on. Online accessed January 1, 2022. https://www.passiton.com/inspirationalquotes/7841-feeling-gratitude-and-not-expressing-it-is-like.

11. Bernardo, M. O., Cecilio-Fernandes, D., Costa, P., Quince, T. A., Costa, M. J., Carvalho-Filho, M. A. 2018. Physicians' self-assessed empathy levels do not correlate with patients' assessments. *PLOS ONE* 13(5), e0198488. doi:10.1371/journal.pone.0198488.

12. Menendez, M. E., Chen, N. C., Mudgal, C. S., Jupiter, J. B., Ring, D. 2015. Physician

empathy as a driver of hand surgery patient satisfaction. *J Hand Surg Am* 40(9):1860–1865.e2. doi:10.1016/j.jhsa.2015.06.105.

13. Mercer, S. W., Jani, B. D., Maxwell, M., Wong, S. Y., Watt, G. C. 2012. Patient enablement requires physician empathy: A cross-sectional study of general practice consultations in areas of high and low socioeconomic deprivation in Scotland. *BMC Fam Pract* 13:6. doi:10.1186/1471-2296-13-6.

14. Sanders, J. J., Dubey, M., Hall, J. A., Catzen, H. Z., Blanch-Hartigan, D., Schwartz, R. 2021. What is empathy? Oncology patient perspectives on empathic clinician behaviors. *Cancer* 127(22):4258–4265. doi:10.1002/cncr.33834.

15. Simoes, J. A., Prazeres, F., Maricoto, T. et al. 2021. Physician empathy and patient enablement: Survey in the Portuguese primary health care. *Fam Pract* 38(5):606–611. doi:10.1093/fampra/cmab005.

16. Steinhausen, S., Ommen, O., Thum, S. et al. 2014. Physician empathy and subjective evaluation of medical treatment outcome in trauma surgery patients. *Patient Educ Couns* 95(1):53–60. doi:10.1016/j.pec.2013.12.007.

17. Kim, S. S., Kaplowitz, S., Johnston, M. V. 2004. The effects of physician empathy on patient satisfaction and compliance. *Eval Health Prof* 27(3):237–251. doi:10.1177/0163278704267037.

18. Naoum, S., Konstantinidis, T. I., Spinthouri, M., Mitseas, P., Sarafis, P. 2021. Patient satisfaction and physician empathy at a hellenic air force health service. *Mil Med* 186(9–10):1029–1036. doi:10.1093/milmed/usab060.

19. Walsh, S., O'Neill, A., Hannigan, A., Harmon, D. 2019. Patient-rated physician empathy and patient satisfaction during pain clinic consultations. *Ir J Med Sci* 188(4):1379–1384. doi:10.1007/s11845-019-01999-5.

20. Byrd, J., Knowles, H., Moore, S. et al. 2021. Synergistic effects of emergency physician empathy and burnout on patient satisfaction: A prospective observational study. *Emerg Med J* 38(4):290–296. doi:10.1136/emermed-2019-209393.

21. Abdulkader, R. S., Venugopal, D., Jeyashree, K., Al Zayer, Z., Senthamarai, K., Jebitha, R. 2022. The intricate relationship between client perceptions of physician empathy and physician self-assessment: Lessons for reforming clinical practice. *J Patient Exp* 9:23743735221077537. doi:10.1177/23743735221077537

22. Chittem, M., Sridharan, S. G., Pongener, M., Maya, S., Epton, T. 2022. Experiences of barriers to self-monitoring and medication-management among Indian patients with type 2 diabetes, their primary family-members and physicians. *Chronic Illn* 18(3):677–690. doi:10.1177/17423953211032251.

23. Elliott, R., Elliott, R., Bohart, A. C., Watson, J. C., Murphy, D. 2018. Therapist empathy and client outcome: An updated meta-analysis. *Psychotherapy (Chic)* 55(4):399–410. doi:10.1037/pst0000175.

24. Surchat, C., Carrard, V., Gaume, J., Berney, A., Clair, C. 2022. Impact of physician empathy on patient outcomes: A gender analysis. *Br J Gen Pract* 72(715):e99–e107. doi:10.3399/BJGP.2021.0193.

25. Sperandeo, R., Cioffi, V., Mosca, L.L. et al. 2021. Exploring the question: "Does empathy work in the same way in online and in-person therapeutic settings?". *Front Psychol* 12:671790. doi:10.3389/fpsyg.2021.671790.

26. Farber, B. A., Suzuki, J. Y., Lynch, D. A. 2018. Positive regard and psychotherapy outcome: A meta-analytic review. *Psychotherapy (Chic)* 55(4):411–423. doi:10.1037/pst0000171.

27. Hansen, C. B., Pavlovic, K. M. H., Sondergaard, J., Thilsing, T. 2020. Does GP empathy influence patient enablement and success in lifestyle change among high risk patients? *BMC Fam Pract* 21(1):159. doi:10.1186/s12875-020-01232-8.

28. Geyer, C. 2021. Empathy and language in the clinician patient relationship: Improving the translation of evidence to practice. *Am J Health Promot* 35(4):590–592. doi:10.1177/08901171211002328b.

29. Derksen, F. A. W. M., Olde Hartman, T. C., Lagro-Janssen, A. L. M., Kramer, A. W. M. 2021. Clinical empathy in GP-training: Experiences and needs among Dutch GP-trainees. "Empathy as an element of personal growth." *Patient Educ Couns* 104(12):3016–3022. doi:10.1016/j.pec.2021.03.030.

30. Mert, A., Kaptanoğlu, A., Hasan Olmez, E. 2021. Measurement of patient's perception levels with reference to physician's empathy: Private hospitals scenario. *Cureus* 13(10):e18684. doi:10.7759/cureus.18684.

31. Luig, T., Wicklum, S., Heatherington, M., Vu, A., Cameron, E., Klein, D., Sharma, A. M., Campbell-Scherer, D. L. 2020. Improving obesity management training in family medicine: Multi-methods evaluation of the 5AsT-MD pilot course. *BMC Med Educ* 20(1):5. doi:10.1186/s12909-019-1908-0.

32. Spencer, J., Goode, J., Penix, E. A., Trusty, W., Swift, J. K. 2019. Developing a collaborative relationship with clients during the initial sessions of psychotherapy. *Psychotherapy (Chic)* 56(1):7–10. doi:10.1037/pst0000208.

33. Elliott, R., Bohart, A. C., Watson, J. C., Greenberg, L.S. 2011. Empathy. *Psychotherapy (Chic)* 48(1):43–49. doi:10.1037/a0022187.

34. Ryan, R. M., Deci, E. L. 2017. *Self-Determination Theory: Basic Psychological Needs*

in Motivation, Development, and Wellness. New York, NY: Guilford Publishing.

35. Barrett, S., Begg, S., O'Halloran, P., Kingsley, M. 2018. Integrated motivational interviewing and cognitive behaviour therapy for lifestyle mediators of overweight and obesity in community-dwelling adults: A systematic review and meta-analyses. *BMC Public Health* 18(1):1160. doi:10.1186/s12889-018-6062-9.

36. Dorstyn, D. S., Mathias, J. L., Bombardier, C. H., Osborn, A. J. 2020. Motivational interviewing to promote health outcomes and behaviour change in multiple sclerosis: A systematic review. *Clin Rehabil* 34(3):299–309. doi:10.1177/0269215519895790.

37. Ekong, G., Kavookjian, J. 2016. Motivational interviewing and outcomes in adults with type 2 diabetes: A systematic review. *Patient Educ Couns* 99(6):944–952. doi:10.1016/j.pec.2015.11.022.

38. Frost, H., Campbell, P., Maxwell, M. et al. 2018. Effectiveness of motivational interviewing on adult behaviour change in health and social care settings: A systematic review of reviews. *PLOS ONE* 13(10):e0204890. doi:10.1371/journal.pone.0204890.

39. Hedegaard, U., Kjeldsen, L. J., Pottegard, A. et al. 2015. Improving medication adherence in patients with hypertension: A randomized trial. *Am J Med* 128(12):1351–1361. doi:10.1016/j.amjmed.2015.08.011.

40. Lindson-Hawley, N., Thompson, T. P., Begh, R. 2015. Motivational interviewing for smoking cessation. *Cochrane Database Syst Rev* 7 (7):CD006936. doi:10.1002/14651858. CD006936.pub3.

41. Lundahl, B., Moleni, T., Burke, B. L. et al. 2013. Motivational interviewing in medical care settings: A systematic review and meta-analysis of randomized controlled trials. *Patient Educ Couns* 93(2):157–168. doi:10.1016/j.pec.2013.07.012.

42. Masterson Creber, R., Patey, M., Lee, C. S., Kuan, A., Jurgens, C., Riegel, B. 2016. Motivational interviewing to improve self-care for patients with chronic heart failure: MITI-HF randomized controlled trial. *Patient Educ Couns* 99(2):256–264. doi:10.1016/j.pec.2015.08.031.

43. Palacio, A., Garay, D., Langer, B., Taylor, J., Wood, B. A., Tamariz, L. 2016. Motivational interviewing improves medication adherence: A systematic review and meta-analysis. *J Gen Intern Med* 31(8):929–940. doi:10.1007/s11606-016-3685-3.

44. Pudkasam, S., Polman, R., Pitcher, M. et al. 2018. Physical activity and breast cancer survivors: Importance of adherence, motivational interviewing and psychological

health. *Maturitas* 116:66–72. doi:10.1016/j.maturitas.2018.07.010.

45. Soderlund, P. D. 2018. Effectiveness of motivational interviewing for improving physical activity self-management for adults with type 2 diabetes: A review. *Chronic Illn* 14(1):54–68. doi:10.1177/1742395317699449.

46. Michaelsen, M. M., Esch, T. 2021. Motivation and reward mechanisms in health behavior change processes. *Brain Res* 1757:147309. doi:10.1016/j.brainres.2021.147309.

47. Flannery, M. 2017. Self-determination theory: Intrinsic motivation and behavioral change. *Oncol Nurs Forum* 44(2):155–156. doi:10.1188/17.ONF.155-156.

48. Fisher, L., Polonsky, W. H., Hessler, D., Potter, M. B. 2017. A practical framework for encouraging and supporting positive behaviour change in diabetes. *Diabet Med* 34(12):1658–1666. doi:10.1111/dme.13414.

49. Teixeira, P. J., Carraca, E. V., Markland, D., Silva, M. N., Ryan, R. M. 2012. Exercise, physical activity, and self-determination theory: A systematic review. *Int J Behav Nutr Phys Activity* 9:78. doi:10.1186/1479–5868-9-78.

50. Merriam Webster Dictionary. Confidence. Accessed January 1, 2022. https://www.merriam-webster.com/dictionary/confidence.

51. Rabenbauer, L. M., Mevenkamp, N. 2021. Factors in the effectiveness of e-Health interventions for chronic back pain: How self-efficacy mediates e-Health literacy and healthy habits. *Telemed e-Health* 27(2):184–192. doi:10.1089/tmj.2019.0301.

52. Kwarteng, J. L., Beyer, K., Banerjee, A., Stolley, M. R. 2020. Facilitators of behavior change and weight loss in an intervention for African American Breast Cancer Survivors. *Cancer Causes Control* 31(8):737–747. doi:10.1007/s10552-020-01315-y.

53. Hu, L., St-Jules, D. E., Popp, C. J., Sevick, M. A. 2019. Determinants and the role of self-efficacy in a sodium-reduction trial in hemodialysis patients. *J Renal Nutr* 29(4):328–332. doi:10.1053/j.jrn.2018.10.006.

54. Awick, E. A., Phillips, S. M., Lloyd, G. R., McAuley, E. 2017. Physical activity, selfefficacy and self-esteem in breast cancer survivors: A panel model. *Psychooncology* 26(10):1625–1631. doi:10.1002/pon.4180.

55. Kudoh, R., Shibayama, T., Hidaka, K. 2021. The role of knowledge and self-efficacy on dental consultation behavior of patients with type 2 diabetes. *Japan J Nurs Sci* 18(1):e12378. doi:10.1111/jjns.12378.

56. Jiang, X., Jiang, H., Li, M., Lu, Y., Liu, K., Sun, X. 2019. The mediating role of selfefficacy in shaping self-management behaviors among adults with type 2

diabetes. *Worldviews Evid-Based Nurs* 16(2):151–160. doi:10.1111/wvn.12354.

57. Burger, K., Samuel, R. 2017. The role of perceived stress and self-efficacy in young people's life satisfaction: A longitudinal study. *J Youth Adolesc* 46(1):78–90. doi:10.1007/s10964-016-0608-x.

58. Sperber, N., Hall, K. S., Allen, K., DeVellis, B. M., Lewis, M., Callahan, L. F. 2014. The role of symptoms and self-efficacy in predicting physical activity change among older adults with arthritis. *J Phys Activity Health* 11(3):528–535. doi:10.1123/jpah.2012-0030.

59. Cinar, A. B., Schou, L. 2014. The role of self-efficacy in health coaching and health education for patients with type 2 diabetes. *Int Dent J* 64(3):155–163. doi:10.1111/idj.12093.

60. Strecher, V. J., DeVellis, B. M., Becker, M. H., Rosenstock, I. M. 1986. The role of self-efficacy in achieving health behavior change. *Health Educ Q* 13(1), 73–92. doi:10.1177/109019818601300108.

61. Bailey, R. R. 2017. Goal setting and action planning for health behavior change. *Am J Lifestyle Med* 13(6):615–618. doi:10.1177/1559827617729634.

62. Baker, N., Lawn, S., Gordon, S. J., George, S. 2021. Older adults' experiences of goals in health: A systematic review and metasynthesis. *J Appl Gerontol* 40(8), 818–827. doi:10.1177/0733464820918134.

63. Aaron, M., Nelson, B. W., Kaltsas, E., Brown, R. W., Thomas, L. J., Patel, M. R. 2017. Impact of goal setting and goal attainment methods on asthma outcomes. *Health Educ Behav* 44(1):103–112. doi:10.1177/1090198116637858.

64. Dorfler, E., Kulnik, S. T. 2020. Despite communication and cognitive impairment-person-centred goal-setting after stroke: A qualitative study. *Disabil Rehabil* 42(25):3628–3637. doi:10.1080/09638288.2019.1604821.

65. Evans, J. J. 2012. Goal setting during rehabilitation early and late after acquired brain injury. *Curr Opin Neurol* 25(6):651–655. doi:10.1097/WCO.0b013e3283598f75.

66. Karamanian, V., Zepka, B., Ernst, A., West, C., Grode, G., Miller, C. 2020. Goalsetting program improves nutrition and physical activity among Supplemental Nutrition Assistance Program eligible adults. *Public Health Nutr* 23(11):1924–1930. doi:10.1017/S1368980019004518.

67. Hughes, S., Lewis, S., Willis, K., Rogers, A., Wyke, S., Smith, L. 2020. Goal setting in group programmes for long-term condition self-management support: experiences of patients and healthcare professionals. *Psychol Health* 35(1), 70–86. doi:10.1080/08870446.2019.1623891.

68. Knittle, K., Nurmi, J., Crutzen, R., Hankonen, N., Beattie, M., Dombrowski, S. U. 2018. How can interventions increase motivation for physical activity? A systematic review and meta-analysis. *Health Psychol Rev* 12(3), 211–230. doi:10.10 80/17437199.2018.1435299.

69. Barrett, K. V., Savage, P. D., Ades, P. A. 2020. Effects of behavioral weight loss and weight loss goal setting in cardiac rehabilitation. *J Cardiopulmon Rehabil Prev* 40(6):383–387. doi:10.1097/HCR.0000000000000510.

70. Cullen, K. W., Baranowski, T., Smith, S. P. 2001. Using goal setting as a strategy for dietary behavior change. *J Am Diet Assoc* 101(5):562–566. doi:10.1016/S0002-8223(01)00140-7.

71. Epton, T., Currie, S., Armitage, C. J. 2017. Unique effects of setting goals on behavior change: Systematic review and meta-analysis. *J Consult Clin Psychol* 85(12):1182–1198. doi:10.1037/ccp0000260.

72. Ries, A. V., Blackman, L. T., Page, R. A., Gizlice, Z., Benedict, S., Barnes, K., Kelsey, K., Carter-Edwards, L. 2014. Goal setting for health behavior change: Evidence from an obesity intervention for rural low-income women. *Rural Remote Health* 14:2682.

73. Merriam Webster Dictionary. Accountability. Accessed January 1, 2022. https://www.merriam-webster.com/dictionary/accountability.

74. Oussedik, E., Foy, C. G., Masicampo, E. J., Kammrath, L. K., Anderson, R. E., Feldman, S. R. 2017. Accountability: A missing construct in models of adherence behavior and in clinical practice. *Patient Prefer Adher* 11:1285–1294. doi:10.2147/PPA.S135895.

75. Liddy, C., Johnston, S., Irving, H., Nash, K., Ward, N. 2015 Improving awareness, accountability, and access through health coaching: Qualitative study of patients' perspectives. *Can Fam Physician* 61(3):e158–e164.

76. Warner, M. M., Tong, A., Campbell, K. L., Kelly, J. T. 2019. Patients' experiences and perspectives of telehealth coaching with a dietitian to improve diet quality in chronic kidney disease: A qualitative interview study. *J Acad Nutr Diet* 119(8):1362–1374. doi:10.1016/j.jand.2019.01.023.

77. Alinia, H., Moradi Tuchayi, S., Smith, J. A., Richardson, I. M., Bahrami, N., Jaros, S. C., Sandoval, L. F., Farhangian, M. E., Anderson, K. L., Huang, K. E., Feldman, S. R. 2017. Long-term adherence to topical psoriasis Treatment can be abysmal: A 1-year randomized intervention study using objective electronic adherence monitoring. *Br J Dermatol* 176(3):759–764. doi:10.1111/bjd.15085.

78. McDonough, M. H., Beselt, L. J., Kronlund, L. J., Albinati, N. K., Daun, J. T., Trudeau, M. S., Wong, J. B., Culos-Reed, S. N., Bridel, W. 2021. Social support and physical activity for cancer survivors: A qualitative review and meta-study. *J Cancer Surviv* 15(5):713–728. doi:10.1007/s11764-020-00963-y.

79. Ronkko, K. 2018. An activity tracker and its accompanying app as a motivator for increased exercise and better sleeping habits for youths in need of social care: field study. *JMIR mHealth uHealth* 6(12):e193. doi:10.2196/mhealth.9286.

80. Browne, J. D., Boland, D. M., Baum, J. T., Ikemiya, K., Harris, Q., Phillips, M., Neufeld, E. V., Gomez, D., Goldman, P., Dolezal, B. A. 2021. Lifestyle modification using a wearable biometric ring and guided feedback improve sleep and exercise behaviors: A 12-month randomized, placebo-controlled study. *Front Physiol* 12:777874. doi:10.3389/fphys.2021.777874.

81. Wang, E. Y., Graff, R. E., Chan, J. M., Langlais, C. S., Broering, J. M., Ramsdill, J. W., Kessler, E. R., Winters-Stone, K. M., Van Blarigan, E. L., Kenfield, S. A. 2020. Web-based lifestyle interventions for prostate cancer survivors: Qualitative study. *JMIR Cancer* 6(2):e19362. doi:10.2196/19362.

82. Church, A. H., Dawson, L. M. 2018. Agile feedback drives accountability and sustained behavior change. *Strategic HR Rev* 17(6):295–302. doi:10.1108/SHR-07-2018-0063.

제13장

생활습관의학의
그룹 헬스케어 중재

13.1 서론

행동 변화 중재는 다양한 형태와 규모로 이루어진다. 행동 변화를 위한 상담 방식 가운데 하나는 그룹을 활용하는 방법이다. 그룹 중재(group intervention)에는 일반적으로 1명 이상의 제공자와 8~12명의 참가자가 참여한다. 그룹 중재에는 여러 스타일이 있으며, 다양한 건강 전문가가 참여한다. 단순히 지원 세션의 역할을 하는 그룹 중재는 일반적으로 정신건강 전문가가 주도하며 "지원 그룹(support groups)"이라고 불린다. 참가자가 자신의 상태와 변화의 경로에 대해 더 많이 배울 수 있는 교육 세션과 워크숍을 제공하는 그룹 중재도 있다. 생활습관의학 그룹 중재에는 지원 요소, 교육 요소, 행동 변화를 위한 코칭, 이 세 가지 요소 모두가 혼합되어 있는 경우가 많다. 이러한 생활습관의학 그룹은 의료 제공자가 이끈다. 어떤 그룹은 당뇨병, 유방암, 뇌졸중, 심장병과 같은 특정 만성 질환에 초점을 맞춘다. 또 어떤 그룹은 건강한 생활과 웰빙 증진이라는 주제에 초점을 맞춘다.

이 장에서는 생활습관의학의 여섯 가지 기둥에 초점을 맞춘 그룹 중재를 다룬다. 이러한 개념과 상담 방법은 새로운 것이 아니며, 1905년에 이미 실제 사례가 논문으로 발표된 바 있다.[1] 이러한 중재에 대한 연구는 일관되게 유망한 결과를 보여 주었으며, 의료 제공자들이 의료 현장에서 그룹 중재를 활용하도록 지속적으로 자극하고 있다. 그러나 현재 의과대학 및 기타 보건전문학교에서는 그룹 세션 운영 방법에 대한 교육이 이뤄지지 않고 있다. 이 장은 그룹 중재를 실무에 도입할 계획이 있는 의료 제공자에게 입문서 역할을 할 수 있다. 또 다른 사람들에게는 이 장이 계획을 실행하는 데 필요한 지식, 자원, 실행 전략을 공고히 하는 데 도움이 될 수 있다. 또 이미 그룹 중재를 진행 중인 이들에게는 새로운 아이디어를 더해 주어 중재에 활기를 불어넣을 수 있다.

이 장에서는 생활습관의학에서 그룹 중재를 사용하는 근거 검토, 그룹 중재 사례 제공, 온라인(비대면) 그룹 소개, 변화를 이끄는 구체적인 프로그램 전략 강조, 그룹 환경에서의 코칭 논의, 관계를 만드는 방법에 초점 맞추기, 프로그램을 시작하고 지속하는 실질적인 팁을 제공할 것이다.

13.2 정의

생활습관의학 그룹 중재는 공유 진료(Shared Medical Appointments, SMA), 자유 방문형 그룹 진료(Drop-In Group Medical Appointments, DIGMA), 그룹 상담(Group Consultations), 그룹 헬스케어 중재(Group healthcare interventions) 등 여러 가지 명칭으로 불린다. 생활습관의학 그룹 중재는 그룹 환경에서 관련 검진 및 치료를 포함한 실제 의료 서비스를 제공하는 동시에 행동 변화를 수행한다는 점에서 단순 교육 그룹과 구별된다(〈그림 13.1〉 참고).[2]

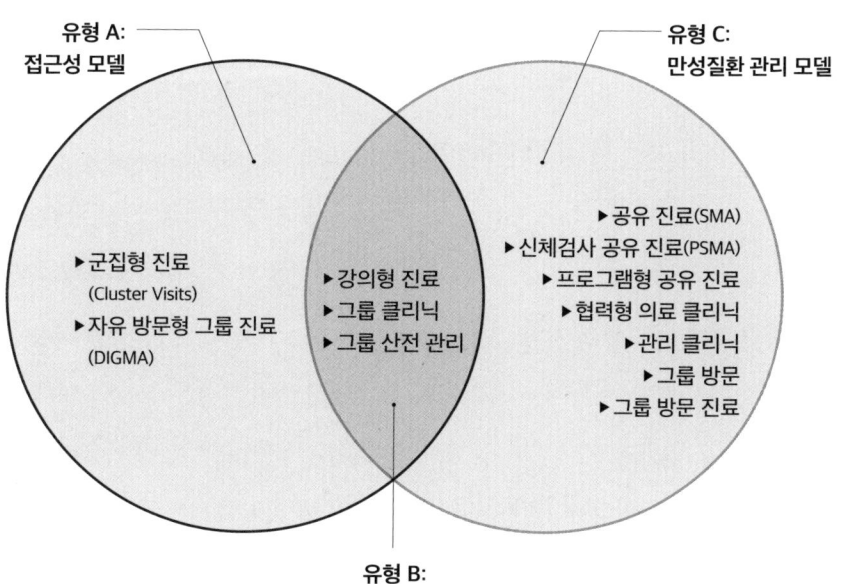

그림 13.1 그룹 의료 중재/그룹 상담 모델(존스와 동료들의 연구[2]에서 발췌 각색)

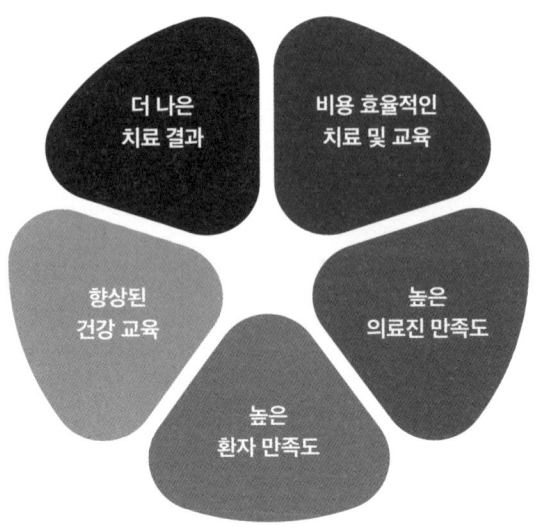

그림 13.2 의료 서비스의 5대 목표(버렐과 동료들의 연구⁴에서 발췌 각색)

　　그룹 중재는 명칭이 다양할 뿐만 아니라, 그룹 방문(group visits), 공유 진료, '센터링 프레그넌시(Centering Pregnancy)'와 같은 그룹 산전 관리 모델(group antenatal models) 등 다양한 모델이 포함된다. 각 모델의 장점과 우수성에 대해서는 여러 견해가 존재하지만, 먼저 그 역사(13.3절 참고)와 이러한 그룹 모델들의 내용, 구조, 결과에서의 유사성을 정확히 이해해야 한다. 그래야만 특별히 세부적인 비교를 하지 않는 한, 생활습관의학 그룹 중재 또는 그룹 상담이라는 포괄적인 용어가 적절한 표현임을 받아들일 수 있다. 이처럼 다양한 모델을 포괄적으로 이해할수록, 그룹 중재가 의료 서비스의 4대 목표[3] 또는 최근에 제안된 5대 목표(<그림 13.2> 참고)[4]를 충족시킨다는 근거의 폭과 깊이가 더 명확해진다.

　　팬데믹은 가상 그룹 상담(Virtual Group Consultations, VGC)을 의료 현장의 전면으로 끌어올렸다. 이는 안전한 플랫폼에서 여러 사람이 함께 건강 관리를 받는 원격 진료 방식이다. "하이브리드 그룹 상담(Hybrid group consultations, HGC)"은 동일한 진료 세션에 대해서 대면 또는 비대면 방식 중 원하는 방식으로 참여할 수 있도록 한 형태이다. 임산부 또는 다른 환자들이 산전 관리 또는 기타 그룹 관리 세션에는 직접 방문하여 참석하고, 나머지는 온라인으로 참여하는 경우, 즉 일부는 대면 진료로 받고 일부는 가상 진료로 받는 경우 이를 "하이브리드 그룹 진료 경로(hybrid group care pathway)"라고 한다.

　　공유 진료는 여러 국가의 의료 시스템에서 주요 그룹 진료 모델로 자리 잡고 있으며, 창시자인 에드 노프싱어(Ed Noffsinger) 박사의 방대한 연구 성과와 탁월한 추진력 덕분에 많은 이들이 공유 진료를 그룹 상담의 출발점으로 간주하고 있다.[5, 6] 이 모델은 그룹 환경 내에서 다른 사람들이 함께 지켜보는 가운데 한 명씩 차례대로 상담을 받으며, 세션 내에 별도의 조력자(facilitator)와 기록자(note-taker)가 참여한다는 점에서 다른 그룹 진료 모델들과 차이가 있다. 노프싱어 박사의 철학은 인력을 적재적소에 배치해야 한다는 것이며, 이는 비싼 전문의는 세션의 꼭 필요한 순간에만 참석하는 것이 효율적이라는 뜻이기도 하다. 그룹 진료 방식을 학부 및 대학원 교육 과정에서 활용하거나, 무작위 대조시험[7] 또는 관찰 연구[8]와 같이 실제 임상 진료가 대거 포함되는 연구를 수행할 때 적용하면 비슷한 효율성을 얻을 수 있다.

　　공유 진료에는 다양한 변형 형태가 존재한다. 인접한 공간에서 여러 사람이 함께 신체검사를 받는 신체검사 공유 진료(Physical Shared Medical Appointments, PSMA),[9] 환자가 스스로 신청해서 참여하는 방식이지만 항상 공유 진료처럼 서로 관찰하며 순서대로 상담하는 패턴을 따르지는 않는 자유 방문형 그룹 진료(DIGMA),[10] 주로 체중 감량과 같은 장기적 중재 목표가 있는 경우에 사용되는 프로그램형 공유 진료(Programmed Shared Medical Appointments)[11] 등이 있다.

그룹 코칭은 말 그대로 집단으로 이루어지는 코칭 활동을 의미하며, 여기에는 거의 모든 형태의 그룹 상담이 포함되고, 동료 지원(peer-support)과 행동 변화에 대한 코칭이 기본 방식으로 작동한다. 단, 참여자들을 평가하여 상태에 따라 적절한 코칭 프로그램으로 배정하는 선별 그룹(triage group)은 그룹 코칭에 포함되지 않는다.

13.3 그룹 방문의 역사

의학에서 그룹 방문은 1907년 조지프 프랫(Joseph Pratt) 박사에 의해 처음 언급되었다. 그는 1905년 결핵 환자들을 대상으로 이러한 유형의 중재를 처음 시작했다.[1] 그로부터 약 90년 후에 발표된 벡(Beck)과 동료들의 연구[12]에 따르면, 매월 주치의와 함께하는 그룹 방문이 응급실 방문 횟수, 전문의 방문 횟수, 입원 횟수를 줄이는 데 효과가 있는 것으로 나타났다. 또한, 환자 만족도가 더 높았으며, 그룹 참가자들은 한 달에 약 15달러의 의료비를 절감하였다.

약 5년 후인 2001년, 웰링턴(Wellington)과 동료들은 '스탠퍼드 2시간 그룹 방문 모델(Stanford 2-hr Group Visit Model)'에 대한 연구를 발표했다. 이 모델은 오늘날까지 20년 이상의 연구를 바탕으로 강력한 근거를 가지고 있으며 43개국에서 활용되고 있다. 이 프로그램은 환자 간의 상호작용, 학습 환경, 평생 건강 문제에 대한 지원, 역량 강화에 중점을 둔다. 그들이 공유한 인용문 중 하나는 "우리는 약간의 정보와 지원만 있으면 스스로를 돌볼 수 있다."였다.[13]

3년 후인 2004년에는 스콧(Scott)과 동료들이 또 다른 논문을 발표했다.[14] 이들은 교육과 돌봄에 중점을 둔 매월의 그룹 방문 중재와 일반 진료를 비교한 결과, 그룹 방문 방식이 환자 만족도 향상, 응급실 방문 감소, 의료비 절감 등의 이점이 있음을 입증했다.

자베르(Jaber)와 동료들은 1974년부터 2004년까지 발표된 문헌을 종합한 리뷰 논문을 발표했다.[15] 해당 연구들에 포함된 대상자는 만성질환자, 저소득층 만성질환자, 당뇨병 환자, 관상동맥질환 환자, 두통 환자, 허약한 노인, 어린이, 모자 쌍(mother-infant pair), 그리고 일부 연구에서는 진료를 받으러 온 모든 환자였다. 이 리뷰 논문은 그룹 방문이 건강 행동, 복약 순응도, 자기효능감, 삶의 질 향상으로 이어진다는 사실을 보여주었다. 혈액검사 측면에서는, 그룹 방문을 통해 혈압과 콜레스테롤, 평균 혈당 수치가 개선되고 당화혈색소가 감소한 것으로 나타났다. 신체검사와 관련해서는 그룹 방문이 비만을 줄이는 데 도움이 될 수 있다는 근거가 제시되었다. 이 리뷰 논문에서는 이전 임상시험에서 밝혀진 의료비 감소를 강조하며 응급실 방문, 긴급 치료 방문, 전문의 방문 감소를

언급했다. 환자와 의사의 관계 측면에서는, 환자 만족도 향상, 의사와 환
자의 관계 개선, 의사 만족도 향상이 있었다고 보고했다. 이는 앞서 언급
한 의료 서비스의 5대 목표를 달성하는 데 도움이 된다. 이 리뷰 논문에
담긴 몇 가지 강력한 인용문은 다음과 같다.

> "환자들은 의사의 서두르지 않는 태도, 의사와 함께 보낸 시간, 전
> 반적인 진료의 질에 만족감을 느꼈다."
> "그룹 아동 건강 진료를 제공한 의사들은 대조군 의사들보다 미국
> 소아과학회(American Academy of Pediatrics, AAP)에서 권장하는 내용
> 을 교육 세션에서 훨씬 더 많이 다루었으며, 특히 안전, 영양, 행동
> 및 발달, 수면에서 그 차이가 뚜렷했다."
> "협력형 의료 클리닉(Cooperative Healthcare Clinics, CHCC)에 참여한
> 의사들은 그룹 방문 환자들을 치료하는 과정에서 큰 만족감을 느
> 꼈고, 매우 즐거운 경험이었다고 밝혔다."
> "그룹 방문은 의사의 생산성을 높이는 것으로 나타났으며, 이는 곧
> 의사의 만족도를 높이는 데도 기여할 수 있다."

2011년 모이트라(Moitra)와 동료들은 만성 통증이 있는 일차 진료 환자
들을 대상으로 한 그룹 진료에 관한 보고서를 발표했는데, 그룹 진료에
참여한 환자들은 만성 통증뿐만 아니라 우울증과 불안을 겪는 경우가 많
다는 사실을 발견했다. 그룹 진료 결과, 응급실 방문 횟수가 줄어들고 만
성 통증을 심리적으로 수용하는 비율이 높아진 것으로 나타났다. 그룹

진료를 유지하기에는 보험 급여 문제가 주요 장애 요소로 작용했다.[16]

당뇨병 환자들은 그룹 방문의 주요 대상이며, 이 집단을 다룬 수많은 연구가 존재한다. 예를 들어, 하우스덴(Housden)과 동료들은 1947년부터 2012년까지의 무작위 대조시험 26건을 리뷰한 논문을 발표했다. 그들은 그룹 방문이 당화혈색소 수치를 유의미하게 감소시켰다고 결론지었다.[17] 스타인스벡(Steinsbekk)과 동료들이 발표한 또 다른 리뷰 연구에서는 그룹 방문에 참여한 당뇨병 환자를 대상으로 시행한 무작위 대조연구 21건을 검토했으며, 그룹 방문 결과 임상적 지표, 생활습관 및 심리사회적 측면이 개선되었음을 발견했다.[18]

이처럼 그룹 방문이 성공적인 결과를 보이자, 연구자들은 그룹 방문 프로그램의 어떤 요소가 긍정적인 결과를 이끌어 내는지 구체적으로 살펴보기 시작했다. 톰프슨(Thompson)과 동료들은 '훌륭한 조력자(진행자)', '변화를 하나의 과정으로 바라보는 관점', '동료 지원'이라는 세 가지 요소가 환자의 성공과 관련이 있다고 밝혔다.[19]

그룹 방문이 그렇게 유용하다면, 왜 모든 일차 진료 현장에서 그룹 방문이 시행되지 않았을까? 캐리바(Careyva)와 동료들은 이러한 궁금증을 갖고 조사를 시작했다.[20] 그들은 교육 부족, 인력 문제, 참가자 모집의 어려움 등이 그룹 방문 시행의 장벽이라는 것을 발견했다. 흥미롭게도, 의료 경력이 10년 미만인 의사들이 그룹 방문을 시행할 가능성이 더 높았다.

2019년《대체 및 보완 의학 저널(Journal of Alternative and Complementary Medicine)》은 그룹 방문 서비스의 혁신을 주제로 한 특집호를 발간했다.[21]

여기서는 그룹 방문이 의료 접근성과 건강 형평성을 개선했다고 보고되었다.[22] 특히 암 생존자 지원에서의 효과가 두드러졌다고 언급했으며,[23] 그룹 방문 모델에 교육용 주방(teaching kitchen)을 결합한 혁신적 사례도 소개했다.[24] 또한, 그룹 방문은 우울증 환자, 마음챙김 훈련 참가자, 금연을 시도하는 사람들, 만성질환자, 영유아 검진 대상, 저소득층 등 다양한 대상에게 적용된다는 점에 주목했다.

그룹 방문에 관한 최신 문헌들을 살펴보면, 그 대상이 사회적 소외 계층까지 포괄되고 있음을 확인할 수 있다. 예를 들어, 노야(Noya)는 라틴계 2형당뇨병 환자들을 대상으로 공유 진료를 활용한 연구를 통해 이를 보여 주었다.[25] 이 연구에서는 보험 보장 부족, 스페인어만 사용하는 언어 장벽 등 대상자 접근에 있어 문제가 되는 요인들을 집중적으로 다루었다. 최근에는 이처럼 유용하고 영향력 있는 중재를 누구나 이용할 수 있도록 무료로 제공하는 방식에도 관심이 커지고 있으며, 노스캐롤라이나의 한 학생이 운용하는 무료 클리닉에서의 2형당뇨병 공유 진료 사례가 대표적인 예이다.[26]

연구자들은 다양한 인구 집단을 대상으로 그룹 방문 중재를 제공하고, 그 영향력에 주목하고 있다. 그 효과는 도시 의료센터에서 비만인 아프리카계 미국인을 대상으로 실시한 체중 관리 공유 진료 시범 프로그램에서도 확인된 바 있다.[27] 연구 결과, 이 중재는 아이들의 스크린 타임과 좌식 행동을 줄이는 데 성공적이었다. 또한 이 연구를 통해 도시 지역의 비만한 아프리카계 미국인 가족을 그룹 방문에 효과적으로 참여시키고 유지하기 위해서는 더 많은 노력이 필요하다는 점도 드러났다.

비만율이 계속해서 증가함에 따라, 체질량지수가 비만 범주에 해당하는 환자들을 대상으로 한 그룹 방문을 평가하는 연구도 이어지고 있다. 2018년 《클리블랜드 클리닉 의학 저널(Cleveland Clinic Journal of Medicine)》에 실린 〈비만: 공유 진료는 해답의 일부가 될 수 있는가?(Obesity: Are shared medical appointments part of the answer?)〉라는 논문에서도 이 주제를 다루었다.[28] 저자들은 비만 환자를 위한 그룹 방문이 성공하려면 영양뿐만 아니라 신체활동, 식욕 조절, 스트레스 관리, 수면 문제까지 함께 다뤄져야 한다고 결론지었다.

그룹 방문의 개념은 피부과를 포함한 여러 전문 진료 분야로 확산되고 있다. 2019년 한 연구에서는 백반증 환자들을 대상으로 한 공유 진료에 참가한 환자의 만족도와 의사의 생산성을 조사했다. 연구 결과, 이러한 중재는 높은 환자 만족도와 상관관계가 있었으며, 의사들은 더 많은 신규 환자를 진료할 수 있었음을 보여 주었다.[29]

유방암 생존자를 대상으로 한 2019년의 후향적 연구에서는 그룹 방문이 참가자들의 체중 감량에 도움이 되었다는 결과가 나왔다. 참가자들은 14주간의 임상시험 기간 동안 2주마다 2시간씩 만났으며, 약 5파운드(2.3kg) 정도를 감량했다.[30] 또한 이 연구는 우울증 비율 감소, 인지된 스트레스 감소, 환자의 활동성 증가, 삶의 질 개선 등 심리사회적 변수에서 긍정적인 변화를 보여 주었지만, 통계적으로 유의미한 수준에는 이르지 못했다. 평균적으로 참가자들은 체중이 4.9파운드(-2.6%, $p < 0.01$) 감소했고, 체질량지수는 $0.8kg/m^2$(-2.5%, $p < 0.01$) 감소했다. 참가자들은 주당 평균 지방 소비량이 현저히 감소했다고 보고했다(-31.5%, $p < 0.01$). 영양

측면에서도 참가자들은 주간 지방 섭취량이 줄었다고 보고했다. 대부분의 참가자들은 이 프로그램이 유익하다고 평가했고, 그들 중 거의 절반은 이 프로그램이 삶을 변화시켰다고 말했다.[30] 이러한 경험담과 연구 결과를 근거로, 그룹 방문은 진정으로 영감을 주는 강력한 중재라는 인식이 확산되고 있다. 이러한 영감은 삶을 변화시킬 수 있다. 핵심적인 추진 요소는 참가자들 간의 공동설계(codesign)와 연결이며, 이는 곧 의료진과의 연결, 자료와의 연결, 자기 자신과의 연결, 변화하려는 내적 동기와의 연결에서 비롯된다.

〈공유 진료에 대한 현실주의적 검토: 공유 진료는 어떻게, 누구에게, 어떤 상황에서 효과가 있는가?(A realist review of shared medical appointments: How, for whom, and under what circumstances do they work?)〉라는 논문[31]에서는 그룹 방문이 고립감 해소, 간접 학습, 동료의 성공에서 얻는 영감, 환자와 의료진 간의 친밀감 형성, 의료진의 배움, 충분한 시간 할당, 직접 경험한 건강 지식, 의사에 대한 신뢰 증가 등을 통해 효과를 보일 것이라고 언급한다.

13.4 가상 그룹 상담

팬데믹 이전에는 가상 그룹 상담에 대한 관심과 자원이 매우 제한적이었다.[32] 그러나 이후 주목할 만한 사례들이 등장했다. 예를 들어, 가상 당뇨병 연구[33]와 당뇨병 및 당뇨병전단계 환자들을 위한 저탄수화물 식단 대면 그룹을 줌(Zoom) 기반 가상 그룹 상담으로 전환한 사례[34]에서는 그룹당 20명 이상이라는 비슷한 규모를 유지하면서도, 50% 이상이 질병 관해(remission)를 달성한 훨씬 더 인상적인 결과를 보여 주었다.

　도쿠다(Tokuda)와 동료들의 연구는 약사와 전문간호사가 함께 당뇨병 환자(당화혈색소가 7% 이상)들을 관리한 소규모(n=100명) 비무작위 혼합방법연구(non-randomized mixed-methods study)로, 설계가 뛰어난 연구는 아니었다. 그러나 이 연구가 의료 전문가 팀이 있는 하와이나 로드아일랜드에서 무려 4,000~8,000마일 떨어져 있는 외딴 섬인 괌의 빈곤한 농촌 지역에서 발생하는 건강 불평등 문제를 해결하고자 했던 도전은 박수를 받을 만하다. 연구 결과도 인상적이었는데, 가상 그룹 상담을 통해 당화혈색소는 0.8% 감소했고($p = 0.03$), 응급실 방문은 16건에서 1건으로 줄었으며($p < 0.01$), 혈압도 평균 9/5mmHg 감소하였다($p < 0.05$).[32]

13.5 불평등

　기술 격차는 새롭게 등장한 문제가 아니며, 의료계도 그 가혹한 현실에서 자유로울 수 없다. 가상 진료는 많은 사람의 의료 접근성을 획기적으로 높였지만, 어떤 사람들에게는 의료 불평등을 더욱 부각시켰다.[35] 가상 진료에 참여하는 것이 항상 쉬운 일은 아니다. <표 13.1>은 가상 진료의 장벽을 보여 준다. 가상 진료에는 대면 진료에서는 필요하지 않은 여러 자원과 기술이 요구된다. 가상 진료에 참여하려는 개인에게는 호

표 13.1 가상 진료의 장벽

가상 진료의 장벽	잠재적 원인	스스로에게 던져야 할 질문
호환되는 기기 부족	• 비용 부담 • 기기를 공유해야 하거나 항상 접근할 수 없는 경우	지역사회에 환자가 컴퓨터를 사용할 수 있는 기관(커뮤니티 센터, 보건소, 종교 단체 등)이 있나? 그러한 단체와 협력하여 환자가 기기를 구입할 수 있도록 재정적 지원을 제공할 수 있나? 기기 대신 전화로 진료를 제공할 수 있나?
안정적인 인터넷 접속 부족	• 가정 내에 인터넷 서비스가 없음 • 핸드폰 데이터 요금제가 제한적이거나 없음 • 인터넷 연결 불량(지연, 멈춤 등)	환자의 지역사회에 안내해 줄 수 있는 와이파이 핫스팟(WiFi hotspot)이 있나? 선불 모바일 핫스팟 기프트 카드를 배포할 수 있나? 전화로 진료를 대신할 수 있나?
기술 및 진료 플랫폼 사용의 어려움	• 노년층 환자는 기기나 진료 플랫폼에 익숙하지 않을 수 있음 • 영어로만 제공되는 플랫폼 • 시력 또는 청력 장애	팀원이 노년층 환자에게 직접 연락하여 플랫폼/기기 사용법을 설명할 수 있나? 플랫폼을 사용하려면 높은 수준의 기술적 이해가 필요한가? 진료 중에 자동 자막이나 기타 적절한 편의 기능을 사용할 수 있나?
안전하게 인터넷에 접속할 수 있는 공간 부족	• 안전하지 않은 집 • 개인적인 공간이 없음 • 인터넷 서비스가 제공되는 공간에 접근할 수 없음	지역사회에 환자가 이용할 수 있는 안전하고 개인적인 공간을 제공하는 기관(커뮤니티 센터, 보건소, 종교 단체 등)이 있나? 환자가 안전한 장소를 찾아서 인터넷에 접속할 수 있도록 하는 데 도움이 필요한가?

환되는 기계, 인터넷 연결, 기술을 능숙하게 사용할 수 있는 능력, 안전
하게 인터넷에 접속할 수 있는 장소가 필요하다. 이러한 점을 인식함으
로써 기술 격차를 줄이고 가상 그룹 방문에 참여할 수 있는 새로운 접근
방식을 어떻게 만들어 나갈지 재고할 수 있다. 예를 들어, 지역 보건소,
종교 단체, 커뮤니티 센터와 협력하여 인터넷 접속이 가능한 개인적인
공간에서 공용 컴퓨터를 제공하는 등의 방법으로 지역사회의 접근성을
개선할 수 있다. 특히 디지털 레드라이닝(digital redlining) 영향을 받은 지
역사회에서는 이 점을 기억하는 것이 매우 중요하다.

13.6 실용적인 팁/응용

그룹 상담에서 "코치(COACH) 접근법"을 사용하면 환자가 행동 변화
를 받아들이고 지속할 수 있도록 도울 수 있다. 이 책의 서문과 모든 장
에서는 환자들이 자신의 생활패턴과 습관에 대해 성찰하고, 검토하고,
새로운 목적을 갖도록 유도하는 방식으로 이러한 세션을 진행할 수 있
게 돕는다. 그룹 참가자들이 안전하다고 느끼는 것, 특히 심리적 안전
감을 느끼는 것이 이러한 중재의 성공을 위한 핵심이다. 첫 번째 만남
과 첫 번째 그룹 방문 이전의 정보 교환은 계획된 세션이 연속 3회든,
12회든 그 흐름을 결정짓는 역할을 한다. 세션이 길어질수록 강한 사
회적 유대감이 형성되고, 중재 이후에도 지속될 가능성이 높아진다.
조력자는 첫 세션부터 끝까지 모든 과정에서 호기심(curiosity), 개방성

(openness), 감사(appreciation), 연민(compassion), 정직(honesty)을 보여 줌으로써 코치 접근법을 모델링한다. 이러한 행동을 모범적으로 보여 주면, 참가자들은 이를 모방하여 서로에게 그리고 자신에게도 그런 행동을 취하게 된다.

이러한 그룹 상담에서는 최소 다섯 가지의 연결이 만들어진다. 첫 번째는 자기 자신과의 연결이다. 참가자들은 자신의 건강, 웰빙, 생활습관을 돌아보도록 요청받으며, 자연스럽게 내면을 들여다보게 된다. 자기 자신을 알지 못하면 변화하기 어렵다. 따라서 참가자들은 새로운 방식의 식습관, 신체활동, 수면, 스트레스 관리, 사회적 연결 등을 배우고 실험해 보면서 자신을 더 깊이 이해할 수 있다. 이러한 내면적 성찰은 자기 자신, 자신의 핵심 가치, 신념, 강점, 욕구와의 연결을 유도한다.

두 번째는 참가자와 조력자 사이의 연결이다. 조력자는 프로그램이 진행되는 동안 참가자와 건강한 사회적 관계를 형성할 수 있는 기회를 갖는다. 조력자가 각 참가자를 존중하는 태도로 대하면, 참가자는 존중받는 것이 어떤 느낌인지 이해하게 되고, 다른 참가자들을 존중하는 상호작용 방식을 자연스럽게 지켜보게 된다.

세 번째는 조력자와 그룹 전체의 연결이다. 이 관계 속에서 조력자는 팀의 코치 역할을 한다. 코치는 팀원들의 강점을 찾아내고 이를 강조하기 위해 노력한다. 참가자에게 요약해 달라고 요청하거나 장애물에 대한 해결책을 모색해 보도록 격려함으로써 참가자의 강점을 활용할 기회를 제공하면, 참가자는 힘을 얻고, 자신이 인정받고 이해받고 있다는 느낌을 갖게 된다. 누구나 인정받고 이해받고 싶어 한다. 조력자가 이 그룹을 '건강과 웰빙의 향상을 위한 공동의 여정을 걷는 팀'으로 느끼도록 만들면, 참가자 간의 유대 관계는 자연스럽게 형성된다.

네 번째는 그룹 구성원들 간의 연결이다. 외향적인 참가자는 타고난 사교성으로 친구를 사귀고 관계를 맺으려 할 것이다. 내성적인 참가자는 처음엔 거리감을 두기도 한다. 하지만 시간이 지나면 대부분 마음을 열고 자신의 이야기를 나누게 된다. 참가자들 간의 사회적 연결을 장려하는 한 가지 방법은 참가자들끼리 짝을 지어 일대일 활동을 하도록 만드는 것이다. 이 활동은 8~10분 정도 소요될 수 있으며, 이후에 각 소그룹이 배운 점을 전체 그룹과 공유하는 '보고(reporting)' 세션을 가질 수 있다. 줌(Zoom)에서는 소회의실(breakout room)을 활용하여 이 과정을 진행할 수 있다. 참가자들에게 "이번 주에 건강한 생활습관을 채택하는 데 도움이 될 수 있도록 다르게 해 볼 수 있는 것은 무엇인가요? 더 건강한 생활습관을 위해 실천할 수 있는 작은 변화는 무엇인가요? 여러분의 강점은 무엇이며, 건강한 생활습관을 채택하고 유지하기 위해 그 강점을 어떻게 활용할 수 있을까요?"와 같은 질문을 할 수 있다.

다섯 번째는 참가자와 참가자의 건강한 자아 간의 연결이다. 즉, 건강한 습관을 실천하고 유지하는 자신의 모습과 연결되는 것이다. 이 연결은 참가자가 자신을 최고의 자아로 바라볼 수 있도록 도와준다. 1년 또는 5년 후 자신의 비전을 설정하는 것은 이러한 연결을 시작하는 출발점이 된다. 변화 과정을 평생 지속되는 하나의 여정으로 바라보면, 장기적인 성공 가능성도 높아진다. 장기적인 성공이란 매일 건강한 생활습관을 실천하고 즐기는 것을 의미한다. 이처럼 그룹 상담 프로그램 활동을

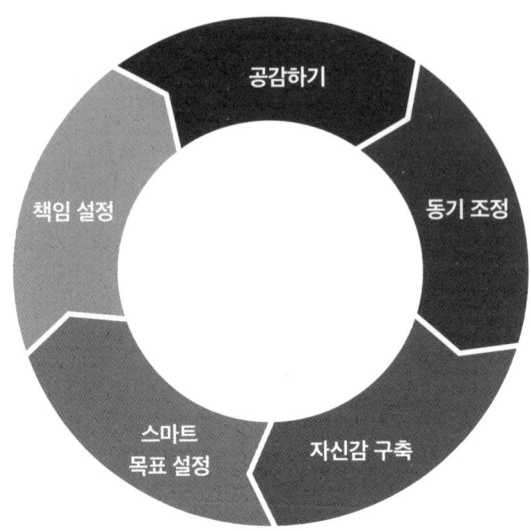

그림 13.3 가상 및 대면 그룹을 위한 5단계 사이클

통해 다섯 가지 연결이 형성될 수 있다.

5단계 사이클은 대면 그룹과 가상 그룹 모두에서 사용된다. 5단계 사이클에 대해서는 12장에 자세히 설명되어 있으며, 〈그림 13.3〉에서 다시 확인할 수 있다.

일대일 상담에서 사용되는 5단계 협력 사이클을 그룹 상담에서도 사용할 수 있다.[36] 이 사이클은 2011년에 발표된 〈물리치료에서의 코칭(Coaching in Physiatry)〉이라는 논문에서 처음 소개되었으며, 프레이츠(Frates) 등이 집필한《생활습관의학 핸드북(Lifestyle Medicine Handbook)》에도 포함되어 있다.[37] 이 사이클은 총 5단계로 구성되는데, 1단계는 공감이다. 조력자는 그룹 상담에 온전히 집중하고 마음을 다할 수 있도록 자신의 자기관리를 우선시해야 한다. 조력자가 충분한 휴식을 취하고, 건강한 음식으로 영양을 채우고, 규칙적인 운동으로 활력을 얻고, 양질의 인간관계로 만족감을 느끼고, 명상이나 요가 같은 스트레스 완화 기법을 통해 평온함을 유지하고, 약물 사용으로부터 자유로워야 그룹 상담을 효과적으로 진행할 수 있다. 조력자는 환자가 목표를 달성하도록 돕고자 존재한다는 사실을 아는 것이 중요하다. 참가자의 동기를 목표와 연결시키면 프로그램은 성공의 길로 나아갈 수 있다. 2단계는 동기를 탐색하는 데 시간을 투자하는 것이고, 3단계는 자신감을 키우는 것이다. 모든 참가자를 존중하고 그들의 질문, 동기, 목표를 존중하는 것은 자신감을 높이는 중요한 방법이다. 각 참가자의 강점을 검토하는 것도 자신감을 높이는 강력한 방법이 된다. 4단계는 목표 설정으로, 생활습관의학 중재에 있어 목표 설정은 일대일 상담과 그룹 상담 모두에 필수적인 요소이다. 목표는 구체적이고(specific), 측정 가능하며(measurable), 행동 지향적이고(action oriented), 현실적이며(realistic), 기한이 있는(time sensitive) '스마트(SMART) 목표'로 설정하는 것이 중요하다. 각 세션을 마무리하면서 참가자는 주간 목표를 적을 수 있다. 그 목표를 구두로 공유하거나, 미팅이 줌(zoom)으로 진행되는 경우에는 채팅 창에서 공유할 수 있다. 채팅 내용은 나중에 참고할 수 있도록 저장할 수 있다. 5단계 사이클의 마지막 단계는 책임을 설정하는 것이다. 그룹 상담에서는 다음번의 그룹 방문이 목표에 관한 진행 상황을 공유하는 기회가 되므로 책임이 형성된다. 각 세션에서는 참가자들이 목표 달성을 어떻게 이루어 나가고 있는지 확인하는 것이 중요하다. 또한 그룹 미팅 사이 기간에 참가자들은 이메일 그룹, 페이스북 그룹 또는 조력자와 참가자가 합의한 기타 소셜 미디어 플랫폼을 통해 진행 상황을 공유할 수 있다. 그룹이 다시 모였을 때는 다시 한번 분위기를 조성하고 공감을 표현하는 것이 중요하다. 우리는 이 세션을 공감으로 시작하고 공감으로 마무리한다. 우리는 참가자들이 이해받고 인정받는다고 느끼도록 노력해야 한다.

13.7 리더 및 임상의를 위한 교육

대부분의 임상의에게 필요한 교육은 비교적 간단하며, 많은 경우 적절한 진행 기술만 갖추면 곧바로 그룹 세션에 참여해 능숙하게 이끌 수 있다. 그러나 공동설계와 팀원들의 지지(team buy-in)를 위해, 임상의와 기타 핵심 팀원들은 일반적으로 장시간의 조력자 교육에 참석하게 된다. 현재 대면 및 가상 그룹 상담을 위한 교육은 일반적으로 비용과 접근성 측면에서 이점이 있는 온라인 방식으로 제공되고 있다. 기본 교육은 무료로 제공되며(예: https://www.groupconsultations.com/), 유료로 팀 전체를 교육하는 업체도 많다. 이러한 교육은 성공 사례를 공유하고 함께 과제를 해결할 수 있는 동료 지원 기반 커뮤니티 안에서 진행될 때 가장 효과적이다.[2] 경우에 따라, 코치의 역할은 전형적인 임상의의 역할과 다소 차이가 난다(<표 13.2> 참고).[38] 전문가는 환자를 치료하고 교육하며, 자신의 기술과 지식을 활용해 문제의 해답을 찾고 환자에게 조언한다. 반면, 코치는 환자가 스스로를 도울 수 있도록 보조하고, 환자의 동기와 자

표 13.2 전문가 접근법 vs. 코치 접근법

전문가(EXPERT) 접근법	코치(COACH) 접근법
환자를 치료한다.	환자가 스스로를 도울 수 있도록 돕는다.
환자에게 무엇을 해야 하는지 말한다.	환자에게 무엇을 하고 싶은지 묻는다.
환자는 치료를 받으며 수동적인 역할을 한다.	환자는 다음 단계를 결정하고, 의사결정과 목표 설정에 적극적으로 참여한다.
전문가의 기술, 도구, 경험이 치료 방향을 이끈다.	환자의 경험, 지식, 자기성찰, 동기, 관심사가 향후 방향을 이끈다.
전문가가 환자를 교육한다.	코치는 관련 주제에 대해 적시(just-in-time) 교육을 제공할 수 있다.
환자가 치료 계획을 따르도록 설득한다.	환자가 최선의 방법을 찾고 실행할 수 있다고 설득한다.
목표는 환자가 의료 제공자를 신뢰하는 것이다.	목표는 환자가 자기 자신을 신뢰하는 것이다.
조언이 주요한 방식이다.	협력이 주요한 방식이다.

신감, 참여도를 높인다. 또한 환자의 자기인식과 통찰에 의존하고, 환자 스스로 해답을 찾도록 도우며, 잘 되고 있는 부분에 집중하고, 환자와 협력한다. 〈표 13.2〉는 두 접근법의 차이를 설명하고, 만성질환 환자를 위한 그룹 방문 중재에 코치(COACH) 접근법을 사용하는 것이 중요한 이유를 보여 준다. 5장의 〈표 5.1〉에서도 비슷한 비교를 제공한다.

많은 임상의가 그룹 환경에서 발생할 수 있는 갈등 관리에 대해 우려를 표한다. 심리학자 브루스 터크만(Bruce Tuckman)은 그룹 형성에 관한 모델을 개발하여 1965년 〈소그룹의 발달 순서(Developmental Sequence in

표 13.3 터크만모델에 따른 그룹 발달 단계[39]

단계	구성 요소	고려할 질문
형성	참가자들은 새로운 그룹에 적응하고, 그룹의 과제와 목적을 파악하며, 기본 규칙을 설정함.	이 그룹을 통해 구성원들이 얻고자 하는 것은 무엇인가? 조력자는 그들을 어떻게 도울 수 있는가? 안전하고 생산적인 환경을 만들려면 어떻게 해야 하는가?
격동	그룹 구성원들이 아직 단합되지 못하고, 과제 요구에 저항하며, 개별성을 유지하려는 경향이 있음.	그룹 내에서 공동체 의식을 어떻게 형성할 수 있는가? 각 구성원의 고유한 경험과 관점을 어떻게 존중할 수 있는가? 과제의 어떤 점이 저항을 불러일으키는가?
규범화	그룹 구성원들 사이에 조화와 결속이 생기고, 아이디어와 관점을 자유롭게 나누고 토론함.	조력자의 지도와 열린 토론 간의 이상적인 비율은 무엇인가? 모든 구성원이 자신의 의견을 표현하고 있는가?
수행	그룹 구성원들이 서로 협력하며 문제를 해결하고, 과제를 수행하기 위한 건설적인 행동을 취함.	조력자는 그룹이 협력하고 관계를 형성하는 과정에서 어떻게 지원할 수 있는가? 과제가 적절하게 수행되고 있는가, 아니면 추가적인 안내가 필요한가?
해산	그룹 구성원들이 스스로 자신의 진전을 평가하고, 그룹 활동이 종료되어 해체함.	구성원들로부터 피드백이나 평가를 수집할 것인가? 조력자가 그룹 구성원들과 지속적으로 연락을 유지할 것인가? 유지한다면 어떻게 연락할 것인가?

Small Groups)〉라는 논문에서 발표했다.[39] 이른바 "터크만모델(Tuckman Model)"은 그룹 형성의 여러 단계를 설명하며, 그룹 환경 내에서 발생하는 갈등의 역할과 이러한 갈등을 관리하기 위한 접근법을 이해하는 데 유용하다. 터크만모델에 따르면, 그룹 발달의 5단계에는 형성(Forming),

격동(Storming), 규범화(Norming), 수행(Performing), 해산(Adjourning) 단계가
포함된다(〈표 13.3〉참고).

13.8 그룹을 위한 팀 구성의 예시

그룹 케어는 본질적으로 그룹 활동이며, 최소 두 명 이상이 참여하여
중재를 제공하는 것이 일반적이다. 일상적인 진행을 위한 핵심 보완 인
력이 있으며, 프로그램이 자리를 잡고 규모의 효율성이 확인되면 이상적
인 보완 인력 구성으로 확장하는 것도 가능하다.

핵심 운영팀은 최소 한 명의 임상의와 한 명의 조력자로 구성된다. 간
혹 숙련된 임상의가 조력자 역할까지 모두 성공적으로 수행하는 경우도
있지만, 이는 예외적인 경우에 해당한다. 또한 이 방식은 세션 취소 가능
성을 높인다. 조력자가 없더라도 임상의 한 명이 일회성 세션을 진행할
수 있지만, 임상의와 조력자 역할을 모두 맡은 한 사람이 없으면 세션 자
체를 취소해야 하기 때문이다.

이상적인 시나리오는 한 명의 임상의가 교대로 참여하는 다학제 조력
자와 함께하거나, 고정된 조력자가 교대로 참여하는 임상의와 함께하면
서, 여기에 기록자, 전담 지원 비서, 그리고 필요시 연구 및 교육 팀원까
지 포함한 전방위 지원 체계를 갖춘 형태이다. 그룹 리더는 그룹 방문의
분위기와 방향을 결정해야 하며, 그 아이디어로는 〈표 13.4〉를 참고할
수 있다.

표 13.4 그룹 방문에서 임상의가 사용할 수 있는 언어 예시

분위기 조성	필요 조사	성찰 유도
이 방에서는 열린 마음으로, 비판 없이 대화를 나눕니다.	지금 변화의 여정을 시작하기 위해 필요한 것은 무엇인가요?	지금까지의 노력에서 잘된 점은 무엇인가요?
우리는 이 그룹에 속한 개개인의 고유한 요구와 발언, 동기 및 목표를 존중할 것입니다.	운동이나 금연 또는 지금 하려고 하는 무언가를 시작하기 위해 필요한 것은 무엇인가요?	가장 자랑스럽게 생각하는 점은 무엇인가요?
어리석은 질문이나 어리석은 답변은 없습니다.	현재 마주하고 있는 장애물은 무엇이며, 그것을 해결할 수 있는 방법은 어떤 것이 있나요?	자신의 강점은 무엇이며, 그 강점을 지금 목표 달성에 어떻게 활용할 수 있을까요?
우리는 모두 건강한 생활습관으로 향하는 여정에서 함께 배우고 성장하고 있습니다.	이 그룹이 어떻게 하면 당신을 더 잘 지원할 수 있을까요?	이 그룹이 당신에게 어떤 도움이 되었나요? 이 그룹에서 가장 좋은 점은 무엇인가요?
이 방에서 나눈 이야기는 이 방 안에만 머뭅니다.	이 그룹에서 한 가지를 바꿀 수 있다면 무엇을 바꾸고 싶나요?	이번 세션에서 '아하' 하고 깨달은 순간은 무엇이었나요?

13.9 그룹 중재 프로그램의 예시(운영 계획, 청구, 시간, 절차)

13.9.1 운영 계획

세션 전, 세션 중, 세션 후 각각에 대한 명확한 운영 계획이 있다(<그림 13.4~13.6> 참고, Group Consultations Ltd의 허가를 받아 사용).

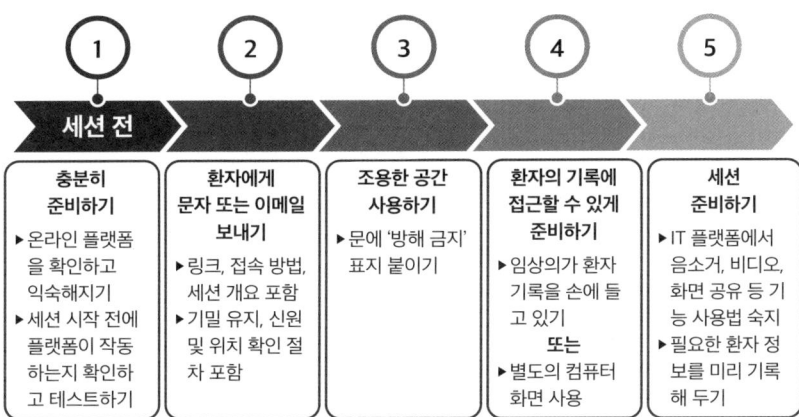

그림 13.4 세션 전 체크리스트: 가상 그룹 상담 준비하기

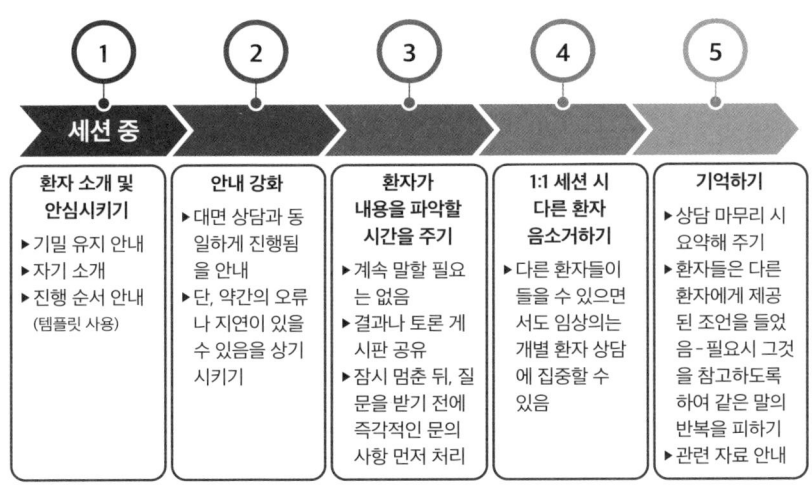

그림 13.5 세션 중 체크리스트: 가상 그룹 상담 준비하기

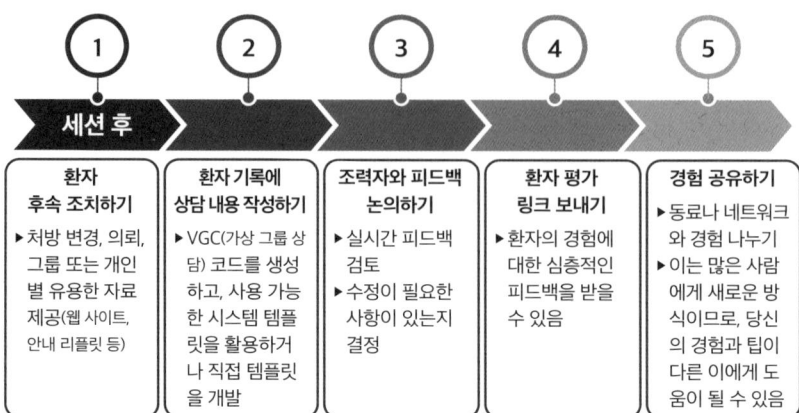

그림 13.6 세션 후 체크리스트: 가상 그룹 상담 준비하기

13.9.2 청구

일반적으로 그룹 상담은 제공되는 진료의 질과 높은 만족도를 고려해, 일대일 상담과 같은 수준으로(또는 드물게 더 높은 비율로) 보험 급여가 인정된다. 대체로 건강보험회사에서도 이를 보상 대상으로 받아들인다. 그러나 일부 의료 시스템(예: 호주)에서는 보험 급여 인정에 대한 동의를 확보하는 과정이 여전히 진행 중이다.

이상적으로 청구는 적절한 사람이 하거나 아예 하지 않는 것이 좋다 (예를 들어 영국 NHS에서는 '환자 추적 비용' 개념이 다시 줄어드는 추세여서, 청구보다는 시스템 전반의 효율성과 예방 의료를 장려하는 방향으로 가고 있다).

미국에서는 그룹 방문에 대한 비용을 다양한 방법으로 청구할 수 있다. 한 가지 방법은 환자가 본인 부담으로 지불하는 것이다. 많은 프로그램이 세션당 20달러의 비용을 부과하며, 비용을 지불할 수 없는 사람에게는 장학금을 제공하기도 한다. 일부 프로그램은 자선 활동으로 운영되며, 무료이다. 이를 위해 의사와 제공자는 지원금을 찾거나, 건강을 위한 달리기 행사 또는 티셔츠 판매 등을 통해 기금을 모으기도 한다. 또 다른 방법은 연구를 진행하고, 그 연구 자금으로 프로그램을 운영하는 것이다. 보험 급여가 목표라면, 병원이나 진료소의 관리자와 상의하여 문서가 해당 기관의 보험 요건에 부합하도록 하는 것이 필수적이다. 일반적으로 사용되는 CPT 코드(Current Procedural Terminology code, 의료행위 코드)에는 99212~99215가 있다. 그룹 방문에 대해서는 진료나 상담에 소요된 시간을 기준으로 등급을 산정하는 방식이 허용되는 경우가 많으므로 이를 적절히 활용하는 것이 중요하다. 적절한 문서화가 핵심이다. 차트와 전자 의무기록에는 각 환자에게 제공된 개별 서비스와 그룹 전체에 제공된 서비스가 구체적으로 기록되어야 한다. 미국가정의학회(American Academy of Family Physicians, AAFP)에서는 그룹 방문 청구와 관련된 구체적인 코딩 지침을 제공한다. AAFP에 따르면, 다음 기준을 충족해야 한다.

- 환자는 해당 진료소나 병원의 기존 환자여야 한다.
- 질병 또는 상태가 특정되어 있어야 한다.
- 자발적 참여이며, 환자는 필요에 따라 개별 진료를 받을 권리가 보장되어야 한다.
- 적절한 시설과 시간이 제공되어야 한다.
- 그룹 토론을 진행하고 회의를 조율할 적절한 인력이 있어야 한다.

- 환자의 의무기록에는 개인적 상호작용과 그룹 상호작용이 모두 문서화되어야 한다.
- 신규 환자는 참여할 수 없다.
- 의사가 반드시 참석해야 한다.

▶ 13.9.3 시간 - 옵션 및 장점(주간, 월간, 1시간, 2시간, 6주, 12주 등)

세션의 기간과 간격은 해당 질환 관리에 대한 모범 사례(NICE 임상 지침 또는 그에 준하는 수준)에 따라 결정해야 한다. 예를 들어, 초기 염증성 관절염 환자는 치료 목표에 도달할 때까지 월1회, 2시간 그룹 세션에서 진료를 받아야 하며, 안정적인 만성질환 환자는 환자 수에 따라 동일한 그룹 또는 별도의 그룹에서 연 1회 정기 검진을 받을 수 있다.[8] 반면, 골다공증 또는 폐경기 환자는 90분짜리 그룹 세션 1회로 충분하며, 치료에 순응하지 않거나 증상이 악화되는 경우에는 자발적 재방문 또는 순응도 중심 업데이트를 선택할 수 있다.[7] 체중 감량[11]이나 당뇨병 예방[34]처럼 보다 집중적인 관리가 필요한 경우에는 더 자주 세션을 진행하는 것이 타당하다. 그룹 접근법의 핵심 장점은 긴급한 임상적 문제(발작, 대상부전 또는 합병증 발생 등 치료가 필요한 상황)가 있는 환자를 추가로 포함시킬 수 있는 유연성이 있다는 점이다.

▶ 13.9.4 성공을 위한 절차 - 연구와 경험에서 얻은 팁

그룹 치료는 성공하기보다 실패하기가 훨씬 더 쉽다. 따라서 모범 사례를 채택하고, 10년 이상 대규모 훈련을 진행한 경험에서 도출되고 국제 협력을 통해 검증된 핵심 성공 요인(〈박스 13.1〉 참고)을 유념하는 것이 중요하다. 당연하게 보일 수 있지만 매우 중요한 또 다른 요소는 환자와의 공동설계[2]와 치료 과정 및 결과를 설정하고 공유하는 데 협력하는 것이다.[4]

'관상동맥 건강 개선 프로젝트(Coronary Health Improvement Project, CHIP)'는 운동과 식습관 교정을 통합한 것으로, 생활습관의학의 변화를 성공적으로 이끌어 온 오랜 실적을 가지고 있다.[40] 이는 일관되게 긍정적인 효과를 보이며 널리 사용되어 왔지만, 최근 무작위 연구에서 CHIP 참가자들은 '건강한 심장(Healthy Heart)' 참가자들보다 체중을 더 많이 감량하였으나, 두 군 모두에서 관상동맥 죽종의 퇴행을 입증하지 못했다. 또한 체질량지수를 제외한 주요 심혈관 위험 지표도 유의미한 차이를 보이지 않았다.[41]

박스 13.1 핵심 성공 요인

1. 시스템과 팀원들의 지지를 포함한 강력한 리더십
2. 이점을 명확하게 전달하는 능력
3. 현재의 과제를 해결하기 위한 공동설계
4. 간단하고 관심을 끄는 참가자 모집 방식
5. 조력자를 포함한 역할 정의와 교육
6. 플랫폼 사용법 숙지와 적절한 장비 확보

다이싱어(Dysinger)[42]와 미르스키(Mirsky)가 주도하는 매사추세츠 종합병원(Massachusetts General Hospital)의 '건강 연구 및 교육 센터(Center for Organized Research and Education for Health, CORE Health)[43]는 다른 생활습관의학 그룹 모델도 성공할 수 있으며, 팬데믹 기간에도 적용될 수 있음을 보여 주었다.

일반적으로 그룹 상담으로 보지는 않지만, 그룹 상담으로 인식되어야 하는 덜 분명한 모델로는 '영국 당뇨병 예방 프로그램(UK Diabetes Prevention Programme)[44]과 'ESCAPE 무릎 통증(ESCAPE Knee pain)[45] 프로그램이 있다. 그러나 전체 시스템 변화[2] 측면에서 가장 인상적인 것은 '노스웨스트 런던 임상 커미셔닝 그룹(Northwest London Clinical Commissioning Group)'에서 시행한 '새로운 출발(Fresh Start)' 당뇨병 프로그램이다. 이 프로그램은 360개 의원 모두를 포괄하고, 250만 인구에 서비스를 제공했으며, 이를 통해 가상 그룹 상담 진료가 주류 진료 방식으로 자리 잡게 했다. 이는 클리블랜드 클리닉(Cleveland Clinic)이 그룹 진료를 일상적인 진료 옵션으로 만든 것과 같은 방식이다. 앞으로 몇 년 안에 다른 분야에서도 이 모델을 채택하고, 심장질환 및 암 치료 분야에서도 이와 유사한 전체 시스템 변화가 확산되기를 기대한다.

13.10 뇌졸중 생존자와 함께하는 '웰니스로 가는 길 닦기'(스탠퍼드 VA 및 스폴딩 재활병원)

2012년, 베스 프레이츠 박사는 스폴딩 재활병원(Spaulding Rehabilitation Hospital)에서 뇌졸중 생존자를 위한 '웰니스로 가는 길 닦기(PAVING the Path to Wellness)' 그룹 프로그램을 시범 운영했다.[46] 이 그룹에는 뇌졸중 생존자 3명과 간병인 1명, 총 4명이 참가했고, 4명 모두 6시간의 세션에 참석했다. 논의 주제는 신체활동, 태도, 다양성, 탐구, 영양, 목표 설정이었다. 세션의 절반은 강의, 절반은 토론으로 구성되었으며, 마지막에는 목표 설정 시간이 포함되었다. 참가자 전원은 과일과 채소 섭취량을 늘리고 신체활동 시간을 늘렸으며 스트레스 수준이 낮아졌다고 보고했고, 그중 한 참가자는 흡연량을 줄이고 금연 시작일을 정했다. 이 시범 프로그램이 성공하자, 스폴딩 재활병원의 '뇌졸중 연구 및 회복 연구소(Stroke Institute for Research and Recovery)'는 프로그램 운영을 위해 더 많은 자금을 지원했다.

생활습관의학 그룹 중재 프로그램인 '웰니스로 가는 길 닦기'는 스폴딩 재활병원에서 시간이 지남에 따라 발전하고 확장되었다. 이 프로그램의 한 버전은 12주 과정으로, 생활습관의학의 여섯 가지 핵심 기둥을 모두 다루며, 스마트 목표 설정, 목적 의식 함양, 다양성 활용, 건강한 태도 채택, 에너지 수준 관리, 휴식 시간을 자기 역량 강화의 순간으로 활용하기, 새로운 활동과 패턴 시도가 건강과 웰빙에 미치는 영향 탐구 등을 포함한다. <그림 13.7>은 이 프로그램의 12단계를 보여 준다.

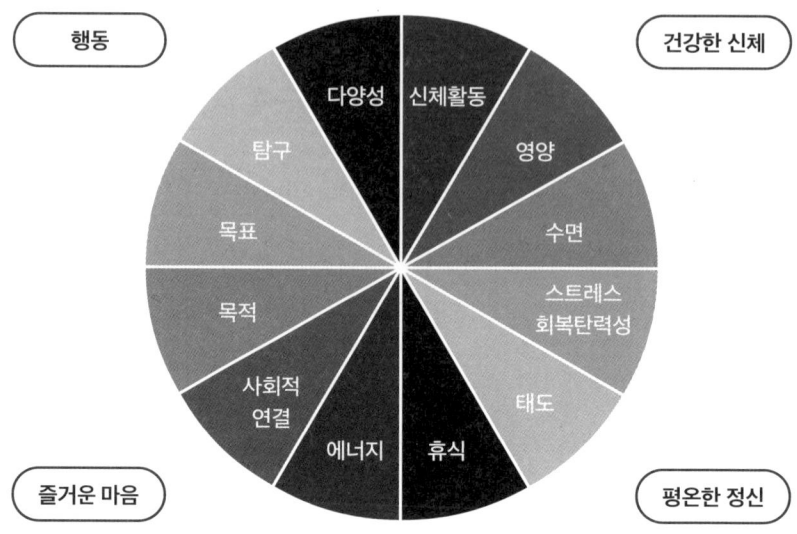

그림 13.7 페이빙 바퀴(PAVING Wheel)

  〈표 13.5〉는 각 참가자의 12단계 진행 상황을 평가하는 데 사용되는 '페이빙(PAVING) 설문지'를 보여 준다. 참가자는 프로그램 시작 전과 종료 시에 이 설문지를 작성하며, 이는 참가자들을 안내하는 역할을 한다. 이 설문지는 2016년 베스 프레이즈 박사가 하버드 헬스(Harvard Health)와 협력하여 개발했다.

  '웰니스로 가는 길 닦기' 프로그램은 12개월 과정, 12주 과정, 6주 과정이 있다. 그룹에는 보통 8~12명의 참가자가 참여하며, 그룹 형태에 따라 1~2시간 동안 모임을 갖는다. 프로그램에는 마케팅, 의사로부터의 의뢰, 이메일 공지, 동의서 받기, 프로그램이 의료 진료가 아닌 코칭 프로그램임을 설명하기, 주차 안내, 질문 답변 등을 도와주는 관리자가 있다. 스

표 13.5 페이빙(PAVING) 설문지

| 1 | 전혀 하지 않는다. | 2 | 거의 하지 않는다. | 3 | 가끔 한다. | 4 | 자주 한다. | 5 | 일과 중 하나로서 규칙적으로 한다. |

모듈 1 신체활동

나는 일주일에 5일, 하루 30분씩 운동한다.

나는 운동할 때 즐겁다.

나는 일주일에 두 번 근력 운동을 한다.

나는 규칙적으로 유연성 운동을 한다.

나는 규칙적으로 균형 운동을 한다.

신체활동 총점:

모듈 1 스트레스

나는 스트레스와 그것이 심신에 미치는 영향에 대해 배웠다.

나는 스트레스 감소 기술을 잘 알고 있으며, 내가 불안하거나 화나거나 걱정하고 있음을 느낄 때 적어도 한 가지의 기술을 사용한다.

나는 스트레스 회복탄력성에 대해 알고 있으며, 규칙적으로 나의 회복탄력성을 향상시키는 연습을 한다.

나는 쉽게 화를 내지 않는다.

나는 명상, 심호흡, 요가 또는 '마음챙김 기반 스트레스 감소법(MBSR)'을 규칙적으로 실시한다.

스트레스 총점:

모듈 2 태도

나는 실수를 배움과 성장의 기회로 사용한다.

나는 감사 편지를 쓰거나 나의 감사한 마음을 구두로 잘 표현한다.

나는 무엇을 성취/성공했을 때 축하한다.

나는 일할 때 방해받지 않고 온전히 집중한다.

나는 하루 일상에 대해 낙관적이다.

태도 총점:

모듈 2 휴식

나는 1시간 이상 앉아 있는다면, 매시간 일어나서 5분 정도 휴식을 취한다.

나는 좌절하거나 화가 나면, 안정을 찾기 위하여 심호흡을 한다.

나는 매년 휴가를 갖는다.

집에 있을 때는 저녁 식사 시간에 적어도 1시간 정도는 컴퓨터를 끄고 일을 밀리한다.

몇 시간 동안 같은 프로젝트를 작업한 후, 그것을 넓은 관점에서 바라보기 위해 한 발짝 떨어져 본다.

휴식 총점:

모듈 3 다양성

나는 다양한 운동을 한다.

나는 무지개 색으로 구성된 식단으로 먹으려고 노력한다.

나는 다양한 과일과 채소를 즐긴다.

나는 새로운 활동을 시도하기를 좋아한다.

나는 넓은 범주의 친구들을 사귀고 그들과 시간을 보낸다.

다양성 총점:

모듈 3 에너지

나에게 에너지를 주는 친구가 있다.

나에게 즐거움과 활력을 주는 활동을 최소 한 가지는 알고 있다.

나는 나의 에너지를 고갈시키는 상황과 사람을 피할 수 있다.

나는 하루에 커피를 2잔 이하로 마신다.

나는 빠른 에너지 상승을 위해 단 음식이나 쿠키에 의존하지 않는다.

에너지 총점:

모듈 4 탐구

나는 규칙적으로 나 자신에 대해 작은 실험을 실시한다.

나는 어떤 음식이 내 몸에 좋은지 궁금하다.

나는 신체활동이 내 몸에 어떤 영향을 미치는지 궁금하다.

나는 의학, 영양, 수면, 스트레스 관리, 운동 등에 관한 최신 연구 결과들을 읽는다.

나는 가족, 친구와 함께 건강에 대해 이야기한다.

탐구 총점:

모듈 4 목적

나는 인생에서 분명한 목적을 가지고 있다고 느낀다.

나는 나의 활동이나 프로젝트의 우선순위를 쉽게 결정할 수 있다.

나는 나의 활동이나 프로젝트가 나의 가치와 일치하도록 한다.

나는 나에게 가장 중요한 사람과 활동을 식별할 수 있다.

나는 나의 목적을 이루기 위해 나의 강점을 사용한다.

목적 총점:

모듈 5 영양

나는 하루에 네 가지의 과일을 먹는다.

나는 하루에 다섯 가지 이상의 채소를 먹는다.

나는 단백질, 탄수화물, 지방의 적정 섭취량을 알고 있으며, 그만큼 먹는다.

나는 내가 먹는 음식에 대해 생각하고 그것이 내 몸에 좋은지 스스로에게 물어본다.

나는 음식을 약으로, 연료로, 즐거움으로 여긴다.

영양 총점:

모듈 5 수면

나는 밤에 7~8시간 잔다.

나는 오후에는 커피를 마시지 않는다.

나는 잠자리에 들기 전에 스트레칭을 하는 취침 습관을 가지고 있다.

나는 침실에 전화기를 두고 자지 않는다.

나는 너무 피로할 때 20분 정도 낮잠을 잔다.

수면 총점:

모듈 6 목표

나는 나 자신을 위한 장기 목표를 세우고, 그것을 누군가와 공유하며 검토한다.

나는 나 자신을 위한 3개월 목표를 세우고, 그것을 누군가와 공유하며 목표를 달성하고자 노력한다.

나는 월간 목표를 세우고, 그것을 누군가와 공유한다.

나는 주간 목표를 세우고, 그것을 누군가와 공유한다.

나는 나 자신을 위한 일일 목표를 세우고, 그것에 대해 스스로 책임진다.

목표 총점:

모듈 6 사회적 연결

나는 나에게 힘을 주는 최소 한 사람의 이름을 말할 수 있다.

나는 그룹(활동, 운동 수업, 미술 교실, 종교 단체 등)에 참여하고 있다.

나는 일주일에 최소 5번은 친구와 통화하거나 만난다.

나는 나의 배우자나 파트너 또는 친한 친구와 건강한 관계를 맺고 있다.

나는 매일 같이 시간을 보내며 돌보는 화초나 반려동물이 있다.

사회적 연결 총점:

폴딩 재활병원에서 운영하는 모든 그룹 프로그램의 비용은 세션당 20달러이다. 뇌졸중 연구 및 회복 연구소에서는 이 비용을 감당할 수 없는 참가자를 위해 기금을 마련하고 있다.

12개월 과정 프로그램에서는 한 달에 두 번, 첫째 주와 둘째 주 목요일에 모임을 갖는다. 매달 주제가 달라지며, 각 주제는 다음과 같은 '페이빙 스텝스(PAVING STEPSS)'라는 알파벳 연상법을 따른다.

P - 신체활동(Physical Activity)

A - 태도(Attitude)

V - 다양성(Variety)

I - 탐구(Investigations)

N - 영양 (Nutrition)

G - 목표 설정(Goal Setting)

S - 스트레스 회복탄력성(Stress Resilience)

T - 휴식(Timeouts)

E - 에너지 관리(Energy Management)

P - 목적(Purpose)

S - 수면(Sleep)

S - 사회적 연결(Social Connections)

첫 번째 모임에서는 조력자가 해당 단계에 관한 연구, 가이드라인 그리고 해당 단계의 중요성을 설명한다. 그런 다음 참가자들이 해당 단계를 어떻게 실천하고 있는지, 그 과정에서 자신의 성취와 숙련도에 대해 어떻게 느끼고 있는지 토론한다. 그 달의 두 번째 모임은 같은 주제를 다루지만, 참가자들이 해당 단계를 실행해 보는 활동적인 모임으로 진행된다. 예를 들어, 해당 단계가 '신체활동'이라면, 그룹이 함께 산책을 하고, '영양'이라면, 병원 소속 요리사가 요리 시연을 하고, '스트레스 관리'라면, 그룹이 함께 심호흡이나 명상을 한다. 12개월 과정에서는 참가자들이 오랜 시간 함께하며 깊은 유대감을 형성한다.

프로그램의 또 다른 형식은 12주 연속으로 모이는 것이다. 이 형식은 매주 2시간씩 진행되는데, 처음 1시간은 정보를 제공하고, 나머지 1시간은 주제에 대한 토론과 실습이 이루어진다. 예를 들어 주제가 '운동'이라면, 일어서서 스트레칭이나 가벼운 의자 요가를 하고, '식단'이 주제일 때는 레시피를 살펴보고 건강 간식을 나눌 수 있다. '스트레스 해소'가 주제라면 다양한 심호흡법을 시도해 볼 수 있다. 마무리할 때는 한 주 동안 실천할 목표를 세운다.

6주 과정의 프로그램은 주 1회, 2시간씩 진행되며, 12단계 중 2단계씩 함께 다룬다. 경우에 따라 1시간 안에 끝날 수도 있다. 정해진 시간의 절반은 교육, 나머지 절반은 토론으로 이루어진다. 매사추세츠 종합병원 암 센터에서는 환자들을 위해 이 형식을 채택했다. 이 그룹은 전문간호사와 공인 영양사가 운영하며, 보험 급여 모델은 공유진료 모델과 유사하게 CPT 코드 방식으로 전환되고 있다.

스탠퍼드대학 메디컬센터의 의사인 제프 크라우스(Jeff Krauss) 박사는 '웰니스로 가는 길 닦기' 프로그램을 채택해 팰로앨토 재향군인병원

(Palo Alto VA)에서 뇌졸중 생존자들을 대상으로 프로그램을 운영했다. 크라우스 박사는 자신의 프로그램을 '뇌졸중 후 환자를 위한 종합적인 생활습관의학 프로그램'이라고 불렀으며, '웰니스로 가는 길 닦기' 모델의 12단계를 기반으로 프로그램을 구성했다.[47] 그는 참가자들의 결과를 연구하기 위해 임상시험윤리위원회(Institutional Review Board, IRB)의 승인을 받았다. 17명이 참가한 12주 과정 프로그램에서 운동, 건강한 요리, 명상, 교육 세션을 진행했고 매 회 토론을 포함했다. 그는 중재 전후에 심혈관 건강, 체성분, 활력 징후, 삶의 질을 검사했다. 그 결과, 14명의 참가자가 체력 수준이 향상된 것으로 나타났으며, 운동 시간 증가, 6분 걷기 검사에서 이동 거리 증가, 30초 앉았다 일어서기, 악력 및 균형 능력 개선 등이 확인되었다. 고혈압이 있는 참가자의 경우, 수축기 혈압이 평균 11mmHg 감소했다. 참가자들의 만족도는 매우 높았으며, 크라우스 박사 또한 그룹을 진행하는 과정이 즐거웠다고 말했다.

코로나19 시기에는 형식에 변화가 생겼다. 뇌졸중 연구 및 회복 연구소에서는 프로그램을 가상(온라인) 그룹 형식으로 전환하였는데, 참가자들은 이를 잘 이행하고 수용하였다. 참가자들은 신체활동 시간 증가, 채소 섭취량 증가, 기분 개선, 그룹 내 다른 참가자들과의 강한 유대감을 보고했다. 일부 참가자들은 이 가상 프로그램 덕분에 팬데믹 기간 동안 사회적 관계를 유지할 수 있도록 다른 가상 그룹에 더 많이 참여할 계획을 세웠다고 밝히기도 했다. 가상 그룹의 형식은 주 1회, 2시간씩 6주 동안 진행되는 세션이었다.

>> 13.10.1 사례 연구: 유방암 생존자를 위한 '웰니스로 가는 길 닦기' 프로그램

그룹 중재는 특정 집단을 위한 맞춤 돌봄을 제공하는 강력한 도구이며, 최근에는 유방암 생존자를 위한 그룹 중재의 역할이 입증되었다. 현재 미국에만 380만 명이 넘는 유방암 생존자가 있으며, 이 인구집단의 고유한 의학적, 심리사회적 요구를 해결할 필요가 있다. 미국임상종양학회(American Society of Clinical Oncology, ASCO) 및 미국암학회(American Cancer Society, ACS)와 같은 단체는 유방암 생존자 돌봄을 위한 근거기반 가이드라인을 제공하고 있다.[48] 유방암 생존에서 건강 증진의 역할과 관련하여 잘못된 식습관, 비만, 신체활동 부족이 유방암 재발 및 사망 위험 증가와 관련이 있다는 연구 근거가 점점 더 늘고 있다.[49] 이러한 근거를 고려할 때, 유방암 생존자 돌봄의 중요한 구성 요소에는 식단, 운동 및 기타 생활습관 요인을 적극적으로 평가하고, 생존자들이 건강한 생활습관 행동을 채택하고 실천할 수 있도록 교육과 도구를 제공하는 것이 포함된다.

최근 미국임상종양학회의 설문조사에 따르면, 대부분의 종양 전문의들이 정기적인 종양내과 추적 진료 시 식습관, 신체활동 및 기타 생활습관 요인의 중요성을 포괄적으로 다루지 않는 것으로 나타났다.[50] 따라서 암 생존자 돌봄에 있어 생활습관의학 교육이 필요하다.

베스 프레이츠 박사가 개발한 '웰니스로 가는 길 닦기'는 생활습관의학 원리에 기반한 혁신적인 근거기반의 프로그램이다. 이 프로그램은 12가지 주요 주제(<표 13.6> 참고)에 초점을 맞추며, 참가자들이 전반적

표 13.6 '웰니스로 가는 길 닦기' 단계

신체활동: 유산소 운동, 근력 운동, 스트레칭뿐만 아니라 일상생활 속에서 더 많은
    움직임을 실천할 수 있는 전략을 다룬다.

태도: 참가자들에게 성장형 사고방식(growth mindset) 개념을 소개하고, 세션
    전반에 걸쳐 열린 태도를 갖도록 격려한다.

다양성: 새로운 채소를 먹어 보거나, 다른 형태의 신체활동을 해 보거나, 새로운
    스트레스 완화 기법을 실천하는 등 생활습관의 여러 영역에서 다양성을
    강조한다.

탐구: 참가자들은 자신의 몸에 가장 잘 맞는 생활습관을 탐구하는 것을 즐기며, 더
    건강한 삶을 영위할 수 있는 힘을 얻는다.

영양: 영양소 밀도를 높이고, 가공식품보다 자연식품을 우선시하며, 요리 수업을
    통해 참가자가 식습관 개선에 필요한 요리 기술을 습득하도록 돕는다.

목표 설정: 스마트(SMART) 목표 설정 방법을 배움으로써 행동 변화의 성공
    가능성을 높인다.

스트레스 회복탄력성: 참가자들에게 심호흡, 이완 반응, 마음챙김에 기반한
    스트레스 완화 등 다양한 스트레스 회복탄력성 향상 도구를 소개한다.

휴식: 참가자들은 건강에 해로운 영향, 장시간 앉아 있기, 어려운 대화, 부정적인
    자기대화에서 잠시 벗어나 휴식을 취하는 것의 이점에 대해 배운다. 휴식을 통해
    명확성을 높이고 전반적인 웰빙을 증진할 수 있다.

에너지: 건강한 음식, 운동, 친구와의 교류 등 자연스러운 방식으로 얻는
    에너지원의 사용을 늘리면 건강한 행동을 통해 활력을 높일 수 있다.

목적: 참가자들은 삶의 우선순위를 정하고, 인생의 의미를 탐구하고, 더 큰 그림을
    바라봄으로써 자신의 목적에 맞게 자신의 행동을 조정한다.

수면: 수면의 양과 질, 수면을 개선하거나 방해하는 요소를 평가하여 더 편안한
    밤을 보낼 수 있도록 준비한다.

사회적 연결: 과정 내내 가족, 친구 및 커뮤니티와의 질 높은 관계를 강조하고,
    프로그램을 함께하는 그룹 내 다른 사람들과 의미 있는 연결을 경험한다.

인 건강과 웰빙을 향상시키는 생활습관을 추구하도록 돕는다. '웰니스로
가는 길 닦기' 프로그램은 유방암 생존자에 맞게 변형, 적용되었으며 식

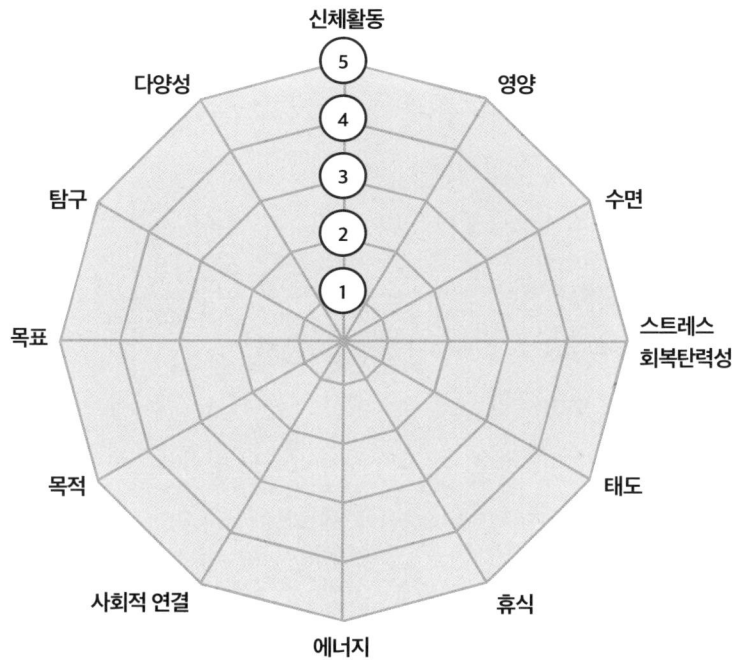

그림 13.8 '웰니스로 가는 길 닦기' 프로그램의 자기평가 바퀴(페이빙 바퀴)

단, 운동 및 기타 생활습관 요인을 적극적으로 평가하는 것을 목표로 하고 있다.[51]

　12주간의 페이빙 프로그램 세션에서 다루는 모든 주제마다 강의적 요소, 그룹 토론, 실습, 목표 설정이 포함된다. 프로그램의 모든 참가자에게는 워크북이 제공된다. 첫 번째 세션에서 참가자들은 페이빙 바퀴(〈그림 13.8〉 참고)를 사용하여 자신의 생활습관 행동과 웰빙 상태를 평가한다. 12주간의 프로그램 기간 동안 참가자들은 그룹 환경에서 배우고, 서로를 지원하며, 의미 있는 사회적 관계를 발전시켜 나간다.

코로나19 팬데믹 이전에는 '웰니스로 가는 길 닦기' 프로그램이 대면 방식으로만 제공되었다. 팬데믹 기간에 이 프로그램은 줌(Zoom)을 이용한 가상 형식으로 전환되었다. 매주 세션이 시작될 때마다 참가자들은 지난 주에 배운 교훈을 되돌아보고, 서로를 지지하는 그룹 환경에서 성공과 어려움을 공유한다. 이 토론 후에는 의사 리더 또는 초청 전문가가 해당 주의 페이빙 단계에 대한 내용을 설명한다. 그 후에는 그룹 실습과 토론이 이어지며, 종종 줌 플랫폼에서 제공하는 소회의실(breakout room) 기능을 활용하기도 한다. 마지막 세션에서는 참가자들이 두 번째 페이빙 바퀴를 작성하고, 프로그램을 통해 이룬 진전을 돌아본다. 프로그램의 마지막 주에는 '사회적 연결'의 중요성에 초점을 맞추는데, 이 구성 요소는 매우 주목할 만한 성과를 거두었다.

이 프로그램의 특별한 점은 페이빙 그룹이 프로그램 종료 후에도 자발적으로 모임을 이어 가며 지속적인 지지를 나눈다는 것이다. 프로그램을 가상 형식으로 전환하면서 여러 가지 실행상의 어려움이 있었고, 참가자들이 충분히 교류하지 못하고 의미 있는 사회적 관계를 형성하지 못할 것이라는 우려도 있었다. 하지만 참가자들은 온라인 방식에 잘 적응했고 이동 시간, 주차 비용, 육아, 부양가족 돌봄 등 여러 부담이 줄어든 점을 높이 평가했다. 비록 대면 만남의 장점은 사라졌지만, 참가자들의 전반적인 피드백은 압도적으로 긍정적이었다. 줌의 소회의실 기능 및 기타 기술을 활용하여 그룹의 활발한 교류가 가능했다.

페이빙 프로그램은 참가자들에게 의미 있는 영향을 미쳤다. 다음과 같은 한 참가자의 말처럼 말이다.

페이빙 생존자 프로그램은 여러 가지 이유로 제 유방암 치료 과정에서 꼭 필요한 부분이었습니다. 무엇보다 이 프로그램을 통해서 똑같이 암 치료를 겪었고, 적극적인 암 치료의 끝은 곧 회복 과정의 새로운 단계가 시작되는 것임을 이해하는 사람들과 연결될 수 있었습니다. 모임에서 제가 어떤 걱정이나 두려움을 이야기하면, 페이빙 그룹의 친구들은 바로 그 마음을 알아줍니다. 사실 이 친구들은 제가 유방암에 대해 솔직하게 터놓고 이야기할 수 있는 유일한 사람들이며, 제 삶이 앞으로 나아가게 하는 데 큰 힘이 되어 주었습니다. 암은 항상 제 삶의 일부로 남겠지만, 저는 암을 균형 잡힌 시각으로 바라보고 싶었고, 페이빙 프로그램과 페이빙 그룹 친구들이 제가 그렇게 할 수 있도록 도와주었습니다. 암을 경험해 보지 않은 사람들은 적극적인 치료가 끝나면 모든 것이 끝났다고 생각합니다. 실제로 선의를 가진 친구들조차 암 생존자들이 준비가 되기도 전에, '이제 그만 잊고 앞으로 나아가라고' 은연중에 권하는 경우가 많습니다. 그래서 생존자 프로그램은 회복 과정에서 더욱 중요한 역할을 합니다. 암 생존자는 암이 평생 자신의 삶의 일부가 될 것임을 알고 있기에, 삶의 경험을 나누는 대화 속에서 암 이야기를 부담 없이 편안하게 꺼낼 수 있는 자리가 정말 필요합니다. 이러한 대화는 제가 긍정적인 태도를 유지하게 하고, 생존자 프로그램에서 배운 건강한 생활습관을 지켜 나가는 데 도움이 됩니다.

코로나19 팬데믹으로 인해 암 생존자 돌봄에 많은 어려움이 있었지만, 그와 동시에 혁신의 기회도 열렸으며, 원격의료의 역할이 점점 더 중요해지고 있다. 페이빙 프로그램의 경험은 유방암 생존자를 위한 가상 생활습관의학 그룹 중재에 원격의료를 활용하는 것이 큰 잠재력을 지니

고 있음을 보여 주었으며, 이러한 접근 방식이 다른 인구집단에도 확대
될 수 있기를 희망한다.

13.11 측정 전략

람다스(Ramdas)와 다지(Darzi)[52]는 측정해야 할 결과로 (1) 의학적으로
인정받는 환자 중심의 임상 결과, (2) 환자 만족도, (3) 제공자(의료인) 만
족도, (4) 비용, (5) 생산성을 포함할 것을 권장했다. 그러나 이제는 주로
다음의 다섯 가지 목표에 대한 측정을 권장한다.[4]

1. 더 나은 주요 결과
2. 환자 만족도
3. 임상의 만족도
4. 저렴한 비용
5. 효과적인 교육

우리는 그룹 모델을 도입하는 센터나 진료기관이 다루고자 하는 대표
질환들(예: 당뇨병, 천식, 근골격계 질환 등)에 대한 기준 활동 데이터를 먼저
구축할 것을 권장한다. 프로그램 시작 단계부터 주요 프로세스 및 결과
데이터를 계획적으로 수집하면, 향후 프로그램 확장을 위한 비즈니스적
근거를 마련할 수 있을 뿐만 아니라, 이 과정에서 도출된 인상적인 성과

를 공유할 수 있다.

13.11.1 프로세스 측정

프로세스 측정 항목에는 다음이 포함된다.

- 전체 환자 수와 그룹당 평균 환자 수, 환자와 임상의 1회 진료당 평균(표준편차) 진료 시간(그룹 진료와 일대일 진료 모두 포함)
- 그룹 진료를 받은 환자와 일대일 진료만 받은 환자의 참석률 및 등록률 비교
- 비용과 효율성을 추정하기 위한 그룹 진료와 일대일 진료의 업무량 비율 비교, 예약 취소나 결석으로 낭비된 진료 시간
- 그룹 모델을 일상 진료에 도입한 팀 또는 진료기관의 수와 비율; 그룹 모델 도입을 거부한 팀 또는 진료기관의 수와 비율; 그룹 모델을 도입했다가 실패하여 중단한 팀 또는 진료기관의 수와 비율

13.11.2 결과 측정

결과 측정 항목에는 다음이 포함된다.

- 질병별(Disease Specific) - 정기적으로 측정 및 확인할 수 있는 모든 만성질환 지표가 해당된다. 예를 들어 혈압(고혈압), 콜레스테롤(고콜레스테롤혈증), 당화혈색소(당뇨병), 혈청 크레아티닌(신부

전), 운동 내성(만성호흡제한), 입원 횟수 및 프레드니솔론 투여 기간, 완화제/예방제 흡입기 처방 건수(천식/COPD) 등이 있다.

- 일반 지표 - 예를 들어 체중 또는 체질량지수, 지식, 삶의 질 지표 (EuroQol - EQ-5D, SF-36), 환자 활성화 척도(Patient Activation Measure) 등이 있다. 호주생활습관의학회(Australasian Society of Lifestyle Medicine)에서 생활습관의학용 종합 설문지 세트(LM-10, LM-25, LM-67)를 개발했지만, 안타깝게도 아직 출판되거나 보급되지 않아, 향후 판에서는 허가를 받아 포함할 수 있기를 희망한다.

- 만족도 - 최적의 환자 경험 설문/도구(예: GPAQ 또는 해당 환경에 맞춰 검증 및 승인된 동등한 도구)를 사용해 만족도를 측정한다. 단일한 최적의 검증 도구는 없으며, 리커트 척도(체크 박스), 수치 평가 척도(numerical rating scale), 시각 아날로그 척도(visual analog scale)를 사용하는 버전 모두 유사한 타당성을 가진다. 최근에는 단 하나의 문항으로 구성된 가벼운 만족도 조사가 선호되는데, 이는 정기적인 수집이 가능하고 효율적이다. 예를 들어, 영국 NHS에서 시작된 환자 경험 만족도 조사 방식인 'Friends & Family Test(FFT)'에서는 "저희의 서비스를 친구나 가족에게 추천하시겠습니까?"라는 단 한 가지 질문을 던진다. 그러나 이는 점차 "전반적으로 저희 서비스에 대한 경험은 어떠셨습니까?"라는 환자 중심 문항으로 대체되고 있다.

합의된 결과 또는 목표가 없는 질환의 경우에는, 첫 번째 세션에서 환자에게 개인적 치료 목표(결과 및 수준)를 직접 설정하도록 권장하고, 이를 기록하여 추후 비교를 위한 참고자료로 사용해야 한다. 이를 통해 목표 달성률을 측정하고, 다른 질환 및 기존의 일반적 진료와 비교할 수 있다.

13.12 요약

생활습관의학의 그룹 헬스케어 중재는 1시간 동안 여러 환자를 진료할 수 있는 방법론을 제공한다. 이러한 진료는 목적과 상황에 따라 여러 이름으로 불린다. 보험 청구와 코드 기입을 위한 공유 진료, 그룹 방문 상담, 생활습관의학 그룹 중재 등이 그 예다. 이러한 그룹은 단순한 지지 모임이 아니라, 의사나 기타 헬스케어 제공자가 그룹을 이끌고 안내하는 구조를 가진다. 경우에 따라 의사는 개별 상담실이나 가상 환경의 '소회의실'에서 환자와 일대일로 만나기도 한다. 그룹 진료를 제공하는 형식은 다양하며, 대부분의 그룹 진료에는 질병의 한 측면 또는 생활습관의학의 한 기둥에 대한 교육 요소가 포함된다. 환자들은 자신의 경험과 질문을 공유하도록 권장된다. 그룹 프로세스는 참가자와 의료인 간의 연결뿐만 아니라 참가자 상호 간의 연결을 형성하여 참가자가 변화할 수 있도록 힘을 실어 준다. 이러한 그룹 진료는 환자가 스스로 목표를 설정하며 자율성을 갖게 하고, 구체적이고, 측정 가능하며, 행동 지향적이고, 현실적이며, 기한이 있는 스마트 목표를 세움으로써 유능성을 강화하고, 의료인 및 다른 참가자와의 연결을 통해 관계성을 갖도록 돕는다. 자율

성, 유능성, 관계성은 이 책의 1장과 5장에서 살펴본 자기결정성이론의
세 가지 구성 요소이다. 그룹 세션은 행동 변화를 이끄는 13가지 핵심 요
소 중 하나이다.

13.13 요점

1. 그룹 중재는 다양한 진단을 받은 환자들에게 적용 가능하며, 환
   자들의 수용도도 높다.

2. 생활습관의학 그룹 중재를 운영하는 방식은 다양하지만, 모두
   교육과 사회적 지원, 코칭 및 목표 설정 요소를 포함한다.

3. 팀 접근 방식이 도움이 된다. 생활습관의학 그룹 중재를 지원해
   줄 팀이 있으면 도움이 되며 서류 작업, 동의서 작성, 이메일 교
   환, 프로그램 관련 질의 응답, 재정 및 마케팅 등을 담당해 줄 관
   리자가 필요하다. 간호사, 전문간호사, 건강 및 웰니스 코치, 기
   타 행동의학 전문가, 영양 전문가, 운동 전문가, 사회복지사, 심
   리학자 등이 그룹 세션에서 역할을 맡을 수 있다.

4. 코치 접근법을 사용하여 참가자가 행동 변화를 채택하고 지속
   할 수 있도록 돕는다. 이러한 생활습관의학 중재의 궁극적인 목
   표는 참가자가 가이드라인에 대한 중요한 정보를 습득하고, 건
   강한 생활습관을 채택하고 유지할 수 있는 기술과 전략을 개발
   하는 것이다.

13.14 참고자료

a. 오랜 역사와 신뢰성을 갖춘 웹 사이트

https://bslm.org.uk/vgc/

www.lifestylemedicine.org

그룹 진료의 교육 파트에 LM 101 커리큘럼 슬라이드를 활용하는 것을 고려할 수 있다. 150~200개의 파워포인트 자료가 교육 매뉴얼 및 강의계획서와 함께 무료로 제공된다. 슬라이드는 《생활습관의학 핸드북 (Lifestyle Medicine Handbook)》을 따른다. 강의계획서는 웹 사이트에서도 제공된다.

b. 리뷰 성격의 학술 논문

Frates, E. P., Morris, E. C., Dysinger, W. S., et al. 2017. The art and science of group visits in lifestyle medicine. *American Journal of Lifestyle Medicine* 11(5). https://doi.org/10.1177/1559827617698091.

Booth, A., Cantrell, A., Preston, L., et al. 2015. What is the evidence for the effectiveness, appropriateness, and feasibility of group clinics for Group Healthcare Interventions in Lifestyle Medicine 259 patients with chronic conditions? A systematic review. *Health Services and Delivery Research Journal* 3(46):1–372.

Burke, R. E., Ferrara, S. A., Fuller, A. M., et al. 2011 The effectiveness of group medical visits on diabetes mellitus type 2 (dm2) specific outcomes in adults: A systematic review. *JBI Library of Systematic Reviews* 9(23):833–835.

Edelman, D., Gierisch, J. M., McDuffie, J. R., et al. 2015. Shared medical appointments for patients with diabetes mellitus: A systematic review. *Journal of General Internal Medicine* 30(1):99–106.

Edelman, D., McDuffie, J. R., Oddone, E., et al. 2012. *Shared Medical Appointments for Chronic Medical Conditions: A Systematic Review.* Washington, DC: Department of Veterans Affairs. http://www.hsrd.research.va.gov/publications/esp/shared-med-appt.pdf

Housden, L., Wong, S. T., and Dawes, M. 2013. Effectiveness of group medical visits for improving diabetes care: A systematic review and metaanalysis. *Canadian Medical Association Journal* 185(13):E635–E644.

Riley, S. B. and Marshall, E. S. 2010. Group visits in diabetes care: A systematic review. *The Diabetes Educator* 3(6):936–34.

Steinsbekk, A., Rygg, L. O., Lisulo, M., Rise, M. B., and Fretheim, A. 2012. Group based diabetes self- management education compared to routine treatment for people with type 2 diabetes mellitus. A systematic review with meta-analysis. *BMC Health Services Research* 12:213.

〉 13.14.1 서적

PAVING the Path to Wellness - Frates, E. P., Tollefson, M., Comander, A. 2021. *PAVING the path to wellness workbook.* Monterey: Healthy

Learning https://www.amazon.com/PAVING-Path-Wellness-Workbook-Frates/dp/1606795503.

Lifestyle Medicine Handbook - Frates, E. P., Bonnet, J., Joseph, R. et al. 2020. *Lifestyle Medicine Handbook*, 2nd ed. Monterey: Healthy Learning. https://www.amazon.com/Lifestyle-Medicine-Handbook-2nd-ed/dp/1606795147.

Teen Lifestyle Medicine Handbook - Frates, E. P., Plaven, B., Watts, B. et al. 2020. *The Teen Lifestyle Medicine Handbook: The Power of Healthy Living*. Monterey: Healthy Learning. https://www.amazon.com/Teen-Lifestyle-Medicine-Handbook-Healthy/dp/1606795139.

Running Group Visits - Noffsinger, E. B. 2009. *Running Group Visits in Your Practice*. New York: Springer. https://www.amazon.com/Running-Group-Visits-Your-Practice/dp/1441914137.

ABCs of Group Visits - Noffsinger, E. B. 2013. *The ABCs of Group Visits: An Implementation Manual for Your Practice*. New York: Springer. https://www.amazon.com/ABCs-Group-Visits-Implementation-Practice/dp/1461435250/ref=sr_1_1?

MCQs: Monya, I., Ifezulike, A., Adamson, K. et al. 2021. *Lifestyle Medicine: Essential MCQs for Certification in Lifestyle Medicine*. Hoboken: Wiley-Blackwell.

Jaber, R., Braksmajer, A., and Trilling, J. 2006. Group visits for chronic illness care: Models, benefits, and challenges. *Family Practice Management*.

https://www.aafp.org/pubs/fpm/issues/2006/0100/p37.html.

Strategy 6M: Group visits. 2017. *Agency for Healthcare Research and Quality.* https://www.ahrq.gov/cahps/quality-improvement/improvement-guide/6-strategiesfor-improving/access/strategy6m-group-visits.html.

Houck, S., Kilo, C., and Scott, J. 2003. Group visits 101. *Family Practice Management.* https://www.umassmed.edu/globalassets/diabetes-division-department-ofmedicine/resources/groupvisits101.pdf.

Hawes, C., Lorig, K., Scott, J. n.d. Group visit starter kit. *Institute for Healthcare Improvement.* https://www.ihi.org/resources/Pages/Tools/GroupVisitStartKit.aspx.

Thompson-Lastad, A. 2019. Group medical visits as participatory care in community health centers. *Qualitative Health Research* 28(7):1065–76. https://doi.org/10.1177/1049732318759528. https://www.ncbi.nlm.nih.gov/pmc/articles/PMC6500445/.

Geller, J. S., Kulla, J., and Shoemaker, A. 2015. Group medical visits using an empowerment-based model as treatment for women with chronic pain in an underserved community. *Global Advances in Health and Medicine* 4(6):27–31. https://doi.org/10.7453/gahmj.2015.057. https://www.ncbi.nlm.nih.gov/pmc/articles/PMC4653596/.

Maskell, J. 2021. Participatory care: How group visits are essential to its growing popularity. *Fullscript.com.* https://fullscript.com/blog/group-consultations

Shared medical appointments. *Cleveland Clinic.* https://my.clevelandclinic.org/patients/information/shared-medical-appointments

Group visit (shared medical appointment) guidelines. 2021. *BlueCross BlueShielf of North Carolina.* https://www.bluecrossnc.com/sites/default/files/document/attachment/services/public/pdfs/medicalpolicy/group_visit_shared_medical_appointment_guidelines.pdf

Medical group visits implementation guide. 2013. *Greater Flint Health Coalition.* http://gfhc.org/wp-content/uploads/2015/07/GR-8D21W1-ImplementationGuide.FINAL_.pdf

Group medical visits. *Accelerating Change Transformation Team.* https://actt. albertadoctors.org/PMH/team-based-care/Pages/Group-Medical-Visits.aspx

Eisenstat, S., Carlson, K., and Ulman, K. 2014. Putting group visits into practice in the patient centered medical home. *Society of General Internal Medicine.* https://www.sgim.org/File%20Library/SGIM/Meetings/Annual%20Meeting/Meetign%20Content/AM%2014%20handouts/WE04-STEPHANIE-EISENSTAT.pdf

참고문헌

1. Pratt, J.H. 1907. The class method of treating consumption in the homes of the poor. JAMA 49:755–759. https://doi.org/10.1001/jama.1907.25320090031001i.

2. Jones, T., Darzi, A., Egger, G., et al. 2019. A systems approach to embedding group consultations in the National Health Service. *Future Healthcare Journal* 6:8–16. https://doi.org/10.7861/futurehosp.6-1-8.

3. Sikka, R., Morath, J. M., and Leape, L. 2015. The quadruple aim: Care, health cost, and meaning in work. *BMJ Quality & Safety* 24:608–610. http://doi.org/10.1136/bmjqs-2015-004160.

4. Birrell, F., Johnson, A., Scott, L., et al. 2021. Educational collaboration can empower patients, support doctors in training and future-proof medical education. *Lifestyle Medicine* 2(4):e49. https://doi.org/10.1002/lim2.49.

5. Noffsinger, E. 2013. *The ABCs of Group Visits*. New York: Springer.

6. Noffsinger, E. B. and Scott, J.C. 2000. Understanding today's group visit models. *Permanente Journal* 4:99–112.

7. Baqir, W., Gray, W. K., Blair, A., et al. 2020. Osteoporosis group consultations are as effective as usual care: Results from a non-inferiority randomized trial. *Lifestyle Medicine* 1:e3. https://doi.org/10.1002/lim2.3.

8. Russell-Westhead, M., O'Brien, N., Goff, I., et al. 2020. Mixed methods study of a new model of care for chronic disease: Co-design and sustainable implementation of group consultations into clinical practice. *Rheumatology Advances in Practice* 4:1–13. https://doi.org/10.1093/rap/rkaa003.

9. Noffsinger, E. B. 2002. Physicals shared medical appointments: A revolutionary access solution. *Group Practice Journal* 51:16–26.

10. Noffsinger, E. 1999. Increasing efficiency, accessibility, and quality of care through drop-in group medical appointments. *Group Practice Journal* 48:12–18.

11. Egger, G., Stevens, J., Ganora, C., et al. 2018. Programmed shared medical appointments. *Australian Journal General Practice* 47:70–75. https://doi.org/10.31128/AJGP-05-19-4940.

12. Beck, A., Scott, J., Williams, P., et al. 1997. A randomized trial of group outpatient visits for chronically ill older HMO members: The Cooperative Health Care Clinic. *Journal of the American Geriatrics Society* 45(5):543–549. https://doi.org/10.1111/j.1532-5415.1997.tb03085.x.

13. Wellington, M. 2001. Stanford Health Partners: Rationale and early experiences in establishing physician group visits and chronic disease self-management workshops. *Journal of Ambulatory Care Management* 24(3):10–16. https://doi.org/10.1097/00004479-200107000-00004.

14. Scott, J. C., Conner, D. A., Venohr, I., et al. 2004. Effectiveness of a group outpatient visit model for chronically ill older health maintenance organization members: A 2-year randomized trial of the cooperative health care clinic. *Journal of the American Geriatrics Society* 52(9):1463–1470. https://doi.org/10.1111/j.1532-5415.2004.52408.x.

15. Jaber, R., Braksmajer, A., and Trilling, J. S. 2006. Group visits: A qualitative review of current research. *Journal of the American Board of Family Medicine* 19(3):276–290. https://doi.org/10.3122/jabfm.19.3.276.

16. Moitra, E., Sperry, J. A., Mongold, D., et al. 2011. A group medical visit program for primary care patients with chronic pain. *Professional Psychology: Research and Practice* 42(2):153–159. https://doi.org/10.1037/a0022240.

17. Housden, L., Wong, S. T., and Dawes, M. 2013. Effectiveness of group medical visits for improving diabetes care: A systematic review and meta-analysis. *Canadian Medical Association Journal* 185:E635–E644. https://doi.org/10.1503/cmaj.130053.

18. Steinsbekk, A., Rygg, L. Ø., Lisulo, M., et al. 2012. Group based diabetes self-management education compared to routine treatment for people with type 2 diabetes mellitus: A systematic review with meta-analysis. *BMC Health Services Research* 12:213. https://doi.org/10.1186/1472-6963-12-213.

19. Thompson, C., Meeuwisse, I., Dahlke, R., et al. 2014. Group medical visits in primary care for patients with diabetes and low socioeconomic status: Users' perspectives and lessons for practitioners. *Canadian Journal of Diabetes* 38(3):198–204. https://doi.org/10.1016/j.jcjd.2014.03.012.

20. Careyva, B. A., Johnson, M. B., Goodrich, S. A., et al. 2016. Clinician-reported barriers to group visit implementation. *Journal of Primary Care & Community Health* 7(3):188–193. https://doi.org/10.1177/2150131916631924.

21. Weeks, J. 2019. Reversing the fields: Do group-delivered services belong closer to the center of a transformed health care system? *Journal of Alternative and Complementary Medicine* 25(7): 666–668. https://doi.org/10.1089/acm.2019.29070.jjw.

22. Abercrombie, P. D. and Hameed, F. A. 2019. Group visits as a path to health equity. *Journal of Alternative and Complementary Medicine* 25(7):669–670. https://doi.

org/10.1089/acm.2019.0158.

23. Cohen, J. A., Shumay, D. M., Chesney, M. A., et al. 2019. Survivorship wellness: Insights from an interdisciplinary group-based survivorship pilot program at a comprehensive cancer center. *Journal of Alternative and Complementary Medicine* 25(7):678–680. https://doi.org/10.1089/acm.2019.0080.

24. Kakareka, R., Stone, T. A., Plsek, P., et al. 2019. Fresh and savory: Integrating teaching kitchens with shared medical appointments. *Journal of Alternative and Complementary Medicine* 25(7):709–718. https://doi.org/10.1089/acm.2019.0091.

25. Noya, C. E., Chesla, C., Waters, C., et al. 2020. Shared medical appointments: An innovative model to reduce health disparities among Latinxs with type-2 diabetes. *Western Journal of Nursing Research* 42(4):117–124. https://doi.org/10.1177/0193945919845677.

26. Kahkoska, A. R., Brazeau, N. F., Lynch, K. A., et al. 2018. Implementation and evaluation of shared medical appointments for type 2 diabetes at a free, student-run clinic in Alamance County, North Carolina. *Journal of Medical Education and Training* 2(1):032.

27. Srivastava, G., Palmer, K. D., Ireland, K. A., et al. 2018. Shape-up and eat right families pilot program: Feasibility of a weight management shared medical appointment model in African-Americans with obesity at an urban academic medical center. *Frontiers in Pediatrics* 6:101. https://doi.org/10.3389/fped.2018.00101.

28. Shibuya, K., Pantalone, K. M., and Burguera, B. 2018. Obesity: Are shared medical appointments part of the answer? *Cleveland Clinic Journal of Medicine* 85(9):699–706. https://doi.org/10.3949/ccjm.85a.18006.

29. Tkachenko, E., Refat, M. A., Balzano, T., et al. 2019. Patient satisfaction and physician productivity in shared medical appointments for vitiligo. *Journal of the American Academy of Dermatology* 81(5):1150–1156. https://doi.org/10.1016/j.jaad.2019.03.044.

30. Schneeberger, D., Golubíc, M., Moore, H. C. F., et al. 2019. Lifestyle medicine-focused shared medical appointments to improve risk factors for chronic diseases and quality of life in breast cancer survivors. *Journal of Alternative and Complementary Medicine* 25(1):40–47. https://doi.org/10.1089/acm.2018.0154.

31. Kirsh, S. R., Aron, D. C., Johnson, K. D., et al. 2017. A realist review of shared medical appointments: How, for whom, and under what circumstances do they work? *BMC Health Services Research* 17:113. https://doi.org/10.1186/s12913-017-

2064-z.

32. Birrell, F., Lawson, R., Sumego, M., et al. 2020. Virtual group consultations offer continuity of care globally during Covid-19. *Lifestyle Medicine* 1(2):e17. https://doi.org/10.1002/lim2.17.

33. Tokuda, L., Lorenzo, L., Theriault, A., et al. 2016. The utilization of video-conference shared medical appointments in rural diabetes care. *International Journal of Medical Informatics* 93:34–41. https://doi.org/10.1016/j.ijmedinf.2016.05.007.

34. Unwin, D. J., Tobin, S. D., Murray, S. W., et al. 2019. Substantial and sustained improvements in blood pressure, weight and lipid profiles from a carbohydrate restricted diet: An observational study of insulin resistant patients in primary care. *International Journal of Environmental Research and Public Health* 16(15):2680. https://doi.org/10.3390/ijerph16152680.

35. Gergen Barnett, K., Mishuris, R. G., Williams, C. T., et al. 2022. Telehealth's doubleedged sword: Bridging or perpetuating health inequities?. *Journal of General Internal Medicine* 37:2845–2848. https://doi.org/10.1007/s11606-022-07481-w.

36. Frates, E. P., Moore, M. A., Lopez, C. N., et al. 2011. Coaching for behavior change in physiatry. *American Journal of Physical Medicine & Rehabilitation* 90(12):1074–1082. https://doi.org/10.1097/PHM.0b013e31822dea9a.

37. Frates, E. P., Bonnet, J., Joseph, R., et al. 2020. *Lifestyle Medicine Handbook*, 2nd ed. Monterey: Healthy Learning.

38. Frates, E. P., Moore, M. A., Lopez, C.N., et al. 2011. Coaching for behavior change in physiatry. *American Journal of Physical Medicine and Rehabilitation* 90:1074–1082. https://doi.org/10.1097/PHM.0b013e31822dea9a.

39. Tuckman, B. W. 1965. Developmental sequence in small groups. *Psychological Bulletin* 63(6): 384–399. https://doi.org/10.1037/h0022100.

40. Diehl, H. A. 1998. Coronary risk reduction through intensive community-based lifestyle intervention: The Coronary Health Improvement Project (CHIP) experience. *American Journal of Cardiology* 82(10B):83T–87T. https://doi.org/10.1016/s0002-9149(98)00746-2.

41. Elkoustaf, R. A., Aldaas, O. M., Batiste, C. D., et al. 2019. Lifestyle interventions and carotid plaque burden: A comparative analysis of two lifestyle intervention programs in patients with coronary artery disease. *Permanente Journal* 23:18. https://doi.org/10.7812/TPP/18.196.

42. Frates, E. P., Morris, E. C., Sannidhi, D., et al. 2017. The art and science of group visits in lifestyle medicine. *American Journal of Lifestyle Medicine* 11(5):408–413.

https://doi.org/10.1177.1559827617698091.

43. Mirsky, J. B. and Thorndike, A. N. 2021. Virtual group visits: Hope for improving chronic disease management in primary care during and after the COVID-19 pandemic. *American Journal of Health Promotion* 35(7):904–907. https://doi.org/10.1177/08901171211012543.

44. Marsden, A. M., Bower, P., Howarth, E., et al. 2022. 'Finishing the race' - A cohort study of weight and blood glucose change among the first 36,000 patients in a largescale diabetes prevention programme. *International Journal of Behavioral Nutrition and Physical Activity* 19(1):7. https://doi.org/10.1186/s12966-022-01249-5.

45. Walker, A., Boaz, A., Gibney, A., et al. 2020. Scaling-up an evidence-based intervention for osteoarthritis in real-world settings: A pragmatic evaluation using the RE-AIM framework. *Implementation Science Communications* 1:40. https://doi.org/10.1186/s43058-020-00032-6.

46. Armstrong, C., Wolever, R. Q., Manning, L., et al. 2013. Group health coaching: Strengths, challenges, and next steps. *Global Advances in Health and Medicine* 2(3):95–102. https://doi.org/10.7453/gahmj.2013.019.

47. Krauss, J., Frates, E. P., Myers, J., et al. 2021. Comprehensive lifestyle medicine program improves fitness, function, and blood pressure in poststroke veteran cohort: A pilot study. *American Journal of Lifestyle Medicine*, 16 (6):765–771. https://doi.org/10.1177/1559827620988659.

48. Runcowicz, C. D., Leach, C. R., Henry, N. L., et al. 2016. American Cancer Society/American Society of Clinical Oncology breast cancer survivorship care guideline. *Journal of Clinical Oncology* 34(6):611–635. https://doi.org/10.1200/JCO.2015.64.3809.

49. Orman, A., Johnson, D. L., Comander, A., et al. 2020. Breast cancer: A lifestyle medicine approach. *American Journal of Lifestyle Medicine* 14(5):483–494. https://doi.org/10.1177/1559827620913263.

50. Ligibel, J. A., Jones, L. W., Brewster, A. M., et al. 2019. Oncologists' attitudes and practice of addressing diet, physical activity, and weight management with patients with cancer: Findings of an ASCO survey of the oncology workforce. *Journal of Oncology Practice* 15(6):e520–e528. https://doi.org/10.1200/JOP.19.00124.

51. Comander, A., Frates, E. P., and Tollefson, M. 2021. PAVING the path to wellness for breast cancer survivors: Lifestyle medicine education and group interventions. *American Journal of Lifestyle Medicine* 15(3):242–248. https://doi.

org/10.1177/1559827620986066.

52. Ramdas, K. and Darzi, A. 2017. Adopting innovations in care delivery – The case of shared medical appointments. *New England Journal of Medicine* 376:1105–1107. https://doi.org/10.1056/NEJMp1612803.

제14장
생활습관의학 지침과 통계

14.1 생활습관의학

1장 행동 변화 개론에서 언급한 내용을 다시 상기하면, 생활습관의학은 다음과 같이 정의된다.

"생활습관의학은 치료적 생활습관 중재를 통하여 심혈관질환, 2형 당뇨병, 비만 등 만성질환을 치료하는 의학 전문 분야이다. 생활습관의학 인증을 받은 임상의들은 근거기반의 전인적이고 처방적인 생활습관 변화를 적용하여 이러한 질환을 치료하며, 이를 집중적으로 사용할 경우에는 질환을 역전시킬 수도 있다. 생활습관의학의 여섯 가지 기둥, 즉 자연식물식 위주의 식습관, 규칙적인 신체활

표 14.1 생활습관의학 지침

기둥	지침	출처	질문
신체활동	매주 중등도 강도의 신체활동(말은 할 수 있지만 노래는 부르기 힘든 정도)을 150~300분 실시하고, 주 2회 근력 운동을 병행한다.	WHO, USHHS	이 목표를 어떻게 달성할 수 있을까요?
영양	최소 가공된 다양한 채소, 과일, 통곡물, 콩류, 견과류, 씨앗류를 위주로 섭취한다.	ACLM, 연구 1	하루에 채소를 얼마나 드시나요? 어떻게 하면 식단에 더 많은 식물성 식품과 씨앗을 추가할 수 있을까요?
수면	하루 7~9시간의 수면을 취한다.	NSF	아침에 일어났을 때 기분이 어떤가요? 자신의 수면을 어떻게 묘사할 수 있을까요?
스트레스 완화	매일 10~20분간 이완, 명상, 마음챙김 기반 스트레스 완화, 기타 심신 단련 운동을 한다.	연구 2	스트레스를 줄이기 위해 무엇을 하나요? 어떻게 휴식을 취하시나요?
사회적 연결	매주 6~7명의 친구와 연락한다.	연구 3	자신의 인간관계에 대해 어떻게 느끼시나요?
유해 물질 사용	금연하기. 술의 경우, 여성은 하루에 1잔 이내로, 남성은 2잔 이내로 마신다. 술을 마시지 않는다면 시작하지 않는다.	CDC, AHA	술을 얼마나 마시나요?

범례:
- WHO: 세계보건기구(World Health Organization)[2]
- USHHS: 미국보건복지부(United States Health and Human Services) 《미국인을 위한 신체활동 지침(Physical Activity Guidelines for Americans)》[3]
- ACLM: 미국생활습관의학회(American College of Lifestyle Medicine)[1]
- 연구 1: Hauser ME, McMacken M, Lim A, Shetty P. Nutrition-An evidence-based, practical approach to chronic disease prevention and treatment. *J Fam Pract*. 2022;71(Suppl 1 Lifestyle):S5-S16.[57]

- NSF: 미국수면재단(National Sleep Foundation)[56]
- 연구 2: Basso JC, McHale A, Ende V, Oberlin DJ, Suzuki WA. Brief, daily meditation enhances attention, memory, mood, and emotional regulation in non-experienced meditators. *Behav Brain Res*. 2019;356:208-220.[10]
- 연구 3: Becofsky et al., "Influence of the Source of Social Support and Size of Social Network on All-Cause Mortality."[15]
- CDC: 미국 질병통제예방센터(Centers for Disease Control and Prevention) - 흡연 및 담배 사용 관련[22]
- AHA: 미국심장협회(American Heart Association) - 알코올 지침[23]

동, 회복적 수면, 스트레스 관리, 유해 물질 피하기, 긍정적인 사회적 연결을 적용하는 것은 이러한 질환을 효과적으로 예방하는 데에도 기여한다.[1]"

생활습관의학의 여섯 가지 기둥에 대한 지침을 공유하는 것은 환자들이 신체와 두뇌의 건강을 위하여 건강한 생활습관을 받아들이고 지속할 수 있도록 상담하고 코칭하는 데 중요한 부분이다. 그러나 곧바로 이러한 기둥에 대한 강의로 들어가면 환자가 거부감을 가질 수 있다. 환자의 상태와 관심사에 관련된 흥미로운 사실을 공유해도 괜찮을지 먼저 물어보는 것은 환자를 교육하는 동시에 영감을 줄 수 있는 좋은 접근법이다. 환자가 이 지침을 알고 따르려고 노력하는 것은 환자에 따라 장기적인 목표가 될 수 있다. 전 세계 주요 사망 원인의 근본적 원인이 되는 행동을 해결하기 위해 동기를 부여하여 환자의 행동 변화를 이끄는 전략은 전 세계적으로 의료와 건강을 변화시키는 데 도움이 될 것이다.

〈표 14.1〉은 생활습관의학의 여섯 가지 기둥에 대한 지침과 그 근거

를 이해하는 데 유용한 도구이다. 표 하단의 범례와 이 장 맨 뒤쪽의 참고
문헌 목록에는 관련 의학회와 검토할 수 있는 논문들이 제시되어 있다.

14.2 운동

지침:

세계보건기구(World Health Organization, WHO)와 미국보건복지부(United
States Department of Health and Human Services, USHHS)의 지침에서는 성인
의 경우, 매주 중등도 강도의 신체활동을 150~300분 실시할 것을 권장한
다.[2,3]

통계:

신체활동은 아동의 정상적인 성장과 발달을 돕고, 웰빙과 신체 기능,
수면을 개선하며, 만성질환의 위험을 줄여 준다.[4] WHO에 따르면 2016
년 기준, 전 세계 18세 이상 성인 가운데 남성의 23%와 여성의 32%가 주
당 중등도 활동 150분 또는 고강도 활동 75분이라는 글로벌 권고 기준을
충족하지 못했다.[2] 고소득 국가에서는 남성의 26%, 여성의 35%가 기준
을 준수한 반면, 저소득 국가에서는 각각 12%와 24%에 그쳤다.[2] 이러한
낮은 신체활동률은 여가 시간이 늘어나고 교통수단의 사용이 늘면서 나
타난 결과이다.

USHHS는 2018년《신체활동 지침(Physical Activity Guidelines)》을 체계

적 문헌고찰을 통해 평가하였으며, 그 결과를 〈과학자문위원회 보고서
(Advisory Committee Scientific Report)〉에 담았다.[4] 이 문헌고찰에서는 성인
과 청소년의 80%가 권장 신체활동 수준에 도달하지 못하고 있다는 사실
이 밝혀졌다.[4] 코로나19 이후의 원격 근무 확산 추세도 신체활동 감소를
더욱 악화시킬 수 있다.

14.3 영양

지침:

〈미국인을 위한 식이 지침(Dietary Guidelines for Americans)〉은 건강
을 증진하고 만성질환을 줄이기 위한 영양 및 식단 권장 사항을 제공
한다. 이 식생활 지침은 5년마다 갱신되어 준수 여부를 모니터링한다.
〈2020~2025 미국인을 위한 식이 지침〉은 건강한 식단을 위해 더 많은
과일과 채소 섭취를 권장한다. 성인의 경우, 하루에 1.5~2컵의 과일과
2~3컵의 채소를 섭취할 것을 권장한다.

통계:

건강 식이 점수(healthy eating score)는 2005년부터 2016년 사이에 평균
56점에서 59점으로 상승했다. 이처럼 권장 지침에 대한 준수율은 증가
했지만, 여전히 최고 점수인 100점에는 미치지 못한다.[5]
코로나19 팬데믹 이후, 더 많은 미국인이 건강에 관심을 갖게 되었다.

그 결과, 미국 소비자들은 식단이 만성질환 위험 요인, 코로나바이러스 감염 가능성에 미치는 영향을 의식하게 되었고, 건강한 식단 채택의 필요성을 더 많이 인식하게 되었다.[5] 1,800~2,000명의 소비자를 대상으로 건강한 식습관을 채택하기 위한 행동 변화를 조사한 결과, 2020년 이전에는 27%의 사람들이 면역력을 강화하는 음식을 정기적으로 섭취한다고 답했으나, 팬데믹 이후 조사에서는 47%가 그러한 음식을 정기적으로 섭취한다고 답했다.[5] 그러나 응답자의 18%만이 식물성 식품을 건강식으로 간주했다. 여전히 개선해야 할 과제가 많다.

건강한 식단은 비만을 억제하고, 건강한 면역 기능을 유지하게 하며, 2형당뇨병을 예방하고, 암과 코로나19 관련 질병 및 사망을 방지하는 데 도움을 준다.[6] 미국 질병통제예방센터(Disease Control and Prevention, CDC)는 2019년 행동 위험 요인 감시 시스템(Behavioral Risk Factor Surveillance System, BRFSS) 데이터를 분석하여 294,566명의 참가자에 대한 주별 과일 및 채소 섭취를 추정했다.[6] CDC의 2022년 1월 7일 자 〈주간 이환율 및 사망률 보고서(Morbidity and Mortality Weekly Report, MMWR)〉에서 이승(Seung Lee)과 동료들은 전체적으로 참가자의 12.3%가 과일 섭취 지침을, 10%가 채소 섭취 지침을 충족했다고 보고했다.[6] 라틴계 성인이 과일을 가장 많이 섭취했으며(16.4%), 남성은 가장 적게 섭취했다(10.1%). 연령대별로는 51세 이상이 채소를 가장 많이 섭취했으며(12.5%), 저소득층은 가장 적게 섭취했다(6.8%).[6] 여성은 과일과 채소 섭취(각각 14.5%와 12.4%) 모두에서 남성(각각 10.1%와 7.6%)보다 권장 기준을 더 잘 충족했다.[6]

14.4 수면

지침:

미국수면재단(National Sleep Foundation, NSF)은 매일 밤 7~9시간의 수면을 권장한다.[7]

수면은 혈당 조절, 호르몬 균형, 심혈관질환 위험, 기분, 인지 기능 등 여러 건강 영역에 영향을 미칠 수 있다.

통계:

수면 추세에 대한 조사는 1985년 데이터를 포함하여 2004년부터 2012년까지 미국 성인 250,111명을 대상으로 한 수면 시간 조사 결과를 기반으로 이루어졌다.[8] 하루 평균 6시간 미만의 수면을 취한다고 보고한 비율은 1985년 22.35%, 2004년 28.6%, 2012년 29.2%였다.[8] 또한, 성인 10,314명을 대상으로 한 수면과 인지 기능에 대한 연구에 따르면, 응답자의 48.9%가 지난 한 달 동안 평균적으로 6.3시간 미만의 수면을 취한 것으로 나타났다.[9] 이러한 수면량은 만성적인 부분 수면 부족(partial sleep deprivation)으로 간주되며, 실험실 환경에서 인지적 및 심리적 기능 저하와 상관관계를 보였다. 하루 4시간 미만의 수면은 뇌 노화를 8년이나 앞당길 수 있다.[9]

14.5 스트레스

지침:

매일 10~20분간 스트레스 회복 활동을 하는 것이 권장된다.[10] 이러한 활동에는 이완, 명상, 마음챙김 기반 스트레스 완화법, 심호흡, 요가, 태극권, 기타 심신 단련 운동이 포함될 수 있다.

통계:

스트레스에 관한 통계는 충격적이다. 다음은 웹엠디(WebMD)에 발표된 〈스트레스가 우리 몸에 미치는 영향(The Effects of Stress on Your Body)〉이라는 제목의 기사에 실린 내용이다.[11]

전체 성인의 43%가 스트레스로 인한 건강 악화를 경험하고 있다.

전체 외래 진료의 75~90%는 스트레스와 연관된 증상 및 질환과 관련이 있다.

스트레스는 두통, 고혈압, 심장질환, 당뇨병, 피부질환, 천식, 관절염, 우울증, 불안 등 다양한 문제에 영향을 미칠 수 있다.

미국 산업안전보건청(Occupational Safety and Health Administration, OSHA)은 스트레스를 직장 내 위험 요인으로 규정했다. 스트레스는 미국 산업계에 연간 3천억 달러 이상의 비용을 초래한다.

정서적 장애의 평생 유병률은 50% 이상이며, 이는 대개 만성적이고 치료되지 않은 스트레스 반응 때문이다.

미국심리학회(American Psychological Association, APA)가 발간한 특별 보고서 〈스트레스 인 아메리카(Stress in America) 2022〉에는 2022년 미국인의 스트레스를 조사한 결과가 담겨 있다. 이 조사는 2022년 8월 18일부터 9월 2일까지 온라인으로 진행되었으며, 여론 조사 기관인 해리스 폴(Harris Poll)이 수행하였다.[12] 조사 대상자는 미국에 거주하는 만 18세 이상의 성인 3,192명이었고, 인터뷰는 응답자에 따라 영어와 스페인어로 진행되었다.

조사 결과, 인터뷰 직전 한 달 동안 스트레스로 인해 건강 문제를 경험했다고 응답한 비율이 76%에 달했다. 주요 증상으로는 두통(38%), 피로(35%), 긴장감 또는 불안감(34%), 우울 또는 슬픔(33%) 등이 보고되었다. 이 외에 33%가 압도감을 느꼈다고 보고했고, 32%는 수면 습관의 변화를 경험했으며, 10%는 긴장을 풀기 위해 술이나 담배를 사용했고, 15%는 약물을 사용했다고 보고했다.[12]

스트레스의 원인 가운데 의료 서비스(헬스케어)가 특히 부각되었다. 전체 응답자의 70%가 의료 서비스를 삶에서 중요한 스트레스 원인으로 꼽았다. 빈곤선 이하에 속한 성인은 빈곤선 이상에 속한 성인보다 의료 서비스가 삶에서 중요한 스트레스 원인이라고 답한 비율이 더 높았다(각각 75% vs. 68%). 또한 흑인, 라틴계, 아시아계 성인은 백인 성인보다 의료 서비스가 삶에서 중요한 스트레스 원인이라고 답변한 비율이 높았다(각각 74%, 77%, 74% vs. 67%).[12] 이 조사에서는 성인들이 스트레스를 받을 때, 그것이 생활습관에도 영향을 준다는 사실이 드러났다. 응답자의 76%가 스트레스로 인해 삶의 여러 측면이 부정적인 영향을 받았다고 답했으며,

36%는 정신건강이 영향을 받았다고 보고했다. 33%는 식습관에, 32%는 신체 건강에 영향을 받았다고 하였고, 30%는 취미나 활동에 대한 관심이 줄었다고 보고했다.

"문제가 너무 많아서 도저히 극복할 수 없다고 느낀 적이 있는가?"라는 질문에 대한 응답은 인종 및 민족별로 다음과 같은 차이를 보였다.

라틴계 성인의 27%가 자주 또는 상당히 자주 느낀다고 응답

백인 성인의 24%가 자주 또는 상당히 자주 느낀다고 응답

흑인 성인의 23%가 자주 또는 상당히 자주 느낀다고 응답

아시아계 성인의 18%가 자주 또는 상당히 자주 느낀다고 응답

"너무 스트레스를 받아서 무감각해졌다고 느낀 적이 있는가?"라는 질문에 대한 응답도 인종 및 민족별로 다음과 같은 차이가 있었다.

라틴계 성인의 35%가 그렇게 느낀 적이 있다고 응답

흑인 성인의 31%가 그렇게 느낀 적이 있다고 응답

백인 성인의 28%가 그렇게 느낀 적이 있다고 응답

아시아계 성인의 26%가 그렇게 느낀 적이 있다고 응답[12]

팬데믹과 스트레스 관련 통계에서는, 스트레스 수준을 1~10점 척도로 물었으며, 10점은 스트레스가 가장 높은 상태를 의미했다. 응답자 3,192명의 평균 스트레스 점수는 5점으로 나타났다. 팬데믹 이전의 평

균 스트레스 점수는 2016년 4.8점, 2017년 4.8점, 2018년 4.9점, 2019년 4.9점이었고, 팬데믹 발생 이후인 2020년, 2021년, 2022년에는 모두 5점으로 유지되었다.[12]

코로나19 팬데믹 동안 경험한 스트레스는 많은 사람의 의사결정 방식에 변화를 일으킬 수 있다. 스트레스는 사람들이 목표 지향적인 사고보다 충동적이고 습관적인 사고에 의존하게 만든다.[13] 미국심리학회의 2021년 '스트레스 인 아메리카(Stress in America)' 조사에 따르면, 미국인의 약 3분의 1이 일상적인 결정을 내리는 데 어려움을 겪고 있었다.[14] 팬데믹 동안 경제적 어려움을 겪은 사람들은 상황이 더 악화되었다. 흑인, 히스패닉, 아시아계 미국인은 백인에 비해 더 많은 코로나19 관련 스트레스를 경험했다고 보고했다. 또한, 인종차별과 관련된 스트레스 경험은 인지 기능을 고갈시키고 스트레스 부담을 증가시켜서 유연한 의사결정을 더욱 어렵게 만든다.[13]

일상생활, 팬데믹, 우크라이나 전쟁에 대한 공포와 그로 인한 전 세계적 인플레이션 우려 등으로 인한 스트레스를 고려할 때, 스트레스 관리는 모든 사람에게 중요하다. 따라서 각자에게 맞는 스트레스 완화 방법을 찾는 것이 중요하며, 여기에는 새로운 신체활동을 시도하거나, 새로운 산책로를 찾아 나서거나, 요가와 명상을 해 보는 것이 포함될 수 있다. 이러한 활동들은 대개 다른 사람들과 함께할 때 더 즐거울 수 있기 때문에, 사회적 연결은 스트레스 관리의 중요한 요소가 된다. 이 책이 중요한 이유도 여기에 있다. 사람들이 스트레스를 관리할 수 있도록 돕는 가장 효과적인 방법은 그들을 이해하고, 상담 과정에서 코칭과 협력을

통해 그들이 시도할 의지가 있는 방법과 그들에게 가장 잘 맞는 방법을
함께 찾아가는 것이기 때문이다.

14.6 사회적 연결

지침:

사회적 연결에 대한 지침은 주 7회 친구 및 가족과 교류하기를 권장
한다.[15]

통계:

2003년과 2020년 '미국 시간 사용 설문조사(American Time Use Survey)'
에 따르면, 팬데믹 이전에도 미국에서는 사회적 고립이 증가하고 있었
다.[16] 2003년에는 하루 평균 262분을 가족과 함께 보냈으며, 2019년에
는 243분, 2020년에는 252분을 보냈다. 이는 2003년에서 2019년 사이에
122시간이 줄어든 것이며, 2020년에는 61시간이 늘어난 것이다. 친구와
보내는 시간은 2003년 하루 평균 35분에서 2019년에는 28분, 2020년에
는 22분으로 줄어들었다.[16] 흑인 미국인은 다른 그룹보다 더 높은 수준의
사회적 고립을 겪었으며, 하루 평균 344분을 혼자 보냈다. 백인 미국인
은 하루 평균 285분, 히스패닉계 미국인은 253분을 혼자 보냈다.[16]

2003년부터 2019년까지 여성은 남성보다 연평균 37시간 더 사회적으
로 고립되었다. 그러나 같은 기간 남성의 사회적 고립은 연간 176시간

증가하였고, 여성의 경우 연간 73시간 증가하여 남성의 사회적 고립 증가폭이 더 컸다.[16]

사회적 연결은 관계 속에서 충분한 관심과 지지를 받고 있다고 느끼는 것을 의미한다.[17] 외로움과 사회적 고립은 매우 다른 개념이다. 사회적 고립은 사회적 관계와 타인과의 접촉, 즉 지지를 제공해 주는 관계의 부족을 의미한다. 외로움이 없어도 사회적 고립은 건강에 부정적인 영향을 미칠 수 있는 것으로 간주된다.[17] 반면, 외로움은 타인과의 연결이 부족하다고 느끼는 주관적인 인식이다.[17] 즉, 주변에 친구가 많거나 다른 사람들과 함께 있어도 외로움을 느낄 수 있다.

소속감은 기본적인 심리적 욕구로, 매슬로우의 욕구위계이론에서 세 번째 단계에 해당한다. 이는 첫 번째 단계인 음식과 물, 두 번째 단계인 주거보다 상위에 위치한다.[18] 소속감 다음으로 네 번째 단계에는 존중 욕구가 있으며, 다섯 번째이자 최상위 단계에는 자기실현 욕구가 있다.

외로움과 사회적 고립은 심혈관질환, 비만, 고혈압, 불안, 우울증, 치매, 인지 저하, 암을 포함한 여러 의학적 상태와 연관되어 있다.[19] 또한, 사회적 고립과 외로움은 음주, 흡연, 수면 위생 부족, 감정적 폭식, 신체활동 부족과 같은 건강에 해로운 행동과도 관련이 있다.[19]

코로나19 팬데믹으로 인한 봉쇄 조치는 전 세계적으로 사회적 연결에 영향을 미쳤다. 사회적 거리두기 지침은 신체적 안전을 위한 조치였지만, 사람들에게 심각한 심리적 문제를 초래했다.[20] 메디케어 수혜자 중 인터넷 연결을 보유하고 있다고 보고한 비율은 백인 미국인이 81.1%, 흑인 미국인이 65%, 히스패닉계 미국인이 60%로 나타났다.[20] 사회적 연결은 개인의 전반적인 건강과 웰빙에 매우 중요하다. 사회적으로 고립된 사람들은 건강을 유지하거나 질병을 겪을 때 필요한 지원을 덜 받는 경향이 있다. 백인 미국인은 평균 1.71개의 디지털 전자기기를 소유했으며, 흑인 미국인은 1.21개, 히스패닉계 미국인은 1.08개를 소유했다.[20] 전자기기를 소유한 사람들은 사회적으로 고립되거나 타인과 단절감을 느낄 가능성이 낮았다.[20] 저소득층은 사회적 고립감을 더 많이 느꼈으며, 여성과 도시 거주자 역시 사회적 고립감을 더 강하게 느꼈다. 흑인 미국인은 다른 인종에 비하여 사회적 고립을 경험할 가능성이 30% 더 높았다.[20]

사회적 고립과 외로움이 사망률에 미치는 영향을 조사한 90건의 코호트 연구(총 2,205,199명 대상)에 대한 체계적 문헌고찰과 메타분석에 따르면, 사회적 고립은 모든 원인에 의한 사망 위험을 29% 증가시키고, 외로움은 사망 위험을 26% 증가시키는 것으로 나타났다.[21]

14.7 유해 물질 회피: 물질 사용의 제거 또는 절제

- 흡연에 대한 지침:

의학협회(Medical Associations)와 질병통제예방센터는 금연을 권장한다. 흡연은 심혈관질환과 암을 포함한 예방 가능한 질병으로 인한 조기 사망을 초래한다.[22] 미국심장협회(American Heart Association, AHA)의 담배 사용에 대한 지침은 전 세계 약 13억 명의 흡연자들에게 흡연을 중단할 것을 권고한다.[24] 흡연은 전 세계적으로 매년 800만 명 이상이 암, 심혈관질환, 호흡기질환으로 사망하는 원인이 된다.[25] 이 중 약 120만 명의 사망은 간접흡연에 노출된 비흡연자에게서 발생한다.[25] 이러한 사망의 80%는 담배가 집중적으로 마케팅되는 중·저소득 국가에서 발생한다. 2020년 기준, 전 세계 인구의 22.3%가 담배를 사용했으며, 여성은 7.8%, 남성은 36.7%였다.[25]

2021년 미국에서는 18세 이상 성인의 11.5%가 흡연자였다. 이는 약 2,830만 명에 해당하며, 이들 중 1,600만 명은 흡연 관련 질병으로 고통받고 있다.[26] 미국 내에서는 남성의 흡연율(13.1%)이 여성(10.1%)보다 높다. 그러나 미국 여성은 전 세계 여성 흡연율과 비교했을 때 더 높은 흡연율을 보인다.

연령대별 흡연율:

18~24세 성인:	5.3%
25~44세 성인:	12.6%
45~64세 성인:	14.9%
65세 이상 성인:	8.3%

인종/민족별 흡연율:

기타 인종 그룹, 비히스패닉:	14.9%
비히스패닉 백인 성인:	12.9%
비히스패닉 흑인 성인:	11.7%

히스패닉 성인:　　　　　 7.7%

비히스패닉 아시아계 성인:　 5.4%

14.7.1 질병

미국에서는 약 48만 명이 흡연으로 인해 사망한다.[27] 이 중 약 35%는 심장병과 뇌졸중을 포함한 심혈관질환으로 인한 사망이다.[24, 27]

만성폐쇄성폐질환(COPD)은 호흡 곤란과 폐의 기류 차단을 일으킨다. COPD 진단을 받은 1,600만 명 중 38%가 흡연을 하며,[28] 미국 내 COPD 관련 사망의 최대 80%가 흡연에 기인한다.[29]

14.7.2 고혈압, 관상동맥질환, 뇌졸중

흡연은 고혈압의 위험을 증가시킨다. 흡연할 때마다 혈압이 일시적으로 상승한다.[30] 흡연은 동맥에 플라크가 쌓이는 죽상동맥경화증(atherosclerosis)의 위험을 증가시키며, 이는 고혈압과 심혈관질환으로 이어질 수 있다.[31]

담배와 담배 연기 속 화학 물질은 혈관에 염증, 플라크 축적, 혈전 형성을 유발하여 혈관을 손상시킨다.[32] 플라크가 축적되면 심장으로 가는 동맥이 막혀 관상동맥질환을 초래한다. 그 결과 생기는 혈전은 심장마비 및 사망으로 이어질 수 있다. 흡연은 뇌로 가는 동맥의 혈류를 차단하거나 혈전을 일으켜 뇌졸중, 뇌 손상, 사망을 초래한다.[32] 또한 흡연은 팔과 다리로 가는 혈류가 감소하거나 막히는 말초동맥질환의 주요 원인이 되어, 기능 저하와 심각한 경우 사지 절단으로 이어질 수 있다.[31, 32]

14.7.3 암

흡연은 암의 주요 원인으로, 2020년 한 해에만 1천만 건의 암 관련 사망을 초래했다.[33] 2020년에는 약 131만 건의 폐암, 기관지암, 기관암이 흡연으로 인해 발생한 것으로 추정된다.[33] 폐암의 대부분(10건 중 9건)은 흡연과 간접흡연으로 인해 발생한다.[34] 금연은 암 예방에 중요할 뿐만 아니라, 이미 암이 발병한 사람들에게도 건강 결과를 개선하고 사망률을 줄이기 위해 금연할 것을 권장한다.[33]

흡연은 암을 유발할 뿐만 아니라, 이미 존재하는 암과 싸우는 신체의 능력도 약화시킨다.[35] 담배 연기에서 방출되는 화학 물질은 면역 체계를 약화시켜 암세포와 싸우는 능력을 저해한다. 이러한 화학 물질은 세포의 DNA를 손상시켜 암세포가 성장하고 종양을 형성하도록 만든다.[36]

14.7.4 발기부전

흡연은 남성 건강에 해로운 영향을 미치며, 생식기를 포함한 신체 전반의 혈류를 막아 발기부전을 유발한다. 금연을 시작하면 발기부전과 관련된 혈류 제한이 2~12주 내에 개선되기 시작한다.[37]

가열 담배 제품과 전자담배도 니코틴을 포함할 수 있으며, 이들 또한 건강에 해롭고 안전하지 않다.[38] 세계보건기구(WHO)는 "의료 전문가의 간단한 조언만으로도 금연 성공률이 최대 30%까지 높아질 수 있으며, 집중적인 조언은 금연 성공 가능성을 84%까지 높일 수 있다."라고 보고하였다.[39]

- 알코올에 대한 지침:

미국심장협회는 "술을 마시지 않는다면, 시작하지 말라. 만약 술을 마신다면, 여성은 하루 한 잔, 남성은 하루 두 잔으로 제한하라."라고 권장한다. 한 잔은 예를 들어 12온스(약 355ml)의 맥주 한 잔 또는 5온스(약 150ml)의 와인 한 잔에 해당한다.[23] 미국암학회(American Cancer Society, ACS) 역시 〈암 예방을 위한 식단과 신체활동 지침(Guideline for Diet and Physical Activity for Cancer Prevention)〉에서 "알코올을 섭취하지 않는 것이 가장 좋다."라고 명시하고 있다.[40]

알코올 섭취는 미국 내 전체 사망의 6%와 암 관련 사망의 4%를 초래하는 원인이 된다.[40] 알코올 섭취에 따른 건강 위험에는 심장질환, 뇌졸중, 간질환, 고혈압 및 소화기계 문제도 포함된다.[41] 과도한 음주는 면역체계를 약화시킨다.[42] 알코올 사용 장애는 불안과 우울증 같은 정신건강 문제와 동반되는 경우가 많으며, 어떤 것이 먼저 발생하는지는 명확하지 않다.

2020년 국제 질병 부담 연구(Global Burden of Disease Study)에 따르면, 전 세계 15~39세 인구 중 59.1%가 유해한 수준으로 알코올을 섭취한 것으로 나타났다.[43] 같은 기간 남성의 76.9%가 유해한 수준으로 알코올을 섭취했다. 2020년 전 세계적으로 장애보정생존연수(disability adjusted life years, DALYs)의 원인으로 외상이 차지하는 비율은 남성의 경우 66.3%, 여성의 경우 47.9%였다. 이는 알코올 섭취가 부상 및 건강 문제와 밀접하게 연결되어 있음을 보여 준다. 40~64세 연령층에서는 암과 심혈관질환 같은 만성질환이 알코올 사용자들 사이에서 가장 많이 나타났다. 65세 이상에서는 알코올 섭취가 남성의 허혈성 심장질환을 유발했고, 이는 알코올 관련 DALYs의 31.5%를 차지했다. 65세 이상 여성의 경우 뇌졸중이 알코올 관련 DALYs의 10.9%를 차지했고, 같은 연령대의 남성에서는 11.6%를 차지했다.[43]

운동, 영양, 수면, 스트레스 관리, 사회적 연결, 유해 물질 회피에 관한 데이터만으로 행동 변화를 유도하기에 충분하지 않다면, 의료비, 코로나19, 롱 코비드, 당뇨병, 심장질환에 관한 통계가 추가적인 동기를 부여할 수 있다. 이러한 건강 위기는 팬데믹 관련 질병을 예방하고 전반적인 건강 결과를 개선하기 위한 건강 코칭의 필요성을 더욱 강조한다. 이 책을 읽고 각 장을 심도 있게 검토하는 일은 자신뿐만 아니라 환자, 지역사회, 나아가 전 세계가 더 건강한 삶을 살 수 있도록 돕는 가장 좋은 활동이 될 수 있다.

14.8 의료비

미국의 의료비는 2020년에 10.3%, 2021년에 2.7% 증가하여 총 4조 3천억 달러에 달했다.[44] 2021년의 이러한 완만한 증가율은 코로나19 팬데믹으로 인해 의료비가 급증한 이후 연방 지출이 3.5% 감소한 데 따른 결과이다. 2030년 미국의 의료비는 예상보다 성장 속도가 느려, 팬데믹 이전의 전망치보다 1,570억 달러 낮을 것으로 추정된다.[45] 코로나19 팬데믹은 병원 및 의료 시스템의 재정 모델에 큰 부담을 주었다. 의료비 상승은 일부 사람들이 적절한 필수 의료 서비스를 받지 못하게 방해하여 건강 결과를 위협하게 된다. 국가 의료 지출(National Health Expenditure) 전망에 따르면, 병원 및 요양시설 같은 기관 중심의 의료 환경에서 점차 벗어나려는 경향이 나타날 것으로 예상된다.[45]

14.9 코로나19

코로나19는 건강 인식에 대한 경각심을 불러일으켰으며, 개인들이 건강을 개선하고 향후 또 다른 팬데믹으로 인한 사망을 예방하기 위한 새로운 생활습관을 고민하게 만들었다. 최근 연구들은 코로나19 감염에 내재된 알려지지 않은 위험성에 대한 인식을 높이며 건강 개선의 동기를 다시금 부여하고 있다.

코로나바이러스감염증-19(코로나19) 팬데믹은 중증 급성 호흡기 증후군 코로나바이러스-2(severe acute respiratory syndrome coronavirus 2, SARS-CoV-2)에 의해 발생하였다.[46] 가오(Gao)와 동료들이 《알레르기(Allergy)》 저널에 게재한 리뷰 논문에 따르면, 코로나19 팬데믹은 전례 없는 사망자 수, 경제적 및 사회적 파급 효과를 포함하여 전 세계적으로 막대한 영향을 끼쳤다.[46] 중증 코로나19로 이어질 위험요인에는 여러 기저질환, 고령, 당뇨병, 고혈압, 만성 폐질환, 심장 및 신장질환, 간질환, 면역 결핍, 임신 등이 포함된다. 또한 코로나19 합병증에는 혈전색전증, 응고 장애, 급성 신장 손상이 포함된다.[46]

코로나19를 유발하는 바이러스(SARS-CoV-2)는 심혈관계를 손상시켜 심혈관 사건 발생 위험을 증가시킬 수 있다.[47] 시에(Xie)와 동료들이《네이처 메디신(Nature Medicine)》에 발표한 논문에서는 미국재향군인부의 국가 의료 데이터베이스를 활용하여 코로나19에 감염된 환자 153,760명과 5,637,647명의 현재 대조군 및 5,859,411명의 과거 대조군으로 이루어진 코호트를 구성하여 1년간 심혈관 사건 발생 위험을 평가했다.[47] 그 결과, 코로나19 감염자는 뇌졸중, 일과성 허혈 발작, 허혈성 심장병, 심근경색 등을 포함한 심혈관 사건의 위험이 증가한 것으로 나타났다.[47] 대조군과 비교했을 때, 코로나19를 경험한 사람들은 심장마비, 뇌졸중, 모든 원인에 의한 사망을 포함한 주요 심혈관 사건(major adverse cardiovascular event, MACE)의 위험이 전반적으로 증가했다.[47]

이와 같은 연구 결과는 식단과 운동을 통한 건강 개선의 필요성을 더욱 인식하게 하며, 환자들이 건강 목표를 달성할 수 있도록 건강 습관을 교육하고 동기를 부여하고 힘을 실어 주는 생활습관 코칭의 필요성이 증가하고 있다.

14.10 롱 코비드(Long COVID)

코로나19에 감염된 환자는 대부분 무증상이거나 경미한 증상에서 중등도의 증상을 보인다. 그러나 약 5~8%의 환자는 폐기능이 저하되어 인공호흡기 또는 비침습적 환기 치료가 필요하다.[48] 일부 환자는 SARS-

CoV-2 검사에서 음성 판정을 받았음에도 불구하고 호흡 곤란, 극심한 피로, 삶의 질 저하와 같은 장기적인 증상을 경험한다.[48] 롱 코비드는 코로나19 감염 후 급성기(초기) 증상이 지나고 난 뒤 4주 이상 지속되는 만성 피로, 브레인 포그(집중력 저하), 두통, 장기간의 후각 또는 미각 상실, 관절통, 근육통, 어지러움, 두근거림, 미열, 기침 등의 증상으로 특징지어진다.[48] 장기 입원 치료 이후에는 심각한 근력 저하, 외상 후 스트레스 장애(post-traumatic stress disorder, PTSD), 집중치료 후 증후군(post-intensive care syndrome, PICS) 등이 나타나기도 한다.

생활습관의학과 롱 코비드에 관한 연구는 생활습관이 큰 영향을 미친다는 사실을 보여 준다. 《자마 인터널 메디신(JAMA Internal Medicine)》에 발표된 〈감염 전 건강한 생활습관 준수와 코로나19 후유증 위험(Adherence to Healthy Lifestyle Prior to Infection and Risk of Post-COVID-19 Condition)〉이라는 연구에서는 '간호사 건강 연구 Ⅱ(Nurses' Health Study Ⅱ)'를 분석했다.[49] 이 연구에 참여한 여성 32,249명 가운데 44%가 롱 코비드를 겪었다. 건강한 생활습관을 가진 여성들은 그렇지 않은 여성에 비해 롱 코비드 위험이 49% 낮았다. 연구에서 평가된 여섯 가지 생활습관 요소는 건강한 체질량지수(18.5~24.9) 유지, 금연, 주당 최소 150분 이상의 중등도에서 고강도의 운동 수행, 적정량의 알코올 섭취(하루 5~15g), 건강한 식단(2010년 Alternate Healthy Eating Index 상위 40%), 충분한 수면(하루 7~9시간)이었다. 연구 결과에 따르면, 롱 코비드 위험을 줄이는 데 가장 큰 영향을 미친 두 가지 생활습관 요소는 하루 7~9시간의 충분한 수면을 취하는 것과 건강한 체중을 유지하는 것이었다.

14.11 만성질환

비만율은 1999년~2000년 30.5%에서 2017년~2020년 3월 사이 41%로 증가했다. 같은 기간 고도비만율은 4.7%에서 9.2%로 증가하였다.[50] 비만은 심장병, 2형당뇨병, 뇌졸중, 특정 암의 원인이 된다. 흑인 성인(49.9%)과 라틴계 성인(45.6%)은 다른 인종에 비해 더 높은 비만율을 보였다. 연령대별 비만 유병률은 20~39세 39.8%, 40~59세 44.3%, 60세 이상 41.5%이다.[50]

치매는 사고, 기억, 일상 활동 수행 능력이 손상되는 질환이다.[51] 전 세계적으로 5,500만 명 이상이 치매를 앓고 있으며, 매년 약 1천만 명의 새로운 환자가 발생한다.[52] 치매는 전 세계 사망 원인 7위에 해당한다.[52] 알츠하이머병은 가장 잘 알려진 치매 형태로, 65세 이상 미국인 560만 명과 65세 미만 미국인 약 20만 명이 알츠하이머병을 앓고 있다.[53]

알츠하이머병은 치매 환자의 약 60~70%에 영향을 미친다.[52] 2060년까지 알츠하이머 환자는 약 1,400만 명에 이를 것으로 예상되며, 소수인종 집단에서 더 높은 발병률을 보일 것으로 예상된다.[53] 라틴계 인구의 환자 수는 2060년까지 7배 증가할 것으로 예상되며, 아프리카계 미국인 인구에서는 4배 증가할 것으로 전망된다. 소수인종 집단에서 나타나는 당뇨병, 심장병 등의 건강 불평등(격차)이 알츠하이머병의 급격한 증가에 기여할 수 있다.[53] 또한 빈곤, 낮은 교육 수준, 차별과 역경에의 노출 같은 조건들도 알츠하이머 발병 위험을 높이는 요인으로 작용할 수 있다.

약 3,730만 명(미국 인구의 11.3%)의 미국인에게 당뇨병이 있으며, 여기에는 진단된 환자와 아직 진단되지 않은 환자가 포함된다.[54] 안타깝게도, 약 850만 명의 성인은 본인이 당뇨병 환자임을 인지하지 못하고 있으나 체중과 식단 관리가 필요한 상태이다. 전체 미국 인구의 30% 이상, 즉 18세 이상의 약 9,600만 명이 당뇨병전단계에 해당한다. 65세 이상의 고령층은 당뇨병에 걸릴 위험이 더 높으며, 그 수는 약 2,640만 명에 이른다.

2021년에는 약 69만 5천 명이 심장병으로 사망했으며, 이는 전체 사망의 약 5분의 1에 해당한다.[55] 심장병은 미국에서 남성, 여성, 모든 인종 집단의 주요 사망 원인이며, 33초마다 1명이 심장병으로 사망하고 있다.[55] 관상동맥질환은 가장 흔한 유형의 심장병으로, 20세 이상의 약 2,010만 명이 이환되어 있으며, 2021년에는 375,476명이 심장병으로 인해 사망했다.[55] 미국에서는 40초마다 1명씩 심장마비를 겪으며, 매년 약 80만 5천 명이 심장마비를 겪고 있다.

이러한 통계는 많은 사람에게 경각심을 불러일으키고 동기를 부여할 수 있다. 어떤 사람들은 숫자에 큰 영향을 받으며, 이런 사람들을 상담할 때는 통계 자료를 활용하는 것이 유용하다. 반면, 어떤 사람들은 통계에는 별 관심이 없고, 오히려 건강한 생활습관을 통해 긍정적인 변화를 이룬 성공 사례나, 건강하지 않은 습관을 유지하다가 심각한 결과를 초래한 사례를 통해 마음이 움직이기도 한다. 따라서 전문가들은 데이터뿐만 아니라, 연구 결과와 실제 사례 등을 알고 공유할 수 있어야 한다. 그래야만 환자 개개인의 상황에 맞게 접근하여, 그들이 변화의 여정을 이어 갈 수 있도록 필요한 지원을 제공할 수 있다.

14.12 결론

생활습관의학은 신체활동, 영양이 풍부한 식습관, 충분한 수면, 스트레스 회복탄력성, 긍정적인 사회적 연결, 위험한 물질의 제거 또는 절제를 포함한 여섯 가지 핵심 기둥에 초점을 맞춘다. 이러한 생활습관 행동은 비만, 치매, 당뇨병, 심장병 등 주요 만성질환의 발생과 진행에 큰 영향을 미친다. 생활습관을 평가하고 개선함으로써 이러한 질환으로 인한 고통을 예방하거나 줄이고 심지어 없앨 수도 있다.

이 장에서 제시된 통계들은 사람들에게 도움이 필요하다는 사실을 분명하게 보여 준다. 현재 의료 시스템은 위기에 처해 있으며, 사람들에게 건강한 생활습관을 지도하고 상담하는 데 시간을 들이는 것은 이 위기를 해결하기 위한 핵심적 요소이다. 중요한 것은 생활습관의학의 여섯 가지 기둥에 대한 근거기반 지침을 아는 것뿐만 아니라, 이 책에서 제시하는 행동 변화를 위한 13가지 열쇠를 활용하여 환자들이 스스로 놀이, 즐거움, 사랑을 통해 건강한 생활습관을 실천하고 유지할 수 있도록 돕는 것이다.

참고문헌

1. American College of Lifestyle Medicine. https://www.lifestylemedicine.org. Accessed July 2, 2023.

2. World Health Organization. Physical activity. World Health Organization. Published October 5, 2022. https://www.who.int/news-room/fact-sheets/detail/physical-activity. Accessed July 2, 2023.

3. Physical Activity Guidelines for Americans. https://health.gov/our-work/nutritionphysical-activity/physical-activity-guidelines. Accessed July 2, 2023.

4. Piercy KL, Troiano RP, Ballard RM, et al. The physical activity guidelines for Americans. *JAMA*. 2018;320(19):2020. https://doi.org/10.1001/jama.2018.14854

5. Sanders LM, Allen JC, Blankenship J, et al. Implementing the 2020-2025 dietary guidelines for Americans: Recommendations for a path forward. *Journal of Food Science*. Published online December 7, 2021. https://doi.org/10.1111/1750-3841.15969

6. Lee SH. Adults meeting fruit and vegetable intake recommendations – United States, 2019. *MMWR Morbidity and Mortality Weekly Report*. 2022;71(1). https://doi.org/10.15585/mmwr.mm7101a1

7. Suni E. How much sleep do we really need? Sleep Foundation. Published March 9, 2021. https://www.sleepfoundation.org/how-sleep-works/how-much-sleep-do-we-really-need. Accessed July 2, 2023.

8 Ford ES, Cunningham TJ, Croft JB. Trends in self-reported sleep duration among US adults from 1985 to 2012. Sleep. 2015;38(5):829–832. https://doi.org/10.5665/sleep.4684

9. Wild CJ, Nichols ES, Battista ME, Stojanoski B, Owen AM. Dissociable effects of self-reported daily sleep duration on high-level cognitive abilities. *Sleep*. 2018;41(12). https://doi.org/10.1093/sleep/zsy182

10 Basso JC, McHale A, Ende V, Oberlin DJ, Suzuki WA. Brief, daily meditation enhances attention, memory, mood, and emotional regulation in non-experienced meditators. *Behavioural Brain Research*. 2019;356(356):208–220. https://doi.org/10.1016/j.bbr.2018.08.023. Accessed July 2, 2023.

11. Web MD. The effects of stress on your body. WebMD. Published February 2007. https://www.webmd.com/balance/stress-management/effects-of-stress-on-your-body. Accessed July 2, 2023.

12. Bethune S. Stress in America 2022. Apa.org. Published 2022. https://www.apa.org/ news/press/releases/stress/2022/concerned-future-inflation. Accessed July 2, 2023.

13. Abrams Z. High stress levels during the pandemic are making even everyday choices difficult to navigate. Apa.org. Published 2022. https://www.apa.org/ monitor/2022/06/news-pandemic-stress-decision-making. Accessed July 2, 2023.

14. American Psychological Association's 2021 Stress in America. https://www.apa.org/ news/press/releases/2021/10/stress-pandemic-decision-making. Accessed July 2, 2023.

15. Becofsky KM, Shook RP, Sui X, Wilcox S, Lavie CJ, Blair SN. Influence of the source of social support and size of social network on all-cause mortality. *Mayo Clinic Proceedings*. 2015;90(7):895–902. https://doi.org/10.1016/j.mayocp.2015.04.007. Accessed July 2, 2023.

16. Kannan VD, Veazie PJ. US trends in social isolation, social engagement, and companionship– nationally and by age, sex, race/ethnicity, family income, and work hours, 2003-2020. *SSM - Population Health*. 2023;21:101331. https://doi. org/10.1016/j.ssmph.2022.101331

17. Centers for Disease Control and Prevention. Social connectedness. Published May 8, 2023. https://www.cdc.gov/emotional-wellbeing/social-connectedness/index.htm. Accessed July 2, 2023.

18. Maslow AH. *Motivation and personality*. Harper and Row. 1954.

19. National Institute of Aging. Loneliness and social isolation - Tips for staying connected. National Institute on Aging. Published January 14, 2021. https:// www.nia.nih.gov/health/loneliness-and-social-isolation-tips-staying-connected. Accessed July 2, 2023.

20. Jacobs M, Ellis C. Social connectivity during the COVID-19 pandemic: Disparities among Medicare beneficiaries. *Journal of Primary Care & Community Health*. 2021;12:215013272110301. https://doi.org/10.1177/21501327211030135

21. Wang F, Gao Y, Han Z, et al. A systematic review and meta-analysis of 90 cohort studies of social isolation, loneliness and mortality. *Nature Human Behaviour*. 2023:1–13. https://doi.org/10.1038/s41562-023-01617-6

22. Center for Disease Control and Prevention: Smoking and Tobacco Use. https:// www.cdc.gov/tobacco/index.htm. Accessed August 20, 2023.

23. American Heart Association website: Is Drinking Alcohol Part of a Healthy Lifestyle? https://www.heart.org/en/healthy-living/healthy-eating/eat-smart/ nutrition-basics/alcohol-and-heart-health. Accessed August 20, 2023.

24. American Heart Association. Tobacco control, prevention, & cessation. Published 2009. https://www.heart.org/en/get-involved/advocate/federal-priorities/tobacco. Accessed July 2, 2023.

25. World Health Organization. Tobacco. Published 2022. https://www.who.int/news-room/fact-sheets/detail/tobacco. Accessed July 2, 2023.

26. Centers for Disease Control and Prevention. CDC - fact sheet - current cigarette smoking among adults in the United States - smoking & tobacco use. Smoking and Tobacco Use. Published 2020. https://www.cdc.gov/tobacco/data_statistics/fact_sheets/adult_data/cig_smoking/index.htm

27. American Heart Association. The facts about smoking. https://www2.heart.org/khcassets/g5-aha-facts-about-smoking.pdf. Accessed July 2, 2023.

28. Centers for Disease Control and Prevention. Employment and activity limitations among adults with chronic obstructive pulmonary disease - United States, 2013. www.cdc.gov. https://www.cdc.gov/mmwr/preview/mmwrhtml/mm6411a1.htm. Accessed July 2, 2023.

29. Centers for Disease Control and Prevention. TobaccoFree. 2014 SGR: The health consequences of smoking-50 years of progress. Centers for Disease Control and Prevention. Published June 2, 2021. Accessed July 2, 2023.

30. American Heart Association. Smoking, high blood pressure and your health. Published 2010. https://www.heart.org/en/health-topics/high-blood-pressure/changes-you-canmake-to-manage-high-blood-pressure/smoking-high-blood-pressure-and-your-health. Accessed July 2, 2023.

31. National Institutes of Health. Smoking and your heart - How smoking affects the heart and blood vessels. NHLBI, NIH. Published March 24, 2022. https://www.nhlbi.nih.gov/health/heart/smoking. Accessed July 2, 2023.

32. Centers for Disease Control and Prevention. Smoking and cardiovascular disease. 2014. https://www.cdc.gov/tobacco/sgr/50th-anniversary/pdfs/fs_smoking_CVD_508.pdf. Accessed July 2, 2023.

33. Frazer K, Bhardwaj N, Fox P, et al. Systematic review of smoking cessation inventions for smokers diagnosed with cancer. *International Journal of Environmental Research and Public Health*. 2022;19(24):17010. https://doi.org/10.3390/ijerph192417010

34. Centers for Disease Control and Prevention. CDC - Fact sheet - Health effects of cigarette smoking. Smoking and Tobacco Use. Published October 29, 2021. https://www.cdc.gov/tobacco/data_statistics/fact_sheets/health_effects/effects_cig_

smoking/index.htm. Accessed July 2, 2023.

35. Centers for Disease Control and Prevention. Smoking and cancer. Tips from former smokers. Published May 5, 2022. https://www.cdc.gov/tobacco/campaign/tips/diseases/cancer.html. Accessed July 2, 2023.

36. Pezzuto A, Citarella F, Croghan I, Tonini G. The effects of cigarette smoking extracts on cell cycle and tumor spread: novel evidence. *Future Science OA*. 2019;5(5):FSO394. https://doi.org/10.2144/fsoa-2019-0017

37. Web MD. Erectile dysfunction and smoking. https://www.webmd.com/erectile-dysfunction/guide/ed-how-quit-smoking#:~:text=Men%20who%20smoke%20are%20about. Accessed July 2, 2023.

38. World Health Organization. Tobacco. Published May 24, 2022. https://www.who.int/news-room/fact-sheets/detail/tobacco. Accessed July 2, 2023.

39. World Health Organization. Quitting tobacco. https://www.who.int/activities/quittingtobacco. Accessed July 2, 2023.

40. American Cancer Society Guideline for Diet and Physical Activity. https://www.cancer.org/cancer/risk-prevention/diet-physical-activity/acs-guidelines-nutrition-physicalactivity-cancer-prevention/guidelines.html. Accessed July 2, 2023.

41. Centers for Disease Control and Prevention. Alcohol and Public Health. Frequently Asked Questions. https://www.cdc.gov/alcohol/faqs.htm

42. Sarkar D, Jung MK, Wang HJ. Alcohol and the immune system. *Alcohol Research: Current Reviews*. 2015;37(2):153–155. https://www.ncbi.nlm.nih.gov/pmc/articles/PMC4590612/

43. GBD 2020 Alcohol Collaborators. Population-level risks of alcohol consumption by amount, geography, age, sex, and year: a systematic analysis for the Global Burden of Disease Study 2020. Lancet. 2022;400(10347):185–235.

44. Centers for Medicare & Medicaid Services. National health spending grew slightly in 2021. CMS. https://www.cms.gov/newsroom/press-releases/national-health-spendinggrew-slightly-2021. Accessed July 2, 2023.

45. Miller G, Turner A, Corwin R, Hempstead K. National health expenditures post COVID: Hints of a new normal? Forefront Group. Published online March 28, 2022. https://doi.org/10.1377/forefront.20220324.285437

46. Gao YD, Ding M, Dong X, et al. Risk factors for severe and critically ill COVID-19 patients: A review. *Allergy*. 2021;76(2):428–455. https://doi.org/10.1111/all.14657

47 Xie Y, Xu E, Bowe B, Al-Aly Z. Long-term cardiovascular outcomes of COVID-19.

Nature Medicine. 2022;28(28):1–8. https://doi.org/10.1038/s41591-022-01689-3

48. Chippa V, Aleem A, Anjum F. Post acute Coronavirus (COVID-19) syndrome. PubMed. Published 2021. https://www.ncbi.nlm.nih.gov/books/NBK570608/

49. Wang S, Li Y, Yue Y, et al. Adherence to healthy lifestyle prior to infection and risk of post-COVID-19 condition. *JAMA Internal Medicine.* Published online February 6, 2023. https://doi.org/10.1001/jamainternmed.2022.6555

50. CDC. Adult obesity facts. Centers for Disease Control and Prevention. Published February 11, 2021. https://www.cdc.gov/obesity/data/adult.html. Accessed July 2, 2023.

51. Centers for Disease Control and Prevention. What is dementia? Centers for Disease Control and Prevention. Published April 5, 2019. https://www.cdc.gov/aging/dementia/index.html. Accessed July 2, 2023.

52. World Health Organization. Dementia. World Health Organization. Published March 15, 2023. https://www.who.int/news-room/fact-sheets/detail/dementia. Accessed July 2, 2023.

53. Centers for Disease Control and Prevention. The truth about aging and dementia. CDC. Published September 26, 2019. https://www.cdc.gov/aging/publications/features/Alz-Greater-Risk.html. Accessed August 20, 2023.

54. Center for Disease Control and Prevention. National diabetes statistics report. CDC. Published 2022. https://www.cdc.gov/diabetes/data/statistics-report/index.html. Accessed July 2, 2023.

55. Centers for Disease Control and Prevention. Heart disease facts. Centers for Disease Control and Prevention. Published October 14, 2022. https://www.cdc.gov/heartdisease/facts.htm. August 20, 2023.

56. NSF National Sleep Foundation Website. https://www.thensf.org/how-many-hours-ofsleep-do-you-really-need/. Accessed August 20, 2023.

57. Hauser. Nutrition-An evidence-based, practical approach to chronic disease prevention and treatment. *The Journal of Family Practice.* 2022;71(1 Suppl Lifestyle). https://doi.org/10.12788/jfp.0292.

제15장

요약

15.1 보건의료 안팎에서 행동 변화를 이끌 기회

딘 오니시(Dean Ornish) 박사와 보건의료 분야의 리더들은 욕실 세면대 수도꼭지가 열려 물이 흘러넘쳐서 바닥이 흥건한 장면을 묘사한 한 장의 만화를 자주 인용한다. 이 장면은 강렬한 메시지를 담고 있다. 오니시 박사는 물이 흘러넘친 문제를 해결할 몇 가지 방법이 있다고 설명한다. 첫 번째 방법은 바닥에 흘러넘친 물을 닦아내는 것이다. 그러나 이 방법은 문제의 근본 원인을 해결하지 못한다. 두 번째 방법은 문제의 근본 원인 자체를 해결하는 것, 즉 수도꼭지를 잠그는 것이다. 수도꼭지를 잠그는 것이야말로 물이 계속 흘러나오는 것을 멈추고, 더 이상 물이 넘치지 않게 막는 가장 효과적인 방법이다. 생활습관의학은 심장병과 같은 치명적인 만성질환의 확산을 막기 위해 근본 원인을 해결하는 데 초점을 맞춘 분야이다. 만성질환의 근본 원인은 욕실 비유에서 수도꼭지에 해당한다. 연구에 따르면, 만성질환 대부분의 근본 원인은 염증이다. 심장병, 비만, 당뇨병이 모두 염증과 관련이 있다는 근거가 있다. 염증을 줄이기 위해서는 생활습관을 개선해야 하며, 특히 운동, 식단, 수면, 스트레스 완화가 중요하다. 즉, 당뇨병, 비만, 치매와 같이 염증과 관련이 있다고 알려진 질환들을 예방하려면, 임상의들은 사람들이 규칙적인 신체활동을 실천하고, 균형 잡힌 식사를 하며, 충분한 수면을 취하고, 효과적인 스트레스 완화 기술을 적용할 수 있도록 역량을 강화해 주어야 한다. 스트레스 완화를 위한 방법으로는 심호흡, 명상, 마음챙김에 기반한 스트레스 완화 등이 있으며, 요가나 태극권과 같이 호흡과 의도적인 신체 움직임을 결합한 활동도 도움이 될 수 있다. 여기에서 핵심은 '역량 강화'이다. 사람들의 역량을 강화한다는 것은 단순히 지식을 전달하는 데 그치지 않고, 실제로 변화를 실천할 수 있도록 전략과 도구를 제공하는 것을 의미한다. 사람들을 변화하도록 이끌고 동기를 부여하는 일은 이 책의 여러 장에서 분명히 보여 주었듯이 복잡하고 다차원적인 과정이다.

최근 통계에 따르면, 생활습관 요인이 만성질환과 질병 발생에 미치는 영향이 심각하며, 이는 매우 우려할 만한 수준이다. 이러한 통계는 의료 전문가들이 적극적으로 행동에 나서도록 촉진할 수 있으며, 나아가 환자들 스스로 변화를 실천하도록 유도할 수도 있다. 하지만 행동 변화를 이끄는 역할이 의료 전문가에게만 국한되는 것은 아니다. 이 책은 주로 의료 분야 종사자들을 대상으로 하지만, 책의 서문에서도 언급했듯이 교사, 부모, 조부모, 성직자, 랍비, 친구, 사랑하는 이의 동반자, 심지어 행동 변화를 원하는 사람과 대화를 나누는 낯선 이들까지도 이 책에 담긴 원칙과 전략을 활용해 사람들에게 힘을 실어 주고 그들의 변화 여정을 함께할 수 있다. 코치(COACH) 접근법은 행동 변화를 위한 매우 강력한 하나의 사고방식(mindset)이다.[1] 이 책에서 제시하는 행동 변화 전략과 코치 접근법을 결합하면, 변화를 실천하는 과정에서 더욱 편안하고 협력적인 대화를 나눌 수 있는 효과적인 방법이 된다.

많은 사람들이 변화의 과정에서 교육, 강요, 위협, 조언, 공포심 유발, 억지로 밀어붙이기 같은 방법이 필요하다고 생각하지만, 실제로는 그렇지 않다. 교육과 정보 제공, 때로는 조언이 도움이 될 수는 있지만, 강요하거나 두려움을 조성하는 나머지 방식들은 효과가 없다. 이러한 방식은 사람들의 자발적인 변화를 이끌어 내지 못할 뿐만 아니라, 영감을 주거나 동기를 부여하지도 못하며, 오히려 반발심을 키울 수 있다. 그렇다면, 사람들에게 변화를 유도하는 효과적인 방법은 무엇일까? 사람들이 변화를 실천할 수 있도록 힘을 실어 주는 몇 가지 행동에는 배려, 경청, 존중, 신뢰, 안내, 함께 아이디어를 구상하기, 강점을 발견하고 활용하기, 인정, 그리고 그들을 믿어주는 것 등이 있다. 딘 오니시 박사가 말했듯이, 사랑은 가장 강력한 동기 부여 요인 중 하나이다. 두려움을 조성하는 방식은 단기적으로 효과가 있을 수 있지만, 지속 가능한 변화를 이끌어 내지는 못한다. 반면, 사랑은 변화를 지속시키는 원동력이자, 사람들의 자발적인 변화를 유도하는 강력한 힘이 된다.

행동변화기법은 다양한 의료 환경에서 활용될 수 있다. 일차 진료, 재활 치료, 심혈관 건강 관리, 암 치료, 내분비내과, 호흡기내과, 신장내과 뿐만 아니라 응급실에서도 효과적으로 적용될 수 있다. 특히 만성질환자 관리에 가장 적합하다. 건강에 문제가 발생한 후에는 사람들이 신체적으로나 정신적으로 취약해지면서 변화에 대해 보다 열린 태도를 보이는 경우가 많다. 따라서 환자들이 응급실을 방문한 시점은 행동 변화를 논의하기에 적절한 기회가 된다. 이 기회를 활용하여 생활습관 개선 및 행동 변화에 대한 상담을 제공하면, 환자가 건강 코치나 행동 변화 전문가와 연결될 수 있는 좋은 계기가 된다. 또한, 만성질환이 발생하기 전에 건강한 생활습관을 형성하도록 돕는 것이 가장 이상적이다. 따라서 일차 진료 환경에서의 정기 건강검진은, 환자들에게 생활습관의학의 핵심 요소를 안내할 수 있는 좋은 기회가 된다. 이러한 핵심 요소에는 신체활동, 영양, 수면, 스트레스 관리, 긍정적인 사회적 연결, 유해 물질 회피 등이 포함된다. 소아과 의사는 젊은이들이 어린 시절부터 건강한 생활습관을 채택하고 유지할 수 있도록 돕는 특별한 위치에 있으며, 가정의학과 의사는 부모와 자녀뿐만 아니라, 경우에 따라 조부모까지 포함해 가족 전체의 건강을 돌볼 수 있다. 초등학교부터 대학교까지 다양한 교육 환경에 있는 교사들도 학생들이 건강한 생활습관을 형성하고 유지하도록 도울 수 있다. 이와 관련하여,《청소년 생활습관의학 안내서(Teen Lifestyle Medicine Handbook)》는 부모와 교사 모두에게 유용한 자료가 될 수 있다.[2] 또한 미국생활습관의학회(ACLM)에서는 '생활습관의학 101' 커리큘럼과 청소년을 대상으로 한 커리큘럼을 제공하며, 여기에는 강의 자료, 강의 계획서, 교사용 매뉴얼, 퀴즈, 핸드북 등이 포함되어 있다.

행동변화기법은 다양한 방식으로 활용된다. 어떤 보건의료 전문가는 동기면담 기술에 능숙해지기 위해 훈련이 필요하다. 어떤 임상의는 환자의 이야기를 들을 때 인내심과 공감을 표현하는 데 더 집중해야 한다. 또 다른 임상의는 전문가의 태도에서 코치의 태도로 전환할 필요가 있다. 임상의는 자신의 상담 방식과 환자를 대하는 태도를 성찰할 시간을 가져야, 자신의 강점과 개선해야 할 부분을 파악할 수 있다. 효과적인 접근법 중 하나는 행동 변화 상담의 특정 영역을 선정하여 집중적으로 연습하고 역량을 강화하는 것이다.

의사, 간호사, 전문간호사, 간호조무사, 의사보조사, 사회복지사, 물리치료사, 작업치료사, 심리치료사, 정신과 의사, 치과 의사, 행동 변화 전문가, 개인 트레이너, 공인 영양사뿐만 아니라 교사, 부모, 배우자 및 연인 관계에 있는 사람들까지도 행동 변화를 깊이 이해함으로써 많은 이점을 얻을 수 있다. 의과대학생과 다양한 보건의료 분야의 학생들 역시 이 지식을 통해 미래의 보건의료 리더로 성장하는 데 필요한 역량을 키울 수 있다. 이제 새롭게 습득한 지식을 필요한 사람들과 나누는 기회를 만들어 보자.

임상의는 다양한 방식으로 행동변화기법의 효과를 확인할 수 있다. 사람들이 스스로 변했다고 보고하거나, 임상의가 직접 변화를 관찰하거나, 환자가 사용하는 추적 장치에서 변화가 나타날 때 이러한 행동변화기법의 효과를 더욱 명확히 알 수 있다. 또한, 혈액검사 결과로도 이러한 변화를 확인할 수 있다. 예를 들어, 자연식물식 식단을 섭취하면 염증 수치가 감소할 수 있으며, 식단을 변경하면 콜레스테롤 수치가 달라지기도 한다. 햇볕을 더 많이 받거나(다만 흑색종을 예방하기 위해 자외선 차단제를 사용하고 낮 12~2시 사이의 강한 햇볕은 피하는 것이 좋다), 식단에 버섯을 추가하거나, 비타민 D 보충제를 섭취하면 비타민 D 수치가 상승할 수 있다. 규칙적인 운동이나 저염식 식단을 통해 혈압이 낮아지기도 한다. 자기보고식 정신건강 설문 또한 유의미한 변화를 보여 줄 수 있다. 예를 들어, 지각된 스트레스 설문지(Perceived stress questionnaires), 해밀턴 우울 척도(Hamilton Depression scores), 웰빙 설문지, '웰니스로 가는 길 닦기' 프로그램의 페이빙(PAVING) 설문지 등이 유용하게 활용될 수 있다. 궁극적으로 이러한 모든 변화의 목표는 삶의 만족도를 높이는 것이다.

　행동 변화는 환자와 보건의료 전문가 모두에게 중요한 과정이며, 기쁨이 될 수 있는 여정이기도 하다. 이 책은 환자와 함께 행동 변화를 만들어 나가는 임상의들에게 유용한 가이드 역할을 할 것이다. 책은 처음부터 끝까지 한 번에 읽을 수도 있고, 필요에 따라 나누어 읽을 수도 있다. 책에서 소개한 기술과 기법들은 업무 환경에서든 가정에서든 직접 연습해 볼 수 있다. 의사들은 전문성 개발을 위해 지속적 의학 교육(Continuing Medical Education, CME) 인증을 받을 수 있는 온/오프라인 강좌를 수강할 수 있으며, 다른 보건의료 전문가들도 지속적 교육(Continuing Education, CE) 인증을 받을 수 있는 강좌를 이용할 수 있다. CME 인증은 되지 않지만, 동기면담 기술을 배우거나 이 책에서 소개된 이론들을 복습하는 데 효과적인 온라인 강좌들도 있다. 예를 들어, 프로체인지(ProChange) 웹 사이트(www.prochange.com)는 2장에서 다룬 변화의 범이론모델을 복습하는 데 매우 유용하다. 웨비나(Webinar)와 팟캐스트는 임상의들이 최신 정보를 익히고 새로운 이론과 기술을 배우는 데 유익하다. 또한 행동 변화에 관한 유용한 책들도 다수 존재한다. 이처럼 풍부한 학습 자원을 활용하면, 행동 변화에 대한 이해를 넓히고 실질적인 기술을 습득할 기회를 얻을 수 있다.

이제, 이 책의 서문에서 제시되었던 질문들을 다시 생각해 보자.

1. 책을 읽기 전 서문에서 받았던 질문들을 다시 떠올려 보고, 현재 알고 있는 행동 변화 이론들을 정리해 보자.
2. 자신에게 효과가 있었던 행동 변화 전략과 효과가 없었던 전략을 구분해 보자.
3. 여전히 궁금한 행동 변화 관련 질문들을 적어 보자.

15.2 행동 변화의 13가지 핵심 요소

15.2.1 행동 변화 개론: 환자의 관심사를 길잡이로 삼기

행동 변화를 효과적으로 상담하려면 여러 가지 중요한 요소가 필요하며, 그중 하나가 바로 코칭이다. 프레이즈 박사의 코치(COACH) 접근법은 환자의 목표와 요구를 존중하고, 이를 중심으로 협력적인 관계를 구축하는 방식이다. 이 접근법을 효과적으로 활용하려면, 임상의와 환자 모두 개방적인 태도를 유지하고, 서로의 성장과 학습을 지원해야 한다. 'COACH'라는 약어는 호기심(Curiosity), 개방성(Openness), 감사

(Appreciation), 연민(Compassion), 정직(Honesty)을 의미한다. 심장질환, 만성질환, 심혈관 위험, 당뇨병 등 다양한 영역에서 코칭과 건강을 증진하는 행동 변화를 다룬 주요 연구 및 문헌 검토에 따르면, 코칭을 받은 환자들은 그렇지 않은 환자들보다 운동을 더 많이 하고, 체중을 더 많이 감량했으며, 콜레스테롤 수치도 더 낮아진 결과를 보였다.

15.2.2 환자의 변화 단계에 맞춰 접근하기

건강을 유지하거나 개선하려면 운동, 식단 조절, 금연, 스트레스 관리 등 건강한 습관을 형성해야 한다. 하지만 많은 사람이 다양한 어려움으로 인해 행동 변화 목표를 달성하지 못하는 경우가 많다. 따라서 환자의 변화에 대한 준비 상태를 정확히 파악하고, 그에 맞는 접근법을 적용하는 것이 중요하다. 행동 변화의 범이론모델은 환자의 행동 변화 준비 수준을 파악하는 데 유용한 도구이다. 이 모델에 따르면, 행동 변화는 숙고전 단계(변화에 대한 준비가 전혀 되어 있지 않은 상태), 숙고 단계(변화를 고려하는 상태), 준비 단계(변화를 실행할 준비가 된 상태), 실행 단계(건강한 행동 변화를 시작하고 기준에 도달한 상태), 유지 단계(건강한 행동 변화를 지속하는 상태) 등 5단계로 나뉜다. 이 모델은 보건의료 전문가가 환자의 행동 변화 단계에 맞춰 중재 원칙과 방법을 효과적으로 적용할 수 있도록 돕는다. 특히, 자기효능감은 행동 변화의 성공을 결정짓는 핵심 요소로, 모든 단계에서 중요한 역할을 한다.

▶ 15.2.3 환자의 자신감 키우기

자신감, 즉 자기효능감은 원하는 결과를 성공적으로 만들어 낼 수 있다는 믿음을 의미한다. 임상의는 환자가 건강한 행동 변화를 실천할 수 있도록 동기를 부여하고, 자신감을 심어 주는 중요한 역할을 맡고 있다. 하지만 행동 변화 과정의 모든 단계에서 환자의 자신감을 키우는 일은 쉽지 않으며, 다양한 어려움에 직면할 수 있다. 이를 해결하기 위해 임상의는 환자의 개인적 상황에 맞춰 생활습관 처방을 제공하거나 조정하고, 자신감을 높이기 위한 네 가지 핵심 원칙을 활용할 수 있다. 이 네 가지 원칙은 (1) 성공 경험, (2) 대리 경험, (3) 언어적 설득, (4) 정서적 각성이다. 또한, 임상의 스스로도 지속적인 학습을 통해 자신의 자신감을 키워야 한다. 3장에서는 이를 시작하는 데 도움이 되는 실질적 적용 방법과 사례 연구를 소개하고 있다.

▶ 15.2.4 환자의 동기를 끌어내기

환자의 자기효능감과 자신감을 키우려면 행동 변화를 위해 보편적으로 적용할 수 있는 단일한 접근법은 존재하지 않는다는 사실을 인정해야 한다. 또한, 건강에 대한 전문가인 임상의와 자신에 대한 전문가인 환자가 협력해야 하는데, 그 기반에는 동기면담이 있다. 동기면담은 임상의가 환자와의 대화를 통해 목표 달성의 주도권과 책임을 환자에게 넘겨, 환자가 자신의 역량과 통찰을 활용하도록 돕는 접근법이다. 이를 통해 환자는 문제 해결 과정에서 자신의 지혜를 활용하여 자신감을 얻고, 자신의 성공적인 행동 변화를 주체적으로 이끌어 갈 수 있게 된다.

＞ 15.2.5 환자의 자율성 존중하기

자기결정성이론은 환자의 내적 동기에 영향을 미치는 세 가지 기본적인 심리적 욕구(자율성, 유능성, 관계성)를 설명한다.[3] 이 세 가지 기본 욕구를 고려하면, 보건의료 전문가는 환자의 동기를 효과적으로 파악하고 강화할 수 있다. 또한, 자기결정성이론은 환자의 목표와 자율성을 지지하고, 환자가 건강한 행동 변화를 실천하고 지속하는 데 필요한 유능감과 자신감을 기를 수 있도록 강점을 발견할 수 있게 돕는다. 지역사회를 기반으로 한 관계성을 포함한 중재는 건강한 행동 변화를 촉진하는 데 필요한 내적 동기를 더욱 강화하는 데 효과적이다.[4] 자기결정성이론은 임상의가 조언을 제공하는 전문가 역할을 하는 것이 아니라, 코치로서 환자와 협력하는 파트너가 되도록 동기를 부여하는 틀을 제공한다.

＞ 15.2.6 긍정적인 부분과 잘하고 있는 점을 인정하기

보건의료 전문가는 생사가 달린 문제를 해결하는 데 익숙하기 때문에, 생명을 위협하는 비상 상황이 아닐 때도 이러한 문제 해결 접근법을 그대로 적용하는 경향이 있다. 건강 행동 변화 역시 이러한 접근법이 자주 사용되는 대표적인 예이다. 그러나 행동 변화 중재는 '긍정 탐구'를 통해 더 큰 효과를 얻을 수 있다. 즉, 환자가 지닌 긍정적인 요소를 인정하면 환자가 목표를 세우고 자기효능감을 키울 수 있도록 힘을 실어 줄 수 있다. 긍정 탐구는 환자의 신념, 언어, 비전, 역량, 환자 중심적 실천의 힘을 인정함으로써 환자와 의료인의 관계를 더욱 강화한다. 또한, 질문을 활용해 환자가 자신의 강점을 발견하고, 잘하고 있는 점을 인식하게 하여 그 기반 위에서 자율적으로 행동 변화를 이루어 나가도록 이끈다.

15.2.7 환자와 함께 목표 설정하기

행동 변화에 관한 연구에서는 목표 설정이 중요한 역할을 한다.[5] 목표 설정은 구체적인 실행 계획 수립과 목표 달성의 토대를 마련하는 과정이다. 환자의 고유한 특성과 상황을 충분히 반영하려면, 반드시 환자와 협력하여 목표를 설정해야 한다. 환자와 함께 목표를 설정하면, 환자는 자기 자신에 대한 전문성을 반영할 수 있으며, 환자의 생애 단계와 전반적인 기능 상태를 고려하고 행동 변화에 대한 준비 정도를 반영할 수 있다. 환자가 성공적으로 목표를 달성하려면, 실행 목표는 환자 자신의 행동 변화 동기에 기반을 두어야 한다. 환자가 주도적으로 설정한 목표는 건강 결과에 대한 책임을 강화하고, 적극적인 참여를 유도하는 데 도움이 된다. 환자가 건강 행동 변화를 실천하는 동기는 주관적이다. 따라서 환자와 함께 목표를 설정하면 환자가 중요하게 여기는 요소를 반영할 수 있으며, 이는 환자의 동기를 형성하고 지속하는 데 핵심적인 역할을 한다.

15.2.8 동기 유지하기

행동과 행동 변화를 이끄는 동기는 복잡하고 역동적이며, 때로는 양가적인 특성을 지닌다. 임상의는 동기의 변동성과 유동성을 이해하고 받아들이는 것이 중요하며, 환자의 행동 변화 과정을 성공적으로 이끌기 위해서는 동기 유지에 초점을 맞춰야 한다. 내재적 동기와 외재적 동기 요인을 탐색하는 과정은 임상의와 환자 모두의 인식 폭을 넓히고, 협력과 창의성을 증진시킨다. 동기면담은 임상의가 환자의 행동 변화 단계를 파악하고, 해당 단계에서 공감과 연민을 효과적으로 활용하여 환자의 동기를 유지하도록 돕는 접근법이다. 환자의 동기가 약해질 때, 임상의는 자신이 다시 문제 해결 모드로 돌아간 것은 아닌지 점검해야 한다. 임상의가 동기 유지를 우선적으로 고려하면, 코칭 관계가 강화되고, 환자와 임상의 모두에게 더 나은 결과를 가져올 수 있다.

▶ 15.2.9 장애물 극복하기

환자들은 건강한 행동 변화를 시도하는 과정에서 흔히 동기 부족, 시간 부족, 흥미 부족, 현재의 변화 단계와 맞지 않는 중재 등 여러 가지 장애물에 직면하게 된다.[6,7] 그런데 이러한 장애물은 환자마다 다르게 나타나며, 복합적인 요인들이 얽혀 있어 극복하기가 쉽지 않다. 따라서 환자 개인별 장애 요인을 파악하려면, 환자의 경험과 전문성을 존중하는 환자 중심적 접근이 필요하다. 9장에서는 건강한 생활을 방해하는 장애물을 파악하고, 이를 극복하기 위한 핵심 단계와 실질적 팁을 제시한다. 예를 들어, 실행 계획 수립, 도움 자료 제시, 피드백 제공, 환자의 목표와 우선순위 그리고 선호를 반영한 맞춤형 생활습관 처방 마련 등이 포함된다. 임상의가 환자와 정기적으로 소통하고 체크하면, 환자의 책임감이 높아지고 문제를 즉각 해결할 수 있다.

❯ 15.2.10 환자의 강점을 파악하고 활용하기

자기조절 과정은 생활습관 처방을 따르고 목표를 달성하기 위해 자신의 행동을 점검하고 필요에 따라 조정하는 것을 포함한다. 이 과정에서 환자는 유연한 자세를 유지하면서 계획을 세우고, 행동을 점검하며, 목표 지향적 행동을 지속하도록 안내된다. 자기조절 과정은 행동 계획(action planning), 대처 계획(coping planning), 감정 조절(emotional regulation), 인지적 리프레이밍(cognitive reframing), 자기대화(self-talk) 등의 기술과 능력이 포함된 톱니바퀴 시스템으로 비유할 수 있다. 임상의는 환자의 행동 변화를 돕는 과정에서 이 톱니바퀴가 원활하게 작동할 수 있도록 윤활유 역할을 한다. 환자의 강점을 파악하는 것은 맞춤형 생활습관 처방을 위한 중요한 참고자료가 된다. 임상의가 건강 진단과 건강 행동을 대하는 환자의 태도를 이해하면, 환자의 현재 상태에 부합하는 맞춤형 생활습관 처방을 제공하는 데 중요한 피드백을 얻을 수 있다. 또한, 환자가 생활습관 처방의 일부 요소를 직접 선택하도록 하면 자율성이 강화되며, 자율성은 건강한 생활습관을 채택하는 데 중요한 요인이 된다. 임상의가 환자의 강점을 인식하고 이를 적극적으로 활용하려는 유연성을 가지는 것도 필수적이다. 예를 들어 운동 처방의 경우, 환자가 '적당하다'고 느끼는 강도로 시작하면 자기조절 능력을 강화하는 데 도움이 되며, 환자가 운동을 하는 동안 기분이나 에너지 수준에 따라 운동 강도를 조절할 수 있게 한다. 부정적인 측면보다 강점에 초점을 맞추는 접근법은 긍정적인 메세지를 통해 환자의 동기를 유도하는 데 도움이 된다.

❯ 15.2.11 책임 설정하기

책임이란 자신의 행동에 대해 정당한 이유를 설명해야 하는 의무를 받아들이는 것이다. 이는 흔히 '책임 파트너(accountability partner)'와 같은 타인에게 초점을 맞추는 방식으로 개념화된다. 이러한 파트너십은 긍정적인 평가나 칭찬을 받을 기회를 제공하지만, 동시에 부정적인 평가를 받을 가능성도 포함하고 있다. 책임은 인간의 기본적 욕구이자 행동 변화를 촉진하는 핵심 요소인 자율성에 초점을 맞출 때 더 잘 이해된다. 외재적 동기만으로는 지속적인 행동 변화를 이루기가 어렵기 때문이다. 책임을 연속선상에서 보면, 한쪽 끝에는 통제된 책임이나 외재적 동기가 있고, 반대쪽 끝에는 개인에게 내재된 자율적 책임이 있다. 환자와 임상의가 상담할 때, 환자가 행동 변화 과정을 솔직하게 공유할 수 있도록 심리적으로 안전한 환경을 조성하는 것이 중요하다. 또한, 환자가 중요하게 여기는 사람에게 자신의 목표를 설명하고, 이를 기록하며 지속적으로 점검하면 행동 변화 과정에 대한 책임이 더욱 강화된다. 궁극적으로, 환자는 행동 변화 과정 전반에 걸쳐 점진적으로 자율적 책임을 키워 나가도록 격려를 받아야 한다.

❯ 15.2.12 과정을 즐기고 행동 변화를 위한 협력의 5단계 사이클 실천하기

만성질환의 발병에는 공통적으로 생활습관과 행동 요인이 큰 영향을 미친다. 이 책의 각 장에서는 생활습관의학에서 행동 변화를 다루는 이론과 근거를 제시한다. 환자에게 만성질환을 극복하기 위해 필요한 생활습관 변화 지침을 알려 주는 일은 어렵지 않다. 그러나 이러한 변화를 실제로 받아들이고 실천하기란 쉽지 않다. 협력을 위한 5단계 사이클은 이 책에서 다룬 내용을 종합하여 행동 변화 코칭을 위한 가이드를 제공한다. 이 사이클은 공감, 동기 조정, 자신감 구축, 변화 단계에 맞춘 스마트(SMART) 목표 설정, 책임 설정 등 다섯 가지 요소로 구성된다. 이 사이클을 통해 임상의는 전문가(EXPERT) 접근법에서 코치(COACH) 접근법으로 전환할 수 있다. 임상의와 환자의 협력을 기반으로 한 5단계 사이클은 건강한 행동 변화를 향한 길을 여는 데 핵심적 역할을 한다.[8]

▷ 15.2.13 그룹 중재를 통한 사회적 연결의 힘 활용하기

그룹 중재는 보통 한 세션당 8~12명의 환자가 함께 참여하는 방식으로 진행된다. 일부 그룹은 정신건강 전문가나 기타 전문가가 주도하며 교육적 또는 지지적 성격을 가진다. 생활습관의학 그룹 중재는 의사나 기타 의료 전문가가 이끌며, 특정 만성질환을 중심으로 진행된다. 이러한 그룹 의료 중재는 '그룹 상담 모델'이라고도 하며, 접근성 모델과 만성질환 관리 모델, 또는 두 가지를 결합한 모델로 분류된다. 접근성 모델에는 군집형 진료(cluster visits)나 자유 방문형 그룹 진료(drop-in group medical appointments)가 포함된다. 만성질환 관리 모델에는 공유 진료(shared medical appointments, SMAs), 협력형 의료 클리닉(cooperative healthcare clinics), 생활습관의학 그룹 중재, 그룹 방문(group visits) 등이 있다. 접근성과 만성질환 관리를 통합한 모델에는 강의형 진료(class methods)와 그룹 클리닉(group clinics)이 있다. 최근 팬데믹을 계기로 환자 진료에 가상 그

룹 상담이 도입되면서, 일부 환자는 대면으로 참여하고, 일부는 온라인
(비대면)으로 참여하는 하이브리드 모델(hybrid models)이 등장했다. 연구
에 따르면, 이러한 그룹 중재는 건강 결과를 개선하고, 당화혈색소 수치
를 낮추며, 응급실 방문 횟수를 줄이고, 환자의 의료 비용을 줄이는 효과
가 있다.[9, 10, 11] 이러한 효과를 극대화하는 주요 요인으로는 숙련된 조력
자(진행자), 변화 과정에 대한 집중, 그리고 13장에서 다룬 동료 지지(peer
support)가 있다. 그룹 중재는 다섯 가지 차원에서 연결을 만들어 낸다.
즉, 자기 자신과의 연결, 참가자와 조력자의 연결, 조력자와 그룹 전체의
연결, 그룹 구성원들 간의 연결, 참가자와 참가자의 건강한 자아 간의 연
결이다.

〈표 15.1〉에는 각 장의 핵심 요점이 정리되어 있다.

〈표 15.2〉에는 더 깊은 학습을 원하는 독자들을 위한 추천 도서 목
록이 제공되어 있으며, 이 책에서 다룬 주제와 관련된 추가 참고문헌을
확인할 수 있다.

표 15.1 각 장의 핵심 요점

행동 변화를 위한 13가지 핵심 원리	
1. 환자의 관심사를 길잡이로 삼기	코치(COACH) 접근법은 환자의 관심사를 활용하여 행동 변화를 유도한다.
2. 환자의 변화 단계에 맞춰 접근하기	행동 변화 코칭에서는 환자의 변화 단계에 맞춰 접근하는 것이 핵심이다. 행동 변화의 범이론모델을 활용하여 환자의 변화에 대한 준비 상태를 파악하고, 각 단계에 적합한 중재를 제공하여 변화를 유도한다.
3. 환자의 자기효능감과 자신감 키우기	임상의는 변화 과정에서 비만 관리, 건강한 식습관, 신체활동, 약물 복용 준수를 위한 생활습관 처방을 제공하여 환자의 자기효능감을 높인다. 자신감은 직접적인 성공 경험, 대리 경험, 언어적 설득, 정서적 각성을 통해 길러진다.
4. 환자의 동기를 끌어내기	동기면담을 활용하면 임상의와 환자 간의 협력이 강화된다. 동기면담은 환자의 전문성을 인정하고, 행동 변화의 주도권을 환자에게 넘긴다.
5. 환자의 자율성 존중하기	환자의 자율성이 동기 형성에 중요한 역할을 한다는 점을 이해하면, 임상의는 환자가 자신의 목표를 달성하도록 더욱 효과적으로 도울 수 있다. 또한, 임상의는 환자의 강점을 발견하여 자신감과 역량을 키울 수 있도록 돕는다.
6. 긍정적인 부분과 잘하고 있는 점을 인정하기	긍정 탐구를 활용하면, 환자가 현재 잘 되고 있는 점이나 과거에 성공했던 경험을 기반으로 주도적으로 목표를 설정하고 문제를 해결하도록 힘을 실어 줄 수 있다.
7. 환자와 함께 목표 설정하기	목표를 함께 세우는 것은 환자의 전문성과 가치를 존중하는 것이며, 이를 바탕으로 동기를 형성하고 강화할 수 있다.
8. 동기 유지하기	임상의가 환자의 동기 유지에 집중하면 코칭 관계가 향상되고 환자의 건강 결과도 개선된다. 환자의 동기가 약해질 때, 임상의는 자신이 다시 문제 해결 모드로 돌아간 것은 아닌지 성찰해야 한다.

행동 변화를 위한 13가지 핵심 원리

9. 장애물 극복하기	실행 계획을 세우면 환자의 전문성을 존중하면서 장애물을 극복하도록 도울 수 있다. 환자와 꾸준히 소통하면서 점검하면, 문제를 실시간으로 해결하고 목표에 대한 책임을 높일 수 있다.
10. 환자의 강점을 파악하고 활용하기	환자의 강점을 발견하고 활용하면, 목표 지향적인 활동을 환자가 스스로 조절할 수 있는 기반이 마련된다. 예를 들어, 운동 처방에 이를 적용하면, 환자는 운동 강도를 점차 조절하며 자기조절 능력을 키울 수 있다.
11. 책임 설정하기	임상의와 환자의 관계는 목표 설정과 달성 과정에서 책임을 형성하는 데 중요한 역할을 한다. 환자가 자기조절 능력과 역량을 키워 나가려면 심리적 안전감이 확보되는 것이 중요하다. 또한, 환자가 목표를 공유하고, 기록하며, 지속적으로 점검할 때 행동 변화에 대한 책임이 더욱 강화된다.
12. 과정을 즐기고 행동 변화를 위한 협력의 5단계 사이클 실천하기	5단계 사이클은 공감, 동기 조정, 자신감 구축, 스마트(SMART) 목표 설정, 책임 설정으로 구성되며, 이를 통해 임상의는 전문가(EXPERT) 접근법에서 코치(COACH) 접근법으로 전환하게 된다. 임상의와 환자의 협력에 기반한 이 사이클은 건강한 행동 변화로 나아가는 길을 연다.
13. 그룹 중재를 통한 사회적 연결의 힘 활용하기	행동 변화를 강화하기 위해 그룹 중재와 사회적 지지를 활용한다.

표 15.2 심화 학습을 위한 자료 예시

주제	도서
긍정 탐구	*The Power of Appreciative Inquiry: A Practical Guide to Positive Change.* Whitney, D., and Trosten-Bloom, A. Berrett-Koehler Publishers. 2010
	Appreciative Inquiry: Change at the Speed of Imagination. Magruder Watkins, J., Mohr, B., and Kelly, R. A Willey Company. 2001
행동 변화	*The Power of Habit: Why We Do What We Do in Life and Business.* Duhigg, C. Random House. 2014
	Changing for Good. Prochaska J., Norcross J., and DiClemente C. Avon Books, 1995. Changing to Thrive. Prochaska, J. O. and Prochaska, J. M. Hazelden Publishing. 2016.
	Tiny Habits: The Small Changes That Change Everything. Fogg, B. J. Houghton Miffin Harcourt. 2020
	Atomic Habits: An Easy & Proven Way to Build Good Habits & Break Bad Ones. Penguin: Avery. James Clear.
	How We Change: (And Ten Reasons Why We Don't). Ellenhorn, R. Little, Brown Book Group. 2020
	Switch: How to Change Things When Change Is Hard. Heath, C., Heath, D. Broadway Books. 2010
	Nudge: The Final Edition: Improving Decisions about Money, Health, and the Environment. Thaler, R., Sunstein, R. 2021
	The Handbook of Behavior Change. Hagger, M., Cameron, L. Cambridge University Press. 2020
	Social Learning Theory. Bandura, A. J. Prentice Hall. 1977
	Self-Effcacy. Bandura, A. W.H. Freeman and Company. 1997
	Principles of Behaviour Modifcation. Bandura, A. Holt, Rinehart, and Winston. 1969

주제	도서
행동 변화	*Self-Determination Theory: Basic Psychological Needs in Motivation, Development, and Wellness.* Ryan, R. M., & Deci, E. L. 2017
	Why We Do What We Do: The Dynamics of Personal Autonomy. Deci, E., & Flaste, R. Putnam's Sons. 1995
	On Second Thought: How Ambivalence Shapes Your Life. Miller, W. Guilford Press. 2021
	The Joy Choice: How to Finally Achieve Lasting Changes in Eating and Exercise. Segar, M. Hagette Book Group. 2022.
행동 변화 / 코칭	*The Professional's Guide to Health and Wellness Coaching.* American Council on Exercise. Editors: Matthews, Bryant, Skinner & Green. 2019.
코칭	*Helping People Change: Coaching with Compassion for Lifelong Learning and Growth.* Boyatzis, R., Smith, M., Van Oosten, E. Harvard Business Review Press. 2019.
	Masterful Health and Wellness Coaching: Deepening Your Craft. Arloski, M. Whole Person Associates. 2021.
	How to Be a Health Coach: An Integrative Wellness Approach. 3rd Edition. Jordan, M. Global Medicine Enterprises, Incorporated. 2022.
	Coaching Psychology Manual: Second Edition. Moore, M. Wolters Kluwer. 2015.
	Coaching for Health: Why It Works and How to Do It. Maini, A., A. Rogers, J. McGraw-Hill Education. 2016.
	Coaching Questions: A Coach's Guide to Powerful Asking Skills. Stoltzfus, T. 2008.
	Developing Coaching Skills: A Concise Introduction. Sternad, D. Econcise Publishing. 2021

주제	도서
코칭	*The HeART of Laser-Focused Coaching: A Revolutionary Approach to Masterful Coaching.* Franklin, M. Thomas Noble Books. 2019
그룹 방문	*Running Group Visits in Your Practice.* Noffsinger, E. Springer. 2009
의료 형평성	*Health Equity: A Solutions-Focused Approach.* 1st Edition. K. Bryant Smalley, Jacob Warren, M. Isabel Fernandez. Springer Publishing. 2021
생활습관의학	*PAVING the Path to Wellness: The Guide to a Healthy Body, Peaceful Mind, and Joyful Heart.* Frates, B., Tollefson, and M., Commander A. Healthy Learning. 2022
	Lifestyle Medicine Handbook. 2nd Edition. Frates, B., Bonnet, J., Joseph, R., & Peterson, J. Healthy Learning. 2021
	Lifestyle Medicine. 3rd Edition. Rippe, J. M. CRC Press. 2019.
	The Blue Zones, Second Edition: 9 Lessons for Living Longer from the People Who've Lived the Longest. Buettner, D. National Geographic. 2012.
	Undo It!: How Simple Lifestyle Changes Can Reverse Most Chronic Diseases. Ornish, D., Ornish, A. Random House Publishing Group. 2022.
동기면담	*Motivational Interviewing: Helping People Change. 3rd Edition.* Miller, W. R., & Rollnick, S. Guilford Press. 2013.
자기관리	*Harvard Medical School Special Health Report. Self-Care: A Step-by-Step Wellness Plan for Body, Mind, and Spirit.* Harvard Health Publishing. Harvard Medical School.
자기효능감	*Bandura A. Self-Effcacy: The Exercise of Control.* WH Freeman, 1997.

이제, 이 책을 처음 시작했을 때 받았던 질문에 다시 답해 보라. 이전에 했던 답과 비교했을 때 무엇이 달라졌는가? 그리고 계속해서 탐구하고 싶은 개념은 무엇인가?

15.3 이 책을 다 읽은 지금, 숙고해 볼 질문들

• 내가 알게 된 행동 변화 이론:

• 효과가 있는 행동 변화 전략:

• 효과가 없는 행동 변화 전략:

• 여전히 궁금한 행동 변화에 대한 질문:

이제 이 책과 함께한 여러분의 학습 여정이 마무리되었다. 이 책을 선택한 순간부터, 여러분은 사람들이 변화를 받아들이고 지속하여 더 건강한 습관과 생활방식을 만들어 가도록 돕는 데 열정을 가진 학습자와 교육자들의 공동체에 합류하게 되었다. 이 뜻깊은 여정에 동참해 준 것에 감사의 인사를 전한다. 여러분이 이 책을 통해 어떤 경험을 했는지 들을 수 있기를 기대한다. 궁금한 점이나 의견이 있다면 언제든지 베스 프레이츠에게 연락해 주기를 바란다(www.bethfratesmd.com).

참고문헌

1. Frates, B., Bonnet, J., Joseph, R., & Peterson, J. (2020). *Lifestyle Medicine Handbook: An Introduction to the Power of Healthy Habits.* Healthy Learning, Monterey, CA.

2. Frates, B., Plaven, B., Agarwal, N., Dalal, M., & Tollefsen, K. (2020). *Teen Lifestyle Medicine Handbook: The Power of Healthy Habits.* Healthy Learning, Monterey, CA.

3. Ryan, R. M., & Deci, E. L. (2017). *Self-Determination Theory: Basic Psychological Needs in Motivation, Development, and Wellness.* Guilford Publishing, New York.

4. Ntoumanis, N., Ng, J. Y. Y., Prestwich, A., Quested, E., Hancox, J. E., Thøgersen Ntoumani, C., Deci, E. L., Ryan, R. M., Lonsdale, C., & Williams, G. C. (2021). A meta-analysis of self-determination theory-informed intervention studies in the health domain: Effects on motivation, health behavior, physical, and psychological health. *Health Psychology Review*, 15(2), 214–244. https://doi.org/10.1080/1743719 9.2020.1718529.

5. Michie, S., Richardson, M., Johnston, M., Abraham, C., Francis, J., Hardeman, W., Eccles, M. P., Cane, J., & Wood, C. E. (2013). The behavior change technique tax onomy (v1) of 93 hierarchically clustered techniques: Building an international consensus for the reporting of behavior change interventions. *Annals of Behavioral Medicine: A Publication of the Society of Behavioral Medicine*, 46(1), 81–95. https://doi.org/10.1007/s12160-013-9486-6.

6. Joseph, R. P., Ainsworth, B. E., Keller, C., & Dodgson, J. E. (2015). Barriers to physical activity among African American women: An integrative review of the literature. *Women & Health*, 55(6), 679–699. https://doi.org/10.1080/03630242.201 5.1039184.

7. Kelly, S., Martin, S., Kuhn, I., Cowan, A., Brayne, C., & Lafortune, L. (2016). Barriers and facilitators to the uptake and maintenance of healthy behaviours by people at mid-life: A rapid systematic review. *PLOS ONE*, 11(1), e0145074. https://doi.org/10.1371/journal.pone.0145074.

8. Frates, E. P., Moore, M. A., Lopez, C. N., & McMahon, G. T. (2011). Coaching for behavior change in physiatry. *American Journal of Physical Medicine & Rehabilitation*, 90(12), 1074–1082. https://doi.org/10.1097/PHM.0b013e31822dea9a.

9. Jaber, R., Braksmajer, A., & Trilling, J. S. (2006). Group visits: A qualitative review of current research. *Journal of the American Board of Family Medicine: JABFM*, 19(3),

276–290. https://doi.org/10.3122/jabfm.19.3.276.

10. Moitra, E., Sperry, J. A., Mongold, D., et al. (2011). A group medical visit program for primary care patients with chronic pain. *Professional Psychology: Research and Practice*, 42(2), 153–159. https://doi.org/10.1037/a0022240.

11. Housden, L., Wong, S. T., & Dawes, M. (2013). Effectiveness of group medical visits for improving diabetes care: A systematic review and meta-analysis. *Canadian Medical Association Journal*, 185, E635–E644.

역자 소개

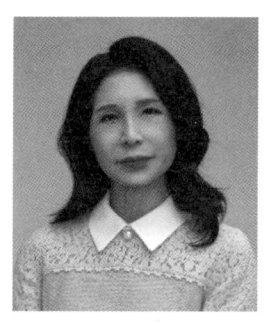

이승현 PhD, MPH, DiplBLM/ACLM, FACLM

미국 사우스캐롤라이나 주립대학에서 신경운동/행동과학 전공으로 박사 및 건강행동/교육/증진 전공으로 박사 후 최종 학위를 취득했다. 미국 의대 교수 경력에 이어, 현재 대한생활습관의학원 설립이사장이며, 미국 로마린다 의과대학 예방의학과 겸임교수로 재직하고 있다. 한국인으로는 최초로 '미국 및 국제 생활습관의학 보드 전문가'로 공인되었다. 미국 기반 건강 및 웰니스 코치, 웰니스 전문가, 건강교육 전문가, 치유 레크리에이션 전문가이기도 하다. 미국생활습관의학회 펠로우이며 교육, 연구, 긍정건강 등 다수 위원직을 역임하고 있다. 글로벌 LM 리더십 그룹 위원이자, 국제 LM 보드시험 출제 기여 위원이며 국제LM보드기관/글로벌LM연맹기관/세계 LM기구의 위원이다. 또한, 글로벌 '참된 건강 이니셔티브' 디렉터 카운슬 위원 및 아시아 LM 카운슬 보드 위원, 영국 LM 학회 학술지 및 아시아 카운슬 기관 학술지 편집위원 등 다양한 리더십 역할을 통해 국내외 생활습관의학의 성장과 발전에 기여하고 있다. 생활습관의학 관련 역서 및 공역서로는 8권이 있으며, 정기적으로 생활습관의학의 기초 역량을 위한 〈보드리뷰코스 및 매뉴얼〉 공역과 편집을 주관하고 있다.

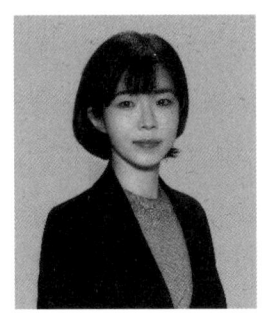

최아란 MD, DiplBLM/KCLM

연세대학교 원주의과대학 학사, 연세대학교 의과대학 대학원 석사를 마치고 세브란스병원에서 내과 전문의를 취득했다. 현재 열린의료재단 은평열린의원 원장으로, 국제 생활습관의학 전문의 자격을 갖추고 KCLM 서울경기지부 부회장으로 활동 중이다. 대한 신장학회 홍보위원으로서 환자 교육과 대중 소통에도 힘쓰고 있다. 진료실에서는 약 처방뿐 아니라 생활습관 처방을 실천하며, 다양한 SNS 채널을 통해 생활습관의학의 확산과 대중적 이해에 기여하고 있다.

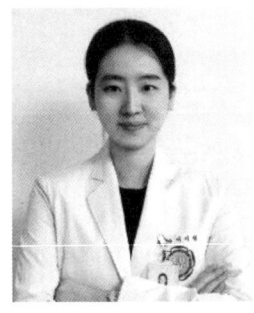

이지현 MD, PhD, DiplBLM/KCLM

이화여자대학교 의과대학 의학박사로, 현재 이대서울병원 소아청소년과 부교수로 재직 중이다. 이화여자대학교 이화백신효능연구센터(ECVES)에서 소아청소년의 감염과 면역에 관해 연구하고 있으며, 현재 소아청소년과 외래에서 어린이환경건강클리닉(CHECK) 및 연구에도 참여하고 있다. 국제 생활습관의학 보드 전문가로 자격 취득 후, 면역 증강을 위한 좋은 생활습관을 전파하고자 노력하고 있다.

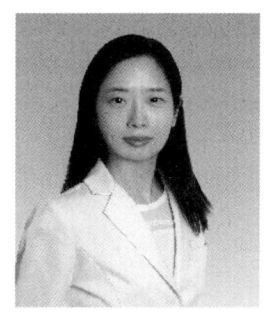

황나래 MD, DiplBLM/KCLM

이화여자대학교 제약학과를 졸업하고 동 대학원에서 분자생명과학 석사 학위를 취득하였다. 이후 충남대학교 의학전문대학원에서 의무석사, 경북대학교병원에서 진단검사의학 전문의 자격을 취득하였다. 현재 대구 느린학습자 부모회 '슬로브' 대표로 활동하고 있으며, 국제 생활습관의학 보드 전문의이자 '리커버 바디 챌린지(Recover Body Challenge)' 대표로서 생활습관의학의 대중화와 확산에 힘쓰고 있다.

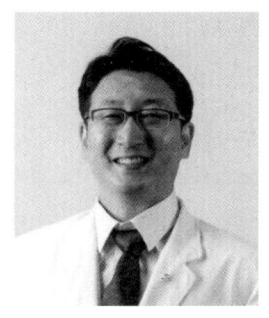

이광재 MD, PhD, RMSK, DiplBLM/KCLM

충남대학교 의과대학 및 동 대학원에서 학사, 석사, 박사 학위를 취득하고, 충남대학교병원에서 인턴, 레지던트 과정을 마쳤다. 현재 예수병원 재활의학과 과장, 인재양성센터장 및 의료기기 임상시험센터장으로 있다. 생활습관의학 전문의 자격증 취득 후 현재 KCLM 충청강원지부장 및 보드리뷰코스 강사로서 신체활동 분야를 담당하고 있다. 신경근골격계 초음파 전문가로서 통증, 뇌졸중 등 담당하는 환자에 대하여 약물, 물리 및 주사치료 중심에서 현재는 식이, 운동, 수면, 스트레스 관리, 사회적 관계 중재 등 생활습관의학을 통한 통합적인 접근으로 전환하여 환자의 전인적인 케어를 위해 노력하고 있다.

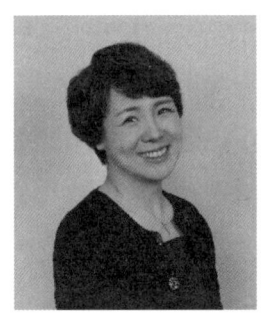

조연숙 RN, MSN, PhD Candidate, DiplBLM/KCLM, Dipl. MIFA

차의과학대학교 일반대학원 의학과(통합의학 전공) 박사과정에 재학 중이며, 30여 년간 임상 현장에서 간호부장으로 활동해 왔다. 국제생활습관의학 전문인(DiplBLM)과 영국 국제아로마테라피스트 협회 공인 아로마테라피스트(Dipl. MIFA) 자격을 보유하고 있으며, 대한생활습관의학회 홍보기획이사로도 활동했다. 현재 GC녹십자홀딩스 부속의원 부장으로, 직장인 사무직 근로자를 대상으로 생활습관의학을 진료 현장에 접목하고 있으며, KHMA 아카데미에서는 운동 지도자들에게 영양과 생활습관을 전하고 있다. 주요 연구 관심 분야는 앱 기반 걷기와 생활습관 중재, 염증식이와 만성질환 지표, 그리고 생활습관의학과 통합의학을 접목한 건강 증진 전략이다.

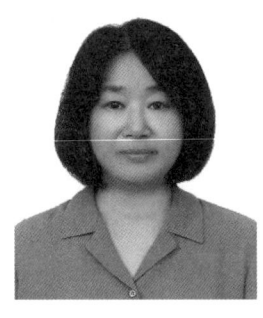

홍명숙 RN, MSN, PhD Candidate, DiplBLM/KCLM

중앙대학교 간호대학을 졸업하고 현재 차의과학대학교 통합의학 전공 박사과정에 재학 중이다. 삼성서울병원 교육인재개발실에서 '건강한 생활습관'과 'AI를 활용한 영상제작'을 주제로 강의하며, 입문 교육과 학습 조직을 운영하고 있다. 뇌교육학 학사 학위를 바탕으로 국가 공인 브레인트레이너로 활동하며 뇌 건강 증진에 관심을 두고 있다. 국제 생활습관의학 전문인으로서 하버드 의과대학 교수 베스 프레이츠가 주관한 'PAVING Wellness Leader Certification Program'을 이수하였다. 개인의 웰니스 증진에 힘쓰고 있으며, '굿브레인라이프' 유튜브 채널을 통해 행복하고 건강한 뇌와 생활습관 관련 정보를 전하고 있다.

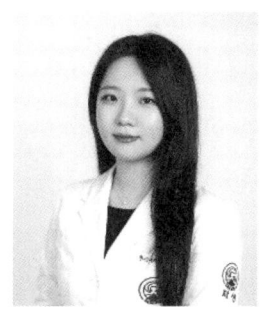

박수나 KMD, DiplBLM/KCLM

동의대학교 한의학과를 졸업하고 현재 부천자생한
방병원에서 한방내과 전공의로 수련 중이다. 국제
생활습관의학 전문의로서 생활습관의학과 한의학
의 접점을 탐구하고 환자의 삶의 질 향상을 위한 새
로운 진료 패러다임을 모색하고 있다. 특히 만성질
환 관리와 그에 수반되는 근골격계 문제에 주목하며, 현대 사회 속에서 환자의 건
강 증진을 위한 치료적 길을 찾아가고 있다.

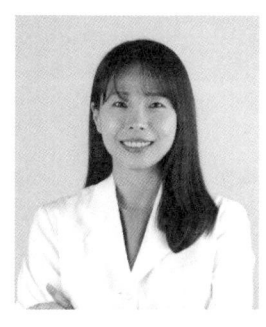

김배경 DMD, MSD, DiplBLM/KCLM

구강악안면외과 전문의이자 국제 생활습관의학 전
문의이다. 경희대학교 치과대학 및 동 대학원에서
구강악안면외과학 석사, 박사과정을 수료하고, 2대
째 역사를 이어 가는 '1982부터, 더이해승치과'에서
구강악안면외과 의사로서 30~40년의 내원 기록을
가진 환자들의 구강질환을 치료해 왔다. 이 과정에서 생활습관이 구강질환 및 전
신질환의 근본 원인이자 치료 예후를 결정하는 핵심 요인임을 확인하고, 치과 임
상에 생활습관의학을 접목해 왔다. 현재 대한생활습관의학회 치의학 분과(LMIG)
에서 활동하며 '생활습관 치의학(Lifestyle Dentistry)' 정립에 힘쓰고 있다. 더불어, 대
한구강세균관리협회 이사로 활동하며 전신 건강을 위한 치과 의사의 새로운 역할
을 제안할 뿐만 아니라, 생활습관병 치료에 있어 치과 치료의 중요성을 알리기 위
해 다방면으로 노력하고 있다.

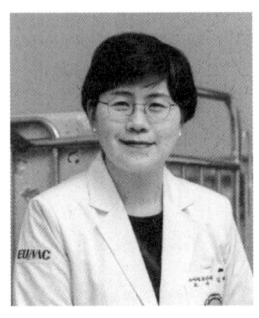

김혜순 MD, PhD, DiplBLM/KCLM

소아청소년과 전문의이자 생활습관의학 전문의이다. 이화여자대학교 의과대학을 졸업하고 동 대학원에서 박사학위를 받았다. 진료실에서 소아청소년의 비만과 그에 따른 합병증이 급증하고 있음을 체감하면서 생활습관의학에 관심을 가지게 되었다. 비만병에는 생활습관의 원인을 제거하지 않으면 백약이 무효하게 되므로 생활습관의학은 소아청소년과 비만의 가장 확실한 치료법이 된다. 소아청소년 생활습관의학은 비만에 국한되지 않고 건강한 성인으로 성장하기 위한 필요충분조건이 된다. 아직까지는 생소한 생활습관의학을 소아청소년과에도 널리 알리는 일에 힘쓰고자 한다.

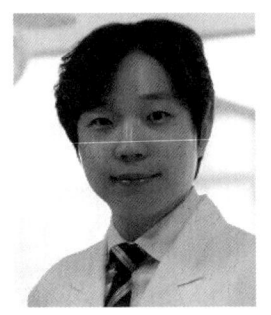

류병주 MD, PhD, DiplBLM/KCLM, MSc

재활의학과 전문의이자 생활습관의학 전문의, 근전도 전문의, 스포츠의학 전문의로서 사랑의병원 대표원장으로 재직 중이다. 고려대학교 의과대학 졸업 후 석사, 박사 학위를 취득하고 저소득 국가에서의 장애와 관련하여 국제학 석사 학위를 취득했다. 국내외 학회 활동과 전공의 평가시험 출제, 진료 지침 개발에 기여하며, 임상과 학문 양측에서 활발히 활동하였다. 이를 바탕으로 통합암면역치료, 근골격계 및 스포츠 재활, 신경계 재활 영역에서 환자 중심의 진료를 펼치고 있다.

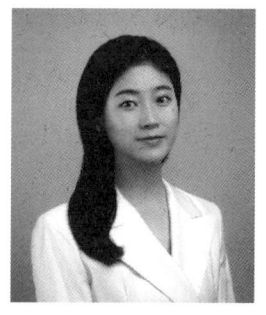

장정아 MSIM, MS, PhD Candidate, DiplBLM/KCLM, DipMIFA

차의과학대학교에서 석사 학위를 취득하고, 현재 의학과 박사과정에 재학 중이다. 국제 생활습관의학 전문가로서 중장년층의 회복탄력성과 신체 조성에 대한 생활습관의학 프로그램의 효과를 연구했으며, 영국 임상 아로마 IFA자격, 자기경영프로그램 코칭 전문가 자격을 보유하고 있다. 또한 레스베라트롤 추출 땅콩새싹 제조기 개발연구소 소장으로 활동하는 등 통합의학적·의과학적 전문성을 두루 갖추고 있다. 현재 COCOA메디슨센터 대표로서 전국의 교육기관, 관공서, 기업체를 대상으로 몸·마음·생각의 균형 잡힌 생활습관의 중요성을 전파하며 실천적 연구를 이어 가고 있으며, 대한생활습관의학회 평생회원으로 활동하고 있다.

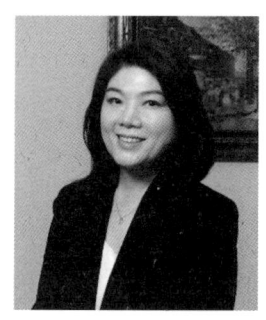

이민영 PhD, DiplBLM/KCLM

연세대학교 정치외교학과 학사, 고려대학교 물리치료학과 학사, 고려대학교 보건과학대학 대학원에서 박사 학위를 취득했다. 현재 서울사이버대학교 웰니스건강대학 학장이자 통합건강관리학과 학과장으로 재직 중이며, 국제 생활습관의학 전문인과 페이빙 웰니스 프로그램 지도자로 활동하고 있다. 학생들에게 통합건강, 생활습관의학, 웰니스 코칭을 교육 및 보급하는 데 힘쓰고 있다.

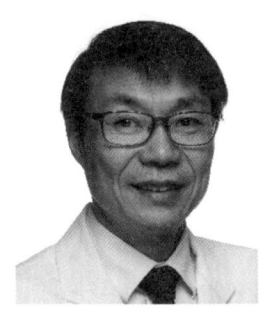

최원규 MD, PhD, M.Div., DiplBLM/KCLM

연세대학교 의과대학 인문사회의학교실과 소아과학교실의 겸무교수, 연세의료원 제중원보건개발원 의료선교센터의 국제사역 디렉터이다. 생활습관의학 전문의 및 페이빙 웰니스 프로그램 지도자 자격증을 소지하였고, 몽골국립의과학대학과 부속 병원 및 연세친선병원에서의 20년 경험을 바탕으로 국내외에서 생활습관의학을 적용하고 발전시키고 있다.

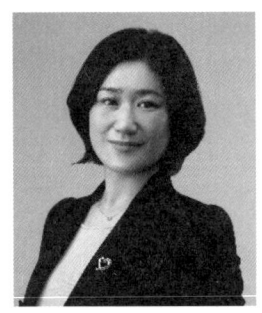

박정언 PhD, DiplBLM/KCLM

계명대학교 간호대학에서 간호학 박사 학위를 취득하고, 위덕대학교 간호학과 조교수로 재직하였다. 현재는 여성전문병원에서 임상간호사로 근무하며, 간호학과 외래교수로 학생들을 지도하고 있다. 주요 연구 분야는 간호교육 성과 및 역량 진단, 생활습관의학 기반 웰니스 프로그램 개발, 정신건강과 긍정심리학이다. 국제 생활습관의학 보드 전문가(DiplBLM/KCLM)이자 하버드 기반 페이빙 웰니스 지도자 과정을 이수하였으며, 임상과 교육 현장에서 대상자와 학생들에게 건강한 생활습관과 웰니스를 전파하고 있다.

색인

ㄱ

개방형 질문 50, 66, 188~189, 191, 198, 201, 236, 238, 261, 289, 318, 326
건강 코칭 43, 60, 71~78, 233~237, 249, 266, 285, 455, 483, 493, 581
건강 위험 평가 106, 113, 115
건강 행동 과정 접근법 127~128
건강 형평성 70, 514
건강신념모델 353, 437
건강의 사회적 결정 요인 57~59, 82
결과 기대 128, 159, 353
경청 61, 64~65, 198, 215, 235, 264, 326, 329, 346, 466, 468, 595
공감적 책임 450
과일 및 채소 90, 136~138, 224, 292, 355, 360, 367, 398, 535, 567
관계성 51, 222~229, 234, 239, 476, 549, 602
교정 반사 183~184, 196, 325, 331, 344, 451
구성주의 원칙 250
그룹 상담 507~510, 516~524, 534, 607
그룹 중재 49, 491, 505~550, 607
긍정 탐구 236, 247~275, 325, 602
긍정 원칙 250

ㄴ

내사된 조절 226~227
내재적 동기 80, 178, 222~228, 240, 365, 439, 480, 603

ㄷ

대리 경험 49, 144, 146, 156, 407, 601
대처 계획 129, 135, 295, 377, 393, 605
동기 조정 465, 475~477, 522, 607
동기면담 66, 151, 175~217, 236, 264, 288, 325, 475, 478, 601
동시성 원칙 250
동정심 187, 213~214

ㅁ

만성질환 39, 41, 63, 67, 76~78, 131, 143, 165, 229, 236, 463, 489, 507, 525, 547, 566, 585, 594, 606
무동기 226, 229
미국생활습관의학회 42, 494, 596
미국생활습관의학보드기관 43
미국심리학회 40, 571

ㅂ

반대 목표 289, 291, 294
반대 조건화 98~99, 102
방어적 비관주의 296
범이론모델 91~94, 103~106, 112, 118, 290, 302, 325, 353, 600
변화 대화 181, 188, 191~215, 325, 475
변화의 단계 48, 89~120, 152, 228, 287, 302, 369, 376
복약 순응 76, 105, 126, 129, 139, 179, 224, 237, 408, 473, 511

생활습관의학의 행동 변화 가이드

환자의 건강한 행동 변화를 이끄는 13가지 실전 전략

초 판 1쇄 인쇄·2025. 10. 20.
초 판 1쇄 발행·2025. 10. 31.

엮은이	베스 프레이츠, 마크 D. 페리스
옮긴이	이승현, 최아란, 이지현, 황나래, 이광재, 조연숙, 홍명숙, 박수나, 김배경, 김혜순, 류병주, 장정아, 이민영, 최원규, 박정언
발행인	이승현
발행처	대한생활습관의학원
출판등록	제 2019-000264호
주소	서울특별시 서초구 양재동 바우뫼로 182, 203호 (S&C 빌딩)
홈페이지	http://lifestylemedicinekorea.org
전자우편	office@lifestylemedicinekorea.org

ISBN 979-11-967348-3-1 03510